中西医双重诊断
中西药有机结合

全国
名中医

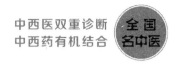

刘宝厚

肾脏病诊断与治疗

刘宝厚　丁建文　许　筠　编著

人民卫生出版社

·北 京·

图书在版编目（CIP）数据

刘宝厚肾脏病诊断与治疗 / 刘宝厚，丁建文，许筠编著. — 北京：人民卫生出版社，2021.4

ISBN 978-7-117-31400-8

Ⅰ. ①刘⋯　Ⅱ. ①刘⋯ ②丁⋯ ③许⋯　Ⅲ. ①肾疾病 –诊疗　Ⅳ. ①R692

中国版本图书馆 CIP 数据核字（2021）第 056433 号

人卫智网	www.ipmph.com	医学教育、学术、考试、健康，购书智慧智能综合服务平台
人卫官网	www.pmph.com	人卫官方资讯发布平台

刘宝厚肾脏病诊断与治疗

Liubaohou Shenzangbing Zhenduan yu Zhiliao

编　　著：刘宝厚　丁建文　许　筠
出版发行：人民卫生出版社（中继线 010-59780011）
地　　址：北京市朝阳区潘家园南里 19 号
邮　　编：100021
E - mail：pmph @ pmph.com
购书热线：010-59787592　010-59787584　010-65264830
印　　刷：三河市尚艺印装有限公司
经　　销：新华书店
开　　本：710×1000　1/16　　印张：29
字　　数：376 千字
版　　次：2021 年 4 月第 1 版
印　　次：2021 年 4 月第 1 次印刷
标准书号：ISBN 978-7-117-31400-8
定　　价：78.00 元

打击盗版举报电话：**010-59787491**　E-mail：**WQ @ pmph.com**
质量问题联系电话：**010-59787234**　E-mail：**zhiliang @ pmph.com**

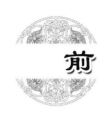 # 前　言

　　肾脏疾病是 21 世纪全人类面临的公共卫生健康问题之一,在我国,约有 1.195 亿人患有慢性肾脏病(chronic kidney disease,CKD),患病率约为 11%。每年约有 250 万人借助透析或肾移植来维持生命,这给患者造成了巨大的医疗负担和精神压力。近年来,随着医学科学技术的发展,肾脏病的诊疗水平得到了长足的发展,在推崇循证医学的现代,国际上出现了不少临床指南。这些指南固然可以为治疗肾脏病提供参考,避免原则上的错误,由于疾病症状的多样性和人体的差异性,临床诊疗时绝不能机械照搬指南。中西医结合是我国医疗卫生事业的优势和特色,近年来在这一领域做出了不少贡献,丰富了肾脏病学的临床诊疗水平和理论知识。

　　全书共分 12 章,以国内外肾脏病研究的近期成果为素材,以临床指南为依据,以中西医双重诊断、中西药有机结合为模式,以肾脏病临床诊断与治疗为主题,结合笔者的临证经验和典型医案,重点介绍了肾脏临床常见疾病的诊断要点、辨证纲要以及中西医结合诊治的原则、方法和经验。

　　全书内容力图突出中西医结合的特色,注重辨病与辨证的科学结合,运用中西药有机结合的思路与方法,力求体现基础性、科学性、先进性和实用性,是广大肾脏病专科医师的案头参考用书。

　　由于笔者年事已高,思维迟钝,不足之处,恳请读者多加赐教。

刘宝厚

2020 年 5 月于兰州大学第二医院

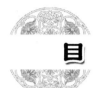

目　录

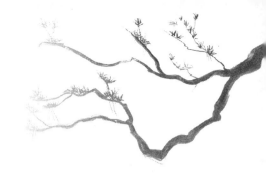

导　　读

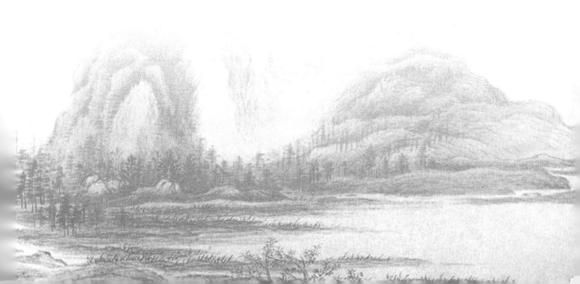

肾脏病诊治思路与方法

中医药学是中华民族优秀文化瑰宝的重要组成部分,亦是世界传统医学中的一支奇葩,从《黄帝内经》成书的战国时期至明朝中叶(公元前 400 多年至公元 16 世纪)大约 2000 年间,中医在人类历史上一直处于领先地位。它有一套完整的理论体系和独特的诊疗方法,在防治疾病中有很好的疗效。在西方医学传入中国以前,人们全靠中医药防治疾病,可以说中医药学对中华民族的繁衍、昌盛做出了巨大的贡献。但这种领先未能与时俱进,直至今日,我们所看到的中医学理论体系,基本上仍是 1840 年鸦片战争以前的经典体系——自然整体医学模式。再看看西方医学,从公元 476 年古罗马帝国灭亡之后,以古希腊医学为代表的西方古典医学也随之自然消亡。直到 16 世纪(相当于我国明朝中叶)后,才逐渐走向复兴时代。19 世纪后半叶,Virchow(1821—1902年)所创立的细胞病理学,Pasteur(1822—1895 年)关于病原微生物的研究成果,被公认为是西方医学发展的飞跃,所建立的医学模式是"生物医学模式"。在过去的 400 年时间里,它对西方人的医疗、保健做出了巨大的贡献。

中国明末清初时,西方医学由来华的传教士带入中国,至 19 世纪初,牛痘接种法以及外科和眼科技术逐渐在我国沿海地区萌生。鸦片战争改变了中国原有的历史进程和社会性质,中国沦为半封建半殖民地国家,于是教会医院由沿海进入内地。几十年间教会医院在全国各地比比皆是。于是,西方医学逐渐成为我国医疗系统的主体。

任何一门科学必须要顺应时代的发展而发展,才能具有强大的生命力,否则就会落后,甚至被时代淘汰。现代科技发展日新月异,传统的文化必须汲取先进的元素,不断充实自身体系,才能不断完善与发展,医学亦不例外。笔者认为发展中医不仅要继承和发扬中医学的特色和优势,而且还要具有时代的特色。中西医结合的发展离不开中医,中医的发展也需要中西医结合。中西医结合既不能取代中医,也不能取代西医。中西医结合是中医学与时俱进中所形成的一个学术体系(亦可以说是一个学派),这是我们国家医药卫生事业的特殊性。

一、中西医结合是我国医学发展的必然趋势

中西医两种医学都是研究和探索人体的生命科学,主要研究和探讨防病治病的理论和方法,共同的对象都是"人"。但由于两种医学形成的历史条件和哲学思想不同,从而形成了不同的理论体系和思维模式。中医学的基本特点是宏观和整体,重视人体各脏腑及其功能之间的联系,而忽视了这些脏腑的实体病变。西医学正好相反,它非常重视微观和局部,而忽视了人体的整体性。归纳起来,笔者认为中医学和西医学主要有以下不同点:

1. 从理论构建来看,中医学采用的是宏观取象,西医学采用的是微观观察。

2. 从思维方式上看,中医学应用取象比类的逻辑思维,西医学应用抽象逻辑思维。

3. 从学术形成来看,中医学是经验的归纳,西医学是实验的演绎。

4. 从医学模式来看,中医学是自然整体医学模式,西医学是生物医学模式。

5. 从治病方法来看,中医是"辨证论治"模式,西医是"辨病论治"模式。

由此可见,中西医两种医学各成体系,各具特色,各有所长,亦各有

所短,中西医结合就是要取长补短,发挥优势互补的效应。所以,中西医结合无疑会提高人们对疾病的认识,拓宽治疗的思路和方法,促进医学科学的发展,为人民提供更加有效的医疗保健服务。

二、中西医结合的临床医学模式

(一)实行中西医双重诊断,中西药有机结合的临床医学模式

西医学对疾病的诊断是以病因学、病理生理学、组织解剖学为基础,以实验室检查、影像学、病理学为依据,病名较为规范,诊断标准较为明确,临床应用时操作性较强,容易达成共识。中医受历史条件所限,疾病的命名有以病因命名的,如伤风、伤暑、中风等;有以病机命名的,如郁证、痰饮、消渴、痹证等;而大多是以症状命名,如咳嗽、心悸、头痛、胸痛、胁痛、胃脘痛等,显得笼统而又模糊。而辨证论治才是中医临床诊疗疾病的基本原则和方法,是中医学的特色和优势。辨证论治包括辨证和论治两部分,辨证是中医诊断学,论治是中医治疗学。"证"是中医学术体系中特有的概念,它既不是症状,也不是病名,而是对疾病发生、发展过程中某一阶段的病因、病机、病位、病性的病理学概括。辨证的过程是以中医学的阴阳、五行、藏象、经络、病因、病机等基本理论为指导,通过四诊所搜集的病史、症状、体征(包括舌象和脉象)等,进行综合分析,辨明疾病的病因、病变部位、病变性质以及邪正双方盛衰状况所做出的综合性判断,为治疗提供依据。如慢性肾小球肾炎是以蛋白尿、血尿、高血压、水肿为基本临床表现的一组肾小球疾病,起病方式各不相同,病情迁延、病变缓慢进展,可有不同程度的肾功能减退,最终易发展为慢性肾衰竭。从中医辨证来看,慢性肾脏病是一种本虚标实的证候。本虚主要是肺、脾、肾三脏功能的失调以及气、血、阴、阳的亏损。标实主要是风寒、风热、瘀血、水湿、湿热和水毒湿浊等,它可以诱发或加重疾病的病情,导致疾病迁延不愈。这些因素在疾病演变过程中可以单独出现,也可以夹杂出现,因此,诊疗时务必审症求因,治病

求本。

中医学认为,疾病的演变过程是邪正交争,此消彼长,不断变化的过程。疾病的每一个阶段都有不同的病机特点,所以在同一疾病中可以表现出多种证,而在不同疾病中又可以出现同一种证,这就形成了"同病异治"和"异病同治"的治病法则。说明证是决定治法和方药的前提。所以,张仲景指出要"平脉辨证",朱丹溪强调治病应"药证相对",吴鞠通指出"不求识证之真,而妄议药之可否,不可与言医也",这都说明正确地辨证,才能为论治提供重要依据。为此古人归结说,面对患者议法、选方、遣药之时,必须按照"有是证"才可"立是法,选是方,用是药"的原则进行治疗。所以,笔者一贯主张:中西医结合诊疗疾病时,首先要把中医的辨证与西医学的诊断结合起来,即先用西医学的诊断手段和方法,诊断清楚是什么病(包括病理诊断),然后按中医辨证的方法辨明是什么证,病证结合,这就是"中西医双重诊断"的内涵。只有这样才能全面了解患者的整体状态,明确疾病的病因、病位、病性、病机、严重程度和预后。然后,进一步根据中西药在治疗上各自的优势,取长补短,优化组合,进行"中西药有机结合"的治疗,必能取得较单纯西药或单纯中药治疗更好的疗效。所以说"中西医双重诊断,中西药有机结合"是中西医结合的最佳临床医学模式。

举例来说,治疗原发性肾病综合征,糖皮质激素(glucocorticoid,GC)是首选药物,但其不良反应很多,故应采取中西药有机结合一体化治疗,即:GC首始治疗阶段,患者服用大剂量后常会出现肾上腺皮质功能不全、库欣综合征,表现为兴奋失眠、怕热多汗、满月脸、水牛背、生长发育迟缓、手足心热、口干咽燥、血压升高,舌红少津,脉数等证候,中医认为这是阴虚火旺的表现,治疗就应配合滋阴降火的药物(如生地黄、玄参、知母、牡丹皮、地骨皮、地龙等),既可保护肾上腺免受外源性GC的反馈抑制作用,减轻GC的不良反应,又能提高患者对GC的敏感性和耐受性。第二阶段是GC减量阶段,在此阶段,由于长时间服用GC,

"壮火食气",患者常由阴虚火旺的表现逐渐转变为气阴两虚证,表现出疲乏无力、腰酸腿软、头晕耳鸣、手足心热、口干咽燥、易感冒和感染,舌质红,舌体瘦,少苔,脉弦数等,需采用益气养阴法治疗(如配伍黄芪、太子参、生地黄、玄参、当归、女贞子、墨旱莲、莪术等),以调节免疫,减少复发。第三阶段是 GC 维持治疗阶段,此阶段 GC 用量逐渐接近人体生理水平,患者逐渐出现脾肾气虚甚至阳虚的证候,如疲乏无力、腰酸腿软、头昏耳鸣、食欲欠佳、小便频数、怕冷甚至畏寒肢冷,舌质淡胖,边有齿痕,苔白,脉沉细等,就应采用补肾健脾的中药治疗(如黄芪、党参、锁阳、淫羊藿、茯苓、炒白术等),以巩固疗效,防止复发。所以说"中西药有机结合"是提高临床疗效的重要方法。

（二）中西医结合的关键在于找准"结合点",目标是提高疗效

中西医结合治疗肾脏病的方法不是千篇一律的,而是要根据当前中西医治疗疾病的最新进展、最有效的方法和药物,取长补短,优化组合,确定最佳治疗方案。要做到这一点,关键在于找准"结合点",结合点找准了,疗效就提高了,否则就会失败,所以,中西医结合的成败,关键看疗效。疗效提高了,或疗程缩短了,或西药的不良反应减少了,或患者的痛苦减轻了,或改善了患者生存质量,等等,都是反映中西医结合疗效的指标,不能只看实验室某一项指标的改善。

三、治疗肾脏病的三大要点

1. 祛邪务净,扶正从缓　慢性肾脏病的中医病机基本上是本虚标实,本虚的病位主要是肺、脾、肝、肾四脏,其中以脾、肾虚损尤为突出,是形成这类疾病的主要病机。标实是指一些致病因素和病理产物,如风、寒、湿、热、血瘀和湿浊等,其中以风邪、血瘀、湿热的危害最大,往往是病变持续发展、迁延不愈、肾功能进行性减退的重要因素。邪盛则病进,正盛则病退,因此,治疗这类疾病务必辨明标本虚实的孰轻孰重,采取标本兼治、扶正祛邪或祛邪安正的治法。笔者在治疗上比较重视祛邪,因为病邪(致病因子)的存在对人体的伤害较大,且祛除病邪比较快;但扶助正气非一日之功,所以,刘宝厚教授主张"祛邪务净,扶正从缓"的原则。采取以祛邪为主,兼以扶正的治法,临床疗效较以扶正为主的效果要好。比如慢性肾脏病过程中,若发现患者有咽炎或扁桃体炎,只要在辨证的基础上选加2~3味清热解毒药,如金银花、桑叶、白花蛇舌草、半边莲、玄参、马勃等,病情就能改善,蛋白尿即可减少。

2. 瘀血不祛,肾气难复　笔者通过对184例急性肾炎、慢性肾炎、肾病综合征和慢性肾衰竭患者血液流变学进行测定,并与健康人进行对照观察,结果显示:全部患者均呈高黏滞综合征,只是程度轻重不等,以肾病综合征最重,其次为慢性肾炎、慢性肾衰竭、急性肾炎。上海瑞金医院对158例肾病综合征、慢性肾炎、慢性肾衰竭患者分别进行了血小板功能、凝血和抗凝血方面的检查,结果显示:三组肾小球疾病患者均存在血液高凝状态,但程度不同,以肾病综合征最显著。上述资料足以表明,瘀血贯穿于肾小球疾病的整个病程,只是程度不等。因此,在治疗上一定要加用活血化瘀药物,以改善肾脏微循环,恢复肾脏生理功能。中医把肾脏的这种生理功能称为"肾气",所以说"瘀血不祛,肾气难复"。临床上,笔者常用的活血化瘀药有:赤芍、当归、川芎、红花、桃仁、丹参、益母草、泽兰叶、水蛭、三七、莪术等,其中以三七、水蛭、莪术、川芎、益母草、泽兰叶最为常用,因为这些药物既化瘀又利水,既祛瘀,又生新,颇符合肾小球疾病的病理改变,故几乎是治疗慢性肾脏病处方中的必备之品。再者,为了澄清血瘀之源流,消除致病因素,必须兼顾本虚的病机,配伍用药。如气虚者,配以黄芪、党参;阳虚者,配以炙附子、桂枝;阴虚者,配以生地黄、山茱萸;血虚者,配以当归、鸡血藤。

3. 湿热不除,蛋白难消　笔者曾通过整理574例慢性肾炎和肾病综合征的临床资料,对本证和标证的关系进行了分析,发现在365例慢性肾炎患者中有湿热证者209例,占57.26%;209例肾病综合征患者中有湿热证者147例,占70.33%,足见湿热证的发生率很高。上焦湿热,常兼见急性咽炎、扁桃体炎、上呼吸道感染以及皮肤疔疮疖肿等;中焦湿热,常兼见急慢性胃肠炎、胆囊炎等;下焦湿热,常兼见尿路感染、前列腺炎、盆腔炎等。总之,肾脏病患者体内若有感染病灶存在,临床上就有湿热证的表现,治疗必须根据湿热的轻重缓急,采取标本兼治,或急则治标的方法,彻底清除湿热,才能收到好的疗效。否则,湿热留恋或湿热未净,过早应用温补之品,就会造成闭门留寇之弊,导致患者长时间蛋白尿难消,病情迁延不愈。

中西医结合治疗肾脏病,充分体现了中西医两种医学优势互补的效应。它既能提高临床疗效,缩短疗程,又能减轻西药的不良反应;既能改善临床症状,又能提高患者的免疫功能,从而拓宽了治疗的思路与方法。当前,中西医结合在疾病诊断上采用"中西医双重诊断"(即"病证结合")的模式,并已成为广大医务工作者的共识,但在治疗上仍显得比较混乱,譬如有采用中西药混合治疗的,即在西医常规治疗的基础上,盲目加用中药或专方;有以中药为主,西药为辅的;还有的使用中成药,不是"辨证用药",而是"辨病用药",不分寒热虚实等。这些治疗靶向不明确,不是有机结合,而是中西药的堆砌,这些做法不仅影响了疗效,而且浪费了药物资源,加重了患者不必要的经济负担。所以,笔者特别强调在治疗上必须采取"中西药有机结合"的模式。

中西医结合要想立足于国内,走向世界,关键要在疗效上有所突破,提供一套既安全、有效,且重复性强的诊疗指南。这将是一项极其重要而又迫切需要解决的任务。本书就是本着这一目的和原则编写的,是笔者一生的学术经验总结,融古贯今,规范实用,供同道们在临床上参考运用,期望为肾脏病患者带来福音。

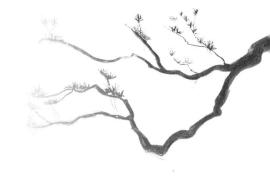

肾脏病诊治基础

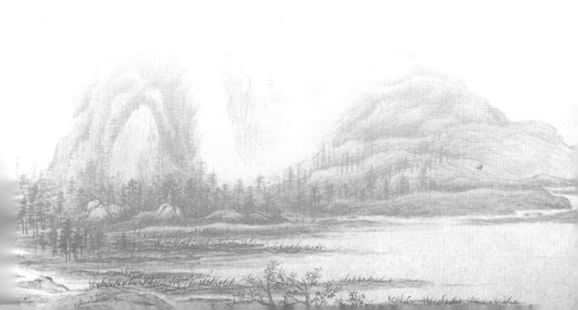

第一章

中医对肾的认识

中医学中的"肾"与西医学的"肾脏"在解剖学上是基本相同的,但在生理功能上却有许多不同之处。西医学所说的"肾脏"是以排泄体内代谢产物,调节电解质和酸碱平衡,维持内环境的稳定为主要功能。而中医学中的"肾",其功能要广泛得多,除具有泌尿、调节水液代谢等功能外,还包括了促进人体生长发育和生殖,调节水液代谢,摄纳肺气,壮骨、生髓、充脑,藏精、化血及濡养温煦脏腑等方面的功能。这些功能相当于西医学中的泌尿、生殖、内分泌、神经、血液及呼吸系统的部分生理功能。其功能之广泛,作用之特殊,有主宰生命之概念,故历代医学家称"肾为先天之本""生命之根"。

肾的生理功能是在肾精、肾气、肾阴、肾阳共同作用下产生和发挥的。肾的精、气、阴、阳来源于先天,禀受于父母,出生之后,又依赖于各脏腑之精气的滋养,以保持肾中精气阴阳的充盛,维持正常的生理功能。

第一节 肾的结构解剖

早在两千多年前,中医就认识到,肾有两枚,左右各一,位于腰部脊柱两侧。《素问·脉要精微论》说:"腰者,肾之府。"《难经·四十二难》更明言:"肾有两枚,重一斤一两。"至明代赵献可著《医贯·内经十二官论》中描述更为详尽：“肾有二，精所舍也，生于脊膂十四椎下，两旁各一寸五分，形如豇豆，相并而曲附于脊，外有黄脂包裹，里白外黑，各有带二条，上条系于心包，下条过屏翳穴，后趋脊骨。”足见中医所说的“肾”就是西医解剖学的“肾脏”，只不过古代对肾的观察只是一个大体解剖的认识，虽不够精细，甚至有些误差，但亦可看出肾的概貌。

第二节　肾的生理功能

“肾”是中医藏象学说中的一个重要组成部分，它不仅是指肾的实质脏器功能，更重要的是概括了人体一些大系统的某些生理功能及其相关的病理变化，所以古人认为肾为五脏之本。肾的生理功能主要是靠肾之精气所化生的肾阴、肾阳来完成。肾阴对人体各脏腑组织起着濡润、滋养的作用，为人体阴液的根本，故又称为元阴或真阴；肾阳对人体各脏腑组织起着温煦和推动的作用，为人体阳气之根本，故又称为元阳或真阳。肾阴和肾阳在人体内相互依存，相互制约，形成一种对立的动态平衡，以维持人体正常的生命活动。正如《素问·生气通天论》所说：“阴平阳秘，精神乃治。阴阳离决，精气乃绝。”所以，机体的这一阴阳对立统一关系，一旦由于某种因素遭到破坏时，体内便产生阴阳偏盛、偏衰的病理状态，临床上就会出现肾阴虚、肾阳虚或阴阳两虚等一系列证候。“肾”主要有以下生理功能。

一、促进人体生长、发育和生殖功能

人的生殖、生长、发育和衰老过程均与肾脏精气的盛衰有密切关系。人从幼年开始，由于肾的精气逐渐充盛，便产生了更换乳齿等生理变化，发育到了青春期，由于肾中精气进一步旺盛，体内便产生了“天癸”。在它的作用下，男子就能产生精子，并能排精而可以育子；女性就能出现月经周期，并能排卵而可以妊娠。“天癸”的产生，标志着男女性功能发育成熟，并具有生殖能力。青壮年时期，是肾的精气最旺盛阶段,也是生殖功能最强盛的时期。进入老年,肾中精气逐渐衰减,性功能和生殖能力也随之减退,进而丧失,形体逐渐衰老。这种生长、发育和衰老的过程,从年龄上讲,男女是有一些差异的,一般女子较男子发育成熟稍早,但衰老也较早。《黄帝内经》对人体的这种生理规律和肾之间的关系,进行了精辟的论述,如《素问·上古天真论》说:"女子七岁,肾气盛,齿更发长;二七而天癸至,任脉通,太冲脉盛,月事以时下,故有子;三七肾气平均,故真牙生而长极;四七筋骨坚,发长极,身体盛壮;五七阳明脉衰,面始焦,发始堕;六七三阳脉衰于上,面皆焦,发始白;七七任脉虚,太冲脉衰少,天癸竭,地道不通,故形坏而无子也。丈夫八岁,肾气实,发长齿更;二八肾气盛,天癸至,精气溢泻,阴阳和,故能有子;三八肾气平均,筋骨劲强,故真牙生而长极;四八筋骨隆盛,肌肉满壮;五八肾气衰,发堕齿槁;六八阳气衰竭于上,面焦,发鬓颁白;七八肝气衰,筋不能动;八八天癸竭,精少,肾脏衰,形体皆极,则齿发去。肾者主水,受五脏六腑之精而藏之,故五脏盛,乃能泻。今五脏皆衰,筋骨解堕,天癸尽矣。故发鬓白,身体重,行步不正而无子耳。"由此可见,性功能的成熟和衰退,人体的生长、发育和衰老,乃是肾精和肾气由盛而衰的结果。说明肾精和肾气是代表人体内促进生长和发育的具体物质。而"天癸"则是直接与性功能和生殖功能的成熟有密切关系的一种"性激素"物质。

二、肾主水,调节人体水液代谢

肾主水,是指肾脏有主持和调节人体水液代谢的功能。《素问·逆调论》说:"肾者水脏,主津液。"肾的这一功能,主要是靠肾中阳气的作用来实现。人体水液代谢包括两个方面:一是将从饮食物中所化生的津液(指人体正常水液),输送到全身,以发挥补充血液容量和滋润五脏六腑、组织器官的作用;二是把各脏腑组织利用后多余的水分(包括机体的代谢产物),变为汗液和尿液排出体外。这两个方面的作用,都必须在肾阳所产生的"气化"功能作用下才能完成。

肾中阳气主持和调节人体水液代谢的主要方式是"升清降浊"。进入人体的水液，通过胃的受纳，脾的运化，肺的宣降，三焦的通调，肾的气化，使清者上升于肺，输布于全身，以滋养脏腑、组织和器官，这个过程称为"升清"；机体利用后的废物再经过肺的肃降，下注而归于肾，再经过肾的气化，使浊中之清者升腾回流而发挥其营养作用，其浊中之浊者下注膀胱而排出体外，这个过程称为"降浊"。如此循环，以维持人体水液代谢的动态平衡。《素问·经脉别论》中说："饮入于胃，游溢精气，上输于脾，脾气散精，上归于肺，通调水道，下输膀胱，水精四布，五液并行。"正是古人对人体水液代谢的精辟论述。

人体水液代谢是一个比较复杂的过程，是由多脏腑相互协调配合而进行的，除肺、脾、肾、三焦、胃、肠、膀胱外，与肝气的疏泄、心气的推动也有一定的关系，但其中以肺、脾、肾三脏关系最大。三脏之中又以肾的作用更为重要，因为肾中的阳气具有气化作用，它能升清降浊，以调节体内水液的输布和排泄。同时肾中阳气为一身阳气之根，脾的运化、肺的宣降、三焦的通调、膀胱的开合，无不依赖肾中阳气的作用，才能发挥正常的功能。所以，肾在维持人体水液代谢方面起着主导作用。

三、肾主骨、生髓、充脑、化血

人体骨、骨髓和脑的生成和功能，都与肾有密切的关系。骨的生成有赖于肾之精气的濡养。《素问·宣明五气》云："肾主骨。"《素问·六节藏象论》也云："肾者主蛰，封藏之本，精之处也，其华在发，其充在骨。"说明肾具有促进骨骼生长、发育的功能。《素问·阴阳应象大论》说："肾生骨髓。"说明肾有促使骨髓生长的功能。骨中有髓，髓上通于脑，脑为髓的汇聚之处。故《灵枢·海论》曰："脑为髓之海。"说明髓和脑都是由肾之精气所充养。因此，肾精充足，骨髓则生化有源，骨骼得髓之滋养，则坚韧有力，耐久立，耐劳作。髓足脑海充盈，人则聪敏而多智慧，思维敏捷，正如《灵枢·海论》所说："髓海有余，则轻劲多力，自过其度。"《素问·灵兰秘典论》也说:"肾者,作强之官,伎巧出焉。"说明人的精力充沛和聪敏智慧,均与肾脏精气的盛衰有密切关系。

血液的生成,也与肾的功能密切相关。肾中所藏的阴精是生髓、化血的物质基础。《病机沙篆》云:"血之源在于肾。"说明精与血是相互资生的,精足则血旺。同时,在肾精化生血液的过程中,肾之阳气的温煦与推动作用也是很重要的因素。所以,肾精不足,可以导致血虚,肾阳虚衰也能造成血虚。

四、肾主纳气,摄纳肺气

肾主纳气是指肾有摄纳肺气以助呼吸之功能。人体的呼吸功能虽为肺所主,但吸入之气,必须下纳于肾,才能保持呼吸均匀,气道通畅,故有"肺为气之主,肾为气之根"和"肺主呼气,肾主纳气"之理论。说明人体的呼吸功能是由肺肾两脏共同完成的。由此可见,肺的呼吸功能,需要肾的"纳气"作用协助,才能形成呼吸的出入升降运动。当肾中阳气充足,肺得其温养才能气道通畅,呼吸匀调,气体出纳正常。若肾中阳气不足,摄纳无权,气便不能归原而上浮,就会出现呼多吸少、动则气喘、呼吸困难等症。肺主呼气,肾主纳气的这一生理功能,中医多以"金生水"的五行相生来解释,笔者将其称为"肺肾相关"理论,其在防治慢性阻塞性肺疾病上确有一定的指导意义。国内有不少报道,对慢性支气管炎、阻塞性肺气肿和支气管哮喘,采取"发作时治肺,缓解时治肾"的原则,取得了满意的疗效,特别是可显著提高远期疗效,患者的复发率明显下降。这一事实说明"肾主纳气"是构成人体呼吸生理的重要一环。

五、肾开窍于耳

耳是听觉器官,听觉功能主要依赖肾中精气的充养,听觉功能的灵敏与失聪,与肾脏精气的盛衰有密切联系。肾"在窍为耳"(《素问·阴阳应象大论》),《灵枢·脉度》亦云:"肾气通于耳,肾和则耳能闻五音矣。"王清任《医林改错》解释说:"两耳通脑,所听之声归于脑。"这说明,肾中精气充盈,脑海得养,听觉才能灵敏。如果肾中精气虚衰,脑海失养,耳失其养,则听力减退,出现耳鸣、耳聋等症。老年人由于肾中精气的自然虚衰,而多见听力减退,故有"肾开窍于耳"之说。所以,在临床上,常常把耳的听觉变化作为推断肾之精气盛衰的一项指标。

六、濡养温煦脏腑

中医学认为,肾中精气能化生肾阴和肾阳。肾阴能濡养人体各脏腑之阴,肾阳能温煦各脏腑之阳。因为肾阴有促进津液分泌和血液生成的功能,津与血有滋养和濡养脏腑组织的作用。所以,肾阴有滋润和濡养之功。如果人体肾阴不足,可表现出口干眼干、咽干舌燥、五心烦热、心悸失眠、舌瘦瘦、少津、脉细数等阴虚证候。肾阳有促进气的产生、运动和气化功能。人体的生理活动旺盛,产生的热量就增加,温煦功能便会加强,故肾阳有温煦和促进各脏腑功能之功。如果人体肾阳不足,全身新陈代谢就会降低,各脏腑、组织及官窍的生理功能便会减弱,因而表现为面色苍白、畏寒肢冷、舌淡胖大、苔白厚、脉无力或沉迟,亦可表现为水肿、精神萎靡等阳虚的证候。

第三节　肾与其他脏腑的关系

人体是一个统一的有机整体,由脏腑、经络、组织和器官所组成。各脏腑、组织、器官之间,通过经络的连结作用,建立了不可分割的密切联系。中医学的藏象学说,不但系统地阐述了脏腑各自的生理功能,而且认为这些生理功能的正常运行,是脏腑之间相互依赖、相互配合、相互制约的结果。脏与脏、脏与腑之间在生理上互相联系、协作,在病理上互相影响、传变,构成了一个有机的整体。

一、心与肾的关系

心为阳脏,位居于上,其性属火;肾为阴脏,位居于下,其性属水。

在生理状态下，心火下降于肾，使肾水不寒；肾水上济于心，使心阳不亢。古代医家把这种心火下降，肾水上济的关系称为"心肾相交"或"水火既济"。在病理情况下，若心阳衰微，心火不能下温肾水，以致水寒不化，上凌于心，可出现心慌气短、水肿、不能平卧等"水气凌心"的病证。若肾水不足，不能上济心阴，或肾阳不足，不能蒸化肾水，上济于心阴，皆可导致心阳独亢，出现心悸、怔忡、心烦、失眠、健忘、耳鸣等病症。心火独亢于上，还可出现口舌生疮、口干少津、五心烦热等"阴虚火旺"的病症。

心主血，肾藏精，精血之间又能互相资生。所以，肾精亏损与心血不足亦常互为因果。肾藏精、生髓、充脑，脑为精髓所汇聚的元神之府。肾精亏损，则"髓海空虚"，便可出现神疲、健忘、眩晕、失眠、耳鸣、多梦等症。心主血脉而藏神，心血不足，亦常出现神疲、健忘、心悸、失眠、多梦等心神失常之症状。这就充分说明了心血和肾精在病理上互相影响的关系。

二、肺与肾的关系

肺与肾的关系，主要表现在水液代谢和呼吸功能两个方面。肺主气，具有通调水道的功能，故为"水之上源"。肾主开合，通过气化作用于膀胱。人体的水液代谢是一个多脏腑共同完成的复杂过程。进入人体的水液，通过胃的受纳，脾的运化，肺的宣降，三焦的通调，肾的气化，使清者上升于肺，输布于全身，以滋养脏腑、组织、器官。浊者经过肺的肃降，下流而归于肾，再经过肾的气化，使浊中之清者，升腾回流于肺，再次输布于全身，浊中之浊者下注膀胱而排出体外。如此循环，以维持人体水液代谢的动态平衡。

在呼吸功能方面，肺主呼气，肾主纳气，两者共同完成呼吸的出入升降运动。人体的呼吸功能虽为肺所主，但吸入之气，必须下纳于肾，才能保持呼吸均匀，气道通畅，故有"肺为气之主，肾为气之根"和"肺主呼气，肾主纳气"之说，说明肾也参与了人体的呼吸生理。肾的纳气功能主要是靠肾中阳气的作用，吸入之气，经过肺的肃降，才能下纳于肾，两者相互协同以维持人体气机的出入升降功能。当肾中阳气充足,肺得其温养才能气道通畅,呼吸匀调,气体出纳正常。若肾阳不足,摄纳无权,气便不得归原而上逆,就会出现呼多吸少,动则气喘,呼吸困难等症。中医学的"肺肾相关理论",在"肾主纳气"中已做了论述,这里不再赘述。

三、脾与肾的关系

肾为先天之本,脾为后天之本。脾的健运,须借助于肾阳的温煦作用,故有"脾阳根于肾阳"之说。肾主藏精,其精有先后天之分。先天之精禀受于父母,后天之精来自于饮食物,经过脾的健运化生而生成。故《素问·上古天真论》中说:"肾者主水,受五脏六腑之精而藏之。"这里所说的"五脏六腑之精",即是后天之精。肾所藏的先天之精,必须依赖脾所化生的后天之精的滋养,才能不断得以补充和成熟。因此,在生理功能上,肾与脾相互资助、相互促进。在病理上亦常互相波及。若肾阳不足,不能温煦脾阳,可见腹部冷痛、下利清谷或五更泄泻、水肿等症。若脾阳久虚,进而可损及肾阳,除出现脾阳虚的症状外,还可见畏寒肢冷,腰酸腿软,或腰部冷痛,或见阳痿、早泄、遗精等症。临床上若见以上两种情况,可统称为"脾肾阳虚"证。

四、肝与肾的关系

肝藏血,肾藏精,肝血与肾精是相互滋养、相互资生的。《张氏医通》说:"气不耗,归精于肾而为精;精不泄,归精于肝而化清血。"肝血充盛,血可化为精,肾精充盛,精也可化为血。故有"精血同源"之论。肝阴须依赖肾阴的滋养,肝的功能才能正常。肝肾同位于下焦,同具有相火,故有"肝肾同源"的说法。在病理上,肝肾两脏的病变常互相影响。如肾精亏虚,可导致肝阴不足;肝阴不足,亦可引起肾精亏损。再如肾阴不足,可引起肝阴不足而导致肝阳偏亢;肝火太盛,亦可下灼肾阴,导致肾阴不足,凡此种种均为临床所常见。

五、肾与膀胱的关系

肾与膀胱通过经脉互相络属,互为表里。膀胱的储尿和排尿功能,依赖于肾的气化功能。肾气充足,则固摄有权,膀胱开合有度,排尿功能才能正常。如果肾气不足,气化失常,固摄无权,则膀胱开合失度,可出现小便不利或失禁、遗尿、尿频等症。故在临床上见到尿液潴留和排泄失常的病症,除膀胱本身病变外,多与肾气虚弱有关。老年人的尿失禁,亦多由肾气衰弱所引起。

第四节　肾的病理变化

肾阴、肾阳在人体内相互依存、相互制约,形成一种对立的动态平衡,以维持人体正常的生理活动。一旦机体的这一阴阳对立统一态势遭到破坏,体内便产生阴阳偏盛偏衰的病理变化,临床上就会出现肾阴虚、肾阳虚、肾气虚、肾阴阳两虚、肾虚水泛等一系列证候。

一、肾阴虚证

肾阴虚证是由于肾阴亏虚,肾精不足,导致虚热内扰所出现的证候。

临床表现:腰酸腿软,头晕耳鸣,失眠多梦,五心烦热,口干咽燥,潮热盗汗,形体消瘦,颧红,男子阳强易举,遗精早泄,女子经少经闭,或见崩漏,舌红少苔或无苔,脉细数。

证候分析:本证多由久病伤肾,或失血耗液,或温热病后期伤阴,或过服温燥劫阴之品,或情志内伤等耗伤肾之精液所致。肾阴为人体阴液之根本,具有滋养、濡润各脏腑组织器官,并制约阳亢之功。肾阴亏虚,不能充养五脏、脑、骨、耳窍,故形体羸瘦,腰酸腿软,头晕耳鸣,视力减退,健忘;肾阴不足,虚热内生,故见形体消瘦,潮热盗汗,五心烦热,口干咽燥;肾水亏虚,不能上承于心,心火偏亢,则见失眠多梦;肾阴不足,相火妄动,则男子阳强易举,遗精早泄;女子经少经闭,或见崩漏。舌红少苔或无苔,脉细数,均为阴虚内热之象。说明:本证病位在肾,病性属阴虚,辨证:肾阴虚证。

辨证要点:腰酸腿软,头晕耳鸣,男子遗精,女子月经失调与阴虚症状共见。

二、肾阳虚证

肾阳虚证是指肾阳亏虚,机体失其温煦所表现的证候。

临床表现:腰膝酸软冷痛,畏寒肢冷,下肢尤甚,神疲乏力;或尿频清长,夜尿多;或见性欲冷淡,男子阳痿、滑精、早泄,女子宫寒不孕,白带清稀量多;面色㿠白或黧黑;舌淡苔白,脉沉细无力,尺部尤甚。

证候分析:本证多因素体阳虚,或年高肾亏,或久病及肾,耗伤肾阳所致。肾阳为人体阳气之根,生命活动的动力,对人体各脏腑的生理活动起着温煦和推动的作用。腰为肾之府,肾阳虚衰,温煦失职,阴寒盛于下,则腰膝酸软冷痛,下肢尤甚;阳气不足,不能鼓动精神,故神疲乏力,头昏耳鸣;肾阳不足,性功能和生殖功能减退,故可出现男子阳痿、早泄,女子宫寒不孕;肾阳有主持和调节人体水液代谢的功能,肾阳不足,膀胱气化功能障碍,故尿频清长,夜尿多;面色㿠白或黧黑,舌淡胖,脉沉弱,均为阳虚之象。说明:本证病位在肾,病性属阳虚,辨证:肾阳虚证。

辨证要点:腰膝酸软冷痛,畏寒肢冷,下肢尤甚,尿频清长,夜尿多,性欲减退与虚寒症状共见。

三、肾气虚证

肾气虚证亦称肾气不固,是由于肾气亏虚,失于封藏、固摄无权所表现的证候。

临床表现:腰酸腿软,神疲乏力,耳鸣耳聋,眩晕健忘;小便频数清长,夜尿频多,或遗尿,或小便失禁或余沥不尽;男子滑精、早泄,女子月经淋漓不尽,带下清稀量多;舌质淡,苔白,脉弱。

证候分析:本证多由年高肾气亏虚,或年幼肾气未充,或房劳过度,或久病伤肾,致肾气亏损,失其封藏固摄功能所致。肾气亏虚,骨髓、耳窍失养,故腰酸腿软,耳鸣耳聋;气不充身,则神疲乏力;肾气亏虚,固摄无权,膀胱失约,故见小便频多,或遗尿,或小便余沥不尽;肾气虚精关不固,男子滑精、早泄;带脉失固,女子带下量多清稀;肾气不足,冲任失约,则女子月经淋漓不尽;舌质淡,苔白,脉弱,皆为气虚之候。说明:本证病位在肾气,病性属虚,辨证:肾气虚证。

辨证要点:腰酸腿软,小便频数清长,夜尿频多,男子滑精、早泄,女子月经淋漓不尽,带下清稀量多,舌质淡,苔白,脉弱。

四、肾阴阳两虚证

肾阴阳两虚即肾阴虚兼肾阳虚。

临床表现:精神疲惫,腰酸腿软,既怕冷又怕热,脱发,耳鸣,牙齿松动,记忆力减退,性功能低下,闭经,舌淡,苔白,脉沉细无力。

证候分析:由于肾阴虚和肾阳虚的本质都是肾的精气不足,同时两者间又相互依存、相互制约,即"阴阳互根"。因此,肾阴虚到一定程度时可以累及肾阳,而肾阳虚到一定程度时,亦可伤及肾阴,形成阴损及阳或阳损及阴的肾阴阳两虚证。可见:本证病位在肾,病性属阴虚+阳虚,辨证:肾阴阳两虚证。

辨证要点:肾阴阳两虚是由肾阴虚+肾阳虚所形成。临床上常常可以看到,肾虚的人往往会出现一系列未老先衰的症状,如精神疲惫,腰酸腿软,既怕冷又怕热,脱发,耳鸣,牙齿松动,记忆力减退,性功能低下,闭经等症。

五、肾阳虚水泛证

肾阳虚水泛证是指肾阳虚衰,不能调节水液,以致水湿泛滥所致的证候。

临床表现:面浮身肿,腰以下尤甚,按之凹陷不起,尿量减少,畏寒肢冷,或见腹部胀满,甚者心悸胸闷,喘咳痰鸣,舌质淡胖,边有齿印,苔白,脉沉细。

证候分析:肾主水,水液的输化有赖于肾阳的蒸化和开合作用,肾气虚弱,膀胱不能气化津液,故小便不利而尿少;肾阳虚衰不能化气行水,水溢于肌肤,停于胸腹,故全身水肿,胸腹胀满;水液不能蒸腾气化,势必趋下,故下肢尤甚;若水气上凌心肺,致心阳受阻,肺失肃降,则见心悸胸闷,喘咳痰鸣;肾阳虚,不能温煦肢体,则形寒肢冷。舌质淡胖,边有齿印,苔白滑,脉沉细,均为阳虚水停之象。说明:本证病位在肾,病性属阳虚水泛,辨证:肾阳虚水泛证。

辨证要点:水肿以腰以下为甚,小便不利与肾阳虚症状共见。

六、肾精不足证

肾精不足证是指肾精亏损,脑与骨、髓失充,表现为生殖、生长功能低下的证候。

临床表现:男子精少不育,女子闭经不孕,性欲减退,小儿发育迟缓,身材矮小,智力和动作迟钝,囟门迟闭,骨骼痿软,足痿无力,舌质淡红,苔白,脉沉细。

证候分析:本证多因禀赋不足,先天元气不充,或后天失养,或久病不愈等所致。肾精不足,即一般所称的肾虚,它与肾阳虚和肾阴虚的不同之处在于仅有虚象,而没有明显的虚寒或虚热现象。肾精亏少,肾气不足,则性功能减退,男子精少不育,女子闭经不孕;精亏则髓少,髓少不能充骨养脑,骨骼失充,脑髓空虚,故小儿可见五迟(立迟、行迟、发迟、语迟、齿迟)、五软(头软、项软、手足软、肌软、口软),成人则见未老先衰现象,以及足痿无力等。说明:本证病位在肾精,病性属虚(不足),辨证:肾精不足证。

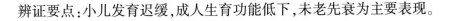

辨证要点:小儿发育迟缓,成人生育功能低下,未老先衰为主要表现。

七、肾不纳气证

肾不纳气是指肾气亏虚,气不归原所表现的证候。

临床表现:久病咳喘,呼多吸少,气不得续,动则喘息益甚,自汗神疲,声音低怯,腰酸腿软,舌淡,苔白,脉沉细无力。

证候分析:本证多由久病咳喘,肺虚及肾,或年老体弱,肾气虚衰,或劳伤肾气所致。本证实际上是肺肾气虚的一种综合表现。肺主呼气,肾主纳气,肺为气之主,肾为气之根,肾气虚,下元不固,气失摄纳,故呼多吸少,气不得续,气短喘促;动则耗气,肾气益虚,故动则喘息益甚;久病伤阴,或素体阴虚,则可兼见颧红心烦、咽干口燥、舌红苔少、脉细数等肾气阴两虚之候。若肾气虚极,导致肾阳衰微,则可见喘息加剧、冷汗淋漓、肢冷面青、脉浮大无根等阳气欲脱之候。可见:本证病位在肺、肾,病性属气虚,辨证:肾不纳气证。

辨证要点:久病咳喘,呼多吸少,动则尤甚,与肾气虚症状共见。

第五节　关于命门学说

"命门"一词最早见于《灵枢·根结》,其说:"太阳根于至阴,结于命门,命门者,目也。"可见其所说的命门,是指眼睛和睛明穴。将命门作为内在脏腑功能提出始于《难经》,如《难经·三十六难》中说:"肾两者,非皆肾也,其左者为肾,右者为命门。"自《难经》后,在汉、晋、隋、唐、宋历代医书中,很少提到命门的作用,只提到"肾气"的功能。直到明代,命门学说为医家所重视,其代表人物首推孙一奎(1522—1619年),他认为命门为两肾之间的动气,人的生命活动有赖于肾间动气的维护和推动。所以,他治疗疾病时非常重视维护肾间之动气。赵献可(1537—1644年)明确提出,命门属火,位在两肾之间,亦即"两肾间动气",是人体生命的原动力,并形象地把人体比喻为"走马灯",将命门之火譬作为"走马灯"中的火,火旺则灯转动迅速,火微则转动缓慢,火熄则寂然不动。他虽强调命门之火,但也认为"阴阳互为其根",阴精亏耗不仅表现为阴虚,而且每多出现阳虚之证。这与同时代医学家张介宾(1563—1640 年)所见相同。笔者认为,中医肾的主要功能是通过肾阴来濡养脏腑组织,通过肾阳来温煦脏腑组织,所以两肾本身均存在着阴阳两种基本功能,阴中有阳,阳中有阴,阴阳既济。古人提出"命门"学说,主要是为了强调肾阳的重要性。肾阳即命门之火,为人体一身阳气之根,所以温补肾阳在治疗疾病中有着重要的作用。至于《难经》所说"左者为肾(阴),右者为命门(肾阳)"和明代孙一奎、赵献可等医家提出的"两肾之间为命门"等观点,笔者认为,对命门这种"有名无形"的部位之争,在学术上没有任何价值,无需争论。

命门的主要功能概括起来有以下 5 个方面:①为人身阳气之根,是生命活动的动力,对人体各脏腑的生理功能起着温煦和推动的作用;②主持和调节人体水液代谢;③能温运脾阳,促进脾对营养物质的消化、吸收与运输;④有促进人体生长、发育和生殖功能的作用;⑤有摄纳肺气,参与人体呼吸生理的功能。总之,笔者认为,命门学说主要是阐述肾中阳气的功能,它与"肾阳"的功能基本一致,古人提出命门学说旨在强调肾阳在人体的重要性。

第二章

肾脏病辨证纲要

辨证论治是中医认识疾病和诊疗疾病的基本原则和方法,是中医学的特色和优势。辨证论治包括辨证和论治两大部分。辨证是中医诊断学,论治是中医治疗学。证是中医理论体系中特有的概念,它既不是症状,也不是病名,而是疾病发生发展过程中当前阶段病因、病位、病性和邪正关系的病理性质的概括。

辨证的过程,是以中医学的藏象、经络、病因、病机等基本理论为依据,通过望、闻、问、切四诊所取得的病史、症状、体征(包括舌象和脉象)等临床资料,进行综合分析,辨别疾病的病因、病变部位、病变性质以及正邪双方盛衰状况,而做出的诊断。

中医传统的辨证方法主要有"六经辨证""脏腑辨证""经络辨证""八纲辨证""气血津液辨证""六淫辨证""卫气营血辨证"和"三焦辨证"八种。这八种辨证方法都是在不同的历史条件下形成、发展和完善起来的,是历代医家各自的临床经验总结,有各自不同的理论基础、归纳方法和适用范围。它们既有各自的特点,不能相互取代,又有各不全面,彼此重复的缺点,显得过于庞杂,给学习中医造成了不少困惑,亦阻碍了中医学的传承与交流。为此,笔者通过对八种传统辨证方法的剖析、研究和多年来的临床反复验证,创立了"病位病性辨证法"。这一新方法不仅涵盖了中医传统八种辨证方法的核心内容,而且起到了删繁就简,提纲挈领的效果。临证时先辨病位,后辨病性,病位病性相参,便是中医辨证的结论(即中医诊断),对提高中医辨证的精准性、规范性和可操作性具有重大意义。

病位病性辨证的核心是从不同角度,不同侧面,不同层次确定疾病的病变部位(病位)和辨明疾病的病变性质(病性)的两大要素。如八纲辨证中的表、里;气血津液辨证中的气、血、津液;脏腑辨证中的肝、心、脾、肺、肾、胆、小肠、胃、大肠、膀胱,奇恒之腑中的脑、女子胞以及经络辨证中的 14 经脉等,都是属于辨明病变部位的内容,即病位辨证。寒、热(火、暑)、虚(不足、衰弱)、实(亢盛)、风、痰(饮)、燥、湿(水)、滞、瘀、毒等,都是属于辨别病变性质的内容,即病性辨证。唯独阴、阳二纲,既属病位辨证,又属病性辨证,两者兼容。它无所不指,无所定指,是一个宏观的概念。将病位辨证与病性辨证结合起来,实行“病位病性辨证”法,是对中医传统辨证方法的高度整合和升华,起到了删繁就简,提纲挈领的效果,对提高中医辨证的准确性、规范性和可操作性具有重大意义,是中医诊断学的一大创新与发展。

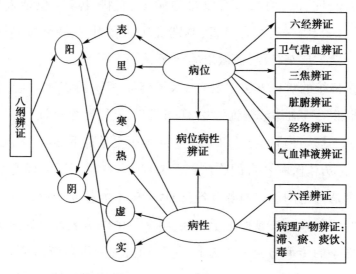

图 2-1　病位病性辨证法与传统八种辨证方法的关系与衍化

第一节 中医基本证候

一、证候分类

临床证候一般可分为生理性证候、病理性证候以及药物性证候三大类。

(一) 生理性证候

生理性证候亦称人体体质。这种证候的形成多由先天遗传和后天失调造成。不同体质的人可以有不同的证候,但经现代医学检查,发现不了任何疾病(可能是目前科学技术尚不能查出),姑且将其称为生理性证候。

1. 正常体质　表现为精神饱满,气色红润,语音有力,步态矫健,平素很少生病,舌质淡红,不胖不瘦,津液适中,舌苔薄白,脉缓和有力。

2. 阴虚体质　表现为形体消瘦,性情急躁,易于失眠,手足心热,口干舌燥,喜凉怕热,面颊潮红或偏红,舌红,舌体瘦瘪,少苔,脉细数。

3. 阳虚体质　表现为精神欠佳,喜静懒言,畏寒肢冷,喜热怕冷,夜尿清长,面色苍白,舌质淡红,舌体胖大,边有齿痕,脉沉细无力。

4. 气虚体质　表现为疲乏无力,不耐劳累,语音低微,动则出虚汗,易于感冒,面色苍白,舌质淡红,舌体胖嫩,脉沉细无力。

5. 痰湿体质　表现为身体肥胖,肢体困重,不耐劳累,头昏脑涨,易困嗜睡,面色萎黄,舌质淡红,舌体胖大,苔厚或腻,脉濡滑。

6. 湿热体质　面部和鼻尖油光发亮,容易生长粉刺、疖肿,口中有臭味,舌质深红,舌体胖大,苔黄厚腻,脉多滑数。

7. 气郁体质　表现为多愁善感,性格内向,忧郁脆弱,舌质暗红,舌面少津,脉多沉细或涩。

8. 血瘀体质　表现为口唇色暗,面色晦暗,眼眶鳖黑,肌肤甲错,舌质暗红,边有瘀点或瘀斑,苔白,脉沉涩。

9. 过敏体质　过敏体质的人对尘埃、花粉、蚊虫叮咬以及某些食物和药物过敏,皮肤划纹征阳性。

(二) 病理性证候

病理性证候即产生疾病之后所出现的临床证候,可表现为虚证,或实证,或虚实夹杂证。

1. 虚证　虚证是指人体阴阳、气血、津液、精髓等正气亏损,以"虚弱、不足、衰退"为主要症状特征的证。其基本病理为正气亏虚,邪气不强。临床常见以下几种。

(1) 阴虚证:阴虚证是指人体脏腑阴液亏损所出现的证候。主要临床表现为:潮热盗汗,两颧潮红,口燥咽干,手足心热,烦躁失眠,小便短黄,大便干结,舌红少苔,脉细数。

(2) 阳虚证:阳虚证是指人体脏腑阳气亏损出现的证候。临床主要表现为:形寒肢冷,神疲乏力,自汗,口淡不渴,小便清长或尿少水肿,大便溏稀,面色㿠白,舌淡胖嫩,苔白滑,脉沉迟无力。

(3) 气虚证:气虚证是指机体元气不足,脏腑组织功能减退而出现的证候。主要临床表现为:神疲乏力,少气懒言,气短,头昏目眩,自汗,动则诸症加剧,舌质淡嫩,脉虚弱。

(4) 血虚证:血虚证是指血液亏虚,不能濡养脏腑、经脉、组织、器官而出现的证候。临床主要表现为:面色苍白或萎黄,眼睑、口唇爪甲色淡,头晕眼花,心悸失眠,健忘,肢体麻木,妇女月经量少色淡、愆期甚或闭经,舌质淡,脉细无力。

2. 实证　实证是指人体感受外邪,或疾病过程中阴阳气血失调,体内病理产物蓄积,以"有余、亢盛、停聚"为主要症状特征的证。其基本病理为邪气亢盛,正气不虚。

实证的形成,一是六淫之邪侵犯人体,正气奋起抗邪所致;二是由于脏腑功能失调,气化失职,气机阻滞,导致痰饮、水湿、瘀血、宿食等病理产物停积于体内所致。由于邪气的性质及所犯部位的不同,临床表现亦不一样。

3. **虚实夹杂证**　虚实夹杂证是指在同一患者身上,既有虚证,又有实证的情况。虚实夹杂证的形成可概括为以下两种情况:一是邪气过盛,损伤正气,导致正气也虚,而成虚实夹杂证;二是,先有正气不足,无力祛除病邪,导致邪气留滞的虚实夹杂证。在虚实夹杂证中,有的以实证为主而夹有虚证,有的以虚证为主而夹有实证,亦有虚实并重。如肾病综合征患者,可见全身水肿,腹部膨隆,二便不利的实象,但又有疲乏无力,食欲不振,腰酸腿软的脾肾虚弱之象,便是虚实夹杂证。

(三)药物性证候

药物性证候即应用某种药物后所出现的反应。肾脏病中最常见的是应用 GC 后出现的类似阴虚或阴虚火旺的证候。另外,长期服用温燥伤阴之品,耗伤津液可出现阴虚证候;过服苦寒伤胃之品,常会出现脾胃虚寒证候。

二、本虚证候

1. **阳虚证**　阳虚证是指人体阳气亏虚,其温养、推动、气化等功能减退的总称。

临床表现:畏寒,肢冷,口淡不渴,或喜热饮,小便清长,或尿少水肿,大便稀薄,面色㿠白,舌淡胖嫩,苔白滑,脉沉迟无力。

证候分析:阳虚证多因久病伤阳,或气虚进一步发展而来;或年老命门火衰等而成。阳气亏虚,机体活力不足,故见畏寒、肢冷,即所谓"阳虚生外寒";膀胱气化无权,则见小便清长或尿少,大便稀薄;水湿不化,津不上承,则口淡不渴或喜热饮;失于固摄,则见自汗;水饮内停,水气泛溢,则见面色㿠白,舌淡胖嫩,苔白滑;气虚推动无力,故脉沉迟无力,或兼见疲乏无力等气虚症状。说明:本证病位在阳,病性属虚,辨证:阳虚证。

阳虚证可见于不同脏腑的病变,临床常见证型有心阳虚证、脾阳虚证、肾阳虚证等。

辨证要点:畏寒肢冷、小便清长、面色㿠白,是辨证阳虚证的特征。但须注意:畏寒与恶寒不同。畏寒系阳虚不能温煦四肢,经穿衣盖被症状即可缓解,同时伴有全身虚衰的症状,如面色㿠白,疲乏无力,口淡不渴,小便清长,大便稀溏等;恶寒系外感所致,虽经穿衣盖被症状仍不能缓解,同时伴见发热头痛,鼻塞流涕等外感症状。

2. 阴虚证　阴虚证是指人体阴液匮乏,其滋润、濡养等功能减退的总称。

临床表现:五心烦热,潮热盗汗,口干咽燥,烦躁失眠,尿黄便干,形体消瘦,两颧潮红,舌质红,少苔,脉细数。

证候分析:阴津亏少,机体失于滋润濡养,则形体消瘦,口干咽燥,小便短黄,大便干结,舌红少津、少苔,脉细;阴虚不能制阳,虚热内生,则见两颧潮红,五心烦热,潮热盗汗,烦躁失眠,舌红少津、少苔,脉细数。说明:本证病位在阴,病性属虚,辨证:阴虚证。

阴虚证可见于不同脏腑的病变,常见证型有心阴虚证、肺阴虚证、肝阴虚证、肾阴虚证、胃阴虚证等。阴虚还可以导致阴不制阳,阳气偏亢的病理变化。

辨证要点:口干咽燥,五心烦热,潮热盗汗,两颧潮红,舌红少津、少苔,脉细数等。

3. 气虚证　气虚证是指机体元气不足,脏腑组织功能减退引起的病证。

临床表现:神疲乏力,少气懒言,气短,头晕目眩,自汗,动则诸症加剧,平素易感冒,面色萎黄或无华,舌质淡嫩,苔薄白,脉虚弱。

证候分析:中医学认为,气是人体内不断运动着的具有很强活力的精微物质,是构成人体和维持人体生命活动的最基本物质。有推动血液运行,防御外邪侵袭,固摄血液、汗液、尿液的气化功能。气虚证是各种病因造成的脏腑功能衰退而出现的证候。元气不足,脏腑功能减退,故神疲乏力,少气懒言,气短;气虚推动无力,清阳不升,头目失养,则头晕目眩;气虚卫外不固,肌表不密,腠理疏松,故自汗;劳则耗气,故动则诸症加剧,平素易感冒,气虚无力推动营血上荣于舌,故舌质淡嫩;气虚无力鼓动血脉,故脉虚弱。说明:本证病位在气,病性属虚,辨证:气虚证。

由于元气亏虚,常常会导致诸多脏腑功能减退,故临床上常见有心气虚证、肺气虚证、脾气虚证、肾气虚证等;也可见多脏器气虚合病,如心肺气虚证、脾胃气虚证、肺肾气虚证、肺脾气虚证等。

辨证要点:主要以元气耗伤,脏腑功能减退,以及抗病能力下降为特征。以神疲乏力、少气懒言、脉虚、动则诸症加剧为主要表现。

4. 血虚证　血虚证是指血液亏虚,不能濡养脏腑、经络、组织、器官所产生的病证。

临床表现:面色苍白或萎黄,头晕眼花,心悸失眠,常伴有疲乏无力,短气,唇色淡白,舌质淡白,苔白,脉细弱。

证候分析:血虚是指血液亏虚,不能濡养脏腑、经脉、组织、器官而出现的证候,血虚证与心、肝、脾三脏的功能失调有密切关系。血虚不能上荣,故面色苍白或萎黄,唇色淡白,头晕眼花;阴血不足,心神失养,神不内敛,血不养心,故心悸失眠;血虚常会导致全身功能的衰退,因而常出现疲乏无力、短气;舌质淡白,脉细弱,是血虚之候。说明:本证病位在血,病性属虚,辨证:血虚证。

血虚证临床主要见于心血虚证和肝血虚证,或心肝血虚证,也可有血虚肠燥证、血虚肤燥证、血虚生风证等。

血虚可与气虚、阴虚、血瘀等相兼,形成气血两虚证、阴血亏虚证、血虚夹瘀证。

辨证要点:面、睑、唇、舌色淡白,脉细等为主要表现。

5. 肾虚证　肾虚的主要病理为人体生长、发育迟缓,生殖功能障碍,水液代谢失常和性功能减退等。

临床表现:腰酸腿软,眩晕耳鸣,发育迟缓,智力低下,发白早脱,牙齿松动,男子阳痿、遗精,女子月经不调。

证候分析:腰为肾之府,肾主骨,生髓,充脑。肾藏精,肾精不足,必见腰酸腿软,眩晕耳鸣;肾主骨,齿为骨之余,肾虚则牙齿松动;精生血,发为血之余,故肾虚则发白早脱;肾主生殖,肾虚则男子阳痿、遗精,女子月经不调。说明:本证病位在肾,病性属虚,辨证:肾虚证。

肾病以虚证为多,有肾阳虚、肾阴虚、肾精不足、肾气不固、肾虚水泛、肾不纳气等证。

辨证要点:腰酸腿软,头晕耳鸣,发白早脱,牙齿松动,男子阳痿早泄,女子月经不调。

6. 脾虚证 脾虚的主要病理为人体消化吸收功能障碍,导致运化、升清、统血功能失常所表现的病证,临床上多指脾气虚。

临床表现:疲乏无力,食欲不振或纳少,腹胀便溏,面色少华,肢体水肿,舌质淡胖,舌苔白滑,脉沉迟无力。

证候分析:脾主运化、消化水谷并转输精微和水液。脾虚则运化无力,水谷不化,故食欲不振或纳少;脾虚水湿不化,泛溢肌肤,故肢体水肿;水湿流注肠中,故腹胀便溏;脾虚气血生化无源,故疲乏无力,面色少华;舌质淡胖,舌苔白滑,脉沉迟无力,皆为脾虚之候。说明:本证病位在脾,病性属虚,辨证:脾虚证。

脾病以虚证为多见,有脾气虚、脾虚气陷、脾阳虚、脾不统血等证。

辨证要点:腹胀,便溏,食欲不振,疲乏无力,肢体水肿,舌质淡胖,舌苔白滑,脉沉迟无力。

7. 肝虚证 肝病的主要病理为疏泄与藏血功能失常。临床上所说"肝虚"一般是指肝血虚证。

临床表现:头晕眼花,两目干涩,视物模糊,胁肋隐隐灼痛,口干咽燥,五心烦热,两颧潮红,潮热盗汗,舌红少苔,脉弦细数。

证候分析:肝藏血,开窍于目,肝血不足,头目失养,故头晕眼花,两目干涩,视物模糊;阴虚内热,肝络失养,虚火内灼,故胁肋隐隐灼痛;阴津亏虚,故口干咽燥;阴虚不能制阳,虚热内蒸,迫津外泄,故见盗汗;虚火上炎,故两颧潮红;舌红少苔,脉弦细数,皆为肝阴不足,虚寒内生之象。说明:本证病位在肝,病性属虚,辨证:肝(血)虚证。

肝病有虚、实和虚实夹杂之分。虚证多见肝血虚、肝阴虚等证;实证多见肝郁气滞、肝火炽盛、肝经湿热、寒滞肝脉等证;虚实夹杂证多见肝阳上亢、肝风内动等证。

辨证要点:眩晕,目涩,胁肋隐痛与阴虚症状共见。

8. 肺虚证　肺病的主要病理为宣发、肃降和卫外功能失常所表现的病证。临床上所说的"肺虚"主要是指肺气虚证。

临床表现:咳喘无力,咳痰清稀,少气懒言,语声低怯,动则尤甚,神疲体倦,恶风、自汗,易于感冒,面色淡白,舌淡苔白,脉弱。

证候分析:肺主气而司呼吸,肺气亏虚,宣肃功能失职,气逆于上,故见咳嗽、气喘、咳痰;肺气亏虚,宗气不足,故咳嗽无力,动则气短;气虚不能固表,则腠理不固,故恶风自汗,易于感冒;舌淡苔白,脉弱皆为气虚之候。说明:本证病位在肺,病性属虚,辨证:肺虚证。

肺病证型有虚实之分,虚证有肺气虚和肺阴虚证;实证有风寒犯肺证、风热犯肺证、燥热犯肺证、痰热壅肺证、寒痰阻肺证、饮停胸胁证、风水相搏证等。

辨证要点:咳、痰、喘与气虚症状共见。

三、标实证候

标实是指人体感受六淫外邪,或疾病发生发展过程中由于阴阳气血失调,体内病理产物蓄积,以"有余、亢盛、停聚"为主要症状特征的证。其基本病理为邪气盛实,正气不虚,故称之为标实证候。

(一) 风淫证

风淫证是指风邪侵袭人体肤表,导致卫外功能失常,表现出符合

"风"性特征的证。

风邪主要是指自然界中具有轻扬开泄、善行数变特性的外邪。因其轻扬、升散、向上、向外的特性,故风邪致病常侵犯人体头面、肌表和腰背等阳部;风性善行数变,故其致病具有发病迅速、变化快、游走不定的特点;风性主动,致病具有动摇不定的特点,如表现为眩晕、震颤、四肢抽搐、颈项强硬,甚至角弓反张、目睛上吊等症状。风为百病之长,风邪侵袭人体,常与寒邪、热邪或湿邪互结,成为一种合邪,通过口鼻、皮毛侵袭人体。

风邪致病常见表现:恶风,微发热,鼻塞流涕,喷嚏,咽喉痒痛,咳嗽,或晨起颜面、肢体水肿,舌淡红,苔薄白,脉浮缓。

证候分析:风邪侵犯人体,常从皮毛、口鼻而入,风为阳邪,易侵犯头面和肌表,并使皮毛、腠理开泄,故发热恶风,鼻塞流涕;肺失宣降,故喉痒、咳嗽;脉浮为表证。

辨证要点:凡见恶寒发热、头痛身痛、苔薄白、脉浮,为感受外邪。临床根据感邪性质的不同,有外感风寒和外感风热之不同,其鉴别要点是:①恶寒重,发热轻,为外感风寒;恶寒轻,发热重,为外感风热;②有汗多为外感风热,无汗多为外感风寒;③口渴多为外感风热,口不渴多为外感风寒;④咽喉肿痛多为外感风热,咽喉不痛则多为外感风寒。外感风寒证,其病位在表,病性属风寒;外感风热证,其病位在表,病性属风热。

根据风性的特点,临床上凡具有发病急骤,或病位以头面部为主,或病情变化迅速,或四肢抽搐者,多要考虑风邪致病的可能。

（二）寒淫证

寒淫证是指寒邪侵袭人体,导致人体阳气被遏所出现的证候。

寒邪致病的特点是,寒为阴邪,易伤人体阳气,阳气受损,失于温煦,故全身或局部可出现明显的寒象;寒邪具有收引、凝滞的特性,故寒邪侵袭人体,使人体气机收敛,筋脉肌肉拘急、疼痛,气血凝滞不通。

临床表现:恶寒重,或伴发热,无汗,鼻塞,流清涕,咽痒,咳嗽,头痛,全身疼痛,舌淡苔白,脉浮紧。

若寒邪入里,伤及脏腑,可见脘腹疼痛,喜温喜按等症。

证候分析:风寒外束,腠理闭塞,卫阳被郁,故见恶寒,无汗,鼻塞,流清涕,脉浮紧;寒凝经脉,经气不利,则见疼痛,可全身或局部,如头痛;风寒上受,肺气失宣,故咽痒,咳嗽。本证病位在表,病性属风寒,辨证:风寒表证。

若寒邪入里,阳气被遏,气机阻滞,故脘腹疼痛,喜温喜按。

辨证要点:临床凡见恶寒、鼻塞、头身疼痛、脉浮者,多为风寒表证;若见脘腹疼痛,喜温喜按,脉沉者,多属里寒证。

(三)热(火)淫证

火为热之极,温为热之渐,故其性相同,仅轻重之别。热(火)淫证是指外感温热火邪,阳热内盛所产生的证候。

火为阳邪,其性炎上,故火邪偏盛,临床多见壮热喜凉;消灼津液,口干舌燥,渴欲冷饮;热扰心神,则烦躁不宁;火性炎上,目赤红肿。临床常见热邪与湿邪相兼为患,而成湿热壅盛证。

临床表现:发热微恶寒,头痛,咽喉疼痛,鼻塞流浊涕,舌边尖红,苔薄黄,脉浮数;或壮热喜凉,烦躁或神昏谵语,吐血,衄血,小便短赤,大便秘结,舌质红或绛,苔黄而干或灰黑干燥,脉洪滑数。

证候分析:热邪犯表,卫气失和,故发热微恶寒;火热上扰,故头痛,咽喉疼痛,鼻塞流浊涕;舌边尖红,脉浮数,为热邪客表之征;火热炽盛,充斥于外,故见壮热喜凉;热扰心神,轻则烦躁,重则神昏谵语;热盛动血,血液妄行,故见吐血,衄血;内热炽盛,故见小便短赤,大便秘结;舌质红或绛,苔黄而干或灰黑干燥,脉洪滑数均为火热炽盛之象。

辨证要点:起病急剧,病势较剧,以发热、口渴、便秘、尿黄、出血舌红苔黄,脉数为主要表现。

(四)湿淫证

湿淫证是指感受外界湿邪,阻遏人体气机与清阳,以头身困重,肢体倦怠,关节酸痛重着等为主要表现的证。

湿邪致病的特点决定于湿邪的性质。①湿为阴邪,易阻遏人体的气机,损伤人体的阳气,故湿邪侵犯人体,留滞于脏腑经络,阻滞气机,导致人体气机升降失常,则见面色晦垢,倦怠嗜睡;②湿性重着,致病后往往表现有沉重感,如头重如裹、四肢困重、昏昏欲睡等;③湿性黏滞,故发病隐匿,病程迁延,反复发作,缠绵难愈;④湿易化热,故临床常见有湿热证。

临床表现:全身水肿,下肢尤甚,按之凹陷,甚则有胸水、腹水,阴囊水肿。小便短少,头重如裹,身体困重,纳呆食少,胸闷恶心,苔白腻,脉沉缓。

证候分析:水湿浸渍,脾阳被遏,运化不健,致使水湿泛溢肌肤而全身水肿,按之凹陷;湿性趋下,故下肢肿甚;湿邪困阻脾阳,阳气不展,故见头重如裹,身体困重,纳呆食少,胸闷恶心;苔白腻,脉沉缓,皆为水湿浸渍之候。说明:本证病位在脾,病性属虚+水湿,辨证:脾虚水湿证。

辨证要点:水湿内停的特征是水肿,肾脏病水肿的特点是晨起明显,初起大部从眼睑开始,继则延及头面、四肢以及全身。临床有阴水和阳水之分。凡感受风邪、水湿、湿毒之邪,症见表、热、湿者,多属阳水;凡有饮食、劳倦等因素,症见里、虚、寒者,多为阴水。

（五）毒淫证

毒有外毒和内毒之别。外毒为天时不正之气,具有传染性,故称疫疠;内毒多因脏腑功能衰败,毒邪郁积而成。

临床表现:外毒伤人,常见发热,皮肤红斑,或咽喉肿痛,或皮肤疖肿,或疮疡等;内毒为患,多见于脏腑衰败,浊邪壅盛,神疲乏力,泛恶呕吐等。

证候分析:肺主皮毛,热毒客于肌肤,则发热、红斑,或皮肤疖肿、疮疡;热毒伤于肺,则咽喉肿痛,扁桃体红肿。说明:本证病位在肺,病性属热毒,辨证:肺经热毒证。脏腑衰败,气化不利,湿浊毒邪,内蕴三焦,故神疲乏力,泛恶呕吐,与西医学中的尿毒症相关。

辨证要点：①皮肤红斑或发热；②发热伴有咽喉肿痛，扁桃体红肿；③皮肤疖肿或疮疡；④神疲乏力，泛恶呕吐。上述 4 项中任何 1 项加上舌苔黄厚腻者可辨证为热毒。

（六）湿浊证

湿浊本为外感之邪，但在慢性肾脏病的过程中，由于肺、脾、肾三脏的功能衰减，导致津液不能正常运化、输布，便可形成湿浊之毒。这些湿浊之毒既是疾病的病理产物，又是导致新的疾病产生或病情反复发作或加重的诱因。

临床表现：腹胀纳呆、恶心或呕吐，精神萎靡，形寒肢冷，面色萎黄，舌质淡，舌体胖大，边有齿痕，苔白厚腻，脉沉弦细。

证候分析：脾肾阳虚不能温养形体，故形寒肢冷，面色萎黄；脾肾衰微，湿浊之邪不得从尿中排出，蕴结于体内，导致脾不升清，胃失和降，故纳呆、恶心或呕吐；脾肾俱衰，则精神萎靡。舌质淡，舌体胖大，边有齿痕，苔白厚腻均系湿浊之候。本证病位在脾、肾，病性属阳虚+湿浊，辨证：脾肾阳虚，水毒湿浊证。

辨证要点：脾肾阳虚，水毒湿浊证在肾脏病终末期，出现血尿素氮（blood urea nitrogen，BUN）、血肌酐（serum creatinine，Scr）升高，伴恶心、呕吐者，可诊断。

（七）气滞证

气滞是指人体某一部位，或某一脏腑、经络的气机阻滞，运行不畅所产生的病证。

临床表现：胸闷不舒，胸胁或少腹胀闷窜痛，症状时轻时重，部位不固定，胀痛常随情绪变化而增减，或随嗳气、矢气、太息等减轻，妇女可见乳房胀痛，舌红，脉弦。

证候分析：情志不遂，肝失疏泄，气机抑郁不畅，故胸闷不舒；肝脉布胁肋，肝郁气滞，经脉不利，故胸胁或少腹胀闷窜痛；气滞聚散无常，故胀痛常随情绪变化而增减，或随嗳气、矢气、太息等减轻；肝失疏泄，脾胃升降失调,故纳呆、嗳气;肝气郁结,气血不畅,冲脉失调,故妇女可见乳房胀痛;弦为肝脉。说明:本证病位在肝气,病性属滞,辨证:肝郁气滞证。

辨证要点:气滞有如下特点:①疼痛胀闷,时轻时重,部位不固定;②病情随患者情绪波动而增减,常伴嗳气、叹息;③腹中痞块聚散无常,得嗳气或矢气而减轻。上述3项中有任何1项者可辨证为气滞。

(八)血瘀证

血瘀是脏腑功能失调的病理产物。在肾脏病早期,血瘀的产生多因气机阻滞、湿热蕴结等导致血脉不畅所致;而在疾病的后期,多由于气虚无力推动血液的运行,脉管收缩,脉道不畅所致。

临床表现:皮下瘀斑或瘀点,腰痛固定不移或刺痛,面色黧黑或晦暗,舌质紫暗或有瘀点、瘀斑,脉沉涩。实验室检查:尿纤维蛋白降解产物(FDP)阳性,或血液呈高黏或高凝状态。

证候分析:瘀血阻滞脉络,不通则痛,故疼痛为血瘀证的常见症状。血瘀引起的疼痛,其特点是疼痛固定不移或呈刺痛;瘀阻经脉,血行障碍,故皮下瘀斑或瘀点,舌质紫暗或有瘀点、瘀斑,脉沉涩;瘀阻日久,肌肤失于血的滋养,故面色黧黑或晦暗。说明:本证病位在血,病性属瘀,辨证:血瘀证。

辨证要点:瘀血证有以下特点:①疼痛固定不移或呈刺痛;②皮下瘀斑或瘀点;③面色黧黑或晦暗;④肌肤甲错或肢体麻木;⑤蛋白尿或血尿经久不愈;⑥尿纤维蛋白降解产物阳性;⑦舌质紫暗或有瘀点、瘀斑,脉沉涩;⑧血液高黏状态;⑨血液高凝状态。有上述任何2项者可辨证为血瘀证。

(九)血热证

血热证是指火热炽盛,迫血妄行,以出血与实热症状为主要表现的证。

临床表现:咳血、吐血、衄血、尿血、便血、皮下紫斑,血色鲜红,质地黏稠,舌红绛,脉弦数。

　　证候分析:多因外感热邪,或因情志过激,过食辛辣燥热之品等因素,化热生火,侵扰血分所致。热邪灼伤脉络,血不循经,而致出血。由于火热所伤脏腑不同,其出血的部位各异。肺络伤则咳血;胃络伤则吐血;肾及膀胱络脉伤则尿血;肠络伤则便血;热邪迫血妄行,故见皮下紫斑;邪热煎熬,使血液浓缩,故血色鲜红,质地黏稠;舌红绛,脉弦数,为邪热炽盛,血流涌盛之象。说明:本证病位在血,病性属热,辨证:血热证。

　　辨证要点:血热者有以下特点:①尿血、吐血、鼻衄、便血,血色鲜红;②皮下斑疹显露,色泽鲜明;③心烦失眠,甚则烦躁不宁,面红目赤,舌深绛,脉细数;④妇人经行先期,量多色鲜红。具备上述4项中任何2项者,即可辨证为血热证。

第二节　肾脏病中医常见证型

　　肾脏病的病理改变虽然主要发生在肾脏,但中医学认为:人体是一个完整的有机体,一脏有病往往可以影响到其他脏腑和器官(包括五官、皮肤、筋、骨、血脉等),表现为多脏腑功能失调的证候。当人体正气旺盛,或邪气强度不大时,有些疾病常常没有明显的临床表现,给辨证带来一些困惑,对这种所谓"无症可辨型",笔者也提出了一些辨证的思路和方法。

一、病位辨证(脏腑虚损证型)

　　1. 肾阳虚证　肾阳虚证是指肾阳亏虚,机体失其温煦所导致的病证。

　　临床表现:腰膝酸软冷痛,畏寒肢冷,头晕耳鸣,神疲乏力,或小便清长,夜尿频多,或下肢水肿,或男子阳痿、滑精、早泄,女子宫寒不孕,面色㿠白或黧黑,舌淡苔白,脉沉细无力,尺脉尤甚。

证候分析:腰为肾之府,肾主骨,生髓,充脑。肾病日久,损耗肾阳,阳气不足,全身功能低下,故见腰膝酸软冷痛;元阳不足,失于温煦,则畏寒肢冷,阳气功能减退,则神疲乏力,头晕耳鸣;肾阳不足,固摄失司,则小便清长,夜间尿多;气血亏损,故面色㿠白;舌淡苔白,脉沉细无力,尺脉尤甚均为肾阳亏虚之象。说明:本证病位在肾阳,病性属虚,辨证:肾阳虚证。

辨证要点:肾虚+阳虚即为肾阳虚证。本证多见于慢性肾小球肾炎、肾病综合征和慢性肾衰竭。

2. 肾气虚证　肾气虚证是指肾气亏虚,失于封藏、固摄所导致的病证。

临床表现:腰膝酸软,神疲乏力,耳鸣耳聋,小便频数清长,夜尿频多,或遗尿,或尿后余沥不尽,或尿失禁;男子滑精,早泄,女子月经淋漓不净,带下量多清稀;舌质淡,苔白,脉细弱。

证候分析:腰为肾之府,肾主骨生髓,开窍于耳。肾气亏虚,骨髓、耳窍失养,故腰膝酸软,耳鸣耳聋;气不充身,则神疲乏力;肾气亏虚,固摄无权,膀胱失约,故见小便频数清长,尿后余沥不尽,或遗尿,甚至尿失禁;肾失封藏,精关不固,男子滑精,早泄;带脉失固,女子带下量多清稀;冲任失约,则女子月经淋漓不净;舌淡苔白,脉细弱均为肾气虚弱之象。说明:本证病位在肾气,病性属虚,辨证:肾气虚证。

辨证要点:肾虚+气虚即是肾气虚证。本证多见于慢性肾小球疾病。

3. 肾阴虚证　肾阴虚证是指肾精亏虚,失于滋养,虚热内扰所表现的证候。

临床表现:腰膝酸软而痛,头晕耳鸣,潮热盗汗,五心烦热,咽干颧红,梦遗滑精,舌红少苔,脉细数。

证候分析:肾阴亏虚,不能生髓、充骨、养脑,故腰膝酸软而痛,头晕耳鸣;肾阴不足,虚热内生,故潮热盗汗,口干咽燥,五心烦热,失眠多梦;虚热内扰,故梦遗滑精;舌红少苔,脉细数均为阴虚内热之象。说明:本证病位在肾,病性属阴虚,辨证:肾阴虚证。

辨证要点:腰酸耳鸣,男子遗精,女子月经失调与阴虚症状共见。临床多见于高血压肾病、糖尿病肾病以及隐匿型肾小球肾炎以血尿为主要表现者和过敏性紫癜肾炎。

4. 肝肾阴虚证　肝肾阴虚证是指肝肾两脏阴液亏虚,虚热内扰所致的病证。

临床表现:腰酸腿软,头晕目眩,胸胁隐痛,双目干涩,视物模糊,口干咽燥,五心烦热,舌红少苔或无苔,脉细数或弦细数。

证候分析:肝肾同源,肝阴与肾阴互相滋长,盛则同盛,衰则同衰。肾阴不足,则水不涵木,因而肝阴亦亏;肝阴不足,则累及肾阴,以至肾阴亦亏,形成肝肾阴虚。腰酸腿软为肾虚的主要特征;肾阴不足,虚火上扰,故头晕目眩,口干咽燥,五心烦热,虚烦失眠;肝阴不足,目失滋养,故视物模糊;舌红少苔或无苔,脉细数或弦细数,均为阴虚内热之象。说明:本证病位在肝、肾,病性属阴虚,辨证:肝肾阴虚证。

辨证要点:肝阴虚+肾阴虚即是肝肾阴虚证。主要表现为胸胁隐痛,腰酸腿软,眩晕耳鸣,双目干涩与虚热证共见。临床上多见于高血压肾病、糖尿病肾病等。

5. 脾肾阳虚证　脾肾阳虚证是指脾肾阳气亏虚,温化失职,虚寒内生所致的病证。

临床表现:腰酸腿软,神疲体倦,畏寒,水肿,四肢不温,腹胀便溏,食欲不振,面色㿠白,舌淡胖大,或有齿痕,苔白滑,脉沉迟无力。

证候分析:肾阳亏虚,温煦失职,则腰膝、下腹冷痛;脾阳虚弱,运化失常,故久泄久利;黎明前阳气未振,命门火衰,阴寒偏盛,故黎明前腹痛泄泻,完谷不化,而称"五更泻";脾肾阳虚,不能温化水液,泛溢肌肤,故全身水肿,小便不利;阳虚不能温煦全身,则形寒肢冷;阳虚水气上泛,故面色㿠白;舌淡胖大,或有齿痕,脉沉迟无力皆为阳虚之候。说明:本证病位在脾、肾,病性属阳虚,辨证:脾肾阳虚证。

辨证要点:脾虚+肾虚+阳虚即是脾肾阳虚证。临床多见于各种原发性或继发性肾小球肾炎、肾病综合征,以慢性肾衰竭患者最为多见。

6. 气阴两虚证　气阴两虚证是指机体的元气和真阴两方面都出现不足,它既有肺气虚弱的症状,又有肾精亏损,营阴不足的阴虚热盛的表现。本型既可表现为肺肾气阴两虚证,又可表现为脾肾气阴两虚证。

临床表现:神疲乏力,少气懒言,动辄汗出,易于感冒,腰膝酸软,午后潮热,或手足心热,口燥咽干,或长期咽喉疼痛,咽部暗红,舌红少苔,脉细数无力。

证候分析:肺气亏虚,宗气生成减少,故见神疲乏力,少气懒言;肺气不足,卫外功能减退,故见动辄汗出,易于感冒;肾阴不足,腰膝、脑、骨、耳窍失养,故腰膝酸软,甚则头晕耳鸣;肾阴亏虚,阴不制阳,虚火内生,故见午后潮热,或手足心热,口燥咽干,颧红,或长期咽喉疼痛;舌红少苔,脉细数皆为阴虚内热之候。说明:本证病位在肺气、肾阴,病性属虚,辨证:气阴两虚证。

辨证要点:肺气虚+肾阴虚;或脾气虚+肾阴虚即是气阴两虚证。临床多见于隐匿型肾小球肾炎、慢性肾小球肾炎、糖尿病肾病和原发性肾病综合征。

7. 肝肾阴亏,肝阳上亢证　多因肝肾阴亏,阴不制阳,阳亢于上所致的病证。

临床表现:腰酸腿软,头晕耳鸣,视物模糊,口干咽燥,五心烦热,虚烦失眠,面红目赤,急躁易怒,头痛且胀,舌红少津,脉弦数或弦细数。

证候分析:肝阳亢逆,气血上冲,故头晕耳鸣,视物模糊,面红目赤;肝肾亏虚,肝阳亢盛,肝失柔和,故急躁易怒;肝肾阴亏,腰膝失养,则腰酸腿软;肾阴亏虚,不能滋养肝木,导致肝阳上亢,出现阴虚火旺之证。说明:本证病位在肝、肾,病性属阴虚、阳亢,辨证:肝肾阴虚,肝阳上亢证。

辨证要点:肝肾阴虚+肝阳上亢即是肝肾阴虚,肝阳上亢证。临床多见于高血压肾病、慢性肾小球肾炎、肾病综合征患者。

8. 阴阳两虚证 本证常见于慢性肾脏病后期,脏腑功能损害较重阶段。

临床表现:形寒肢冷,面色苍白,倦怠乏力,少气懒言,食欲不振,甚至厌食、恶心、呕吐,午后潮热,五心烦热,形体羸弱,舌质胖嫩,脉细数无力。

证候分析:本证多为疾病发展的后期,机体脏腑功能俱败,故出现人体气、血、阴、阳俱衰的表现,患者既怕冷,又怕热,这也是阴阳两虚的特征,脾胃功能受损,升降失常,故见厌食、恶心、呕吐。说明:本证病位在阴、阳,病性属虚,辨证:阴阳两虚证。

辨证要点:阴虚+阳虚即是阴阳两虚证。临床常见于慢性肾衰竭患者。

二、病性辨证(邪气亢盛证型)

疾病的性质包括诸多致病因素,它是破坏人体阴阳平衡而导致疾病的原因。宋代陈无择的"三因学说"是对中医病因的概括,即六淫邪气为外因,五脏情志所伤为内因,饮食劳倦、跌仆金刃及虫兽所伤为不内外因。目前认为,导致肾脏病的病因多种多样,如六淫、七情、饮食、劳倦、房劳、药毒等多种内外因素均可致病,而且,在疾病发生及演变过程中,病因与其病理产物常常相互作用、互为因果。某一阶段的病理产物也可成为另一阶段的致病因素,并导致疾病的发展。如湿浊、湿热、血瘀本身作为疾病的病理产物,常常又是导致肾病加重、缠绵难愈的因素。而禀赋不足及久病正气虚弱,则是肾病发病的内在因素。引发或加重肾病的主要诱因,常见外邪有风、寒、湿、热等。外邪中的风邪,又常常兼夹寒、热、湿(水)、毒合而为患,而成为风寒、风热、风湿/风水、风毒等证。

1. 风水泛滥证

临床表现:恶寒发热,喉痒咳嗽,眼睑水肿,继则四肢及全身皆肿,来势迅速。偏风热者伴咽喉红肿疼痛,舌红,脉浮数。偏风寒者,恶寒重,发热轻,咳嗽,身痛,舌苔薄白,脉浮紧。

证候分析:临床上既有外感风寒或风热的表证,又有肺气不宣,不能通调水道,下输膀胱,导致水湿泛滥的证候。说明:本证病位在表、肺,病性属风寒(或风热)、水湿,辨证:风寒(或风热)袭表,水湿泛滥证。

辨证要点:风邪+水湿,即是风寒(或风热)袭表,水湿泛滥证。多见于急性肾小球肾炎或慢性肾小球肾炎急性发作。

2. 湿热蕴结证

临床表现:身热不扬,午后较甚,舌质红,苔黄腻,脉滑数是湿热证的临床特征。湿热又分上焦湿热、中焦湿热和下焦湿热 3 种。上焦湿热表现为咽喉肿痛,或皮肤疮疡,口干不思饮。中焦湿热表现为脘闷纳差,倦怠肢困,口干不欲饮,小便黄赤。下焦湿热表现为尿频、尿急、尿痛,小便灼热或涩痛不利。

证候分析:湿热蕴盛于上焦,热邪壅肺,故咽喉肿痛;肺与皮毛相合,皮肤疮疡,亦呈上焦湿热的表现;中焦湿热,脾失健运,肝失疏泄,故脘闷纳差,口黏口苦,口干不欲饮;湿热下注膀胱,即下焦湿热,则小便黄赤、灼热或涩痛不利;湿热下注大肠,则肛门部灼热潮湿;舌质红,苔黄腻,脉滑数皆为湿热之候。说明:本证病位在肺,或脾,或肾,病性属湿热,辨证:上焦湿热证,或中焦湿热证,或下焦湿热证。

辨证要点:在身热不扬、午后较甚、舌质红、苔黄腻、脉滑数的基础上,若兼有咽喉肿痛或皮肤疮疡者,为上焦湿热;兼有脘闷纳差者,为中焦湿热;兼有尿频、尿急、尿痛者,为下焦湿热。

3. 热毒炽盛证

临床表现:面部红斑,色泽鲜红,或皮下红斑,发热持续不退,烦躁不安,口渴,口舌生疮,衄血,关节疼痛,双下肢水肿,小便短赤有灼热感,舌质红,苔黄,脉数。

证候分析:阴血不足,热毒炽盛,则发热持续不退,口渴;热扰神明,则烦躁不安,口舌生疮;热灼营血,故面部红斑,色泽鲜红;热伤血络,则皮下红斑,衄血;邪热伤气,气血不通,则关节疼痛,双下肢水肿;热注膀胱,则小便短赤有灼热感,舌质红,苔黄,脉数。说明:本证病位在阴血,病性属热毒,辨证:热毒炽盛证。

辨证要点:即水湿+热毒+血热,即为热毒炽盛证。临床多见于狼疮性肾炎急性活动期。

4. 水瘀交阻证

临床表现:尿少水肿,皮下瘀斑或瘀点,腰痛固定不移或呈刺痛,面色黧黑或晦暗,舌质紫暗或有瘀点、瘀斑,脉沉涩。实验室检查:尿 FDP 阳性,或血液呈高黏状态,或血液呈高凝状态。

证候分析:尿少水肿,经久不愈,瘀血阻滞脉络,不通则痛,故疼痛为血瘀证的常见症状。血瘀引起的疼痛,其特点是疼痛固定不移或呈刺痛;瘀阻经脉,血行障碍,故皮下瘀斑或瘀点,舌质紫暗或有瘀点、瘀斑,脉沉涩;瘀阻日久,肌肤失于血的滋养,故面色黧黑或晦暗。说明:本证病位在血,病性属湿+瘀,辨证:水瘀交阻证。

辨证要点:水湿+瘀血,即为水瘀交阻证。尿纤维蛋白降解产物阳性,或血液呈高黏状态,或血液呈高凝状态,均为诊断血瘀证的客观指标。

5. 湿浊内阻证

临床表现:食少纳呆,恶心或呕吐,面色萎黄,身体困倦,或精神萎靡,BUN、Scr 升高。

证候分析:肾脏病后期,脾肾衰微尤甚,湿浊之邪不得从尿中排出,蕴结于体内,导致胃失和降,故食少纳呆、恶心或呕吐;脾肾俱衰,故患者身体困倦或精神萎靡。体内代谢产物不得排出,故 BUN、Scr 升高。

说明:本证病位在脾、肾,病性属虚+湿浊,辨证:脾肾衰微、湿浊内阻证。

辨证要点:食少纳呆,恶心或呕吐,BUN、Scr 升高。

三、无证可辨类型的辨证方法

临床上常见到一些患者,西医诊断已经明确,但患者一开始或经过一段时间治疗后,临床上没有明显的症状和体征可作为辨证的依据,对此类患者,即通常所说的"无症可辨"的状态,如隐匿型肾小球肾炎、IgA 肾病、慢性肾小球肾炎、高血压肾病早期、糖尿病肾病初期以及经过治疗后病情缓解但未痊愈的患者。笔者认为,只要能全面、认真、仔细地进行观察,还是有迹可循。譬如以下 3 个方面可为辨证提供依据。

1. 观察舌象　舌诊是最敏感的指标,是望诊中的重要内容,也是中医诊断学的一大特色。舌为心之苗,为脾之外候,舌苔则为胃气的反映。在经络循行中,手少阴之别系舌本,足少阴之脉夹舌本,足厥阴之脉络于舌本,足太阴之脉连舌本散舌下。因此,脏腑经络有病,可以影响舌的变化,所以观察舌象变化可提供很多辨证的素材。同时,舌象是直观的、易于掌握的客观指标,是机体的晴雨表,所以它是辨证的重要依据。如患者舌质淡红,舌体胖嫩,舌苔白者,多为气虚证;舌质淡红,舌体胖大,舌边有齿痕,舌苔白而滑者,多为阳虚证;若舌质红嫩,舌体瘦瘪,苔白而干或无苔者,多为阴虚证;若舌苔白滑而黏腻,多属痰饮湿浊证;若舌质暗红,或紫暗,或边有瘀点、瘀斑者,则为血瘀证。舌尖鲜红,为心经有热;舌边青紫,为肝郁气滞;舌中心厚腻,为脾失健运。

2. 因人制宜,辨体质　不同的体质可以表现出不同的证候,即生理性证候。而这些体质差异常在患者无明显临床症状时,或在疾病早期及恢复期显现得更为明显,因此体质辨证对于"无症可辨"者尤为实用(详见第二章第一节中"生理性证候")。

3. 微观辨证 "微观辨证"这一概念是 20 世纪 80 年代沈自尹教授首先提出的,它是在中医宏观辨证的基础上,运用现代医学各种先进技术检测、分析患者体内各种病理变化,探寻其与不同中医证型之间的关系,以阐明中医证候产生的内在机制,探讨其在不同证候中的变化规律,使人们对中医证型有一个直观而清晰的认识,使中医辨证更具科学性,并在一定程度上指导临床。

微观辨证可以弥补宏观辨证的不足,特别是一些隐匿性疾病和亚健康患者,如隐匿型肾小球肾炎、高血压初期、高脂血症、糖尿病早期以及肿瘤初期等,患者常常没有明显的临床症状和体征,即通常所说的"无症可辨"的情况,但运用微观辨证既可以做到早期诊断,又可以作为辨证论治的依据。譬如隐匿型肾小球肾炎患者,临床上无任何症状和体征,只是在检查时发现蛋白尿。中医认为,蛋白是人体内的精微物质,它的漏出是由于肾气虚弱,精关不固所致,由此可辨证为"肾气虚"。再如,高血压初期,患者虽无症状,但可结合患者体质进行辨证,阴虚体质者可考虑为肾阴虚证,痰湿体质者可考虑为痰湿证。

第三章

肾脏病中医治疗原则和方法

第一节　治疗原则

中医治病的原则简称治则,是在中医基本理论指导下,通过长期医疗实践总结出来的经验,是指导临床治疗疾病的基本原则。治则是建立在辨证的基础上,根据疾病当前的不同证候,以确定不同的治疗原则和方法。

一、预防为主

预防就是采取积极的措施,防止疾病的发生与发展,中医学早在《黄帝内经》中就明确提出了"治未病"的思想,强调"防患于未然"。这种"未雨绸缪"、防重于治的思想,颇具现实意义。预防为主的观念不仅体现在防止疾病的发生与发展上,还很重视"愈后防复"的巩固调理。笔者认为,临床治愈(症状体征消失,实验室检查正常)并不代表病理改变上的完全修复,也就是说,还不能认为患者已经痊愈,在某种诱因作用下,再次发病的风险依然存在。

1. 未病先防　在疾病未发生之前,加强锻炼,增强体质,扶助正气,提高机体的抗病能力,提高机体对外界环境的适应能力,避免致病因素的侵害,以防止疾病的发生。

2. 既病防变　在疾病已经发生之后,要早期诊断,早期治疗,以防止疾病的发展与传变。如对高血压、糖尿病患者,在早期要积极、合理地进行治疗,以防发生肾损害。

3. 愈后防复　疾病痊愈后应进行适当的调理,防止复发,这是张仲景对《黄帝内经》中治未病思想的补充和发展。在《伤寒论》六经病篇之后,设有《辨阴阳易瘥后劳复病脉证并治》,并指出伤寒新愈之后,若起居劳作或饮食不慎,容易发生"劳复""食复"之变。提醒人们在疾病初愈之后,应该慎起居、节饮食、勿劳作,做好疾病愈后的巩固与调养,方能巩固疗效,防止疾病复发,以收全功,各种肾脏病亦不例外。

二、治病求本

《黄帝内经》中提出的"治病必求其本",就是要求医生在治疗疾病时,必须要抓住疾病的本质进行治疗,这也是辨证论治的基本原则。因为疾病在发生、发展的过程中,可出现许多错综复杂的临床表现,只要掌握辨证论治的正确方法,通过综合分析,找出疾病的病位和病性,就可以确定治疗原则,施行辨证论治,便可取得好的疗效。例如,治疗狼疮性肾炎时,因其活动期多表现为湿热炽盛证,以清热解毒、凉血散瘀法治疗为主;在亚急性期或轻度活动期多表现为阴虚内热证,治以养阴清热;在缓解期多呈肝肾阴虚证或气阴两虚证时,治以滋补肝肾或益气滋阴。这种根据疾病的病位和病性进行治疗的方法,就是"治病求本"。

三、标本缓急

1. 标本论治　标本的含义是多方面的,从正邪关系来说,正气为本,邪气为标;从疾病的发生来说,病因为本,症状为标;从疾病的新旧来说,旧病为本,新病为标;从疾病的先后来说,先病为本,后病为标;从病变的部位来说,内脏为本,体表为标。就原发性肾脏病来说,脏腑虚损为本(肾、脾、肺、肝等),而诱发疾病或导致疾病加重的诸多因素,如风、寒、湿、热、湿热、湿浊、瘀血、肝风等均为标。对继发性肾病而言,如高血压肾病,高血压是本,引发的肾损害是标;糖尿病肾病,糖尿病是本,肾损害是标;慢性肾衰竭中,其原发疾病是本,肾损害的证候为标。中医治病主张在"治病求本"的原则下,采取"急则治其标,缓则治其本",或"标本同治"的方法。

2. 缓急论治　急则治其标,就肾脏病来说,是指在肾脏病发展过程中,由于邪气过盛,出现了紧急、危重的情况时,必须先祛除病邪,以免进一步损伤正气,即所谓"邪去则正安"。在治疗慢性肾小球疾病(慢性肾小球肾炎、隐匿型肾小球肾炎、肾病综合征)时,只要临床表现有湿热证存在,就必须首先清除湿热,否则湿热不除,尿蛋白始终难消;在治疗慢性肾小球肾炎脾肾气虚证时,如患者复感风寒,导致风水相搏,水肿急剧加重,发热、咳嗽、气喘,不得平卧时,首先采用宣肺利水法治疗,待热退水去,病势缓解,才行健脾益肾法治本。这就是急则治其标的方法。

缓则治其本,是在病情平稳,或疾病缓解期常用的治疗原则。如急性肾小球肾炎缓解或慢性肾小球肾炎水肿消退后,根据中医水肿发病"其本在肾""其制在脾"的原则,采用扶正固本、健脾益肾的治疗方法以治其本。

标本同治,是指出现标本俱急(往往本为标之因)的情况下采用的治疗原则。如慢性肾小球肾炎迁延日久,患者脾肾阳虚,脉络瘀阻,水肿明显,小便量少,则应标本同治,采用温阳利水、活血通络法治疗。

四、扶正祛邪

疾病有虚实之分,邪正盛衰决定着病变的虚实,故临证治疗亦有相应的补泻方法,也就是虚证宜补,实证宜泻。"补虚泻实"实际上是扶正祛邪的具体应用。

1. 扶正为主　适用于正气虚为主而邪实不盛的虚性病证。肾脏病患者,大多数由于病程迁延日久,正气虚弱,此时若邪气不盛,首先使用扶助正气的药物治疗,以提高正气的抗邪能力。笔者认为肾脏病病本在肾,肾虚为主,益肾之法是治疗的根本之法。而阴阳等虚衰的程度决定着益肾的不同侧重面及治法,如补肾气、滋肾阴、温肾阳、填肾精等。在此基础上结合脾、肺、肝、膀胱等脏腑的受累情况加以调理,特别是脾肾同补为常用之法。

2. 祛邪为主　适用于邪实为主而正气未衰的病证。肾脏病始发阶段的特点往往表现为邪气较盛而正气虚弱尚不明显,故应采取祛邪治标为主的治法,如急性肾小球肾炎、过敏性紫癜肾炎、尿路感染等。此外,若在疾病发展过程中因正气虚弱而产生的内源性病邪较强,如湿热、湿浊、水湿、瘀血等病理性产物,亦应先祛邪,后扶正,邪去则正安。但必须强调,祛邪法不可久用,中病即止,应结合扶正之法巩固疗效。

3. 扶正祛邪兼用　适用于正虚邪实病证。本法为大多数肾脏病常用的治疗方法。具体应用时须分清正虚邪实的孰轻孰重,以便在治疗上有所侧重。如正虚较重,应扶正为主,兼顾祛邪;邪实较重,则以祛邪为主,兼顾扶正;同时,能够两者兼顾,以达到扶正不留邪、祛邪不伤正的效果。

五、同病异治,异病同治

同病异治、异病同治是中医治疗学的一大特色。同病异治,就是同一种疾病,由于病邪性质不同,人体反应有异,加之疾病发展的阶段不同,其病机和疾病性质也不一致,所以对同一种疾病,通过辨证,采用不同的治法。如同为慢性肾小球肾炎,有以正虚为主,也有以标实为主。正虚中有脾肾阳虚,亦有肝肾阴虚。脾肾阳虚证治宜温肾健脾,而肝肾阴虚证则须滋补肝肾,治法各异。以标实为主者,有湿热蕴结证,亦有瘀血阻络证,前者宜予清热利湿法治疗,后者则须施以活血通络法,治法又各不相同。"一病多方"就是这个意思。

异病同治,是指不同的疾病在发展过程中出现相同性质的证候,往往采取相同的治法进行治疗。如 IgA 肾病、过敏性紫癜肾炎、狼疮性肾炎是三种截然不同的疾病,在其病情发展过程中,凡辨证符合湿热蕴结证者,都可以采用清热利湿进行治疗,即所谓"多病一方"。

事实上,同病异治是因为同病异证,故须异治,采用一病多方;异病同治是因为异病同证,故可同治,而采用多病一方。论治的关键依据在于辨证,由此可见中医辨证论治的重要性。

第二节　治法和方药

治法是在大量临床经验的基础上总结出来的,但当治法已由经验总结上升为理论之后,便成为指导遣药组方和运用成方的指导原则。所以,有"方从法出,法随证立,方以药成"之说。下面是笔者多年来惯用的治法、遣方和择药经验。

一、扶正法

1. 滋阴补肾法

主治:适用于肾阴虚的证候。临床上不论是原发性还是继发性肾小球肾炎或肾病综合征,只要辨证属肾阴虚者均可应用。

处方:养阴健肾汤(刘宝厚经验方,下同)。

用药:生地黄 30g,知母 15g,玄参 15g,牡丹皮 10g,地骨皮 15g,女贞子 15g,墨旱莲 15g,黄柏 10g,益母草 30g,地龙 15g。

加减:潮热盗汗、五心烦热等阴虚症状明显者,加龟甲 30g(先煎),鳖甲 30g(先煎);血压高者,加生石决明 30g(先煎),磁石 30g(先煎),钩藤 15g(后下);血瘀明显者,加桃仁 10g,红花 10g,水蛭 6g(研细粉,分 3 次冲服)。

2. 益气滋阴法

主治:适用于肺气虚或脾气虚兼有肾阴虚的证候。常用于慢性肾小球肾炎、肾病综合征、隐匿型肾小球肾炎、IgA 肾病、狼疮性肾炎以气虚+肾阴虚为主要表现者。

处方:益气健肾汤(刘宝厚经验方,下同)。

用药:黄芪 30g,当归 15g,太子参 15g,生地黄 20g,女贞子 15g,墨旱莲 15g,益母草 30g,地榆 15g,石韦 30g,地龙 15g,水蛭 6g(研细粉,分 3 次冲服)。

加减:若以气虚为主者,加西洋参 10g,山药 30g,穿山龙 30g;若以阴虚为主者,加山茱萸 12g,枸杞子 10g,牡丹皮 10g。

3. 补气温阳法

主治:适用于气虚+肾阳虚的病证。常用于慢性肾炎、肾病综合征、隐匿型肾炎以蛋白尿为主,而无明显水肿及肾功能损害者。

处方:补阳健肾汤Ⅰ号方(刘宝厚经验方,下同)。

用药:黄芪 60g,当归 15g,党参 15g,熟地黄 15g,山茱萸 12g,锁阳 12g,巴戟天 10g,菟丝子 10g,益母草 15g,沙苑子 30g,水蛭 6g(研细粉,分 3 次冲服)。

加减:若肾阳虚较重,腰酸冷痛者,加黑附片 15g(先煎),肉桂 6g(研细粉,分 3 次冲服);血瘀明显者,加桃仁 10g,红花 10g。

4. 健脾补肾法

主治:适用于脾气虚+肾气虚的病证。常用于慢性肾小球肾炎、肾病综合征、隐匿型肾小球肾炎、糖尿病肾病以顽固性蛋白尿为主者。

处方:保元汤(《景岳全书》)加减。

用药:黄芪 30g,人参 10g,肉桂 6g(研细粉,分 3 次冲服),山药 30g,金樱子 12g,菟丝子 10g。

加减:顽固性蛋白尿者,加水蛭 6g。

5. 温补脾肾法

主治:适用于脾肾阳虚的病证。常用于慢性肾小球肾炎、肾病综合征、慢性肾衰竭表现为脾阳虚(疲乏无力,食欲不振,脘腹胀满)+肾阳虚(畏寒肢冷,腰酸腿软,水肿等)者。

处方:补阳健肾汤Ⅱ号方(刘宝厚经验方,下同)。

用药:黄芪 60g,黑附片 15~30g(先煎),肉桂 6g(研细粉,分 3 次冲服),桂枝 10g,菟丝子 10g,女贞子 15g,沙苑子 30g,茯苓 30g,山药 30g,炒白术 15g,当归 15g,益母草 30g,水蛭 6g(研细粉,分 3 次冲服)。

加减:全身水肿或伴腹水者,加车前子 30g(包),牛膝 15g,椒目 10g;恶心呕吐者,加灶心土 60g(水煎后,用此药水煎其他药),藿香

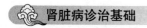

10g,紫苏梗 10g,生姜 10g。

6. 滋补肝肾法

主治:适用于肝肾阴虚的病证。常用于慢性肾小球肾炎、肾病综合征、狼疮性肾炎。

处方:杞菊地黄丸(《医级》)加减。

用药:枸杞子 10g,野菊花 10g,生地黄 20g,山茱萸 12g,山药 30g,牡丹皮 10g,茯苓 15g,泽兰 15g,白芍 12g。

加减:如阴虚较重,加龟甲 30g(先煎),鳖甲 30g(先煎);如有阴虚阳亢症状者,按滋阴潜阳法治疗。

7. 滋阴潜阳法

主治:适用于肝肾阴虚、肝阳上亢的病证。常用于慢性肾小球肾炎引起的高血压、高血压肾病。

处方:建瓴汤(《医学衷中参西录》)加减。

用药:山药 12g,牛膝 12g,代赭石 30g(先煎),生龙骨 30g(先煎),生牡蛎 30g(先煎),生地黄 30g,白芍 15g,柏子仁 12g。

加减:若心烦舌红者,加丹参 30g,栀子 10g;头痛者加地龙 15g,蔓荆子 15g;大便干结者,加生大黄 10g(后下)。

8. 滋阴降火法

主治:适用于阴虚火旺的病证。常用于肝肾阴虚、肝阳上亢的病证。肾病综合征大剂量 GC 初始治疗阶段。

处方:滋阴降火汤(刘宝厚经验方,下同)。

用药:生地黄 30g,玄参 15g,麦冬 15g,丹参 15g,益母草 15g,白花蛇草 30g,半枝莲 15g。

加减:潮热甚者加知母 15g,龟甲 30g(先煎)。

9. 补肾固精法

主治:常用于肾病发病过程中出现腰酸腿软,头晕耳鸣,尿蛋白持续不消,或见遗精、滑精、多尿等肾气不固证。

处方:金锁固精丸(《医方集解》)加减。

用药:沙苑子 15g,芡实 15g,莲须 15g,煅龙骨 30g(先煎),煅牡蛎 30g(先煎),龟甲 30g(先煎)。

加减:腰酸痛,加杜仲 15g,续断 15g,以壮肾。

10. 阴阳双补法

主治:适用于慢性肾脏病表现为阴阳两虚者。

处方:二仙汤(《经验方》)加减。

用药:仙茅 10g,淫羊藿 10g,巴戟天 12g,当归 10g,知母 10g,黄柏 10g。

加减:阳虚偏盛者,加黑附片 15g(先煎);阴虚偏盛者,加龟甲 30g(先煎)。

11. 益气固卫法

主治:适用于各种肾脏病恢复期,可增强抵抗力,预防感冒和尿路感染。

处方:玉屏风散(《世医得效方》)加减。

用药:黄芪 18g,白术 10g,防风 10g。

加减:气虚甚者,加党参 15g;血虚者,加当归 10g。

12. 益气健脾法

主治:适用于小儿肾脏病恢复期。

处方:参苓白术散(《太平惠民和剂局方》)加减。

用药:党参 10g,白术 10g,茯苓 10g,山药 10g,白扁豆 10g(炒),莲子肉 6g,薏苡仁 6g,桔梗 6g,甘草 6g。全方有益气健脾、和胃渗湿之功效,适宜小儿脾胃气虚夹湿之证。

加减:消化不良加焦山楂、焦神曲、焦麦芽各 10g。

二、祛邪法

1. 温肾泄浊法

主治:适用于各种肾脏病晚期,表现为脾肾衰微,湿浊内阻者。

处方:补阳健肾汤Ⅱ号方+降氮胶囊(刘宝厚经验方,下同)。

用药:黄芪 60g,附片 15～30g(先煎),肉桂 6g(研细粉,分 3 次冲服),菟丝子 10g,女贞子 15g,茯苓 30g,山药 30g,炒白术 15g,当归 15g,益母草 30g。

降氮胶囊:由炙大黄、红花、水蛭、煅牡蛎等组成,每次 4 粒,每日 3 次,若大便稀,每日 2 次为宜。

加减:全身水肿或伴腹水者,加车前子 30g(包),牛膝 15g,椒目 10g;恶心呕吐者,加灶心土 60g(水煎后,用此药水煎其他药),藿香 10g,紫苏梗 10g,生姜 10g。

2. 清热利湿法

清热利湿法适用于各种肾脏病湿热蕴结者。

(1)主治:湿热蕴结于上焦,临床表现为身热不扬,午后较甚,咽喉肿痛,或皮肤疮疡,口干不思饮等。

处方:清热健肾汤(刘宝厚经验方,下同)。

用药:金银花 15g,桑叶 10g,桔梗 10g,浙贝母 15g,玄参 10g,白僵蚕 15g,青风藤 30g,蝉蜕 10g,石韦 30g,益母草 30g。

(2)主治:湿热蕴结于中焦,临床表现为脘闷纳差,倦怠肢困,口干不欲饮,小便黄赤,舌质红,苔黄腻等。

处方:藿朴夏苓汤(《医原》)加减。

用药:藿香 10g,半夏 10g,茯苓 15g,生薏苡仁 15g,杏仁 10g,白豆蔻 6g,猪苓 15g,泽泻 15g,厚朴 10g,淡豆豉 10g。

(3)主治:湿热蕴结于下焦,临床表现为小便灼热或涩痛不利,肛门灼热潮湿,脉滑数等。

处方:清热通淋汤(刘宝厚经验方,下同)。

用药:忍冬藤 30g,龙葵 15g,石韦 30g,生地榆 30g,海金沙 15g(布包),乌药 10g,益智仁 10g,红景天 15g 滑石 18g(布包),甘草 6g。

加减:如有恶寒、发热者,加柴胡 10g,黄芩 10g,连翘 20g;血尿加小蓟 30g,藕节 15g。

3. 渗湿利水法

主治:适用于各种肾脏病有水肿表现者。

处方:决水汤(《辨证录》)加减。

用药:车前子 30g(包煎),茯苓 60g,王不留行 15g,肉桂 3g(研细冲服),赤小豆 30g。本法仅为暂时性治疗,不可久用。

4. 疏风宣肺法

主治:适用于各种肾脏病治疗过程中感受风寒或风热外邪者。

(1)风寒证

处方:麻黄连翘赤小豆汤(《伤寒论》)加减。

用药:麻黄 6~9g,连翘 10g,杏仁 10g,赤小豆 30g,生桑白皮 20g,甘草 6g,生姜 6g,大枣 6 枚。

(2)风热证

处方:银翘散(《温病条辨》)加减。

用药:金银花 30g,连翘 15g,苦桔梗 10g,荆芥 10g,淡豆豉 10g,淡竹叶 6g,牛蒡子 10g,薄荷 6g,生甘草 6g。

5. 活血化瘀法

主治:适用于各种肾脏病有血瘀证候者。

处方:益肾汤(山西省中医研究所方)加减。

用药:当归 15g,赤芍 12g,川芎 10g,桃仁 10g,红花 10g,丹参 15g,益母草 30g,金银花 30g,白茅根 30g,板蓝根 30g,紫花地丁 30g。

加减:若合并上呼吸道感染者,去桃仁、红花,加连翘 12g,黄芩 10g,玄参 10g,蝉蜕 10g;血压高者加地龙 10g,牛膝 10g,野菊花 10g,钩藤 15g(后下)。

6. 清热通淋法

主治:适用于急、慢性肾小球肾炎,尿路感染,肾盂肾炎出现下焦湿热证者。

处方:清热通淋汤。

用药:忍冬藤 30g,石韦 30g,龙葵 15g,生地榆 15g,海金沙 15g(布包),乌药 10g,益智仁 10g,红景天 15g 滑石 18g(布包),甘草 6g。

加减:恶寒发热者,加柴胡 12g,黄芩 10g;少腹坠胀者,加川楝子 10g;尿中有大量白细胞者,加败酱草 30g,生薏苡仁 20g。

三、中成药

1. 雷公藤多苷片 具有抗炎及抑制细胞免疫和体液免疫等作用。适用于肾病综合征、狼疮性肾炎、过敏性紫癜肾炎、类风湿关节炎肾损害等。用法:每日 1~1.5mg/kg,最大用量每日不超过 90mg,分 3 次口服,或遵医嘱。雷公藤多苷片的不良反应和毒性比生药雷公藤明显小,安全范围较大,少数患者服后可发生胃肠道反应,但可耐受;若出现白细胞减少、血小板减少,停药后可恢复正常;也可引起月经紊乱和精子活力降低、精子数目减少等不良反应;哺乳期妇女服用本药应断奶,孕妇忌用。

2. 昆明山海棠 由昆明山海棠乙醇提取物组成。有祛风除湿、疏经活络、清热解毒的功效。适用于慢性肾小球肾炎、类风湿关节炎肾损害、狼疮性肾炎等。用法:每次 2~3 片,每日 3 次,饭后服。不良反应为胃部不适、纳差、色素沉着、闭经等,但停药数日后,即可消失。

3. 火把花根片 由火把花根水提物组成。有祛风除湿、疏经活络、清热解毒的功效。适用于慢性肾小球肾炎、肾病综合征、狼疮性肾炎、类风湿关节炎肾损害、脉管炎、硬皮病等疾病。用法:每次 3~5 片,每日 3 次,饭后服。1~2 个月为 1 个疗程。可连续服用 2~3 个疗程。不良反应为胃部不适、恶心,饭后服用可减轻症状;有中或重度肾功能损害者、生育期青年男女及儿童慎用。

4. 保肾康 中药川芎的提取物。有活血化瘀的功效。适用于慢性肾衰血瘀证。每次 3~4 片,每日 3 次,口服。

5. 百令胶囊、金水宝胶囊均为冬虫夏草菌丝所制成。有补益肺肾的功效。适用于慢性肾衰肾阳虚衰者。每次 3~4 片,每日 3 次,口服。

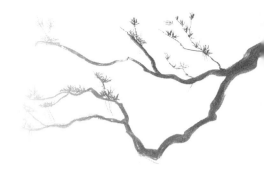

肾脏病临床诊治

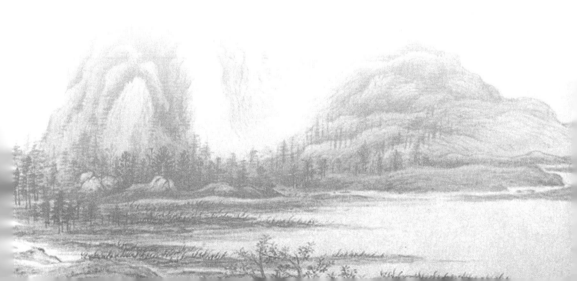

第四章

肾脏疾病的常见症状

第一节　肾　性　水　肿

　　水肿是肾小球疾病常见的症状,根据发病机制的不同,肾性水肿可分为肾炎性水肿和肾病性水肿两种。

　　肾炎性水肿的原因为水钠潴留,血容量增加,而水钠潴留主要是肾小管重吸收钠增加所导致。

　　肾病性水肿的原因现在认为与以下几点相关:低蛋白血症、肾小球滤过率(glomerular filtration rate,GFR)下降和远端肾小管钠重吸收增加,导致血容量增加,抑制肾素-血管紧张素系统(renin-angiotensin system,RAS)活性。

一、临床特点

　　肾炎性水肿的特点为眼睑或面部非凹陷性水肿,同时伴有血容量增多,血压增高,甚至出现心力衰竭、肺水肿。

　　肾病性水肿的特点是晨起眼睑或颜面部水肿,傍晚时足踝或胫前水肿,随着水肿加重,面部及下肢出现持续性水肿,甚至出现胸腔积液、腹水等浆膜腔积液和外生殖器水肿,通常为凹陷性水肿。

二、诊断与鉴别诊断

（一）诊断

肾性水肿必须依据临床表现和实验室检查,并排除其他原因引起的水肿,如心源性水肿、肝源性水肿、甲状腺功能减退引起的黏液性水肿及特发性水肿等。

（二）鉴别诊断

肾性水肿应与其他原因引起的水肿相鉴别。

1. 心源性水肿　是右心功能不全的重要体征,水肿特点是有心脏病史和其他充血性心力衰竭的症状和体征,如心悸、气促、颈静脉怒张、肝大、静脉压增高、肝颈静脉回流征阳性等。水肿特点是最先出现于身体低垂部位。直立位见于足、内踝和胫骨前部,严重者可出现胸腔、腹腔积液。

2. 肝源性水肿　肝硬化的水肿主要表现为腹水,临床上还可见其他门脉高压征象,如腹壁静脉怒张、脾大和痔疮等。腹水可引起腹压升高,阻碍下肢静脉回流,加重下肢水肿。实验室检查肝功能明显异常,一般不难鉴别。

3. 营养不良性水肿　见于长期蛋白质摄入量不足,以及患有慢性消耗性疾病的患者,结合病史及实验室检查,血浆蛋白与血红蛋白降低,不难做出诊断。

4. 原发性醛固酮增多症　水肿不是主要症状,仅少数患者出现下肢及颜面部轻度水肿,临床特征是中等程度的高血压和低血钾,表现为肌无力、周期性瘫痪、烦渴、多尿,实验室检查血钾、钠、二氧化碳结合力和尿 pH 可资鉴别。

5. 特发性水肿　临床上有时会将特发性水肿误诊为肾性水肿,应予注意。特发性水肿患者浓缩晨尿多次检查,均无蛋白尿,可资鉴别。特发性水肿在临床上并不少见,其诊断要点是:①绝大多数病例为生育期妇女。②常伴有神经衰弱症候群。③水肿较轻,颜面及下肢均可出现轻度水肿,以下肢较常见,长期站立时更明显。水肿可间歇发生,持续多年。④多数体型较肥胖,血压偏低。特发性水肿患者的尿钠排泄量常减少,尿醛固酮定量常增高,血浆肾素活性也常增高。立卧位水试验有助于诊断。

6. 其他原因所致水肿　肾性水肿还需与经前水肿、间脑综合征水肿、药物性水肿、肥胖性水肿、旅行者水肿、高温环境下水肿及下肢静脉曲张引起下肢水肿等相鉴别。

三、中医对水肿的认识

中医认为水肿的发生多由风邪袭表、湿毒内犯、水湿内停、饮食劳倦,导致肺、脾、肾等脏功能失调,三焦气化不利,水液输布失常,引起水液潴留,泛滥于肌肤而致。其病位在肺、脾、肾,关键在肾。病性多为风邪、水湿、疮疡、瘀血。

(一) 水肿发生机制

中医学认为:肺主一身之气,主治节,通调水道,下输膀胱。若风邪袭表,肺失宣降,通调水道功能失职,风水相搏,发为水肿。脾主运化,有布散水精,调节水液代谢的功能。若因外感水湿,困遏脾阳,或因饮食劳倦等损伤脾气,导致脾失转运,则水湿内停,泛溢肌肤而成水肿。肾主水,水液的输布运化依赖于肾阳的蒸腾气化和膀胱的开阖作用。若因风、湿、热、毒、久病劳倦等伤肾,导致肾虚失于蒸化,开阖不利,水液泛滥肌肤,发为水肿。故《素问·逆调论》说:"肾者水脏,主津液。"人体水液代谢是一个比较复杂的过程,是由多脏腑相互协调配合而进行的,与肾、脾、心、肺、肝及三焦、膀胱均有关系,其中与肾、脾、肺的关系最大,三脏之中,又以肾的作用更为重要。因为肾中的阳气具有气化功能,能升清降浊,以调节体内水液的输布和排泄。同时,脾的运化,肺的宣降,三焦的通调,膀胱的开合,无不依赖肾中阳气的温煦作用,才能发挥正常的功能,所以,肾在维持和调节人体水液代谢方面起着主导作用。如果肾中阳气不足,可引起气化失常,升降紊乱,水液代谢障碍而发生水肿。

(二)水肿的分类

水肿的病理性质有阳水、阴水之分,并可相互演变或夹杂。阳水属实,多由外感风邪、疮毒、水湿而成,病在肺、脾。阴水属虚或虚实夹杂,多由饮食劳倦、禀赋不足、久病体虚所致,病在脾、肾。阳水迁延不愈,反复发作,正气渐衰,或因失治、误治,损伤脾肾,可转为阴水。阴水复感外邪,或饮食不节,使肿势加剧,可出现阳水证候,而成本虚表实之证。水肿日久不退,水邪壅阻经隧,脉络瘀阻,则多迁延不愈。

(三)辨证要点

阳水多由眼睑部开始,自上而下,继及全身,肿处皮肤绷紧光亮,按之凹陷即起,可兼有表证,多属热证、实证。阴水肿多由足踝部开始,自下而上,继及全身,肿处皮肤松弛,按之凹陷不易恢复,甚则按之如泥,多属寒证、虚证。

(四)病位辨证

头面水肿,以眼睑为甚,四肢皆肿,伴恶寒发热,咳嗽气急,肢体酸痛者,病位在肺;遍身水肿,肢体困重,食欲不振,脘腹胀满者,病位在脾;面浮肢肿,腰以下为甚,形寒肢冷,腰膝酸软者,病位在肾;面浮肢肿,心悸怔忡者,病位在心。

第二节　少尿与无尿

肾脏为生成尿液,排泄代谢产物和调节水、电解质以及酸碱平衡的重要器官。健康成人24小时尿量1 500~2 000ml,与入水量成正比。如24小时尿量少于400ml,或每小时尿量持续少于17ml(小儿少于0.8ml/kg),称为少尿。若24小时尿量少于100ml,或在12小时内完全无尿者,则称为无尿。少尿与无尿是临床上极为严重的急症,应立即寻找病因,迅速而有效地予以处理。

一、发生机制

人体每日的尿量除与液体的摄入量和丢失量(包括腹泻,呕吐,渗出及从呼吸、皮肤中散失的水分等)有关外,最主要取决于肾小球滤过率和肾小管重吸收量,以及两者的比率。正常人,原尿从肾小球滤过,99%以上的水分被肾小管重吸收,在原尿量与重吸收量之间,维持着一定的比例关系,称为球-管平衡。通过这种平衡调节机制,使每日尿量保持在正常范围,从而维持体内的体液平衡。如果这种平衡机制被某种病理因素所破坏,则会出现少尿与无尿。

(一)影响肾小球滤过率的因素

影响肾小球滤过率的因素有三种:①肾小球滤过膜的通透性和滤过面积;②有效滤过压;③肾血流量。

以上三种因素的异常均可影响肾小球滤过率,从而影响尿的形成,导致少尿。如当肾实质受损时,肾血流动力学发生改变,肾血流量减少,并重新分布。由于肾缺血损害肾小球上皮细胞,使上皮细胞足突肿胀、融合,使肾小球毛细血管通透性降低,肾小球滤过率下降,易出现少尿乃至无尿。又如大出血或严重失水,机体血容量不足,血压显著降低时,肾血流量灌注不足,肾小球毛细血管压下降,有效滤过压过低,同时继发醛固酮增多,促使水钠潴留,以致出现少尿。

(二)影响肾小管重吸收的因素

1. 肾小管本身的完整性 正常情况下,流经肾小管的水分99%以上被重吸收(其中近端小管占约70%,肾小管髓襻的降支和远端小管近端占10%~15%,远端小管和集合管占10%~15%),尿液的浓缩程度和尿量的多少,主要取决于肾小管(特别是远端和集合管)功能的完整性。若肾小管对水分的重吸收功能受到损害,浓缩功能减退,则尿量增多。

2. 血管升压素和醛固酮的作用　如血管升压素或继发性醛固酮分泌增多,则重吸收水分增多,尿量减少,反之,则尿量增多。

3. 肾小管状态　肾小管阻塞(如尿酸结晶)或肾小管管壁破溃发生管腔内的原尿向管外渗出,使间质水肿,同时肾小管管内压力增加,使肾小球滤过率下降而致少尿。

4. 肾小管中尿液的溶质浓度　当原尿中溶质浓度增高时,渗透压增高,可影响肾小管上皮细胞对水分的重吸收,致使尿量增多。

二、病因和临床分类

根据少尿/无尿主要病变部位,可分为三大组病因:肾前性、肾性及肾后性3类。

1. 肾前性少尿/无尿　肾前性少尿/无尿主要见于:①有效循环血容量不足,如腹泻、呕吐及手术后造成的大量脱水、出血、大面积烧伤、大量出汗、重度低蛋白血症等;②各种原因所致的休克,如出血性、心源性、过敏性和创伤性休克等;③大量溶血:如血型不合输血、药物性溶血、蚕豆病等;④心血管病变:心功能不全、心肌梗死、心律失常,偶也可见于双侧肾动脉血栓形成、栓塞或严重狭窄等;⑤其他原因:如低血压、重症肝病(如肝萎缩、肝病综合征、肝衰竭)等。上述这些原因可引起全身有效血容量减少和/或肾血液灌注量不足,肾小动脉收缩,有效滤过压下降及肾小球滤过率降低,导致少尿。同时,在其发展过程中,可伴有继发性醛固酮和血管升压素分泌增多,以及交感神经兴奋等,进一步使尿量减少。如果上述因素及时得到纠正,待血容量或肾血液灌注量恢复正常后,尿量可迅速恢复正常,否则可继续发展为肾性少尿。

2. 肾性少尿　各种肾脏疾病均可引起少尿。较常见的有以下几种。

(1)急性肾小球炎症:急性肾小球炎症包括原发性和继发性肾小球

疾病、溶血性尿毒症综合征、血栓性血小板减少性紫癜等。由于肾小球急性炎症，滤过膜受损，肾内小动脉收缩，毛细血管腔变窄、阻塞，肾小球有效滤过面积减少，导致肾小球滤过率下降而出现少尿。而急进性肾小球肾炎，其引起少尿的原因主要是广泛的肾小球的球囊腔内新月体形成，使肾小球滤过率进行性下降所致。

（2）慢性肾小球肾炎：当其发生慢性肾衰竭时，肾小球滤过率极度下降，可出现少尿，此种少尿的特点为低渗性少尿，尿比重低且固定在1.010左右。此外，慢性肾小球肾炎急性发作时，由于某种因素致使肾负担加重，或原来的肾小球病变加重，使其原来代偿的肾功能急剧恶化，肾小球滤过率明显下降，而致少尿。

（3）急性肾小管坏死：由于肾缺血（主要是肾皮质）导致肾小球通透性下降，肾小球滤过率明显下降，再加上肾小管上皮细胞缺血或毒素作用而坏死，管壁破溃，使管腔内原尿回漏入肾间质，以及脱落的上皮细胞碎屑或色素管型（如血红蛋白、肌红蛋白）等阻塞管腔，使尿液不能排出。上述因素共同作用，导致少尿乃至无尿。此种少尿的特点为低渗性少尿。

（4）肾小管-间质炎症：急性肾小管-间质炎症（包括重症急性肾盂肾炎、肾乳头坏死、急性间质性肾炎）是由于肾间质的炎症等改变，使肾小球的球囊内压升高，有效滤过率下降，肾小球滤过率下降，同时，肾小管上皮细胞坏死，出现原尿回漏、管腔阻塞，妨碍原尿排出。

（5）恶性肾硬化：恶性肾硬化时肾小叶动脉和入球小动脉管壁广泛增厚，局灶坏死，肾小球毛细血管内皮细胞增生肿胀，致肾小球滤过率下降，从而产生少尿。此外，双侧肾皮质坏死，肾移植后急性排异反应，以及严重全身感染肾损害等亦可引起少尿。

3. 肾后性少尿　肾后性少尿的原因有：①肾盂出口及输尿管梗阻，如结石、血块、坏死组织、瘢痕回缩、外部压迫、肾下垂、肾扭转及输尿管炎症、肿瘤等均可引起梗阻而致少尿；②特发性腹膜后纤维增生症（阻塞性输尿管周围炎）：由于腹膜后有广泛纤维增生，包围输尿管，当瘢痕收缩时，可致输尿管扭曲、狭窄甚至阻塞，导致双侧肾盂积液，而致少尿乃至无尿。

三、诊断与鉴别诊断

1. 肾前性少尿/无尿　常有较明确的病因和相应的临床症状和体征，如心力衰竭、休克、重症肝病、重度脱水和电解质紊乱等。重度低蛋白血症，则有全身凹陷性水肿和低蛋白血症。尿检查一般无异常，肾功能亦多在正常范围。但如肾前性致病因素未解除，病情进一步发展亦可发展至肾性少尿。肾前性少尿与肾性少尿一般不难鉴别。肾前性少尿的中心静脉压低，尿常规检查一般正常，尿渗透压>400～600mOsm/（kg·H_2O）为高渗性；而肾性少尿的中心静脉压偏高，尿常规检查有蛋白质、红细胞、大量肾小管上皮细胞及管型，尿渗透压为（330±50）mOsm/（kg·H_2O）为低渗性。如临床上一时难以鉴别，可进行治疗性诊断，即补液利尿试验。具体方法是：用氯化钠注射液 1 份，加入 5%～10% 葡萄糖注射液 2 份，按体重 20ml/kg 静脉滴注。如为肾前性少尿，静脉滴注后 1～2 小时即有尿排出。如尿量仍不增多，再静脉滴注 20% 甘露醇 200～250ml，呋塞米 80～200mg，若出现利尿（持续>40ml/h）即可确定为肾前性少尿，而肾性少尿时，尿量无明显增加或不增加。

2. 肾性少尿/无尿　导致肾性少尿的病因较为复杂，一般可根据详细的病史、临床症状、体征、尿常规检查与常规肾功能试验做出临床诊断。少数需进一步检查，包括放射线检查、肾组织活检等，方可确定原发性肾脏病的性质。急性肾小球肾炎与急进性肾小球肾炎常难以鉴别。一般而言，急性肾小球肾炎的少尿期较短，1～2 周绝大部分病例可痊愈。而急进性肾小球肾炎的少尿持续时间长，病情呈进行性，经数周至数月，即进入尿毒症期，预后差。有时还需进行肾活检才能鉴别。慢性肾小球肾炎急性发作所致少尿，可根据患者过去肾病史、近期内诱发因素或肾病本身恶化，一般不难诊断。各种慢性肾脏病所致的肾衰竭的少尿，常常亦有各种肾脏病的临床特征。急性肾小管坏死所致的少尿多有原发病因，如休克、中毒、严重感染、外伤或血管内溶血等，大多不难做出诊断。重症急性肾盂肾炎、肾乳头坏死的少尿，常有高热、尿频、肾区痛、尿白细胞增多，常可见白细胞管型、尿细菌检查阳性，肾乳头坏死者可从尿液中找到坏死乳头组织块。急性间质性肾炎所致少尿可根据病史如药物过敏或中毒、感染史等做出诊断。至于其他原因如系统性红斑狼疮、过敏性紫癜、溶血性尿毒症综合征、高尿酸血症、血栓性血小板减少性紫癜等所致的肾损害造成的少尿，可根据原发病本身固有的特征进行诊断。

3. 肾后性少尿/无尿　如患者本来尿量正常而突然出现少尿，或少尿与多尿交替出现，则应考虑肾后梗阻性少尿。根据伴随的肾绞痛、血尿或肾盂积液等临床表现，一般不难诊断。对诊断困难的病例或需要明确梗阻部位，则应考虑行泌尿系统 X 线片、静脉肾盂造影、逆行肾盂造影、B 型超声或计算机断层扫描（computed tomography，CT）、磁共振成像（magnetic resonance imaging，MRI）等检查以协助诊断。

四、中医对少尿、无尿的认识

少尿、无尿散见于中医"癃闭"与"关格"之中，癃闭是以小便量少，排尿困难，甚则小便闭塞不通为主症的病证。关格则是小便不通与呕吐并见的危重病证。前者与肾功能不全引起的尿少、无尿症相似；后者与尿毒症相关。

癃闭的病因主要有外邪侵袭、湿浊内停有关，其基本病机是膀胱气化功能失调；关格则是由肾病反复不愈，迁延日久而引起，其基本病理变化为脾肾衰惫，气化不利，浊邪壅塞三焦。

第三节　尿路刺激征

临床上将尿频、尿急、尿痛及排尿不尽者,称为尿路刺激征或膀胱刺激征。所谓"尿频"是指在单位时间内排尿次数明显超过正常范围。正常成人平均日间排尿4~6次,夜间睡觉后0~2次。尿频可分为生理性和病理性两种,如饮水过多、精神紧张或气温降低所致的尿频,属生理性。如因泌尿生殖系统病变或其他疾病所致的尿频,则属病理性。病理性尿频常伴尿急、尿痛及排尿不尽。"尿急"是指刚排完尿不久,又急着要排尿,且一有尿意即迫不及待地要排尿甚至尿湿内裤。"尿痛"是指排尿时有疼痛或烧灼的感觉,可出现于会阴部、耻骨上区和尿道内。

一、病因

临床上出现尿路刺激征的原因很多,常见的有以下三大类。

(一) 泌尿系统疾病

1. 肾脏疾病　常见的有急性肾炎、早期肾结核、肾盂肾炎、肾积脓等。

2. 膀胱、尿道、生殖系统疾病

(1)炎症:①感染性:常见于急、慢性尿道炎,尿道憩室炎,龟头炎,阴道炎等。由于这些炎症使膀胱壁受到刺激而产生尿路刺激症状。②非感染性:见于化学性膀胱炎,如环磷酰胺(cytoxan,CTX)、放射性膀胱炎等。

(2)结石:包括膀胱结石、尿道结石及输尿管结石等。

(3)肿瘤:可见于膀胱、尿道肿瘤等。

(4)异物:见于膀胱或尿道内异物。

(5)其他:①尿道狭窄、膀胱瘘、瘢痕收缩、尿道息肉、针孔包茎、尿成分异常(如浓缩高酸性尿)等;②尿道邻近器官疾病:常见有结肠、直肠、阑尾的炎症、脓肿、肿瘤等。

(二) 精神、神经性疾病

常见的有癔症,精神紧张及脑、脊髓损伤或病变所引起的神经性膀胱功能障碍等。

(三) 全身性疾病

如赖特综合征、白塞综合征等。

二、发病机制

尿频的发病机制大致分为肾脏排泄尿量的增加和膀胱容量的减少两类。膀胱容量的减少与下列病理改变有关:①膀胱炎症是由于膀胱黏膜充血、糜烂或破溃,少量尿即对膀胱形成刺激,引起膀胱收缩。②膀胱容量被一定量的残余尿所占据,膀胱有效容量减少而致排尿次数增多。③由于发生严重炎症后或肿瘤、结核病变浸润,使膀胱壁变硬或挛缩而致膀胱缩窄,或由膀胱占位性病变、膀胱壁外肿块压迫,致使膀胱有效容量减少而出现尿频。另外,炎症、结石、肿瘤亦可刺激膀胱,兴奋尿意中枢而出现反射性尿频。④精神紧张、癔症及各种引起膀胱调节功能障碍的周围神经或中枢神经疾病,均可使膀胱排尿功能障碍而致尿频,其原因可能是由排尿反射功能紊乱,而产生异常感觉或异常尿意。尿急伴有尿痛者多由于膀胱三角区、后尿道等部位急性炎症,或膀胱容量显著缩小所致,或因尿液成分的明显改变、脓尿、结石等刺激膀胱,引起收缩而发生。

三、诊断与鉴别诊断

(一) 诊断

根据患者的主诉及临床表现不难确定尿路刺激征的诊断。尿频应与多尿相鉴别,尿频者仅有排尿次数增多,每次尿量并不增多,而多尿者除排尿次数增多外,更主要的是每次尿量增多。问诊时应注意发病年龄、性别及尿路局部情况,结合病史、体格检查及实验室检查,一般可做出初步病因诊断。初步诊断后为进一步确诊,可选择性地进行下列特殊检查:肛门直肠指检(了解直肠、前列腺及其他盆腔器官病变)、妇科检查(了解妇科病变及盆腔器官病变)、B超(对膀胱结石、肿瘤、尿潴留等有诊断价值)、腹部平片、膀胱镜检查、膀胱造影、排尿性膀胱造影(对反流性肾病有诊断价值)、肾盂造影及膀胱内压测定、尿流速度测定、膀胱残余尿(对神经性膀胱诊断有价值)等。

(二)病因的鉴别诊断

1. 泌尿系感染　泌尿系感染是尿路刺激征常见的病因之一。上尿路感染即肾盂肾炎,在急性期几乎全部病例均有不同程度的脓尿,且多为镜下脓尿,白细胞常为"+",中段尿定量培养阳性。临床表现有发热、寒战、腹痛、腰痛、肾区叩击痛等。慢性肾盂肾炎也常有少量的镜下脓尿,间歇出现。下尿路感染,主要是膀胱炎,膀胱刺激症状明显,以耻骨上腹痛及压痛为主,但无腰痛及肾区叩击痛,较多出现终末期血尿。

2. 急性肾小球肾炎　急性肾小球肾炎初期可有轻微膀胱刺激症状,尿中红细胞、白细胞增多,多伴有水肿及高血压,尿常规以红细胞及管型为主,尿细菌培养阴性。

3. 尿路结石　膀胱结石常见于男性,发作时除明显的尿频症状外,常伴有腰痛和终末期血尿,较大的膀胱结石在直肠指检时可触及,本病的确诊主要依靠膀胱镜检查、B超及腹部X线平片等。

4. 肾结核　如病变累及膀胱可出现血尿、脓尿及膀胱刺激症状。一般根据有结核病接触史,结核感染中毒症状,结核菌素试验阳性,尿液中找到结核杆菌,以及肾盂造影时可见肾盂、肾盏出现破坏性病变等表现做出诊断。

5. 尿道综合征　非感染性尿道综合征并不少见,多见于女性患者。本病尿频、尿急很明显,或伴有尿痛,排尿困难,酷似膀胱炎,但尿液和膀胱镜检查无异常发现,尿细菌培养亦阴性。

6. 泌尿系周围器官、组织疾病　邻近膀胱、尿道的器官如阴道、前列腺、直肠或阑尾等的炎症、脓肿、肿瘤等皆可波及泌尿系,引起尿频、尿急、尿痛等症状,临床上根据各自的原发病表现,一般不难做出诊断。

7. 精神、神经性尿频　精神、神经系统异常所致的尿路刺激征主要有精神紧张、神经性膀胱、癔症等。神经性尿频可有尿频、尿急,但无尿痛,尿常规检查正常。临床上如发现尿频与中枢神经系统或盆腔神经损伤有关,则应注意神经性膀胱。

8. 泌尿系肿瘤　膀胱肿瘤所致的尿频多为持续性,呈进行性加剧,伴有明显的尿急、尿痛。肿瘤阻塞膀胱出口可引起尿潴留;老年男性患者还应考虑前列腺肿瘤。

9. 某些全身性疾病　赖特综合征、白塞综合征等全身性疾病可引起泌尿生殖系统黏膜损害,出现尿路刺激症状,可根据此两种疾病的典型临床表现做出诊断。

10. 其他　如尿频与接受放射线治疗膀胱区的肿瘤有关,则应考虑放射性膀胱炎;如尿频发生于应用化学药品(如环磷酰胺)之后,则应注意有无化学性膀胱炎,停药后可自愈。妊娠早期或分娩前,增大的子宫压迫膀胱可引起尿频,常被误认为泌尿系感染,但尿常规检查正常,也无菌尿,可据此鉴别。

四、中医辨证要点

尿路刺激征属中医学"淋证"范畴,淋证的基本病机为湿热蕴结下焦,肾与膀胱气化不利所致。病位主要在膀胱与肾,病性多属湿热。其病理性质有虚实之分,且以虚实夹杂为多见。疾病初起或急性发作时表现为尿频、尿急、尿痛、尿不尽,多属实证;病情迁延或素体虚羸,因脾肾亏虚所致者,多属虚证;若久病迁延不愈,不仅可转变为劳淋,甚则可转变成水肿、癃闭、关格等。

第四节 蛋 白 尿

蛋白尿是肾小球疾病最常见的临床表现,也是导致肾功能进行性减退的重要原因。健康成人24小时尿蛋白排出量不超过150mg,常规定性检测为阴性。各种原因导致的尿内蛋白含量增高(>150mg/24h),称为蛋白尿。尿蛋白检测是肾脏疾病诊断和治疗过程中的常规检测项目。肾小球来源的微量血浆蛋白与肾小管细胞自身分泌的一些蛋白质,如 Tamm-Horsfall 蛋白、分泌型 IgA 等,共同构成尿蛋白的组成成分。蛋白尿是肾小球疾病患者常见的尿检异常,蛋白尿的多少、蛋白尿中白蛋白的比例常与疾病的严重程度及对药物治疗的反应有关。因此,治疗蛋白尿也是治疗肾脏病的重要环节,绝不容忽视。

一、临床特点

蛋白尿往往提示肾小球滤过屏障受损和/或肾小管重吸收功能降低,肾小球性蛋白尿常伴大分子量蛋白质丢失,一般>1.5g/24h,肾小管性蛋白尿常为少量小分子蛋白。

患者出现水肿、肾小球性蛋白尿,伴或不伴血尿多提示急性或慢性肾小球肾炎。如有大量蛋白尿、低蛋白血症(白蛋白<30g/L),临床诊断应考虑肾病综合征。

对于出现蛋白尿患者,确认是肾小球性蛋白尿,排出肾穿刺禁忌证后应考虑肾活检。

育龄期女性出现蛋白尿,应注意检查有无皮肤、关节、多系统受累,警惕系统性红斑狼疮的可能。

老年患者出现肾小球性蛋白尿,应注意排除继发性肾小球疾病,如糖尿病肾病、肾淀粉样变、浆细胞病等。

二、尿蛋白的检测方法

（一）尿蛋白的定性检查

1. 快速诊断试纸法　将试纸的一端浸入尿内,如有尿蛋白则试纸变色。本法简便、快速,但敏感性和特异性均较差,可以出现假阳性。只能探测 30mg/dl 以上的蛋白,浓度低于这一检测水平者,半数以上是阴性或仅为弱阳性。

2. 加热醋酸法　本法的结果敏感性和特异性均高,且操作简便。对尿中所含蛋白可做如下估计:如定性为(±),则定量约 0.1g/L;(+),定量约为 0.3g/L;(++),定量约为 1.0g;(+++),定量约为 3.0g/L;(++++)定量在 10.0g/L 以上。但这一结果易受尿液浓缩或稀释程度的影响。另外,下述情况还可呈假阳性:①尿标本内混有白带;②药物影响,如使用过甲苯磺丁脲(甲糖宁)、X 线造影剂、大量青霉素等。

3. 磺基水杨酸法　与加热法敏感性相同,但特异性不及前者,其优点是简便。假阳性反应的原因与加热醋酸法相同。本法较易发现本周蛋白。

（二）尿蛋白的定量试验

留取 24 小时尿做尿蛋白定量试验,有很重要的临床意义:①可以帮助肾脏病的诊断;②追踪患者,观察病情变化;③观察疗效。

常用的尿蛋白定量测定方法是磺基水杨酸法,它的优点是简便,但如果尿蛋白太少,这种方法就不准确。此时就要采用双缩脲法。临床上收集全 24 小时尿,有时比较麻烦,也容易出现误差。有人提出收集 1 次尿做尿蛋白/尿 Scr 比值测定,不但简便,而且较准确。如比值为 0.1,则为正常,当比值为 1.0 时,相当于 24 小时尿蛋白排出量为 1.0g,比值为 2.0 时,相当于 24 小时尿蛋白排出量为 2.0g,以此类推。

1. 大量蛋白尿　>3.5g/d,可以肯定患者有肾小球病变,通常是肾病综合征。

2. 轻度蛋白尿 <1.0g/d,有下述可能:①各种原因引起的间质性肾炎;②肾小动脉硬化性肾脏病;③功能性或体位性蛋白尿;④无症状性蛋白尿(亦称隐匿型肾小球肾炎);⑤急性肾小球肾炎的恢复期;⑥各种肾小球肾炎的缓解期;⑦肾衰竭的晚期。

3. 中度蛋白尿 1.0~3.5g/d,多种肾脏病都可出现,不过仍以肾小球疾病较常见。

(三) 选择性蛋白尿的测定

肾小球滤过膜对血浆蛋白的滤过具有选择性,有大量蛋白尿的患者,应进行蛋白尿选择性测定,对推断肾小球的病变程度、估计预后和选择用药,都有帮助。肾小球滤过膜正常时,只允许分子量小于4万道尔顿的蛋白通过,较大分子量的蛋白只能滤出少量,称为选择性蛋白尿。反之,尿中含有大量的大分子蛋白质,称为非选择性蛋白尿。测定蛋白尿的选择性可以判断肾小球损害的程度,并可预测对GC的疗效。尿蛋白选择性的程度,可由尿蛋白选择性指数测知。

尿蛋白选择性指数(selective proteinuria index,SPI) = (尿IgG÷血IgG)÷(尿转铁蛋白÷血转铁蛋白)。如SPI<0.1,为高度选择性蛋白尿,表示尿中仅排出少量大分子量的蛋白,提示肾小球滤膜功能尚好,病变较轻,对GC疗效佳。

如SPI>0.2,为非选择性蛋白尿,表示尿中排出大量的大分子量蛋白,提示肾小球滤膜损害较重,病变较重,对GC治疗效果差。

如SPI在0.1~0.2,选择性一般,GC疗效也不会很好。本方法对轻度蛋白尿者,参考价值不大,需做尿蛋白的圆盘电泳。

(四) 尿蛋白圆盘电泳检查

本检查方法又称聚丙烯酰胺凝胶电泳,本法的主要目的是检查尿蛋白的组成成分,适用于轻度蛋白尿者,以区分病损在肾小球还是肾小管,有重要的临床意义。

1. 低分子蛋白尿 其分子量范围为1万~7万道尔顿,表示有肾小管-间质的损害,偶也可以是溢出性蛋白尿。

2. 中分子蛋白尿 分子量的范围是 5 万~10 万道尔顿,主要蛋白带在白蛋白左右,表示有以电荷屏障损伤为主的肾小球疾病。

3. 大分子蛋白尿 分子量的范围是 5 万~100 万道尔顿,主要蛋白带在白蛋白以上,表示有严重的肾小球疾患,提示肾小球分子屏障的损害。

4. 混合性蛋白尿 尿中含有大、中、小各种分子量的蛋白质,表示肾小球和肾小管都有损害,提示病变较严重。常见于慢性肾衰竭的患者。

(五)特殊尿蛋白测定

1. 白蛋白 常用放射免疫方法测定。尿白蛋白正常值为<15mg/L。肾脏持续性排泌的白蛋白>15mg/L,称为微量白蛋白尿,常见于糖尿病肾病早期。

2. β2-微球蛋白(Beta-2-microglobulin,β2-MG)常用放射免疫法或酶联免疫吸附法测定。β2-微球蛋白是一种分子量为 11 800 道尔顿的小分子蛋白质,它可以自由通过肾小球滤过膜,但几乎全部由近曲小管重吸收,在肾小管病变时,尿中 β2-微球蛋白排泄量增加。尿中 β2-微球蛋白升高而血 β2-微球蛋白正常,预示肾小管损伤。

三、蛋白尿的临床分类

1. 功能性蛋白尿 是指一过性的暂时的蛋白尿,为轻度蛋白尿,常见于高热或剧烈运动后。

2. 体位性蛋白尿 一般在改变体位后数分钟即可出现,可能是由于腰椎前突压迫肾静脉,引起肾静脉循环障碍所致。下述试验有助于鉴别体位性蛋白尿和无症状性蛋白尿:晨 7 时排尿弃去,以后的尿收集入甲瓶,晚上 8 时开始卧床,晚 10 时在床上排尿,亦收集入甲瓶;晚 10 时以后至次晨 7 时,均在床上排尿,收集入乙瓶。体位性蛋白尿者,甲瓶和乙瓶的尿蛋白量加起来可能超过 150mg,但不超过 1.0g,乙瓶尿的蛋白量不应超过 75mg。

3. 无症状性持续性轻度蛋白尿　尿蛋白持续>150mg/d(成人),表示有肾脏疾病,不伴有临床症状者,称无症状性蛋白尿。对此应做进一步详细检查。

4. 肾小球性蛋白尿　根据病损的不同程度,可有轻度、中度或重度蛋白尿,如尿蛋白>3.5g,无疑是肾小球性蛋白尿,此时应做蛋白尿选择性测定或圆盘电泳检查,以评估肾小球损伤的程度及有无并发肾小管的损伤。

肾小球性蛋白尿的常见病因是:①原发性肾小球疾病,如急性肾小球肾炎、慢性肾小球肾炎、隐匿型肾小球肾炎等;②继发性肾小球疾病,如狼疮性肾炎、糖尿病肾病、肾淀粉样变等;③遗传性肾炎;④功能性蛋白尿和体位性蛋白尿。

5. 肾小管-间质性蛋白尿　肾小管性蛋白尿的蛋白量一般<1g/d。圆盘电泳检查显示小分子区带增加。在肾小管病损时,因小分子蛋白重吸收障碍,故尿中小分子蛋白异常增多,为蛋白尿的主要组成部分。尿内溶菌酶和微球蛋白增加,有助于诊断肾小管的病损。

肾小管性蛋白尿的常见病因有:①慢性肾盂肾炎(反流性肾病);②不明原因的慢性间质性肾炎;③铅、汞等重金属中毒;④失钾性肾脏病;⑤镇痛药肾脏病;⑥高尿酸血症肾病;⑦抗生素引起的肾小管间质性肾炎;⑧范科尼综合征;⑨肾髓质囊性病变;⑩放射性肾炎等。

6. 凝溶蛋白尿　旧称本周蛋白尿,是由浆细胞或淋巴细胞分泌的免疫球蛋白轻链所形成的一种多肽,分子量小,为小分子量蛋白,可自由通过肾小球滤膜而从尿中排出,故又称轻链蛋白尿。常见于多发性骨髓瘤,偶也可见于巨球蛋白血症。凝溶蛋白尿可伴有肾小管-间质疾病或/和肾小球疾患,但也可以没有肾脏病变,而仅为溢出性蛋白尿。

7. 淋巴性蛋白尿　由于位于肾盂和输尿管部位的淋巴管破裂,淋巴液进入尿中,如果淋巴液中含有较多脂质,则表现为乳糜尿,临床易于鉴别。如果含脂质较少,则称淋巴尿,因无乳糜样表现,内含大量蛋白和细胞成分,易误诊为肾实质疾患引起的蛋白尿。其鉴别诊断要点为:此蛋白尿的尿沉渣镜检虽有不少红细胞、白细胞,但无管型,尿圆盘电泳所见类似血清,亦有助于鉴别诊断。

8. 混合性蛋白尿　见于肾小球、肾小管均有损害,呈大、中、小分子量蛋白质均较多的蛋白尿,可见于增生性及硬化性肾小球肾炎伴有间质性病变,慢性肾盂肾炎继发肾小球病变,以及多发性骨髓瘤伴肾小管损害的同时又累及肾小球,临床上慢性肾衰竭患者,大多属此类型的蛋白尿。

四、中医对蛋白尿的认识

中医学中虽无"蛋白"之名,但根据蛋白在人体中的生理作用来看,它与中医学中的"精气"的功能颇相吻合,故应包括在精气的范畴之内。因为,精是构成人体的基本物质,也是人体各种功能活动的物质基础,故《素问·金匮真言论》说:"夫精者,身之本也。"肾脏是贮藏和约束"精气"的主要脏器,也是调节水液代谢的重要脏器,有分清泌浊的功能,这一功能由"肾与膀胱上口"这一段来完成,故《灵枢·六节藏象论》说:"下焦者,当膀胱上口,主分别清浊。"说明肾和输尿管有泌别清浊和约束精气不得外泄的生理功能。在病理状态下,肾藏精气的功能发生异常,贮藏和约束"精"的功能减退,精微物质便可下泄随尿液排出,即出现蛋白尿。

第五节　血　尿

血尿是肾脏病常见的临床表现之一,可见于泌尿系疾病、全身性疾病、尿路邻近组织疾病和其他特发性血尿。其中以各类原发性肾小球疾病,继发性肾小球疾病以及泌尿系统炎症、结石最为多见。

正常人的尿液中没有红细胞,在剧烈运动或久立后尿液中可出现一时性红细胞轻度增多。如尿液中经常发现红细胞,中段尿离心后沉渣镜检,每高倍视野红细胞>3 个,或 12 小时尿沉渣计数红细胞>50 万个,或 1 小时尿红细胞>6 万个,称为血尿。凡在显微镜下见红细胞增多,称镜下血尿。而肉眼所见尿呈血色(尿中含血量>1ml/L),称肉眼血尿。根据尿红细胞形态的不同,血尿分为肾小球性血尿和非肾小球性血尿。

成年男子和绝经后女性无症状性血尿,2.2%～12.5%是由恶性肿瘤等疾病引起。因此,对血尿患者首先应查明出血原因和部位。

一、血尿的病因

(一)多形性血尿

多形性血尿,亦称肾小球性血尿,临床上主要见于各种原发性和继发性肾小球疾病。

1. 原发性肾小球疾病　常见有急性肾小球肾炎、隐匿型肾小球肾炎、IgA 肾病、薄基底膜肾病、遗传性肾炎等。

2. 继发性肾小球疾病　过敏性紫癜肾炎、狼疮性肾炎等。

(二)均一型血尿

均一型血尿,亦称非肾小球性血尿,最常见的原因是肾结石(约占 26%)和尿路感染性疾病(约占 24%),包括肾结核等特殊感染。仅有 2.2%～12.5%的镜下血尿患者,最终发现有泌尿系统恶性肿瘤。全尿路 X 线平片是诊断非肾小球性血尿的必要检查步骤,90%的肾结石不透 X 线,对诊断有较大的帮助。

对上尿路病变的检查,应首选静脉肾盂造影。下尿路病变的检查,应选用膀胱镜。超声检查在探查肾细胞癌和肾囊肿方面优于尿路造影。CT 扫描对检出和确定肿块的范围,鉴别肾囊肿和肾肿瘤具有更高的诊断价值。

二、血尿的诊断

血尿的诊断首先要鉴别其是肾小球性血尿,还是非肾小球性血尿。肾小球性血尿常见于各种原发性或继发性肾小球肾炎,非肾小球性血尿则常见于肾结石、肾肿瘤等。

(一)检查方法和诊断标准

取新鲜清洁中段尿 10ml,离心沉淀(1 500r/min,连续 5 分钟),取沉渣镜检,如每高倍视野红细胞≥3 个,或 12 小时尿沉渣计数红细胞>50 万个,即可诊断血尿。近年来,多主张采用 1 小时尿细胞计数法,细胞不易破坏,更为准确而方便。其方法是:清晨 5 点将尿排去,并饮水 200ml,准确收集 5~8 点钟 3 个小时的尿液,立即离心沉淀计数红细胞,所得数按 1 小时折算,如尿红细胞>10 万个,即可诊断为血尿。如红细胞介于 3 万~10 万之间,属可疑,此时应结合临床情况考虑。

(二)血尿的定位诊断

血尿的量并不能提示病变部位,对血尿患者,特别是无症状性血尿患者,应进行定位诊断检查。

1. 肾小球与非肾小球性血尿的判断　尿常规分析血尿伴有较明显的蛋白尿者,常是肾小球性血尿。若肉眼血尿,而其尿蛋白>1g/24h,或定性>(++),则提示肾小球疾病。但应注意,在重度血尿时,因低渗尿[$<280\text{mOsm}/(\text{kg}\cdot\text{H}_2\text{O})$]会使尿中红细胞溶解,血红蛋白逸出而增加尿内蛋白量,易被误诊为尿蛋白,此时可做尿蛋白电泳加以区别。如发现 β-球蛋白增加,则为血液所致。如尿中出现管型,特别是红细胞管型,更是肾小球性血尿的特征。但是尿沉渣中不常出现红细胞管型,用普通显微镜检查,也容易遗漏,如能用位相显微镜检查,则较易发现。

当尿红细胞形态分析肯定为血尿时,用位相显微镜分析尿红细胞形态,是确定肾小球性血尿的主要方法。肾小球性血尿的尿红细胞形态,大小和血红蛋白含量均发生改变,称为畸形红细胞。而非肾小球性血尿,尿中红细胞均为正常形态红细胞。其诊断的特异性和敏感性分别是92%和95%。但畸形红细胞占尿红细胞多大比例才可以确定为肾小球性血尿,尚有争议。一般认为,如畸形红细胞比例≥80%,则可诊断为肾小球性血尿。

近年来有学者采用血细胞自动分析仪做尿红细胞平均容积(mean corpuscular volume,MCV)和尿红细胞体积分布曲线(erythrocyte volume distribution curve,EVDC)的测定来进行定位诊断,如 MCV≤72fl,且分布曲线呈小细胞分布,则提示血尿多源于肾小球,其敏感性达94%,特异性达96%,这种方法客观、准确。

尿红细胞形态和容积改变的检查,对血尿患者,尤其是无症状性血尿患者的初筛检查是一个重要步骤。如为肾小球性血尿者,就不必再做静脉肾盂造影、CT 和/或膀胱镜等有损害性或昂贵的检查,而应进行有关肾小球疾病的检查。

2. 上尿路与下尿路出血的判断

(1)上尿路出血:尿色多呈暗棕色,无膀胱刺激征,有时可见有蠕虫样血块,有时伴肾绞痛。有血块者通常不是肾小球疾病,而是输尿管、肾盂出血或肾肿瘤出血。

(2)下尿路出血:尿三杯试验对诊断下尿路出血很有帮助,第一杯红细胞增多(初段血尿),提示为前尿道出血;第三杯红细胞增多(终末血尿),是膀胱基底部、前列腺、后尿道或精囊出血;三杯均有程度不同的血尿(全程血尿),则为膀胱颈以上的出血。

三、血尿的临床常见疾病

(一)原发性肾小球疾病

1. 急性肾小球肾炎　多见于儿童和青少年,临床以起病急、血尿(镜下或肉眼血尿)、蛋白尿、水肿、高血压为特征,有时有短暂的氮质血症。部分病例有急性链球菌感染或其他病原微生物的感染史,多在感染后1~4周发病。血清补体C3及总补体在起病时下降,8周内逐渐恢复正常。

2. 隐匿型肾小球肾炎　又称无症状性蛋白尿和/或血尿,有轻至中度蛋白尿(<2g/24h)和/或肾小球性血尿,不伴有水肿、高血压和氮质血症。在排除继发性肾小球疾病后,便可诊断为原发性隐匿型肾小球肾炎。

3. IgA肾病　反复发作的肉眼血尿和/或持续的镜下血尿,可伴有轻度蛋白尿。诊断的确立,有赖于肾活检,免疫荧光显示系膜区有IgA沉积。

4. 薄基底膜肾病　本病有家族史,故原称为家族性良性血尿。其临床特点是持续性镜下血尿,无水肿、高血压、蛋白尿和肾衰竭。电镜下肾活检,肾小球基底膜变薄(<265nm)是其病理特征。

5. 遗传性肾炎　有明显的家族史,以青年男性为多见,约占慢性肾炎综合征的3%。起病隐匿,儿童时期仅有无症状性轻度蛋白尿和反复发生的血尿,约60%患儿可为肉眼血尿,常在激烈运动或上呼吸道感染后加重,肾功能缓进性减退,常伴有耳鸣、眼部异常(圆锥形或球形晶状体病、近视、白内障、视网膜病变)。

(二) 继发性肾小球疾病

1. 过敏性紫癜肾炎　其特点是:①最常见于儿童,但任何年龄均可发病;②斑点状紫癜,常见于臀部和下肢,较常有腹痛(约2/3患者)和关节痛(约1/3患者);③紫癜后8周内出现肾损害,可仅表现为血尿,但常伴蛋白尿;较重者可表现为急性肾小球肾炎、肾病综合征及急进性肾小球肾炎的表现,肾活检有助于本病的诊断;④血小板计数正常,50%患者血清IgA升高,血冷球蛋白多为阳性。

2. 狼疮性肾炎　其特点是:①蝶形红斑;②盘状红斑;③光敏感;④口腔溃疡;⑤多发性关节痛;⑥浆膜炎(胸膜炎和/或心包炎);⑦肾损

害(蛋白尿和/或血尿);⑧神经系统损害(癫痫样发作或精神疾病);⑨血液系统异常,如溶血性贫血或白细胞减少(淋巴细胞减少及血小板减少);⑩免疫学异常(C3、C4、CH50低下);血清抗核抗体(antinuclear antibody,ANA)阳性。符合以上 4 项或 4 项以上即可诊断。

(三) 非肾小球性血尿

1. 肾结石　在非肾小球性血尿中,由肾结石引起者约占 26%,有肾绞痛时,常伴有肉眼血尿或镜下血尿。无症状的肾结石,常因其他原因做 X 线腹部平片时偶然发现。

2. 腰痛-血尿综合征　多见于年轻妇女,口服避孕药可能是致病原因。临床表现为反复肉眼血尿(以正常红细胞尿为主),肾区钝痛,无或轻度蛋白尿。实验室检查:血纤维蛋白多肽 A 水平升高,前列环素 I_2 刺激因子活力降低,肾动脉造影发现肾内血管终末端狭窄。核素肾扫描表现为节段性肾缺血。肾活检呈正常肾小球,叶间动脉壁增厚,伴 C3 沉积。

3. 肾血管异常　肾血管异常是"不明原因血尿"的原因之一,常以血尿为唯一表现,而无其他临床症状,确诊有赖于肾血管造影。其病变主要有肾盂和输尿管静脉曲张、肾内动脉瘤、下腔静脉或肾静脉先天畸形、肾静脉血栓形成等。

左肾静脉受压综合征,又称胡桃夹现象,是儿童血尿中常见的原因,约占 33.3%,其原因是左肾静脉走行于腹主动脉和肠系膜上动脉之间,受其压迫,引起血尿。临床在排除肾小球性血尿及其他继发性血尿外,通过彩超检查见到左肾静脉受压、扩张,尿中红细胞形态正常>80%,即可做出诊断。

四、中医对血尿的认识

中医对血尿的记载和论述,最早见于秦汉时代的《素问》和《金匮要略》,后经历代医家不断充实和发展,不仅对血尿的病因、病机做了阐述,而且在辨证施治上,积累了丰富的经验。如清代唐容川《血证论》中提出的止血、消瘀、宁血、补血的治血四法,对治疗血尿有着指导意义。

血尿多因热邪蓄于下焦或阴虚火旺损伤脉络,致使血液妄行引起,也有因脾虚失摄、肾虚失固而致者。

第六节 肾性高血压

肾性高血压是指由肾动脉阻塞和肾实质疾病所引起的高血压,前者称为肾血管性高血压,后者称为肾实质性高血压,两者的性质不同,引起高血压的始动原因也不同,临床上一般所说的肾性高血压,通常是指肾实质性高血压。高血压不仅会使心血管疾病的并发症(如左心扩大、心力衰竭)加重,而且还会进一步损害肾脏,加速肾实质病变的进展,其危害很大,应予积极有效的治疗。

一、发病机制

肾脏是重要的排泄器官和内分泌器官,可通过调节血容量和外周血管阻力来影响血压。其机制包括肾素-血管紧张素-醛固酮系统(renin-angiotensin-aldosterone system,RAAS)活性增加、内皮素、肾脏交感神经活性、激肽释放酶-激肽系统、内皮源性血管舒张因子、精氨酸加压素(抗利尿激素)、利尿钠肽分泌、花生四烯酸代谢产物等。

1. 容量增加 慢性肾实质疾病时,水钠排泄障碍而致水钠潴留,主要是由于:①肾小球滤过水钠减少;②肾小管对钠转运障碍;③肾实质产生前列腺素减少,致水、钠潴留;④其他钠利尿激素,如心房钠尿肽、内源性类洋地黄等物质减少。由于容量增加,发生高血压,称为容量依赖型高血压。但高血压的持续,主要由于周围血管收缩,后者与血管壁水、钠含量增加而致血管腔变窄,对儿茶酚胺的反应增强,血管紧张素Ⅱ(angiotensin Ⅱ,agn Ⅱ)的作用加大等因素有关。

2. RAAS　肾实质疾病时肾血流量不足,使球旁器分泌肾素增加,通过 RAAS,全身小动脉收缩,引起肾素依赖型高血压。

3. 肾分泌降压物质减少　如前列腺素、激肽及肾髓质中性物质等,在肾实质性疾病时,髓质分泌这些物质减少,引起血压升高。

4. 钠利尿激素　主要是心房钠尿肽和内源性类洋地黄物质。心房钠尿肽的生理作用有增加 GFR,使尿钠排泄量增加,抑制肾素、醛固酮、加压素等释放,总的效应起到降压作用。肾功能不全的肾性高血压患者血中心房钠尿肽增高数倍以上,与血压高低成正相关。故认为,此类患者的心房钠尿肽适当增加,可能起到调整加压激素的升压作用。内源性类洋地黄物质能抑制 Na^+-K^+-三磷酸腺苷(adenosine triphosphate,ATP)酶活性、利尿和利钠作用,亦可使小动脉收缩和升高血压。它在慢性肾衰竭和肾性高血压时明显增多。因此认为这些物质的异常与高血压的发生有一定关系。

5. 交感神经系统的兴奋性增高　绝大部分终末期肾衰竭患者均有不同程度的系统血管阻力增高,提示慢性肾衰竭患者血管舒张机制受损和/或血管收缩机制亢进,从生理和病理生理角度分析,导致慢性肾衰竭患者血管舒缩紊乱最可能的原因是交感神经系统的兴奋性增高。

6. 内分泌激素　皮质类固醇、甲状旁腺素、内皮素等内分泌激素,亦可参与高血压的发病机制。在血压正常时,24 小时最高的尿排钠量称基础排钠量。有些慢性肾脏病患者由于饮食内摄入的钠超过了基础排钠量,导致钠在体内潴留,这是引起高血压的主要原因。基础排钠量与原发病有关,就是同一种肾实质疾病,也有很大的个体差异。慢性肾脏病患者如果基础排钠量<20mmol/d,则高血压常严重,必须严格限制钠的摄入,并需使用大剂量的利尿药和降压药。据报道,基础排钠量过低,是"钠依赖性高血压"的主要原因之一。利尿药能治疗慢性肾脏病患者的高血压,主要是因为它能增加患者尿钠的排出。

二、诊断要点

肾性高血压的诊断,首先应鉴别是肾脏疾病引起的高血压,还是原发性高血压所致的肾损害。因为有些慢性肾脏病患者的症状较隐匿,而高血压表现较突出,常会被误诊为原发性高血压,两者的鉴别要点是:①肾性高血压发病年龄常较轻(<30岁),而原发性高血压发病年龄较大(常>60岁);②肾性高血压常先有肾脏疾病史,在发现高血压的同时或之前先有尿液检查异常,后者则先有多年的高血压史,后有尿液异常;③肾性高血压易发展成恶性高血压,血压急剧增高,舒张压超过130mmHg,眼底出血、渗出(高血压眼底Ⅲ级病变)和/或视盘水肿(Ⅳ级病变),即成恶性高血压。肾性高血压转变为恶性高血压的发生率比原发性高血压高1倍;④前者蛋白尿较严重,常>1.5g/24h,后者较轻,常<1.5g/24h;⑤肾功能的损害前者出现较早,尤以肾小球功能损害明显,后者则出现较晚;⑥肾性高血压常伴有严重的贫血和低蛋白血症,而原发性高血压引起的肾损害常较轻;⑦眼底改变亦有助于原发性高血压的诊断。确定为肾性高血压后,需进一步寻找病因,明确原发疾病的诊断。临床常见的原发疾病有以下几种。

1. 原发性肾小球疾病　包括急性肾小球肾炎和慢性肾小球肾炎。

(1)急性肾小球肾炎:起病急骤,出现高血压伴血尿、水肿、少尿,抗链球菌溶血素"O"(antistreptolysin O,ASO)抗体阳性,暂时性补体C3降低,血沉增快等表现时,应考虑急性肾小球肾炎。随着水肿的消退,血压多在1~2周内恢复正常。

(2)慢性肾小球肾炎:相当一部分慢性肾炎患者出现高血压,一般有不同程度的血尿或蛋白尿,同时多伴有肾功能不全和贫血。

2. 继发性肾损害　常见的有系统性红斑狼疮、进行性系统性硬化、过敏性紫癜等,为全身血管炎病变,高血压出现于病程晚期,与肾功能受累程度相关,影响疾病预后。

3. 慢性肾盂肾炎和反流性肾病　慢性肾盂肾炎有以下 3 种情况:①伴有反流的慢性肾盂肾炎(反流性肾病);②伴有尿路梗阻的慢性肾盂肾炎(慢性梗阻性肾盂肾炎);③特发性慢性肾盂肾炎(少见)。反流性肾病中,20%~30%患者有高血压。梗阻性肾病也可引起高血压,当梗阻缓解后,血压可以有不同程度的恢复。

4. 溶血性尿毒综合征　主要表现为急性微血管内溶血、急性肾衰竭、血小板减少。任何年龄均可发病,以小儿多见。根据病情经过可分为前驱期和慢性期。本病在急性期之后可发生严重而持久的高血压,但不同年龄组高血压发生率不同,3 岁以下婴幼儿很少发生高血压,3 岁以上者高血压发生率高。

5. 常染色体显性遗传多囊性肾病　可分为:①婴儿型多囊肾;②成人多囊肾;③髓质多囊肾。部分患者出现高血压,本病早期即出现腰部肿物、肾区疼痛,静脉肾盂造影及超声检查可帮助诊断。

6. 肾素瘤　主要表现为高血压,伴低血钾、乏力、轻瘫、周期性瘫痪等。血肾素-血管紧张素增高,醛固酮分泌增加。肾动脉造影、B 超和 CT 检查可发现肿物。

7. 肾发育不全　肾发育不全是指肾脏比正常体积小 50%以上,但肾单位及肾导管的分化和发育正常,只是肾单位的数目减少,肾小叶和肾小盏的数目也减少。可分为以下几个亚型。

(1)单位肾发育不全:可分单侧或双侧肾发育不全,以双侧多见。严重者在新生儿期即出现口干、多尿、脱水等症状,尿浓缩和钠的重吸收功能减退,最终死于肾衰竭。本症可表现为高血压,但有时血压也可正常,静脉肾盂造影可见肾脏缩小。

(2)节段性肾发育不全:较少见,临床上多数病例以严重高血压为主要表现,头痛或并发高血压脑病的患者中 50%有视网膜病变。高血压者常有蛋白尿和血尿,静脉肾盂造影可见小而形态不规则的肾脏或扩大的肾盏。

（3）少而大的肾单位发育不全：本症为先天性，多于生后 2 年内出现进行性肾衰竭的临床表现。

8. 遗传性疾病　常见遗传性肾小球肾炎、利德尔综合征、法布里综合征等。

三、肾实质性高血压与原发性高血压的鉴别

见表 4-6-1。

表 4-6-1　肾实质性高血压与原发性高血压鉴别表

	肾实质性高血压	原发性高血压
发病年龄	多为青少年	中年以上常见
高血压家族史	无	可见
高血压特征	上升缓慢，中度升高为多，对降压药疗效差	上升快，重度升高，对降压药反应较好
尿液检查异常	出现早，明显蛋白尿、细胞及管型较多	出现迟，不明显，蛋白尿少量，细胞和管型少见
高血压与尿异常关系	尿异常先于血压升高，或两者同时出现	先有血压升高，若干年后才出现尿异常

四、中医对肾性高血压的认识

肾性高血压中医辨证与原发性高血压显著不同，原发性高血压证候发展规律是：阳亢→阴虚阳亢→气阴两虚→阴阳两虚；而肾性高血压，阳亢证候少见，而以阴虚或阴虚阳亢为主要表现。并在其发展过程中始终存在水湿、湿热和血瘀的见证，因此，肾性高血压多属本虚表实之证。本虚，多以肾阴虚逐渐发展为肾气阴两虚；标实，轻则表现为风水相博，湿热内阻；或水湿泛滥，湿瘀交阻。重则以浊毒瘀血胶着为多见。

第七节 肾性贫血

贫血是慢性肾脏病患者最常见的症状之一。慢性肾脏病 5 期患者 90%以上可出现贫血。贫血严重程度与肾小球滤过率、基础肾脏病及炎症状态等相关。肾性贫血严重影响慢性肾脏病患者的生活质量,而且是导致死亡的危险因素。

一、病因病机

目前一般认为肾性贫血的发生是多种因素综合障碍所致,主要原因是:①促红细胞生成素(erythropoietin,EPO)的相对缺乏。EPO 主要由肾脏皮质和外髓部分小管周围的成纤维细胞产生,作用于骨髓系的红系祖细胞,促进红细胞增生;②红细胞寿命缩短;③尿毒症毒素和红细胞生成抑制因子的存在,增加红细胞脆性;④叶酸和维生素 B_{12} 缺乏,出现大细胞性贫血;⑤铁缺乏,使得亚铁血红素和珠蛋白合成缓慢;⑥甲状旁腺功能亢进,甲状旁腺激素(parathyroid hormone,PTH)直接影响 EPO 合成,还可导致骨髓纤维化影响红细胞生成;⑦铝负荷过度。

二、临床特点

根据《2012 年改善全球肾脏病预后组织(Kidney Disease:Improving Global Outcomes,KDIGO)慢性肾脏病贫血临床实践指南》,成人及>15 岁儿童慢性肾脏病患者贫血的诊断标准为男性 Hb<130g/L 和女性 Hb<120g/L。因此,通过血红蛋白测定,可进行贫血诊断和严重程度判断。慢性肾衰竭患者出现贫血,需进行以下实验室检查:①血常规:血红蛋白检查对贫血及严重程度的判断是必需的,EPO 缺乏导致的肾性贫血表现为正常细胞正常色素性贫血;如出现小细胞低色素贫血则见于铁缺乏、铝中毒。②网织红细胞计数:慢性肾衰竭患者网织红细胞不增

加。③铁代谢检查:血清铁蛋白是反映机体铁储备的重要指标,转铁蛋白测定及转铁蛋白饱和度则反映红细胞生成时利用铁的充分性。

第八节　肾性骨营养不良

慢性肾功能不全时出现的骨矿化及代谢异常,称为肾性骨营养不良(renal osteodystrophy,ROD)。双四环素标记的骨活检是确定骨转化状态异常的最有价值的诊断方法,是其他所有生化指标和无创检查手段都不能替代的金标准。它的主要缺点是有创伤性。

ROD 以骨质疏松、骨软化、纤维性骨炎、软组织钙化、骨性佝偻病、骨硬化、骨滑脱、骨畸形、骨再生障碍和病理性骨折为临床特征,可以在慢性肾衰竭的任何阶段发生。在引起 ROD 的因素中维生素 D 缺乏、甲状旁腺功能亢进起重要作用。近 30 年来,由于血液净化技术的开展和发展,尿毒症患者的生命得到了延长,但 ROD 的发生率却很高,危害亦很大,目前,治疗尚有一定难度,因此,备受肾科临床医生的重视。

一、ROD 临床表现、实验室检查及诊断

(一)临床表现

慢性肾脏病患者由于钙磷代谢异常及继之出现的骨代谢异常,从而导致骨的质和量出现改变,临床上可出现肾性骨病的一系列表现,如骨折、骨病、儿童期生长发育迟缓等。

(二)实验室检查

1. 骨骼 X 线摄片　主要表现为骨质疏松、骨软化、肾性佝偻病、纤维性骨炎、骨硬化及软组织和血管钙化等。本检查虽广泛应用于 ROD 监测,但仅能对骨病进行定性和半定量诊断,因而敏感性不高。

2. 骨密度测定　①X 线骨密度估计法;②单光子吸收法和双光子吸收法;③双能 X 线骨吸收测量法及高分辨率 CT。

3. 双四环素标记的骨活检是确定骨转化状态异常的最有价值的诊断方法。

（三）诊断依据

根据临床表现、实验室检查及骨病理检查，可做出诊断。骨病理活检可明确肾性骨病的诊断与组织学分类。

二、ROD 的组织学分类

（一）高转化型 ROD

高转化型 ROD 常见于甲状旁腺增生和功能亢进的患者。重要病理变化是纤维性骨病与骨强度较差。表现为骨细胞增生活跃，破骨细胞与成骨细胞活性以及骨转化率均增加。实验室检查：血钙降低，血磷、碱性磷酸酶、骨钙蛋白升高和血 PTH 水平显著升高。X 线检查可发现甲状旁腺功能亢进症所致的骨膜下吸收、骨硬化等特征表现。

（二）低转化型 ROD

低转化型 ROD 包括软骨病（osteomalacia，OM）和无力性骨病（adynamic bone disease，ABD）两种类型。发病机制与活性维生素 D 的缺乏有关，以骨钙化为主要病理性特征。

OM 的危险因素为老年患者（>60 岁），骨骼易于变形。骨活检显示破骨细胞与成骨细胞数目和活性降低，总骨量变化不定。实验室检查：血钙正常，血磷增高，血铝通常也升高，而血清碱性磷酸酶、骨钙蛋白及全段甲状旁腺激素水平常降低。X 线主要表现为假性骨折。

ABD 的危险因素为男性、糖尿病患者，易于骨折。骨组织学改变主要为骨细胞活性明显降低，总骨量减少。实验室检查：血钙正常或轻度降低，血磷正常，血清碱性磷酸酶、骨钙蛋白及全段甲状旁腺激素水平多正常或偏低。

（三）混合性 ROD

混合性 ROD 的特点是由甲状旁腺功能亢进、矿化缺陷引起，骨形成率正常或降低,总骨量变化不定。是高转化型 ROD 和低转化型 ROD 两种疾病混合的类型。临床表现常为纤维性骨炎和软骨病并存。

第九节　肾性营养不良

各种慢性肾脏病,如果延误治疗或治疗不当,最终都将会发展成为慢性肾衰竭。近 20 多年来,人们对慢性肾衰竭患者各种营养素(包括蛋白质、碳水化合物、脂类、矿物质、微量元素、维生素、左旋肉碱等)代谢紊乱及其机制有了较深入的研究。研究表明,现代营养疗法在保持和改善透析前慢性肾衰竭及透析患者营养状况、提高患者的生活质量、延缓慢性肾衰竭进展、改善肾替代治疗后的预后等方面,均有其重要作用。因此,根据我国的实际情况,借鉴国外的一些较成熟的经验,加强慢性肾衰竭代谢紊乱和营养疗法的研究和应用,将有利于提高慢性肾衰竭的防治水平。

一、慢性肾衰竭患者存在多种营养素代谢紊乱

各种营养素代谢紊乱,是慢性肾衰竭患者出现多种临床表现的主要原因之一,也是慢性肾衰竭病程进展的重要相关因素。因此,纠正代谢紊乱、加强营养治疗已成为慢性肾衰竭患者必不可少的治疗措施。

(一) 水和电解质代谢紊乱

在慢性肾衰竭患者中,代谢性酸中毒和钠、钾、氯、钙、磷、镁等电解质及水的代谢紊乱,是其主要临床表现之一。其中以水钠潴留、代谢性酸中毒、高钾血症、高磷血症、低钙血症等较常见。上述代谢异常可使慢性肾衰竭患者出现多个系统功能紊乱的临床表现,严重者可有生命危险(如严重的水钠潴留、高钾血症等),也可对其他营养素(如蛋白质)的代谢带来不利影响,如代谢性酸中毒可引起蛋白分解增加、合成抑制。

（二）蛋白质代谢紊乱和必需氨基酸、α-酮酸水平下降

蛋白质代谢紊乱的两个主要后果，就是氮质血症和营养不良。氮质血症即"非蛋白氮"的蓄积，是构成尿毒症毒素的主要部分。各种毒素包括胍类（甲基胍、琥珀胍酸等）、胺类、吲哚、中分子物质、甲状旁腺激素、氨甲酰化蛋白质、氨甲酰化氨基酸、晚期糖基化终产物、终末氧化蛋白产物等，可引起各系统症状、微炎症状态，加快残余肾功能的损害。

营养不良可表现为血浆和组织的必需氨基酸及其相应的"必需酮酸"（指可以经过转氨基作用转变为相应的必需氨基酸的 α-酮酸）水平下降，某些非必需氨基酸水平增高等，血清白蛋白、前白蛋白、转铁蛋白、免疫球蛋白、补体和组织蛋白水平下降。微炎症状态的存在和多肽激素的紊乱，也是营养不良的重要原因。因此，补充必需氨基酸、α-酮酸，不仅营养价值高于普通蛋白质，而且具有促进蛋白质合成、抗氧化等作用。

微炎症状态的存在，可能与体内白细胞介素（interleukin, IL）-1、IL-6、肿瘤坏死因子（tumor necrosis factor, TNF）-α 水平增高有关，而这些因子增高常导致蛋白质分解增多或/和合成减少，以致在部分长期透析患者（占透析患者的 20%~50%）中存在"营养不良-炎症-动脉粥样硬化综合征"。

（三）糖代谢和脂肪代谢紊乱

糖代谢异常主要表现为糖耐量减低，偶有低血糖发生。部分患者热量摄入不足。高脂血症（约 80% 患者）主要表现为中度高三酰甘油血症，少数患者表现为高胆固醇血症，或兼有高三酰甘油血症和高胆固醇血症。脂蛋白异常表现为血浆脂蛋白 a、极低密度脂蛋白（very low density lipoprotein, VLDL）水平升高，高密度脂蛋白（high density lipoprotein, HDL）水平则明显降低，部分患者低密度脂蛋白（low density lipoprotein, LDL）水平升高。

（四）其他代谢紊乱

微量元素（铁、锌、硒等）、维生素（维生素 B_1、维生素 B_2、维生素 B_6、维生素 B_{12}、叶酸等）、左旋肉碱的代谢异常是 CRF 患者蛋白质代谢紊乱、免疫功能降低、某些临床症状（如食欲减退、恶心、肌肉无力、贫血、高同型半胱氨酸血症、周围神经病变等）的重要原因之一。如锌不足可影响蛋白质合成；维生素 B_6 缺乏可致食欲减退、恶心、高同型半胱氨酸血症、周围神经病变等。左旋肉碱的缺乏可影响心肌和骨骼肌的代谢与功能。

二、慢性肾衰竭患者对各种营养素的需要量

慢性肾衰竭患者在不同阶段对各种营养素的需要量明显不同。症状轻者其需要量与正常人相近，但症状较重者或有严重并发症者以及透析患者的营养素需要量，则比正常人明显增加。以蛋白质需要量为例，根据世界卫生组织-联合国粮农组织关于饮食及慢性疾病的专家报告，正常青年蛋白质推荐量平均为 $0.63g/(kg \cdot d)$（短期氮平衡试验）或 $\geq 0.58g/(kg \cdot d)$（长期氮平衡试验），综合平均结果 $\geq 0.60g/(kg \cdot d)$，"安全水平"为 $0.75g/(kg \cdot d)$；老年人蛋白质推荐量 $\geq 0.75g/(kg \cdot d)$。病情稳定的轻中度慢性肾衰竭患者蛋白质需要量与正常人接近或稍高，但由于患者蛋白质（氮）代谢产物增多及排出障碍，故不宜增加蛋白质摄入量，而只能适当限制并保证蛋白质的最低需要量（低蛋白饮食，每日 $0.6\sim0.8g/kg$）。但症状较重的终末期肾衰竭患者和透析患者则蛋白质需要量明显增加，因为这些患者均有不同程度的蛋白质摄入减少和蛋白质分解增多、合成减少。又如，慢性肾衰竭患者对维生素 B_6 的需要量一般比正常人高得多，这是由于某些尿毒症毒素抑制了维生素 B_6 的活性之故。而饮食中维生素 B_6 的摄入往往不足，故需要额外补充维生素 B_6。

能量摄入对蛋白质的需要量有重要影响，如能量摄入较低，则蛋白

质需要量就会高于平均水平;反之,则会低于平均水平。慢性肾衰竭患者应用低蛋白饮食时必须给予充足的热量摄入,就是这个原因。

不同类型蛋白质(如植物蛋白和动物蛋白)的生物价不同,是影响蛋白质需要量的重要因素之一。一般来说,动物蛋白一般属于"高生物价"蛋白,而植物蛋白多数属于"非高生物价"蛋白,但黄豆、荞麦、蘑菇等植物蛋白的生物价与鱼、肉等相当接近,也属于"高生物价"蛋白。

三、中医对营养不良的认识

人体对营养物质的吸收和消化,全赖脾胃的功能,脾胃的运化、升降功能正常,气、血、精的生成就旺盛,人体的营养状况就良好。脾胃功能低下,或由于其他因素影响脾胃的运化、升降功能,都会出现营养不良。在临床上经常可以见到一些慢性肾衰竭患者,凡是脾胃功能尚好,有食欲者,即使血 Scr 较高,全身营养状况也不会太差。若脾胃功能衰退,食欲不振,恶心呕吐,全身营养状况也就很差,低蛋白血症也就比较突出。所以,中医治疗营养不良的关键是调理脾胃,促进食欲。笔者常采用健脾、和胃、止呕的中药,如温胆汤加减(半夏、茯苓、陈皮、炒黄连、砂仁、炒麦芽),以灶心土 100g 所煎的水熬药,分 3 次服。用药轻淡,患者乐于接受,有很好的健脾、开胃、止呕的效果。当脾胃功能得到改善,营养状况也就逐步好转。

第十节　皮疹、皮下出血与尿异常

人体内毛细血管破裂造成的皮下出血,出血直径 2~5mm 者称为紫癜。紫癜可由血小板、凝血因子数量较少或功能异常,血管异常等引起,血细胞经毛细血管壁渗入皮肤或皮下组织。其中过敏性紫癜、血栓性血小板减少性紫癜均可出现尿检异常。

过敏性紫癜属于系统性小血管炎,主要侵犯皮肤、胃肠道、关节和肾脏。其病理特点为含有 IgA 的免疫复合物沉积于受累脏器的小血管壁引起炎症反应。血栓性血小板减少性紫癜则是以血管内广泛血小板血栓形成为特征的微血管病,发病机制与血浆血管性血友病因子缺乏或活性降低有关。

一、临床特点

(一) 过敏性紫癜

过敏性紫癜主要为年轻患者,但在各年龄均可发病。紫癜性皮疹可反复发作在四肢远端和臀部,稍高于皮肤表面,加压不退色。关节疼痛占 2/3,多发生在膝、踝关节。约半数患者有腹痛,严重者可出现血性腹泻。肾损害主要表现为蛋白尿和血尿。10%~20% 的患者可出现进行性的肾损害。肾脏病理表现为局部增殖和坏死性血管炎,肾小球系膜血管 IgA 沉积。

(二) 血栓性血小板减少性紫癜

典型的血栓性血小板减少性紫癜表现为五联征:微血管病性溶血、血小板减少、神经系统症状及体征、肾损害、发热,其中出血和神经精神症状为最常见的表现。出血以皮肤和视网膜出血为主,肾脏表现有蛋白尿、血尿和不同程度的肾损害,肾脏病理表现为肾小球毛细血管壁增厚及基底膜内疏松层增厚导致双轨形成,毛细血管腔减小和闭塞。

二、诊断要点

1. 西医诊断标准　过敏性紫癜肾炎的诊断主要依赖于典型的临床表现如皮肤、关节、胃肠道和肾脏受累以及以 IgA 沉积为主的系膜增生性肾小球肾炎。

2. 中医辨证要点　本病的辨证总属虚实两端,在疾病初期,多以邪实为主,此时可能存在风热、湿热、热毒和瘀血等。过后则出现虚实夹杂,往往有气虚、阴虚的不同。

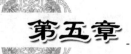

第五章

原发性肾小球疾病

第一节　急性感染后肾小球肾炎

急性感染后肾小球肾炎(acute post-infectious glomerulonephritis, APIGN),简称急性肾小球肾炎(acute glomerulonephritis, AGN),是由不同病原微生物感染导致的一组急性肾炎综合征,急性起病,临床表现以血尿、蛋白尿、水肿、高血压及不同程度肾损害为特征的肾脏疾病。

本病常发生于感染之后,有多种病因,以链球菌感染后急性肾小球肾炎最为常见,但其他细菌、病毒及寄生虫感染亦可引起。

一、病因

急性感染后肾小球肾炎在临床最为常见,多在感染后 10 天至 2 周内急性发病。儿童发病率高,约占 90%,高峰发病年龄为 2~6 岁,小于 2 岁的儿童和大于 40 岁的成人仅占总患病率的 5% 和 10% 以下。

近年来本病的流行病学特点发生了很大变化,儿童典型病例在发达国家已极少见,在发展中国家仍为常见,但无论发达国家或发展中国家,老年急性感染后肾小球肾炎患者较以往明显增加,这可能与糖尿病、酗酒、肿瘤等相关。

二、发病机制

急性感染后肾小球肾炎属于免疫复合物型肾小球肾炎,其发病可能涉及多种机制:①直接原位种植抗原至肾脏,激活补体,使炎症细胞聚集,诱导白细胞介导的损伤;②链球菌抗原及其抗体形成循环免疫复合物沉积于肾脏,聚集炎症细胞,产生炎症介质;③肾脏正常抗原转变为自身抗原诱发自身免疫反应;④通过模拟自身抗原诱导自身免疫反应;⑤补体激活是发病的主要环节,特别是上皮下免疫复合物激活补体后形成 C5b-9 膜攻击复合物,在发病过程中起重要作用。

三、临床表现

典型的急性感染后肾小球肾炎表现为血尿、蛋白尿、水肿、高血压及不同程度的肾功能损伤,临床表现轻重不一,轻者可为一过性镜下血尿,重者可为少尿型急性肾衰竭。

1. 病程　一般分 3 个阶段:潜伏期、急性期和恢复期。大部分患者有前驱感染史,潜伏期长短不一。咽部感染者潜伏期为 7~21 天,平均 10 天;皮肤感染者潜伏期可能较长,平均 4~21 天。潜伏期超过 3 周者极少见。若潜伏期少于 1 周,则需怀疑是否存在潜在的 IgA 肾病。

2. 血尿　几乎所有患者均出现血尿,30%~40%患者表现为肉眼血尿,尿色呈茶色或洗肉水样,但无血凝块,持续 1~2 周后消失。

3. 蛋白尿　大部分患者表现为轻到中度蛋白尿,常为非选择性蛋白尿,不到 20% 的患者尿蛋白在 3.5g/L 以上,多为成年患者。血尿和蛋白尿可能持续数个月,但大部分会在 1 年内缓解,病程迁延提示预后不良。

4. 水肿　为起病早期症状,轻者为晨起时眼睑水肿,严重者发展为全身水肿及腹水,儿童发生率较高。

5. 高血压　约 75% 的患者出现轻到中度的高血压,高血压的原因主要与水钠潴留、血容量扩张有关,一般与水肿程度平行,经利尿剂治疗后,随着水肿的消退,血压亦随之恢复正常。

6. 少尿 大部分患者可有短暂的少尿(<500ml/d)表现,同时并发氮质血症,血 Scr 和 BUN 升高,一般在 2 周后随着尿量的增加,肾功能恢复正常。只有极少数患者由少尿发展为无尿,提示新月体性肾小球肾炎可能。

四、病理学改变

APIGN 光镜下最显著的表现为弥漫细胞浸润,包括中性粒细胞、单核细胞、系膜细胞和内皮细胞等,其中炎性细胞和内皮细胞在毛细血管腔内增生明显,故病理上又称为毛细血管内增生性肾小球肾炎。

免疫荧光可见肾小球毛细血管壁和系膜区免疫复合物沉积,主要成分是 IgG 及 C3。

电子显微镜下的特点是,肾小球上皮细胞下驼峰状电子致密物沉积。但内皮下和系膜区往往也可以发现小的致密物沉积,这些沉积可能比驼峰状致密物在发病机制中起更重要的作用。驼峰在病程的第一个月内最为丰富,常于 4~6 周内逐渐消失。

五、诊断要点

1. 起病前 1~3 周,多有感染史,如咽部或皮肤感染等。

2. 起病急骤,病情轻重不一,轻者仅表现为轻度蛋白尿和镜下血尿;重者可表现为急性肾衰竭。

3. 典型表现为突发的血尿、蛋白尿、少尿、水肿和高血压,可有一过性氮质血症。

4. 大部分患者血清总补体活性(CH50)和备解素下降,于 8 周内恢复正常。ASO 滴度升高(>1:200),3~5 周达高峰。

5. 预后良好,病情于 8 周内显著减轻或"临床痊愈"。若仍无明显好转,持续低补体血症超过 6 周者,应做肾活检以明确诊断。

六、鉴别诊断

1. 系膜增生性肾小球肾炎(IgA 肾病和非 IgA 系膜增生性肾小球肾炎) 约 20% 患者可以急性肾炎综合征起病,潜伏期短,多于前驱感染后数小时至数日内出现症状,但前驱感染不是链球菌,无链球菌病原学及血清学依据,C3 不下降,且病情反复,IgA 肾病时血清 IgA 水平升高。

2. 急进性肾小球肾炎 发病初期表现与急性肾小球肾炎类似,表现为急性肾炎综合征,但本病进展迅速,肾功能进行性恶化,数天或半月内发生少尿、无尿乃至尿毒症,预后差。如急性感染后肾小球肾炎病程超过 1 个月以上,肾功能无明显改善,需及时行肾穿刺活检以明确诊断。

3. 狼疮性肾炎 狼疮性肾炎可表现为急性肾炎综合征,血清补体水平亦降低,尤其当年轻女性肾外表现不典型时,更应注意鉴别。但本病血清 ANA 阳性,随着病程进展,多出现肾外的多系统损伤,无自愈倾向。

七、治疗及预后

急性感染后肾小球肾炎为一自限性疾病,西医治疗以对症治疗为主,中医治疗从病位、病性全面辨证,有较好的疗效。经合理、及时地治疗,大多数患者均能临床治愈。在治疗上,应采取中西药有机结合的方法,比单纯西医或中医的疗效更为理想,值得推广使用。

急性期应卧床休息,一般需 2~3 周,直至肉眼血尿消失、水肿消退和血压恢复正常。同时应避免受凉、受潮,以免引起肾小动脉痉挛,加重肾缺血。适当控制饮食,控制水钠摄入,以低盐、优质低蛋白 1g/(kg·d) 和高维生素饮食为宜。

（一）一般治疗

急性感染后肾小球肾炎西医学的治疗主要以支持疗法为主，中医辨证论治有很好的疗效，在治疗上应该相互借鉴。

1. 休息　急性期必须卧床休息，直至肉眼血尿消失，水肿消退及血压恢复正常。如临床症状消失，仅尿检未完全恢复，可以适当活动，但要密切随诊。

2. 饮食　适当控制饮食及水钠摄入，肾功能正常者蛋白质入量以 1g/（kg·d）为宜。氮质血症者须限制蛋白质入量，并予优质蛋白饮食。

（二）中医辨证论治

根据本病的临床特点，可分为急性期和恢复期。在急性期治疗原则应以祛邪为主，采用清热解毒、祛风渗湿、宣肺利水等治法；恢复期多采用益气养阴、清热、活血等治法。

1. 风水相搏证

主症：眼睑水肿，继则四肢及全身皆肿，多伴有恶寒、发热、肢节酸楚、小便不利等症。偏于风热者咽喉肿痛，或扁桃体红肿，或皮肤疖肿，尿色红黄，舌红，脉浮数；偏于风寒者，兼恶寒、咳喘、舌苔薄白，脉浮缓或浮滑。

治法：疏风清热，宣肺利水。

方药：越婢加术汤加减。麻黄 10g，桂枝 10g，杏仁 10g，防风 10g，茯苓 20g，白术 15g，泽泻 15g，车前子 30g（布包），金银花 20g，桑叶 10g。（每日一剂，水煎 2 次兑匀，分 3 次服，下同）。

加减：风热偏盛者，加连翘 15g，桔梗 10g，浙贝母 15g；风寒偏盛者，加荆芥 15g，紫苏叶 10g；咽喉肿痛者，加玄参 10g，白僵蚕 10g，马勃 15g；皮肤疖肿者，加紫花地丁 30g，重楼 20g，白花蛇舌草 30g；腹部胀满者，加大腹皮 15g，木香 10g，槟榔 15g。

2. 水湿浸渍证

主症：颜面及全身水肿，身重困倦，胸闷，纳呆，恶心，尿少，胫前压迹,舌质淡红,舌体胖大,有齿印,苔白腻,脉沉缓。

治法:健脾化湿,通阳利水。

方药:五苓散合五皮饮加减。茯苓30g,猪苓30g,泽泻20g,白术20g,桂枝10g,陈皮10g,大腹皮10g,生姜皮10g,益母草15g,玉米须30g。

加减:若肿甚且胸满气喘者,加麻黄10g,杏仁10g,葶苈子15g(包);腹水者加椒目15g,全葫芦10g;头昏恶心者,加姜半夏10g,陈皮15g,石菖蒲15g。

3. 湿热壅盛证

主症:全身水肿,尿少色赤,口苦口黏,腹胀便秘,小便短赤,舌质暗红,苔黄腻,脉滑数。

治法:清热利湿,活血利水。

方药:清热健肾汤加减。白花蛇舌草30g,半枝莲15g,白茅根30g,石韦30g,泽兰15g,车前草15g,青风藤15g,益母草15g,蝉蜕10g,莪术15g。

加减:上焦湿热,如咽喉红肿疼痛,或扁桃体红肿,加金银花15g,玄参10g,白僵蚕15g,马勃15g;皮肤疮肿加紫花地丁30g,蒲公英30g;中焦湿热,如脘腹胀满,加炒白术15g,炙厚朴10g,广木香10g;下焦湿热,如尿频、尿急、尿痛,加土茯苓30g,生地榆15g。

4. 湿毒浸淫证

主症:眼睑水肿,延及全身,小便不利,皮肤疮肿,甚则化脓,恶风发热,舌质红,脉浮数或滑数。

治法:宣肺解毒,利湿消肿。

方药:麻黄连翘赤小豆汤加五味消毒饮加减。麻黄10g,杏仁10g,桑白皮15g,连翘15g,金银花30g,蒲公英30g,紫花地丁30g,白鲜皮15g。

加减:疮疡溃烂者,加苦参15g,土茯苓30g,大黄10g(后下);水肿明显者,加葶苈子 15g(包),椒目 15g,车前子 30g(包);尿痛、尿血者,加大蓟 20g,小蓟 20g,白茅根 30g。

5. 肺卫不固证

主症:本型多见于急性感染后肾小球肾炎恢复期,平时无明显肾系症状,只是易于感冒,尿检有少量蛋白和/或反复镜下血尿,感冒后尿检异常加重,舌质淡红,苔薄白,脉弱。

治法:益气固表,清除余热。

方药:补中益气汤加减。黄芪 30g,党参 15g,当归 10g,白术 15g,柴胡 10g,防风 10g,山药 30g,芡实 15g,地榆 15g,白花蛇舌草 30g。

加减:血尿加小蓟 20g,紫珠草 30g,生藕节 20g;阴虚者加女贞子 15g,墨旱莲 15g。

6. 气阴两虚证

主症:多见于急性感染后肾小球肾炎恢复期患者,表现为疲乏无力,易感冒,午后潮热,或手足心热,口干咽燥,或慢性咽干、咽痛,咽喉暗红,舌质红,少苔,脉细或弱。

治法:益气养阴,兼清余热。

方药:益气健肾汤。黄芪 30g,太子参 15g,生地黄 20g,女贞子 15g,墨旱莲 15g,石韦 30g,地龙 15g,益母草 15g,莪术 15g。

加减:易感冒者,加白术 15g,防风 15g;扁桃体肿大、发红者,加玄参 10g,马勃 10g,白僵蚕 10g,桔梗 10g,浙贝母 15g。

（三）西药治疗

1. 控制感染　有咽喉炎、扁桃体炎、脓皮病、中耳炎等疾病的患者应给予无肾毒性抗生素治疗。首选青霉素,对青霉素过敏者使用大环内酯类抗生素,如红霉素治疗 7~10 天,彻底控制感染。

2. 对症治疗　经控制水、盐入量后,水肿仍明显者,适当使用襻利尿剂口服,如呋塞米 20~40mg,1~2 次/d,既可消肿,又可预防高血压。若利尿处理后血压仍控制不佳,须予以降压治疗,一般采用血管紧张素转换酶抑制剂(angiotensin converting enzyme inhibitor,ACEI)类,如依那普利 5~10mg,每日 1 次;或贝那普利 10~20mg,每日 1 次;或血管紧张素Ⅱ受体阻滞剂(angiotensin Ⅱ receptor blocker,ARB)类,如缬沙坦80mg,每日 1 次。对使用 ACEI 或 ARB 有禁忌或因其副作用不能耐受,如 ACEI 引起的咳嗽等,可应用钙通道阻滞药(calcium channel blocker,CCB),如硝苯地平控释片 30~60mg,每日 1 次;或非洛地平缓释片 5~10mg,每日 1 次。

3. 并发症的治疗 急性感染后肾小球肾炎并发心力衰竭时,宜纠正水钠潴留,采用呋塞米治疗,而不是应用强心剂如洋地黄制剂。必要时可应用酚妥拉明或硝普钠以减轻心脏的前后负荷。少数发生急性肾衰竭而有透析指征时,应及时给予透析治疗以帮助患者度过急性期。

(四)预后

本病的近期预后较好,儿童优于成人。有研究统计,临床与病理完全恢复的儿童占 92%,成人占 60%。肾脏预后不良的表现有:①持续少尿和氮质血症;②持续高血压;③持续大量蛋白尿;④血纤维蛋白持续升高,尿中大量纤维蛋白降解产物;⑤病理提示新月体性肾小球肾炎。但及时透析治疗后患者生存率极高。

八、临床观察

笔者采用具有清热利湿、活血通络功效的清热健肾方加减治疗急性感染后肾小球肾炎患者 58 例,疗程 2 周,结果:治愈 52 例(89.66%),好转 4 例(6.89%),未愈 2 例(3.45%),总有效率 96.55%。说明急性感染后肾小球肾炎以湿热壅盛证居多,以清热利湿、活血通络法治疗,有较好的疗效,且无不良反应。

九、验案举隅

范某,男,15 岁,学生,兰州市人。初诊日期:2010 年 11 月 13 日。

患者于就诊前 10 天发热发冷,咽喉疼痛,咳嗽,经检查扁桃体发炎,采用抗生素治疗(具体不详)3 天后热退,咽痛减轻,遂上学。就诊前 2 天发现晨起眼睑水肿,就诊时颜面及下肢亦水肿,尿少色赤,咳嗽气促。就诊时,T 36.5℃,BP 135/80mmHg,颜面部水肿,咽部微红,扁桃体Ⅱ°肿大、微充血,双下肢凹陷性水肿。舌质红,舌体胖大,苔微黄厚,脉细数。尿检:蛋白(+++),隐血(+++),红细胞 8~12 个/高倍显微镜(high power microscope,HP)。ASO>800U,血常规、肾功能及血浆蛋白均正常。西医诊断:急性肾小球肾炎。中医辨证分析:病位在肺、肾,病性属湿热,辨证:湿热蕴结,肺失宣降证。治则:急则治标,清热解毒,宣肺利水。方药:麻黄连翘赤小豆汤加减。麻黄 10g,连翘 15g,赤小豆 30g,桑白皮 10g,杏仁 10g,玄参 15g,马勃 15g,玉米须 30g,白茅根 30g。7 剂。蛭龙通络胶囊,5 粒,每日 3 次;血尿加活血止血胶囊,5粒,每日 3 次。配合依那普利 5mg,每日 1 次。

二诊(2010 年 11 月 21 日):水肿明显减轻,尿量增多,尿色淡黄,乏力,咽干不适。检查:BP120/65mmHg,扁桃体Ⅱ°肿大,无充血,舌质暗红,舌体胖大,苔微黄,脉细微数。尿检:蛋白(++),隐血(++),红细胞 5~7 个/HP。分析辨证:病位在肾,病性属湿、热、瘀;湿热蕴结,脉络瘀阻证。治则:清热解毒,祛风利湿,活血通络。方药:用清热健肾汤加减。白花蛇舌草 30g,半枝莲 30g,青风藤 15g,石韦 30g,白茅根 30g,龙葵 10g,丹参 15g,玄参 10g,马勃 15g,生藕节 20g,穿山龙 30g。14 剂。继服蛭龙通络胶囊、止血活血胶囊和依那普利。

三诊(2010 年 12 月 6 日):水肿消退,尿液清亮,无明显不适,舌质红,舌体微胖大,苔薄白,脉细微数。尿检:蛋白(±),隐血(+),红细胞 0~1 个/HP。上方去龙葵、马勃,14 剂。

四诊(2010 年 12 月 21 日):患者无症状,舌质红,苔薄白,脉细缓,尿检正常,予黄芪 30g,当归 10g,白术 15g,防风 15g,女贞子 15g,白茅根 30g,14 剂。停蛭龙通络胶囊、止血活血胶囊和依那普利。

五诊(2011年1月7日):无症状,尿检正常。复查 ASO<500U,肝肾功能均正常。嘱摘除扁桃体。

随访(2011年7月18日):患者摘除扁桃体,半年多来从未感冒,身体壮实,身高、体重均增加,尿检一直正常。

按语:急性感染后肾小球肾炎根据其临床表现属于中医学"水肿""风水""肾风"等范畴。患者素体肺气虚弱,卫表不固,易感外邪。风邪上受,首先犯肺,肺之宣通和肃降功能失调,不能通调水道,下输膀胱;风水相搏,风遏水泛而成水湿浸渍证。水湿内阻,郁而化热,产生湿热之证。所以,肺卫不固、水湿浸渍、湿热内蕴是急性感染后肾小球肾炎常见的中医证型。水湿浸渍证多见于本病的水肿期;湿热内蕴证主见于水肿消退期;肺卫不固证多见于恢复期。本例患者初诊时表现为肺失宣降,水湿浸渍,采取宣肺利水法治疗,水肿很快消散,印证了中医"肺为水之上源"的理论。水肿消退后,表现为湿热内蕴,脉络瘀阻,采用清热解毒,祛风利湿,活血通络法治疗,尿蛋白明显减少,刘宝厚教授将其总结为"湿热不除,蛋白难消"。恢复期采取益气固表法治疗,达到扶正固表,提高免疫功能的效果,以巩固疗效。

急性感染后肾小球肾炎以链球菌感染后发生者较为多见,但病毒(水痘病毒、腮腺炎病毒、柯萨奇病毒、某些流感病毒等)感染后出现的急性感染后肾小球肾炎也不少见,一般临床症状较轻,治疗与链球菌感染后肾炎相同,只不过选用清热解毒药时,以抗病毒药物为主(如板蓝根、虎杖等)。对有扁桃体肿大,并反复感染的患者,要不要在病情稳定之后,施行扁桃体切除术,目前尚有争议。

第二节 急进性肾小球肾炎

急进性肾小球肾炎(rapidly progressive glomerulonephritis,RPGN)是一组病情发展急剧,临床以血尿、蛋白尿、少尿、无尿、肾功能急剧恶化为特征的肾小球疾病。肾脏病理特征为广泛的肾小球新月体形成,故又称新月体性肾小球肾炎。虽然本病的发病率只为人群的百万分之一,但进展迅速,预后差,若不及时治疗,就可能在短期内发展至终末期肾衰竭。所以,本病的早期诊断和治疗对其临床转归至为关键。

一、病因病机

原发性急进性肾小球肾炎是一种免疫损伤性弥漫增生性新月体性肾小球肾炎,其抗原可能与感染、自身免疫、碳氢化合物有关。根据免疫病理可分为 3 个类型:① Ⅰ 型:又称抗肾小球基底膜(glomerular basement membrane,GBM)肾炎,由抗肾小球 GBM 抗体与 GBM 抗原相结合激活补体系统而致病,本型占 10%～20%。② Ⅱ 型:又称免疫复合物型,由循环免疫复合物的沉积或原位免疫复合物形成,激活补体系统而致病。本型患者常有前驱上呼吸道感染史,提示其致病抗原可能与某些病原体(病毒或细菌等)有关,本型占 20%～30%。③ Ⅲ 型:又称寡免疫复合物型,其特点是肾小球内无或仅有微量免疫球蛋白沉积。现已证实 50%～80%的本型患者为原发性小血管炎所致的肾损害,患者血清抗中性粒细胞胞质抗体(anti-neutrophil cytoplasmic antibody,ANCA)常呈阳性,又称为抗中性粒细胞胞质抗体相关性肾炎,本型占 40%～50%。

二、病理改变

急性期肾脏体积增大、表面光滑,呈苍白色,可有点状或片状出血,又称"蚤咬肾"或"大彩肾"。病理类型为新月体性肾小球肾炎。

光镜下的特征性表现是广泛(50%以上)的肾小球囊内可见大量新月体形成(占鲍曼囊50%以上)。病变早期肾小球内也存在节段性坏死,或局灶节段性肾小球肾炎,这是血管炎综合征的特征。后期以胶原纤维沉积为主者称为纤维性新月体。

免疫荧光检查是分型的主要依据。Ⅰ型:IgG 及 C3 呈光滑线条状沿肾小球毛细血管壁沉积;Ⅱ型:IgG 及 C3 呈颗粒状沉积于系膜区及毛细血管壁;Ⅲ型:肾小球内无或仅有微量免疫球蛋白沉积。

电镜下,Ⅱ型可见电子致密物在系膜区和内皮下沉积,Ⅰ型和Ⅲ型无电子致密物。

新月体形成后可产生 2 种危害:①压迫血管球,造成血流障碍,血管球逐渐萎缩、硬化;②阻塞球囊腔,影响原尿的生成,从而肾小球的功能逐渐丧失并纤维化。

三、临床表现

1. 起病急骤,发展迅速,病情重。

2. 蛋白尿、血尿、管型尿、水肿等表现均较明显,常伴有高血压,迅速发展的贫血及低蛋白血症,亦可表现为肾病综合征。

3. 肾功能进行性恶化,出现少尿或无尿。如无有效治疗,常于数周至数月内发展为尿毒症,需要肾脏替代治疗维持生命。

四、诊断要点

1. 患者可有前驱呼吸道感染,起病急骤,发展迅速,很快出现少尿甚至无尿及肾功能进行性恶化至尿毒症阶段。Ⅲ型患者常有系统性血管炎的表现。

2. 血尿明显,可有蛋白尿、管型尿。

3. 常有迅速发生和发展的贫血和低蛋白血症。

4. 肾功能进行性恶化,如未能及时有效控制,多在几周至几个月内发展至终末期肾衰竭。

5. 排除继发性急进性肾小球肾炎(如狼疮性肾炎等)即可诊断为原发性。

6. 肾活检提示大量新月体形成。

五、鉴别诊断

原发性急进性肾小球肾炎需与以下疾病鉴别。

1. 继发性急进性肾小球肾炎　肺出血肾炎综合征、狼疮性肾炎及过敏性紫癜肾炎均可引起新月体性肾小球肾炎,依据肾外临床表现和实验室检查可鉴别。

2. 原发性肾小球疾病　重症系膜毛细血管性肾小球肾炎或重症毛细血管内增生性肾小球肾炎等原发性肾小球疾病病理改变无新月体形成,但病变较重时出现肾功能急剧恶化,临床上难以鉴别,诊断有赖于肾活检。

3. 急性肾小管坏死　常有肾缺血、肾毒性药物或肾小管堵塞等诱因,临床上无急性肾炎综合征表现,而以肾小管损害为主。

4. 急性过敏性间质性肾炎　有明确的用药史或过敏反应,血、尿嗜酸性粒细胞增加,肾活检可确诊。

5. 梗阻性肾病　患者突发无尿,无急性肾炎综合征表现,影像学检查可发现尿路梗阻。

六、治疗

争取早期诊断、早期治疗。早期做出病因诊断和病理分型至关重要,诊断明确后应尽快进行强化治疗,同时给予中药对症治疗和支持治疗。

(一)强化血浆置换治疗

分离并弃去患者的血浆,以等量正常人的血浆重新输入患者体内,每日或隔日一次,每次置换量 $2\sim4L$,直至血清抗体转阴或病情好转,一般需 10 次左右。同时配合常规剂量 GC[$1mg/(kg\cdot d)$]及细胞毒性药物,如 CTX $2\sim3mg/(kg\cdot d)$,累计剂量不超过 8g。本疗法主要适用于Ⅰ型和肾功能恶化急需透析治疗的Ⅲ型患者。伴有威胁生命的肺出血患者,血浆置换是首选治疗。

(二) 甲泼尼龙(methylprednisolone,MP)联合 CTX 冲击疗法

MP 0.5~1.0g,溶于 5%葡萄糖注射液中静脉滴注,每日或隔日 1次,连续使用 3 次为 1 个疗程。间隔 3~5 天进行下一疗程,共使用 1~3个疗程。以后根据病情 1~2 周可再次使用 1~2 次。冲击治疗后改用泼尼松口服,每日 1mg/kg,8 周后逐渐减量,至维持量(每日 0.5mg/kg)时需服用较长时间,整个疗程长达 1~5 年,冲击期间停服泼尼松。静脉滴注时需监测血压,并在滴注前 3 小时至滴注后 24 小时,避免使用利尿药,以保持药物效果。如缺乏 MP,可用地塞米松 150mg 代替。由于超大剂量使用 GC,可出现许多不良反应,因此,对患有精神病、糖尿病、活动性溃疡、肺结核及其他活动性感染患者禁用。对有严重水钠潴留,甚至肺水肿,血钾明显升高者,可先做透析准备,然后再给予冲击治疗。冲击疗法对Ⅱ型和Ⅲ型急进性肾小球肾炎者,80%治疗效果良好,Ⅰ型效果较差。

(三) 肾脏替代治疗

凡急性肾衰竭达透析指征者,应及时透析治疗。对强化治疗无效而肾功能无法逆转者,须进行长期维持性透析治疗。肾移植需在病情静止半年(如Ⅰ型患者抗 GBM 抗体转阴半年)以上才能进行。

(四) 中医治疗

根据其临床表现,本病大多属中医学"癃闭""关格""水肿"等范畴。中医认为本病多因风热毒邪外袭,首先犯肺,导致肺失宣降,水道通调失常,以致水液内停,风水相搏,泛溢肌表,发为水肿。继而风热之邪化为热毒,热毒与湿邪相合,湿毒内蕴,弥漫三焦,困阻脾胃,损伤肾脏,导致肺、脾、肾、三焦功能减退,水液代谢紊乱加剧,出现三焦水道壅塞,脾胃升降逆乱,肾关开合失常等一系列病理变化。故中医治疗本病重点应放在祛除"毒、瘀、浊"三个方面。在辨证论治的基础上,加减用药。

1. 清热解毒　选用白花蛇舌草 30g,半枝莲 20g,龙葵 15g,金银花 30g,地榆 15g,土茯苓 30g 等。

2. 活血化瘀　选用丹参 20g,赤芍 10g,川芎 15g,红花 10g,水蛭 6g 等。

3. 泄浊　芳香化浊常用藿香 15g,佩兰 15g,白豆蔻 15g,紫苏梗 10g;渗湿泄浊常用土茯苓 20g,泽泻 15g,金沙藤 10g,车前草 30g;通腑降浊常用大黄 10g(后下),枳实 10g 等,或用降氮胶囊,每次 4 粒,每日 3 次。待病情平稳后,气虚者加黄芪 30g,太子参 15g,黄精 14g 等;阴虚者加女贞子 15g,墨旱莲 15g,龟甲 30g(先煎),鳖甲 30g(先煎)等;阳虚者加黑附片 15g(先煎),肉桂 6g,仙茅 15g,淫羊藿 15g,巴戟天 15g 等;血虚者加制何首乌 20g,当归 15g,鸡血藤 15g 等。

七、临证经验

关于 GC 与中药配合使用的经验

冲击使用超大剂量 GC,常可出现许多不良反应,如抵抗力下降、易感染,肾上腺功能不全,出现满月脸、兴奋失眠、五心烦热、自汗盗汗、多毛、痤疮等,此时若能恰当地配合中药治疗,不仅能减轻 GC 的不良反应,而且还能提高 GC 的耐受性。

在大剂量 GC 治疗阶段,患者常出现阴虚火旺证候,此时应配合使用滋阴降火法治疗。如滋阴健肾方加减:生地黄 20g,玄参 10g,女贞子 15g,墨旱莲 15g,知母 15g,黄柏 10g,益母草 20g,地龙 15g。既能拮抗外源性 GC 的反馈抑制作用,减轻 GC 的不良反应,又能提高患者对 GC 的耐受性。

当 GC 减量阶段,患者常出现气阴两虚证候时,需配合益气养阴法治疗,如益气健肾汤加减:黄芪 30g,太子参 15g,生地黄 20g,女贞子 15g,墨旱莲 15g,当归 10g,益母草 20g,地龙 15g,莪术 15g,既能防止 GC 撤减综合征,又可防止复发。

进入 GC 维持治疗阶段,患者常出现脾肾气(阳)虚证候,需配合使用健脾补肾的中药治疗,如补阳健肾汤加减:黄芪 30g,当归 10g,锁阳 30g,淫羊藿 15g,肉苁蓉 15g,茯苓 15g,山药 20g,益母草 30g,莪术 15g。温肾补阳,巩固疗效。

在 3 个治疗阶段中均加入活血化瘀药物,如莪术、益母草、泽兰、丹参、水蛭等对提高疗效大有益处。

八、验案举隅

韩某,男,35 岁,干部。初诊日期:2006 年 3 月 20 日。

水肿,尿少,头痛,恶心 1 周。就诊前 10 天出差途中感冒、发热,服感冒通(具体不详)后热退,但咽喉疼痛,咳嗽,服阿莫西林(具体不详)不见效。就诊前 1 周来晨起眼睑水肿,2~3 天后全身水肿,尿量很少,如浓茶色,全身疲乏困痛,恶心纳呆,头痛,头昏,就诊于门诊。查体:BP 160/98mmHg,T 38.5℃,面部水肿,腹水征阳性,双下肢凹陷性水肿,舌质暗红,苔微黄厚,脉沉弦数。尿检:蛋白(+++),隐血(+++),镜下红细胞 10~13 个/HP,颗粒管型 3~5 个/HP,门诊以急性肾小球肾炎收入住院。入院后检查:蛋白(+++),隐血(+++),镜下红细胞 8~12 个/HP,颗粒管型 2~5 个/HP,24 小时尿量 450ml,血红蛋白 98g/L,BUN 10.35mmol/L,Scr 235.6μmol/L,血清总蛋白 60.0mmol/L,白蛋白 34.0mmol/L,球蛋白 26.0mmol/L,白蛋白/球蛋白比值 1.3,总胆固醇 5.67mmol/L,三酰甘油 1.52mmol/L,高密度脂蛋白 1.41mmol/L,低密度脂蛋白 2.99mmol/L。西医诊断:急进性肾小球肾炎。中医辨证分析:病位在脾肾,病性属湿浊瘀毒,辨证:脾肾虚衰,水毒湿浊泛滥证。治则:温阳健脾,利水消肿。方药:五苓散合五皮饮加减。茯苓 30g,猪苓 30g,泽泻 20g,炒白术 30g,桂枝 15g,大腹皮 15g,陈皮 15g,清半夏 15g,桑白皮 15g,玉米须 30g,生姜 30g。连服 3 剂。蛭龙通络胶囊、活血通脉胶囊,每次各 6 粒,每日 3 次,冲服。西药:硝苯地平缓释片

20mg,每日 1 次,口服;双嘧达莫片 50mg,每日 3 次,口服。

二诊(2006 年 3 月 24 日):尿量稍有增加,病情仍重,恶心,呕吐,因服用中医汤剂及胶囊后恶心加重,暂停蛭龙通络胶囊、活血通脉胶囊及中药汤剂。加用低分子肝素钙 5 000U/d。余西药继服。

三诊(2006 年 3 月 30 日):病情仍重,复查肾功能:BUN 21.5mmol/L,Scr385.8μmol/L,因患者拒绝肾穿刺,急予 MP 冲击治疗:MP1.0g,溶于 5%葡萄糖注射液 250ml 中静脉滴注,每日 1 次,连续 3 次。停用低分子肝素钙 5 000U/d。余西药继服。

四诊(2006 年 4 月 2 日):MP 冲击治疗 3 天后,改为泼尼松 60mg/d,晨顿服。并予 CTX,第 1 天 0.4g,第 2 天 0.6g,加入 5%葡萄糖注射液 250ml 中静脉滴注,每 2 周 1 次。

五诊(2006 年 4 月 15 日):精神食欲稍好,尿量增多,24 小时约 1 500ml,水肿明显减轻,潮热,汗多,失眠,口干渴。查体:BP 135/80mmHg,面部潮红,腹水征阴性,双下肢胫前轻压迹,舌质暗红,少苔,脉弦数。尿检:蛋白(++),隐血(++),镜下红细胞 5~8 个/HP。此乃使用大剂量 GC 后,患者已开始出现阴虚火旺证候,遂予滋阴降火的养阴健肾汤加减。生地黄 30g,玄参 15g,牡丹皮 15g,女贞子 15g,墨旱莲 15g,知母 15g,黄柏 10g,玉米须 30g,地龙 15g。28 剂。蛭龙通络胶囊、活血通脉胶囊,每次各 6 粒,每日 3 次,冲服。余西药继服。

六诊(2006 年 5 月 18 日):患者出院后,病情一直稳定,精神食欲俱增,舌质红,苔薄白,脉弦数。尿检:蛋白(±),隐血(++),镜下红细胞 0~3 个/HP。复查肾功能:BUN 10.5mmol/L,Scr 135.6μmol/L。GC 初始阶段治疗已 6 周,CTX 累积量已达 3g。中药上方加减继服,14 剂,西药继服。

七诊(2006 年 5 月 30 日):病情稳定,BP 130/80mmHg,舌质红,苔薄白,脉弦数。尿蛋白 0.45g/24h。GC 开始减量,2 周减 5mg,余西药继服。中药上方加减继服 28 剂。

八诊(2006年8月30日):患者CTX用至8g停药。GC已减量至15mg/d,自觉无明显不适,但不耐劳累。查体:舌淡红,舌体胖嫩,苔白,脉弦。复查尿常规、肾功能均正常,尿蛋白0.08g/24h。患者证型已转为脾肾气虚为主,治宜健脾补肾。药用补阳健肾汤加减。黄芪60g,当归15g,锁阳15g,淫羊藿15g,炒白术15g,茯苓15g,益母草30g,莪术15g。28剂,以温肾健脾,巩固治疗。GC每月减2.5mg。停用蛭龙通络胶囊、活血通脉胶囊、硝苯地平缓释片及双嘧达莫片。

随访(2007年5月23日):GC撤完已3个月,无任何不适,很少感冒,尿检、肾功能均正常。

按语:急进性肾炎的临床表现酷似重症急性肾炎,易于误诊,因此一定要严密观察病情,尽早做出诊断,方能及早正确地用药。若能恰当地使用MP冲击治疗,可抑制新月体毁坏肾小球(其破坏过程仅需1~2周时间),以挽救患者的生命。若患者在新月体破坏大部分肾小球之前,便给予正确的治疗,有效率可达80%。

急进性肾炎是一种免疫损伤性弥漫增生性新月体性肾小球肾炎,进展迅速,病情重,预后差,若不及时治疗,就可以在短期内发展至终末期肾衰竭。因此,在治疗上一定采取中西药有机结合,多途径给药及多种治疗手段综合应用,以达到中西药在治疗上的协同增效作用及中药对西药不良反应的拮抗作用,以提高治疗效果。

第三节　慢性肾小球肾炎

慢性肾小球肾炎(chronic glomerulonephritis,CGN),简称慢性肾炎,是一组临床最常见的肾小球疾病。本病是由多种病因引起,病理类型和临床表现多样,伴随不同程度肾功能损害的肾小球疾病,最终进展为慢性肾衰竭。常见的临床表现为蛋白尿、血尿、高血压和不同程度的水肿。本病病情迁延,病变进展缓慢,若无有效治疗最终将发展为终末期肾衰竭。临床上常根据肾脏萎缩、蛋白尿和肾功能损害推测诊断慢性肾小球肾炎,但确诊还需具有肾脏病理组织学依据。

一、病因病机

慢性肾小球肾炎的病因、发病机制和病理类型不尽相同,仅有少数是由急性肾炎发展而来,绝大多数确切病因尚不清楚,起病即属慢性。导致病程慢性化的机制除免疫因素外,非免疫非炎症因素占有重要地位。

二、病理类型

慢性肾小球肾炎病理改变可见多种病理类型,常见的有:①系膜增生性肾小球肾炎(包括 IgA 肾病和非 IgA 系膜增生性肾小球肾炎);②系膜毛细血管性肾小球肾炎(又称膜增生性肾小球肾炎);③膜性肾病;④局灶节段性肾小球硬化等。当病变进展至后期,所有上述不同类型病理变化均可转化为程度不等的肾小球硬化和肾小管间质纤维化,双肾体积缩小,肾皮质变薄,而呈终末期肾脏病的改变。

三、临床表现

慢性肾炎可发生于任何年龄,男性多见,起病隐匿,病程缓慢。临床表现多样,早期患者可无任何症状,蛋白尿、血尿、高血压、水肿是其基本表现,可伴有不同程度肾功能减退,逐渐进展为慢性肾衰竭。部分患者可因感染、劳累、使用肾毒性药物等致病情急剧恶化,去除诱因和适当治疗可使病情得到一定程度的缓解。病情进展与病理类型及治疗是否合理有关。

四、诊断要点

1. 起病隐匿,进展缓慢,病情迁延,早期可无任何症状,或仅表现

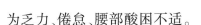

为乏力、倦怠、腰部酸困不适。

2. 不同程度的水肿、蛋白尿、血尿、高血压是其基本表现。随着病情发展,可伴有不同程度的肾功能减退、贫血、电解质紊乱等,逐渐发展为慢性肾衰竭。病情进展与病理类型及治疗是否合理有关。

3. 病程中可因感染、劳累、使用肾毒性药物等致病情急剧恶化,发作时有类似急性肾小球肾炎的表现。

4. 尿蛋白在 1~3g/d 之间,尿沉渣镜检红细胞增多,可见管型。肾功能正常或轻度受损,病史超过 3 个月,均应考虑本病。

五、鉴别诊断

(一) 继发性肾小球疾病

1. 狼疮性肾炎　多见于青年女性,常伴发热、皮疹、关节疼痛、多浆膜腔积液、血三系减少等系统性表现,ANA、抗双链 DNA(anti-double-stranded DNA,ds-DNA)抗体、抗 Sm 抗体阳性,肾脏病理免疫荧光示"满堂亮"。

2. 过敏性紫癜肾炎　可有过敏史,肾脏病变多在特征性的皮肤紫癜后数周内出现,可伴关节痛、腹痛等,肾组织免疫荧光为系膜区以 IgA 为主的免疫复合物沉积。

3. 乙型肝炎相关性肾小球肾炎　患者多有乙型肝炎病毒感染史,血中乙型肝炎表面抗原阳性,临床表现为血尿、蛋白尿或肾病综合征,肾脏病理免疫组化可见有乙型肝炎表面抗原在肾小球沉积。

4. 糖尿病肾病　多有多年糖尿病病史,后出现蛋白尿或肾病综合征,无明显血尿,常合并糖尿病视网膜病变和外周神经病变。

5. 肾淀粉样变性　有肾脏损害,尿蛋白阳性,甚至出现肾病综合征。血清或尿液可检测到异常的轻链,肾脏病理为无定形物质沉积于系膜区、肾小球基底膜、肾小管基底膜及血管壁,刚果红染色阳性。

6. 遗传性肾炎　常有家族史,除肾脏表现外,尚有高频性神经性耳聋,部分患者可有眼部病变,电镜下肾小球基底膜薄厚不均、分层、断裂为其特征性的病理改变。

7. 多发性骨髓瘤肾损害 好发于中老年男性,肾脏受累时出现蛋白尿,但同时有骨髓瘤特征性表现,血浆蛋白电泳出现 M 带,尿单克隆轻链蛋白增高等。骨髓穿刺见到大量骨髓瘤细胞可以确诊。

(二) 高血压肾病

有较长的高血压病史,一般在 5~10 年后出现尿检异常,尿蛋白一般<1.5g/d,罕见有持续性血尿,肾小管功能损伤较早发生,表现为尿量增多和夜尿增多,肾血管病变与心、脑血管及视网膜血管硬化性改变同步,眼底检查常见视网膜动脉硬化表现。

(三) 慢性肾盂肾炎

多见于女性患者,常有反复发作的尿路感染史,尿沉渣中白细胞较多,可有白细胞管型,尿细菌培养阳性,肾功能损害多以肾小管损害为主,静脉肾盂造影两侧肾脏大小不等,肾盂肾盏结构变形等。

六、治疗

慢性肾小球肾炎的治疗,西医主要是防止或延缓肾功能进行性恶化,防止心脑血管并发症。中医治疗从整体着眼,辨证论治,对改善临床症状有一定的优势,现介绍如下。

(一) 中医辨证论治

本病病机特点是本虚标实,即在本虚的基础上,实邪为患。本虚主要是肺、脾、肾三脏功能不同程度的失调及气、虚、阴、阳的亏损;标实主要是风、热、水湿、血瘀、湿热和浊毒等,在整个病程中夹杂出现。

1. 本证

(1)肺肾气虚证

主症:面色无华,面浮肢肿,倦怠乏力,易感冒,自汗,腰膝酸软,手足不温。舌淡红,苔白,脉弱。

治法:益气固表,利水活血。

方药:益气固肾汤(刘宝厚经验方,下同)加减。黄芪30g,当归15g,党参15g,茯苓20g,炒白术15g,防风10g,菟丝子15g,女贞子15g,芡实30g,丹参15g,益母草15g,莪术15g,石韦30g。蛋白尿加蛭龙通络胶囊,每次4~5粒,每日3次,口服;血尿加活血止血胶囊,每次4~5粒,每日3次,口服。

(2)脾肾阳虚证

主症:面色㿠白,形寒肢冷,腰膝酸软,尿少水肿,甚则出现胸腔积液、腹水、神疲乏力,腹胀纳差,大便稀溏,性功能低下或月经失调。舌淡胖、有齿印,苔白滑,脉沉细或沉迟无力。

治法:温肾健脾,利水活血。

方药:补阳健肾汤加减。黄芪30g,淫羊藿15g,肉苁蓉15g,菟丝子15g,女贞子15g,山药15g,茯苓15g,益母草15g,当归15g,莪术15g。蛋白尿加蛭龙通络胶囊,血尿加活血止血胶囊。

(3)肝肾阴虚证

主症:头晕耳鸣,腰膝酸软,咽干舌燥,五心烦热,潮热盗汗,失眠多梦,目睛干涩或视物模糊,性功能低下或月经不调。舌红瘦少苔,脉弦细或细数。

治法:滋补肝肾,养阴活血。

方药:养阴健肾汤加减。生地黄30g,玄参15g,女贞子15g,墨旱莲15g,知母15g,牡丹皮15g,黄柏10g,益母草15g,地龙15g。蛋白尿加蛭龙通络胶囊,血尿加活血止血胶囊。

(4)气阴两虚证

主症:面色无华,倦怠乏力,易感冒,腰膝酸软,手足心热,口干咽燥,午后潮热。舌红少苔,脉细数或细涩。

治法:益气养阴,活血通络。

方药:益气健肾汤加减。黄芪30g,太子参15g,生地黄30g,女贞子

15g,墨旱莲 15g,益母草 15g,当归 15g,莪术 15g,地龙 15g,石韦 30g。蛋白尿加蛭龙通络胶囊,血尿加活血止血胶囊。

(5)湿热蕴结证

主症:面浮肢肿,咽喉肿痛,或皮肤疖肿,或尿短赤或涩痛不利,或倦怠乏力,口干或口黏,脘闷纳呆。舌暗红,苔黄厚,脉滑数。

治法:清热利湿,祛风通络。

方药:清热健肾汤加减。白花蛇舌草 30g,半枝莲 15g,青风藤 15g,龙葵 15g,蝉蜕 10g,当归 15g,益母草 15g,白茅根 30g,石韦 30g,莪术 15g。蛋白尿加蛭龙通络胶囊,血尿加活血止血胶囊。

2. 标证　凡具备下列任何 1 项者,即可确定。

(1)湿热:①咳嗽、咳痰,痰呈黄色,或咽部肿痛、扁桃体红肿;②皮肤疖肿、疮疡、湿疹;③上腹部胀满不适,纳呆恶心,口干不思饮;④小便黄赤、灼热或涩痛不利;⑤腰困重疼痛;⑥舌苔黄腻,脉濡数或滑数。凡有湿热证者,首先选用清热健肾汤加减治疗,彻底清除湿热,湿热不除,蛋白难消。

(2)血瘀:①面色黧黑或晦暗;②腰痛固定或呈刺痛;③肌肤甲错或肢体麻木;④舌质紫暗或有瘀点、瘀斑,脉细涩;⑤尿纤维蛋白降解产物含量升高;⑥血液流变学检测全血黏度、血浆黏度升高。慢性肾小球肾炎各种证型均有血瘀存在,只是程度轻重不等,治疗时必须在本证的基础上加用活血化瘀药,如丹参、赤芍、桃仁、红花、川芎、莪术、水蛭等。

(3)湿浊:①脘闷纳呆,恶心呕吐;②身体困倦或精神萎靡;③BUN、Scr升高。说明患者已出现肾损害,可参照“第十章第二节慢性肾衰竭”治疗。

(二) 中成药

1. 肾炎康复片　肾炎康复片有益气养阴,健脾补肾的功能。用于慢性肾炎的气阴两虚,脾肾不足,水湿内停所致的水肿。每次 5 片,每日 3 次,口服。

2. 黄葵胶囊　黄葵胶囊有清利湿热,解毒消肿的功能。用于慢性肾小球肾炎之湿热证。每次 5 片,每日 3 次,口服,8 周为 1 个疗程。

3. 昆明山海棠片(火把花根片)　昆明山海棠片有祛风除湿,舒筋活络,清热解毒的功效,还具有抑制病理性免疫反应、消炎、镇痛的作用。适用于慢性肾小球肾炎、类风湿性关节炎、红斑狼疮。每次 3～5 片,每日 3 次,口服。

4. 雷公藤多苷片　具有抗炎及免疫抑制作用。每次 1～2 片,每日 2～3 次,口服。

(三)西药对症治疗

1. 高血压　控制血压的目的不仅是预防高血压的心脑血管风险,而且也是延缓肾功能的进展。2012 年,国际肾脏病组织"肾脏病:改善全球预后",(Kidney Disease:Improving Global Outcomes,KDIGO)正式发布的肾小球肾炎临床实践指南(以下简称 KDIGO 指南)建议,在蛋白尿患者中,血压目标值应低于 130/80mmHg 以下。与原发性高血压一样,限盐、控制体重、适当锻炼和戒烟,是治疗中必不可少的措施。如果这些治疗仍无法达到目标值,则需使用抗高血压药物。首选 ACEI 或 ARB 制剂,如依那普利 5～10mg,每日 2 次;福辛普利 10～40mg,每日 1 次;缬沙坦胶囊 80mg,每日 1 次;氯沙坦钾片 50mg,每日 1 次;厄贝沙坦 150mg,每日 1 次。这类药物除有降压作用外,还能降低肾小球毛细血管内压力,可延缓肾功能恶化,并能减少蛋白尿。如患者存在使用 ACEI 或 ARB 类药物禁忌证,或因其副作用不能耐受时,可改用 CCB,如非洛地平缓释片 2.5～10mg,每日 1 次;或氨氯地平缓释片 5～10mg,每日 1 次。但这类药物有扩张入球小动脉的作用,可能会加重蛋白尿的排泄。

2. 蛋白尿　多数研究表明,在肾小球疾病中,肾功能进行性减退与蛋白尿相关,因此减少蛋白尿是保护肾功能的第二个关键因素。ACEI 和 ARB 类药物可减少限盐饮食患者的尿蛋白,有效率为 40%～50%。用药剂量应缓慢增加,以免发生低血压症状。常见的不良反应为高钾血症,联合襻利尿剂即可避免。当使用 ACEI 出现难以忍受的干咳时,可用 ARB 代替。这两种药物都可降低肾小球滤过率,Scr 浓度可能会增加 10%~30%,但这种轻度的增加反映了 ACEI 和 ARB 的疗效,除非 Scr 持续增加,否则不应快速停药。

3. 避免肾毒性物质　除了可能诱发急性肾损伤(acute kidney injury,AKI)的非甾体类抗炎药(nonsteroidal anti-inflammatory drug,NSAID),如吲哚美辛、对乙酰氨基酚、布洛芬双氯芬酸、萘普生等外,其他肾毒性药物,如细胞毒性药物和氨基苷类抗生素也应谨慎使用。

七、临证经验

慢性肾小球肾炎仅有少数患者(6%~18%)是由急性肾炎发展而来,绝大多数患者当出现明显临床症状时即属慢性。为此,在诊断时必须明查病机,绝不能疏漏。在认真排除继发性肾小球肾炎及遗传性肾小球肾炎后,才可诊断为原发性慢性肾炎。

1. 本病的中医病机特点是本虚标实,是一种虚中夹实之证。本虚主要是肺、脾、肾、肝四脏的不同程度虚损,其中以脾肾虚损尤为重要,是导致慢性肾炎发病的内在因素。标实是指邪气亢盛,如风邪、湿邪、热邪、瘀血和湿浊之邪,其中以风邪、湿热和瘀血的影响最大,是导致病情持续发展和肾功能进行性减退的重要病理因素。临证时务必辨明标本虚实的孰轻孰重,采取标本兼治,扶正祛邪或急则治标,缓则治本的治法。

2. 笔者对符合慢性肾小球肾炎诊断标准的 130 例患者,采用上述中医辨证分型方案进行治疗,结果:完全缓解 59 例(45.4%),基本缓解 34 例(26.2%),好转 21 例(16.1%),无效 16 例(12.3%)。治疗前肾功能有不同程度损害者 61 例,其中,Ⅰ期 37 例,Ⅱ期 24 例,治疗后有 38 例患者有不同程度的改善,其中有 21 例恢复到正常。

笔者又于 2001—2002 年将符合慢性肾小球肾炎诊断,中医辨证为湿热蕴结证的 128 例患者随机分为两组,治疗组 98 例,采用具有清热利湿,活血通络功效的清热健肾颗粒(刘宝厚清热健肾汤经验方院内颗粒制剂,下同),每次 1 包(5g),每日 3 次;蛭龙通络胶囊 5 粒,每日 3 次。对照组 30 例,采用肾炎四味片,每次 8 片,每日 3 次,口服。疗程 8 周。结果:治疗组 98 例,总有效率 88.8%,缓解率 70.4%;对照组 30 例,总有效率 76.7%,缓解率 46.7%,两组疗效有显著性差异(P<0.05,P<0.01),治疗组明显高于对照组。治疗组治疗前有肾损害者 32 例(占 32.7%),治疗后 BUN、Scr 均有明显下降(P<0.05)。对照组 9 例(占 30%),治疗后 BUN、Scr 虽有下降,但无统计学差异。提示清热健肾颗粒是治疗慢性肾小球肾炎安全有效的药物,不仅能减少尿蛋白,尚有改善肾功能的作用。

八、验案举隅

冯某,男,40 岁,干部,江苏人。初诊日期:2009 年 3 月 12 日。

间断颜面及双下肢水肿 3 年余。患者于 2018 年 6 月,因颜面及双下肢水肿,蛋白尿(+++),隐血(++),住某省级医院,经化验检查(具体不详),诊断为:慢性肾小球肾炎。病理诊断:系膜增生性肾小球肾炎。给予对症治疗(具体不详),病情未见明显好转,遂就诊于刘宝厚教授门诊,要求中医治疗。

就诊时,患者自述疲乏纳差,脘腹胀满,畏寒肢冷,夜尿多于白昼,平日易感冒。查体:BP 150/90mmHg,面色萎黄,颜面及下肢轻度水肿,舌淡而暗,舌体胖大,边有齿痕,苔白根厚,脉弦微数。实验室检查:尿蛋白(+++),隐血(++),红细胞 3~5 个/HP,尿蛋白定量 2.38g/24h,血红蛋白 108g/L,BUN 8.85mmol/L,Scr138.2μmol/L,血清总蛋白 60.9mmol/L,白蛋白 39.4mmol/L,球蛋白 21.5mmol/L,白蛋白/球蛋白比值 1.42,总胆固醇 5.17mmol/L,三酰甘油 1.52mmol/L,高密度脂蛋白 1.41mmol/L,低密度脂蛋白 2.99mmol/L。临床诊断:慢性肾小球肾炎,慢性肾脏病 2 期。中医辨证分析:病位在脾、肾,病性属阳虚+血瘀。辨证:脾肾阳虚,脉络瘀阻。治则:温肾健脾,化瘀通络。选方:真武汤合当归补血汤加味。药用:黄芪 60g,当归 15g,黑附片 20g(先煎),茯苓 30g,炒白术 30g,桂枝 15g,白芍 15g,干姜 15g,益母草 15g,莪术 15g。14 剂。蛭龙通络胶囊 6 粒,每日 3 次;贝那普利 10mg,每日 1 次。

二诊(2009 年 3 月 26 日):水肿明显减轻,精神食欲俱增,畏寒,无腹胀。查体:BP 140/85mmHg,面色萎黄,舌淡而暗,舌体稍胖,边有齿痕,苔白根厚,脉弦微数。实验室检查:尿蛋白(++),隐血(++),红细胞 0~3 个/HP。原方加重附子用量至 30g,14 剂。

三诊(2009 年 4 月 12 日):水肿全消,精神食欲俱增,夜尿减少为 2 次,能去户外活动。查体:BP 135/75mmHg,面带红色,舌质淡红而暗,舌体稍胖,苔白稍厚,脉弦微数。实验室检查:尿蛋白(+),隐血(+),红细胞 0 个/HP。原方稍做调整:黄芪 60g,当归 15g,黑附片 30g(先煎),茯苓 15g,炒白术 15g,防风 15g,桂枝 15g,白芍 15g,干姜 15g,益母草 15g,莪术 15g。14 剂。蛭龙通络胶囊 6 粒,每日 3 次;贝那普利 10mg,每日 1 次。

四诊(2009 年 4 月 20 日):患者感冒 2 天,恶寒重,发热轻,头痛,咳嗽气急,咳白色泡沫痰,鼻塞。查体:BP 140/75mmHg,面色萎黄,眼睑微肿,舌红而暗,舌体稍胖,苔白厚,脉弦微数。实验室检查:尿蛋白(++),隐血(+),镜下:红细胞 0 个/HP。辨证分析:病位在表、在肺,病性属风寒。辨证:风寒袭肺证。急则治标,治则:祛风散寒,温肺化饮。选方:小青龙汤加减(《伤寒论》方)。药用:麻黄 10g,桂枝 15g,白芍 15g,半夏 10g,细辛 10g,杏仁 15g,五味子 15g,紫菀 15g,款冬花 15g,茯苓 15g,甘草 6g。7 剂。

五诊(2009 年 4 月 28 日):外感已解,咳嗽、咳痰痊愈,疲乏无力,食欲不振,畏寒肢冷。舌淡红而暗,舌体稍胖,苔白厚,脉弦微数。采用三诊真武汤合当归补血汤方加减。28剂。

六诊(2009年7月13日),患者精神食欲俱佳,无明显不适,体质较前明显增强,上班工作不感到劳累,血压、尿检均正常,尿蛋白0.08g/24h,复查肾功能亦正常,予补阳健肾胶囊(刘宝厚补阳健肾汤Ⅱ号经验方颗粒制剂,下同),每次6粒,每日3次,巩固治疗半年。

随访(2010年10月25日):停药半年多,无任何不适,体质明显增强,未再感冒,24小时尿蛋白定量一直正常,肝功能、肾功能正常。

按语:西医学治疗慢性肾小球肾炎除对症治疗(降压、利尿)外,尚无特殊的治疗方法,中医治疗从整体调理,确有一定的优势。本例患者肾脏病理改变为系膜增生性肾小球肾炎,一直采用西药治疗3年余,病情反复,时轻时重,尿蛋白一直不消,肾功能轻度受损。患者就诊时表现为脾肾阳虚,脉络瘀阻证,自采用真武汤合当归补血汤加味,配合小剂量ACEI治疗以来,病情逐渐好转,治疗期间虽因上呼吸道感染引起病情波动,采用了小青龙汤加减治疗,1周即愈。整个疗程4个月,病情基本控制,蛋白尿消失,Scr正常,巩固治疗半年后,复查血压、尿蛋白定量、肝功能、肾功能均属正常。说明中医治疗本病,只要辨证准确,用药精当,必能取得很好的疗效。

第四节 隐匿型肾小球肾炎

隐匿型肾小球肾炎(latent glomerulonephritis,LGN)又称无症状性蛋白尿和/或血尿,是表现为轻至中度蛋白尿和/或肾小球源性血尿,常无水肿、高血压及肾功能损害的一组肾小球疾病。多在体检或偶然情况下做尿常规检查时发现。本病多见于儿童及青少年,男性较为常见。据报道本病的发病率占普查人群的0.79%。

一、病因病机

隐匿型肾小球肾炎的病因尚不清楚,部分患者可能与链球菌感染有关。其发病机制与其他原发性肾小球疾病一样，都是由免疫复合物沉积所引起的肾小球疾病。

二、病理类型

引起单纯性血尿的原发性肾小球疾病中常见的病理类型为肾小球轻微病变、系膜增生性肾小球肾炎、局灶增生性肾小球肾炎和 IgA 肾病等。一般为上述病理类型的轻型。

三、临床表现

起病隐匿，临床仅表现为轻至中度蛋白尿和/或血尿，常无水肿、高血压及肾功能损害等。故多数患者是在体检或就诊于其他疾病时发现尿检异常，才诊断为本病。

四、诊断要点

参照 1992 年的《原发性肾小球疾病分型与治疗及诊断标准专题座谈会纪要》提出的诊断标准。

1. 以往无急、慢性肾小球肾炎或其他肾脏病病史。

2. 无明显临床症状和体征，主要表现为单纯性蛋白尿和/或肾小球源性血尿。

3. 无高血压、水肿及肾功能损害。

4. 排除生理性蛋白尿、功能性血尿及非肾小球性血尿。

五、临床类型

依据临床表现可分为 3 种形式：①无症状性蛋白尿；②无症状性血尿；③无症状性血尿和蛋白尿。

（一）无症状性蛋白尿

无症状性蛋白尿多见于青年。临床上除轻度蛋白尿（<0.5～1.0g/

24h)外,无其他尿检异常,也无水肿、高血压等临床症状,肾功能正常,血液的生化及免疫学检查均在正常范围。但必须排除生理性蛋白尿、直立性蛋白尿、溢出性蛋白尿(如多发性骨髓瘤无症状期)、肾小管性蛋白尿(如慢性肾盂肾炎)和系统性疾病所致蛋白尿(如肾淀粉样变性、糖尿病肾病早期、轻型狼疮性肾炎)等才能确立隐匿型肾小球肾炎无症状性蛋白尿。

引起无症状性蛋白尿的肾小球疾病的病理类型以轻微的系膜增生性肾小球肾炎或 IgA 肾病多见。亦可见于局灶节段性肾小球硬化或膜性肾病。由于本病临床上无明显症状,肾功能正常,仅为少量蛋白尿,一般无须做肾活检。

(二) 无症状性血尿

无症状性血尿亦称单纯性血尿,多见于青少年,以肾小球源性血尿为突出表现,可呈持续性或反复发作性,常在剧烈运动或上呼吸道感染后加重,但无水肿、高血压、蛋白尿及肾功能减退为特征,故称为"单纯性血尿"或"无症状性血尿"或"隐匿型肾小球肾炎血尿型",其病理类型常见 IgA 肾病、非 IgA 系膜增生性肾小球肾炎、局灶性肾小球肾炎和薄基底膜肾病等。

(三) 无症状性血尿和蛋白尿

持续性或反复发作的镜下血尿,同时有轻度蛋白尿(<1g/24h),无高血压、水肿和肾功能减退等临床症状和体征,属隐匿型肾小球肾炎的一种临床表现形式。本病可长期迁延,也可间歇性出现。本病也可自愈,也可发展为慢性肾小球肾炎。

六、治疗

西医对隐匿型肾小球肾炎无特殊疗法,本病治疗主要采用中医治疗。

(一) 中医辨证论治

1. 无症状性蛋白尿

(1)脾肾气虚证

主症:疲乏无力,食欲不振,腰膝酸软,头晕耳鸣,易患感冒,尿中泡沫多,舌淡胖,苔白,脉细弱。

治法:益气,健脾,固表。

方药:补中益气汤加减。黄芪 30g,当归 15g,山药 15g,党参 15g,白术 15g,升麻 10g,防风 10g,石韦 30g,益母草 15g,芡实 30g,金樱子 15g,菟丝子 15g,沙苑子 15g。

加减:阴虚加生地黄 15g,枸杞子 15g,女贞子 15g;血瘀加红花 10g,桃仁 15g,赤芍 10g;血尿加白茅根 30g,紫珠草 30g,藕节 15g。

（2）三焦湿热证

主症:上焦湿热表现为咽喉疼痛,或扁桃体红肿,或皮肤疖肿;中焦湿热表现为胁肋胀痛,脘闷纳差,口黏口苦;下焦湿热表现为尿频、尿急、尿灼热;舌质红,苔黄厚,脉滑数。

治法:清热利湿。

方药

上焦湿热证:采用清热健肾汤加减。金银花 30g,桑叶 10g,白僵蚕 10g,青风藤 20g,石韦 30g,白茅根 30g,当归 10g,益母草 30g,莪术 15g,蝉蜕 10g。加减:咽喉干痛或扁桃体肿大,加桔梗 10g,马勃 15g,玄参 10g;皮肤疖肿加紫花地丁 30g,蒲公英 30g,白蒺藜 15g;血尿加小蓟 20g,藕节 15g。

中焦湿热证:采用大柴胡汤加减。柴胡 15g,黄芩 10g,大黄 10g(后下),枳壳 15g,清半夏 10g,白芍 12g,金银花 30g,木香 10g,生姜 15g。加减:脘腹胀满加厚朴 10g,炒苍术 15g,陈皮 10g;胁肋胀痛加川楝子 15g,延胡索 15g;热甚者加连翘 20g,蒲公英 30g。

下焦湿热证:采用清热通淋汤加减。忍冬藤 30g,龙葵 15g,石韦 30g,地榆 20g,海金沙 15g(包煎),乌药 10g,益智仁 15g,滑石 20g(包煎),甘草 5g。加减:发热、恶寒者,加柴胡 15g,黄芩 10g;血尿加小蓟 30g,藕节 15g;脓尿加败酱草 20g,生薏苡仁 30g。

（3）血瘀证

主症：病情迁延，眼眶暗黑，或面色晦暗，舌质暗红，或有瘀点，脉沉涩，血液呈高黏或高凝状态。

治法：活血化瘀。

方药：活血通络汤（刘宝厚经验方，下同）。益母草 30g，赤芍 15g，泽兰 15g，川芎 10g，地龙 15g，莪术 15g，山药 20g，三七 6g（研细粉末，分 3 次冲服）。

加减：血瘀重者，加水蛭 6g（研细粉末，分 3 次冲服）；兼湿热者，加石韦 30g，白花蛇舌草 30g，龙葵 15g。

2. 无症状性血尿

（1）阴虚内热证

主症：尿血鲜红，或呈镜下血尿，头晕耳鸣，腰酸腿软，五心烦热，口干咽燥，舌质红，苔少，脉细数。

治法：滋阴清热，凉血止血。

方药：知柏地黄丸合小蓟饮子加减。生地黄 30g，山萸肉 15g，女贞子 15g，小蓟 30g，藕节 15g，山栀子 10g，黄柏 10g，当归 15g，白茅根 30g，牡丹皮 15g，地骨皮 15g。

加减：外感风热，鼻塞、喷嚏者，加金银花 30g，连翘 20g，荆芥 15g，防风 15g；小便灼热加滑石 20g（布包），生甘草 5g，石韦 20g；咽痛、扁桃体发炎者，加玄参 10g，白僵蚕 10g，桔梗 10g，浙贝母 15g；皮肤疖肿者，加紫花地丁 30g，蒲公英 30g，苦参 15g；血瘀加三七粉 6g（分 3 次冲服）。

（2）气阴两虚证

主症：血尿时轻时重，平时以少量镜下血尿为主，稍有劳累血尿即加重，气短乏力，手足心热，口干咽燥，舌质红，苔薄白，脉沉细或细数。

治法：益气养阴，凉血止血。

方药：益气健肾汤加减。黄芪 30g，太子参 15g，生地黄 15g，女贞子

15g,墨旱莲 15g,当归 15g,益母草 30g,石韦 30g,小蓟 30g,藕节 15g。

加减:咽喉干燥加玄参 10g,麦冬 10g;血尿加小蓟 30g,藕节 15g,三七粉 6g(分 3 次冲服)。

3. 无症状性血尿和蛋白尿　无症状性血尿和蛋白尿的中医辨证论治基本与上述无症状性蛋白尿和无症状性血尿相同,可参照上述几种证型进行辨证论治。

(二) 西医治疗

1. 对患者应定期(至少每 3~6 个月 1 次)随访,监测尿沉渣、肾功能和血压变化。肾功能、血压正常,仅轻度蛋白尿(<0.5g/d)的患者,预后较好,无需行肾活检。虽肾功能正常,但蛋白尿一直超过 1g/d 的患者,建议做肾活检以明确诊断。特别是在 ACEI 或 ARB 治疗后,蛋白尿仍持续存在者。

2. 对反复发作的慢性扁桃体炎与血尿、蛋白尿发作密切相关者,可待急性期过后行扁桃体摘除术。

七、临证经验

1. 隐匿型肾小球肾炎应按中医辨证分型论治　本病在临床上往往无明显症状可辨,应根据患者体质类型、舌象,结合微观检查进行辨证(具体参见第二章,第一节)。隐匿型肾小球肾炎以气虚质、阴虚质和血瘀质为多见。但往往以病邪滞留为突出表现,如湿热留恋,或瘀血未除,常常是蛋白尿、血尿持续难消的主要原因,所以说"湿热不除,蛋白难消","瘀血不祛,肾气难复"。加强清热除湿、活血通络治疗,往往会取得较好的效果。

2. 临床观察　笔者采用清热除湿、活血化瘀为主治疗隐匿型肾小球肾炎 45 例(无症状性蛋白尿 13 例,无症状性血尿 18 例,无症状性血尿和蛋白尿 14 例),疗程 12 周。结果:完全缓解 17 例(37.78%),其中,无症状性蛋白尿 4 例,无症状性血尿 5 例,无症状性血尿和蛋白尿

8 例;显著缓解 21 例(46.7%);有效 3 例(6.67%);无效 4 例(8.89%);总有效率为 91.11%。说明清热利湿、活血化瘀法在治疗中的重要性,印证了"湿热不除,蛋白难消","瘀血不祛,肾气难复"的观点。

八、验案举隅

赵某,男,21 岁,学生。初诊日期:2010 年 3 月 18 日。

患者于年初发现尿中泡沫多、颜色深,在当地医院检查:尿蛋白(++),隐血(+++),红细胞 8~12 个/HP,因无任何明显不适,未做任何治疗。就诊前 1 周,因感冒,咽部疼痛,尿色深黄,尿检查:尿蛋白(+++),隐血(+++),镜下红细胞 10~15 个/HP。遂来就诊。自诉咽喉部干痛,平日易感冒,涕黄浊,全身不适。查体:BP 110/70mmHg,咽部微红,扁桃体Ⅱ°肿大、充血,舌质暗红,苔微黄厚,脉细微数。尿检:蛋白(++),隐血(+++),镜下红细胞 10~13 个/HP。暂给予银翘解毒丸,口服,住招待所做进一步检查。

二诊(2010 年 3 月 21 日):实验室检查显示,肝、肾功能及血浆蛋白均正常。诊断:隐匿型肾小球肾炎。辨证分析:病位在肺(上焦),病性属湿热、血瘀。辨证:上焦湿热,脉络瘀阻。治则:清热解毒,活血止血。选方:清热健肾汤加减。用药:金银花 20g,桑叶 15g,玄参 10g,马勃 10g,白僵蚕 15g,青风藤 30g,石韦 30g,白茅根 30g,三七粉 5g(分 3 次冲服)。14 剂。

三诊(2010 年 4 月 10 日):咽部已无不适,自觉无明显不适。BP 110/70mmHg,扁桃体Ⅱ°肿大,无充血,舌质暗红,舌体胖嫩,苔白稍厚,脉细微数。尿检:蛋白(±),隐血(++),镜下红细胞 0~2 个/HP。辨证分析:病位在肺气、肾阴,病性属虚、瘀。辨证:肺肾气阴两虚,脉络瘀阻。治则:益气养阴,活血通络。选方:参芪地黄汤加减。药用:黄芪 30g,太子参 10g,生地黄 20g,当归 10g,生山药 20g,女贞子 15g,墨旱莲

15g,牡丹皮 10g,莪术 15g,丹参 15g,益母草 15g,石韦 30g。21 剂。

四诊(2010 年 5 月 6 日):患者无明显症状,打球剧烈运动后或感冒后,尿检:蛋白(±),隐血(+),镜下红细胞 0～1 个/HP。舌质红,苔微黄,脉弦细微数。因上学无法煎药,改用中成药益气健肾胶囊(刘宝厚益气健肾汤颗粒制剂,下同),每次 5 粒,1 日 3 次;蛭龙通络胶囊,每次 4 粒,1 日 3 次。

五诊(2010 年 10 月 20 日):患者连服上述 2 种中药制剂 1 个月,自觉无任何不适,很少感冒,体质明显增强。BP 115/70mmHg,尿常规检查一直正常,尿总蛋白 0.08g/24h。复查肝功能、肾功能均正常,停药继续观察。

随访(2011 年 7 月 20 日):无症状,尿常规检查一直正常。

按语: 隐匿型肾小球肾炎的血尿、蛋白尿,时轻时重,反复发作,迁延难愈,是治疗上的棘手问题。目前西医学尚无特殊疗法,只有预防和治疗感染,避免应用损害肾脏的药物。笔者多年经验认为,中医中药确有很好的疗效,所以中医治疗是主要措施。治疗应遵循刘宝厚教授提出的"湿热不除,蛋白难消"和"瘀血不祛,肾气难复"的原则,当邪净正虚时,才应采取"益气健肾,活血通络"法,行长期治疗和随访观察。

第五节　成人原发性肾病综合征

肾病综合征(nephrotic syndrome,NS),是由于肾小球基膜的损伤、肾小球滤过屏障破坏而引起血浆蛋白从尿中丢失所产生的病理、生理状态。临床上以大量蛋白尿(尿蛋白≥3.5g/d)、低蛋白血症(血浆白蛋白≤30g/L),伴水肿、高脂血症为诊断标准。虽然肾病综合征具有共同的临床表现、病理生理和代谢变化,甚至在治疗方面亦有共同的规律,但由于肾病综合征是由多种疾病和不同病因、病理所引起的一组临床综合征,所以其临床表现、发病机制和防治措施等方面又有其各自的不同点。

一、病因分类

肾病综合征根据病因可分为原发性和继发性两大类,前者原发于肾小球疾病,如急性肾小球肾炎、慢性肾小球肾炎、急进性肾小球肾炎和 IgA 肾病;后者则是由全身性疾病损伤肾小球所致,如糖尿病肾病、狼疮性肾炎、乙型肝炎相关性肾小球肾炎、肾淀粉样变性、微生物、药物及感染引起的肾病综合征。这里主要介绍原发性肾病综合征。

二、病理类型及其临床特征

原发性肾病综合征的病理类型主要有微小病变型肾病、膜性肾病、IgA 肾病、局灶节段性肾小球硬化及系膜毛细血管性肾小球肾炎 5 种。成人微小病变型肾病不足 20%,但完全缓解率可达 80%,并有 10% 患者可达到部分缓解。系膜增生性肾病,完全缓解率约为 50%。局灶节段性肾小球硬化和膜性肾病则不足 20%。

1. 微小病变型肾病 光镜下突出的特征是肾小球无明显病变或呈微小病变,毛细血管壁薄而精致。系膜细胞可轻微增生,上皮细胞可增大。如出现系膜基质增生改变者,往往有对 GC 依赖或抵抗的倾向。免疫荧光所见肾小球中无免疫球蛋白和补体沉积。电镜的特征性改变是肾小球毛细血管上皮细胞的足突融合和裂孔闭塞。

本病好发于儿童(占儿童肾病综合征的 50%~90%),且对 GC 敏感,而在成人肾病综合征患者中,本病理类型占 10%~15%,但对 GC 反应相对较慢。本病发病前常有上呼吸道病毒感染史,与蛋白尿发生的间隔期很短。大多数患者对 GC 治疗敏感,通常使用 10~14 天开始利尿、消肿,蛋白尿在数周内转阴,但容易复发。

2. 膜性肾病 是一种免疫复合物相关性肾小球疾病。光镜下表现为肾小球基底膜弥漫性增厚。免疫荧光是免疫球蛋白和补体沿毛细血管襻或基底膜,呈细颗粒样沉积,以 IgG 强度最高,也可有 IgA 和 IgM 的沉积。电镜可见基底膜上皮下电子致密物沉积,上皮细胞广泛足突融合。

本病好发于中老年人,男性多见,发病的高峰年龄为 30~50 岁。起病隐匿,主要表现为逐渐加重的水肿和蛋白尿,60%~80% 的膜性肾病患者表现为肾病综合征。25%~50% 的患者合并镜下血尿,肉眼血尿罕见。20%~50% 的患者起病即伴有高血压,约 20% 的患者起病时就合并肾功能不全。少数患者以深静脉血栓形成为首发表现。多数膜性肾病 患者病情进展缓慢,5 年肾存活率约为 75%,10 年存活率接近 60%。

3. 局灶节段性肾小球硬化　光镜下肾小球病理形态学特点是部分肾小球毛细血管襻受累,节段病变表现为不同程度的硬化和瘢痕,细胞增多,透明滴形成。免疫病理检查可见 IgM 和 C_3 在肾小球内呈局灶节段性分布,多位于节段硬化区域及透明滴部位。电镜下可见系膜基质增多,电子致密物沉积,肾小球上皮细胞广泛足突融合。

本病以青少年多见,男性多于女性,大多数特发性局灶节段性肾小球硬化起病隐匿,临床主要表现为大量蛋白尿或肾病综合征(约占55%)。多数患者有血尿,常伴有高血压和肾功能损害。以往认为本病对 GC 和细胞毒性药物治疗的反应性较差,GC 无效者达 60% 以上。近年来,大量的回顾性研究结果显示,延长 GC 疗程可提高局灶节段性肾小球硬化的缓解率达 40% 以上。

4. 系膜增生性肾小球肾炎　是以弥漫性肾小球系膜细胞增生及不同程度系膜基质增多为主要病理特征。光镜下可见肾小球系膜细胞增生伴基质增多为其特征。免疫病理检查可将本组疾病分为 IgA 肾病和非 IgA 系膜增生性肾小球肾炎。前者以 IgA 沉积为主,后者以 IgG 及 C_3 沉积为主,这在我国最常见。占非 IgA 系膜增生性肾小球肾炎的57%~60%。电镜下可见肾小球系膜细胞数增加及基质增多,肾小球基底膜正常。肾小球系膜区可见到电子致密物沉积。

非 IgA 系膜增生性肾小球肾炎好发于青少年,男性多于女性,常起病隐匿。本组疾病在我国的发病率很高,约占肾活检病例的 25%,在原发性肾病综合征中约占 30%,显著高于西方国家。常见上呼吸道感染为前驱症状,其发生率为 30.8%~40.3%。系膜增生性肾小球肾炎的特点是临床表现多样化,几乎各种原发性肾小球肾炎的发病形式及临床表现均可见到。本组疾病中,约 30% 的非 IgA 系膜增生性肾小球肾炎患者表现为肾病综合征,约 70% 患者伴有血尿;而 IgA 肾病者几乎均有血尿,约 15% 患者出现肾病综合征。随肾脏病变程度由轻至重,肾功能不全及高血压的发生率逐渐增加。本组疾病呈肾病综合征者,对 GC 及细胞毒性药物的治疗反应与其病理改变轻重相关,轻者疗效较好,重者疗效差。

5. 膜增生性肾小球肾炎,又称系膜毛细血管增生性肾小球肾炎,占肾小球肾炎的 7%~10%。光镜下可见系膜细胞和系膜基质增生,可插入到内皮下,使毛细血管壁重塑形成"双轨征"。免疫荧光显示补体 C3 沉积。电镜下系膜区和内皮下可见电子致密物沉积。

本病男性多于女性,好发于儿童、青壮年。大部分患者有前驱上呼吸道感染,部分患者可表现为突发血尿、中度蛋白尿和高血压。所有患者均可有不同程度的非肾病性蛋白尿(尿蛋白定量 0.3~3.5g/24h)或肾病性蛋白尿(尿蛋白定量≥3.5g/24h)。约 80% 的患者可存在低补体血症,血清 C3 和/或总补体 CH50 降低,部分患者 C1q、C4 水平降低。几乎所有患者均有血尿,可为反复发作性肉眼血尿、无症状性镜下血尿或红细胞管型。50%~80% 出现高血压,可为本病常见的首发症状。肾功能损害、高血压及贫血出现早,病情多持续进展。

三、诊断要点

1. 大量蛋白尿 24 小时尿蛋白定量≥3.5g。

2. 低蛋白血症　血浆白蛋白≤30g/L。

3. 明显水肿　为局部或全身水肿,严重者有浆膜腔积液。

4. 高脂血症　部分患者出现高脂血症,表现为高胆固醇血症和/或高三酰甘油血症,并可伴有低密度脂蛋白及极低密度脂蛋白升高。

其中以 1. 和 2. 项为必备条件。但必须注意的是,严重的低蛋白血症时,尿蛋白排出量常减少,达不到上述标准。确诊时必须在排除各种继发性肾病综合征后,方可诊断为原发性肾病综合征。

四、评估肾病综合征疗效常用的几个概念

1. 完全缓解　尿蛋白 < 0.3g/d,或尿微量白蛋白与肌酐比值(albumin to-creatinine ratio,ACR)<300mg/g(<30mg/mmol),Scr 正常和血清白蛋白>3.5g/L,保持 3 天以上。

2. 部分缓解　尿蛋白<0.3~3.5g/d,或 ACR<300~3 500mg/g(30~350mg/mmol),Scr 稳定(Scr 变化<25%)。

3. 未缓解　尿蛋白≥3.5g/d,或 ACR>3 500mg/g(350mg/mmol)。

4. 复发　完全缓解后,再次出现尿蛋白>3.5g/d,或 ACR>3 500mg/g(350mg/mmol)3 天以上。

5. 频繁复发　半年内复发 2 次以上,或 1 年内复发超过 3 次。

6. GC 敏感　足量 GC 治疗 8 周以内完全缓解。

7. GC 依赖　GC 治疗过程中或停用 2 周内复发 2 次。

8. GC 抵抗　足量 GC 规范治疗 16 周以上,仍持续蛋白尿。

五、中西医结合一体化治疗

肾病综合征的病因及病理类型有很多,相应也有很多不同的治疗方案。以往肾病综合征的免疫抑制治疗多以经验性治疗为主,药物的剂量、疗程带有较大的随意性。随着循证医学的发展,随机对照临床试验的增多,也出现了不少指南与推荐。

为规范治疗,2012 年 KDIGO 基于循证医学证据制订了肾小球疾病临床实践指南(以下简称 KDIGO 指南),包括儿童 GC 敏感型肾病综合征,儿童 GC 抵抗型肾病综合征,成人微小病变,成人特发性局灶节段性肾小球硬化,成人及儿童特发性膜性肾病、膜增生性肾小球肾炎、IgA 肾病、过敏性紫癜肾炎、狼疮性肾炎等肾小球疾病。该指南按 GRADE 标准,将循证证据的质量分为高、中、低和极低,分别以 A、B、C、D 表示,而将证据等级分为强和弱两个级别,分别用 1 和 2 表示(见表 5-5-1),推荐强度及证据质量以 2C、1B 等形式表示。

表 5-5-1　GRADE 证据分级及推荐强度

证据水平	证据质量	推荐强度	含义
高(A)	未来研究几乎不可能改变现有疗效评价结果的可信度。	强(1)	明确显示干预措施利大于弊。
中(B)	未来研究可能对现有疗效评价有重要影响,可能改变评价结果的可信度。	弱(2)	利弊不确定或利弊相当。
低(C)	未来研究很有可能对现有疗效评估有重要影响,改变评估结果可信度的可能性较大。		
极低(D)	任何疗效的评估都很不确定。		

在临床实践中,应根据患者的临床表现及病理诊断选择比较成熟的治疗方案,结合患者的具体情况,必要时可做适当调整。以微小病变型肾病为例,在应用 GC 治疗时,如何最大限度地减少其不良反应,提高疗效,减少复发,是业界关注的重点。实践证明,只有采取中西药有机结合的一体化治疗措施,取长补短,充分发挥中西医各自的优势,才能取得最好的疗效。下面是笔者在这方面的一些经验。

(一) GC 初始治疗阶段

依据 KIDGO 指南,成人 GC 的初始剂量是 1mg/(kg·d),(最大剂量达 80mg),约晨 8 点 1 次顿服,病情缓解后至少维持 2 周。如果早期出现缓解,初始剂量维持至少 6 周。若不能达到完全缓解,GC 初始治疗最长不超过 16 周。肝功能有损害者,改用 MP,剂量与泼尼松相等。治疗期间如出现严重的 GC 毒性反应(如未控制的糖尿病、精神并发症、重度骨质疏松症等),剂量应减量,总疗程应缩短。按中医学理论,GC 属燥热之品,大剂量长期服用会导致人体阴液亏损,阴不潜阳,产生阴虚火旺的证候,表现为兴奋失眠,潮热盗汗,五心烦热,食欲亢进,口干舌燥,满月脸,水牛背,多毛痤疮,舌质暗红,脉弦数或细数。在本阶段应采用滋阴降火法治疗,常用滋阴降火汤加减。药用:生地黄 20g,玄参 10g,牡丹皮 10g,地骨皮 15g,女贞子 15g,墨旱莲 15g,知母 15g,黄柏 10g,益母草 20g,地龙 15g。既能拮抗外源性 GC 的反馈抑制作用,减轻和减少 GC 的不良反应,又能提高肾病综合征患者对 GC 的耐受性。

对 GC 有禁忌证或不能耐受大剂量 GC 的患者,建议按频繁复发型微小病变型肾病的治疗方案(见下页"六、频繁复发型及 GC 依赖型微小病变型肾病的治疗方案"),即给予口服 CTX 或钙调磷酸酶抑制剂(calcineur inhibitors,CNIs)治疗。

(二)GC 减量治疗阶段

依据 KDIGO 指南建议,达到缓解的患者,GC 在缓解后的 6 个月内缓慢减量,一般每周递减 5~10mg 或更少。总疗程至少 24 周。如经过 4~6 周大剂量 GC 治疗病情不见好转,或部分有效,则应按 GC 抵抗型肾病综合征的治疗原则治疗(详见第五章第八节中有关 GC 抵抗型肾病综合征的治疗)。本阶段由于 GC 的减量,可出现不同程度的 GC 撤减综合征,患者常出现疲乏无力,腰膝酸软,头晕耳鸣,手足心热,口干咽燥,舌红少苔,脉细数等气阴两虚证,治宜益气养阴,活血通络,常用益气健肾汤加减。药用:黄芪 50g,太子参 15g,当归 15g,生地黄 30g,女贞子 15g,墨旱莲 15g,益母草 20g,莪术 15g,石韦 30g。通过 GC 减量阶段,阴虚火旺证候逐渐缓解,但由于"壮火食气",对人体气阴的耗损非常严重,因此,这一阶段重在益气养阴,既可防止出现 GC 撤减综合征,又可巩固疗效。方中重用黄芪,是由于黄芪具有提高血浆蛋白的水平、改善血脂代谢紊乱、降低血液高凝状态、减少蛋白尿和降低 IL-6 水平的作用。

(三) GC 维持治疗阶段

本阶段,成人 GC 以 0.125mg/(kg·d)维持治疗。但减量更要缓慢,每个月递减 2.5mg,直至减完。本阶段 GC 量已接近人体生理剂量,不良反应较少,患者常表现疲乏无力,腰膝酸痛,少气懒言,食欲欠佳,怕冷甚至畏寒肢冷,舌淡苔白,脉沉细等,证型由气阴两虚证转变为脾肾气(或阳)虚证。为此,治疗应以温肾健脾,活血通络为主,采用补阳健肾汤加减。药用:黄芪 30g,当归 10g,锁阳 30g,淫羊藿 15g,菟丝子 15g,炒白术 15g,茯苓 15g,益母草 30g,莪术 15g,防风 15g。有助于调节机体免疫功能,巩固疗效,防止复发。在应用补阳药时,多选用温而不燥之品,如锁阳、淫羊藿、菟丝子,以防大热大燥之品损耗刚刚恢复的肾阴。

六、频繁复发型及 GC 依赖型微小病变型肾病的治疗方案

KIDGO 指南建议:频繁复发型及 GC 依赖型患者口服 CTX 2~2.5mg/(kg·d),共 8 周。更推荐 CTX 静脉注射方式,因为这可以更好地控制总剂量。使用 CTX 后仍复发和希望保留生育功能的患者,建议使用 CNIs,如环孢素(cyclosporin A,CsA) 3~5mg/(kg·d)或他克莫司(tacrolimus/FK506) 0.05~0.1mg/(kg·d),分 2 次口服。维持缓解 3 个月后,减量至维持缓解的最低剂量,如 CsA 3mg/(kg·d),或 FK506 0.05/(kg·d),维持 1~2 年。许多观察性研究报道 CsA 的缓解率为 70%~90%,但易于复发。CsA 联合 GC 治疗微小病变型肾病,患者可更快达到缓解,并能减少 CsA 用量。对于不能耐受 CTX 和 CNIs 的患者,建议使用霉酚酸酯(mycophenolate mofetil,MMF),每次 500~1 000mg,

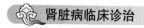
每日 2 次,疗程 1~2 年。

近年来新型免疫抑制剂(如妥昔单抗,CD20 单克隆抗体等)已经越来越多地应用于难治性肾病综合征的治疗,是一种安全有效的免疫抑制剂,但需大规模前瞻性、对照性研究来进一步证实。

七、导致 GC 在肾脏病治疗中效果不理想的原因

①存在影响 GC 疗效的并发症,如感染(有时很隐匿);②肾病综合征重度水肿的患者,胃肠道的消化、吸收功能常有明显减退,口服 GC 的生物利用度明显降低,使得实际剂量不足,此时,应在一段时间内改用静脉制剂;③肝功能异常的患者不应选用需要肝脏活化的种类,如可的松、泼尼松;④是否同时使用了降低 GC 药物浓度的其他药物,如氨鲁米特、抗酸类药物、巴比妥类等;⑤患者本身的肾病类型对 GC 反应差;⑥患者本身具有 GC 抵抗的体质,可以是家族性的,也可呈散发性。

八、肾病综合征患者绝对禁忌使用 GC 的情况

肾病综合征患者有以下表现之一者,绝对禁忌使用 GC:①抗菌药不能控制的细菌感染和真菌感染;②消化道溃疡;③精神疾病、角膜溃疡、严重骨质疏松;④充血性心力衰竭、糖尿病、活动性肺结核、孕妇。但对一些病情较重并有使用 GC 指征者,也可在严密控制不良反应的情况下使用 GC。

九、长期应用 GC 的患者应注意事项

长期应用 GC 的患者易发生感染、药物性糖尿病、骨质疏松等不良反应,应密切观察,及时处理。

十、其他药物治疗

1. ACEI 和/或 ARB　从理论上来说,ACEI 或 ARB 同样能减少肾病

综合征患者的蛋白尿,不管这些患者是否合并高血压。肾功能正常者常可选用组织亲和性较好的 ACEI,而肾功能减退者可选用 ARB。ACEI 联合 ARB 的降蛋白尿作用较单独使用更明显。

2. 调脂药物 若单纯血浆胆固醇高,可用洛伐他汀 20~40mg,晚餐时 1 次服;或氟伐他汀缓释片 80mg,日服 1 次。若单纯三酰甘油升高,可用氯贝丁酯 0.25~0.5g,每日 3 次,餐后服;或利贝特 25mg,每日 3 次,餐后服。

3. 抗凝治疗 血浆白蛋白低于 20g/L、低血容量、长期卧床及膜性肾病等,静脉血栓发生概率增高,抗凝治疗还是必要的,但蛋白尿缓解后即可停止使用。采用肝素或低分子肝素抗凝,一方面可以降低血浆黏度和红细胞变性,改善高凝倾向和肾小球血液流变学异常,另一方面可增加肾小球 GBM 的阴电荷屏障,减少尿蛋白的漏出。普通肝素用法:100mg(12 500U)溶于 5% 葡萄糖注射液 500ml 中持续静脉滴注 6~8 小时,每日 1 次,2 周为 1 个疗程。低分子肝素 0.4ml,皮下注射,每日 1~2 次,2~4 周为 1 个疗程,以后根据病情还可重复使用。

4. 中药疏血通注射液 本制剂由水蛭、地龙组成,有改善肾脏循环,减轻肾脏损害,恢复肾脏功能的作用。适用于急、慢性肾小球肾炎,糖尿病性肾病,肾病综合征,肾衰竭等。用法:每日 6~10ml,加入 5% 葡萄糖注射液(或 0.9% 氯化钠注射液)250~500ml 中缓慢滴注,15~21 天为 1 个疗程。

十一、临证经验

经验一 肾病综合征不同年龄段肾活检适应证

儿童原发性肾病综合征中,其病理改变 80% 为微小病变型肾病,而 95% 的患儿用 GC 治疗有良好的疗效,治疗 4 周后效果不好,再考虑做肾活检。成人微小病变型肾病不足 20%,但完全缓解率可达 80%,并有 10% 的患者可达到部分缓解。系膜增生性肾病,完全缓解率为 50%。

局灶节段性肾小球硬化和膜性肾病则不足 20%。因此年龄较大者,应尽早做肾活检,对确定治疗方案意义重大。

经验二　中医对肾病综合征的认识

中医认为,本病的主要病理因素是风邪、湿热和血瘀。风邪上受,首先犯肺,故风热、风寒之邪常作为诱发因素而引发肾病综合征的发生、复发或加重。湿热之邪是肾病综合征最多见的标证之一。其形成原因:一是大剂量 GC 或细胞毒性药物的使用损伤肝脾所致;二是脾肾亏虚,水湿内生,郁久化热,而成湿热;三是饮食不节或外感湿邪,湿热久恋,伤津耗气,使脾肾更虚,病变迁延不愈。血瘀既是病因,又是病理产物。引起血瘀的原因主要有:一是湿热内蕴,阻遏气机,血运不畅而致瘀;二是脾气虚弱,不足以推动血液运行而致瘀;三是久病入络,气血瘀阻;四是长期大剂量应用 GC 和/或细胞毒性药物,导致肝脾俱虚,气血亏损所致。故肾病综合征患者普遍存在血液高凝、高黏状态。

病机主要是本虚标实。本虚是指肺、脾、肝、肾功能的失调,引起脏腑阴阳、气血虚损,其中以脾肾亏虚最为重要。肾虚不能通调水道,水液代谢失调,引发水肿;肾气不足,封藏失职,精气外泄,故出现大量蛋白尿;脾主运化,脾虚则精微物质生化无源,加之肾失封藏,导致机体精气更亏,故而出现低蛋白血症;脾虚不能运化水湿,水湿内停,则水肿加重;肾阴不足,肝阴亦亏,故出现阴不潜阳证候,如头晕目眩,血压升高;疾病后期往往导致脾肾俱虚,阳气衰微,出现肾功能减退。

经验三　肾病综合征治疗原则

肾病综合征的临床诊断并不困难,主要的难点是治疗。在推崇循证医学的现代,越来越多的临床指南不断出现,似乎医师按图索骥就可以了,实际上并非如此。基于证据的临床指南可以提供参考,避免原则上的错误,但不能机械地照搬。肾病综合征病因繁多,并发症复杂,其治疗方法不是千篇一律,而是要根据患者的病理类型、年龄、体质和对治疗的反应等,制订相应的治疗方案。

经验四　祛邪重在湿热和血瘀

1. 清湿热　肾病综合征在应用大剂量 GC 治疗阶段,感染,特别是上呼吸道感染是病情复发、恶化的危险因素。咳嗽、咳痰、咽喉肿痛等上呼吸道感染症状,中医辨证为上焦湿热;胆道感染,胁肋胀痛,脘闷纳呆,则为中焦湿热;尿频、尿急、尿痛等尿路感染症状,为下焦湿热,足见感染和湿热的病因相同,只是中西医在理论上诠释有所不同,因此,在肾病综合征的病程中,只要有湿热证存在,必须清除湿热,才能使病情缓解。所以,刘宝厚教授提出了“湿热不除,蛋白难消”的观点。清除上焦湿热常用清热健肾汤加减;中焦湿热常采用大柴胡汤加减;下焦湿热,采用清热通淋汤加减。感染重者可选用敏感抗生素治疗。

2. 化瘀血　肾病综合征患者普遍存在血液高黏、高凝状态,中医辨证常发现患者面色晦暗,腰部疼痛,舌质暗红或有瘀点、瘀斑等血瘀见症。所以,需在治疗的各阶段主方中加入活血化瘀药,如当归、益母草、泽兰叶、莪术、川芎、三七、水蛭等。必要时也可用川芎嗪注射液 400~600mg 加入 5% 葡萄糖注射液 500ml 中静脉滴注,每日 1 次,连续 14 天为 1 个疗程。川芎嗪是从中药川芎中提取的四甲基吡嗪,具有抗血小板聚集,增加红细胞表面电荷,恢复受损红细胞的变形能力,扩张微血管,抑制微血栓形成,降低高血凝及全血黏度,改善微循环,增加肾血流量及肾小球滤过率等作用。所以,刘宝厚教授提出“瘀血不祛,肾气难复”的观点。

经验五　不要轻易给肾病综合征患者输血浆制品

肾病综合征患者由于丢失大量尿蛋白、血浆蛋白水平低下、高度水肿,输注血浆制品虽然可以提高患者血浆胶体渗透压,有助于水分从第三间隙(皮下组织及体腔)返回血液循环,帮助利尿,但这样做弊多利少。第一,输入的血浆蛋白于 24~48 小时内即全部从尿中排出,根本无法持续维持患者血浆蛋白水平。第二,频繁输注血浆制品反而给肾脏造成负担。因为输入的血浆蛋白很快经肾脏从尿排出,造成或加重肾小球内高压、高灌注及高滤过，肾小球长期处于这种状态即可诱发"蛋白超负荷肾病"(肾小球脏层上皮细胞从肾小球基底膜上剥脱)，进而促进局灶节段性肾小球硬化的发生；同时，大量蛋白质从肾小球滤过，也会导致近端肾小管上皮细胞对其大量重吸收，诱发肾小管损伤；肾小球滤过的蛋白质被肾小管重吸收后，还可通过一系列机制导致肾间质炎症及纤维化。所以，频繁输注血浆制品可导致肾小球及肾小管损伤，诱发肾间质炎症及纤维化，影响免疫抑制剂疗效及促进肾功能恶化。第三，输注血浆制品还可引起过敏反应及输血传播感染(如乙型及丙型肝炎病毒感染、获得性免疫缺陷病毒感染等)。

那么，临床上是否完全不能给肾病综合征患者输注血浆制品呢？笔者认为，并非完全如此，如果严重水肿，血浆白蛋白<20g/L 时，可以使用。但对绝大多数肾病综合征患者而言，输注血浆代用品(如低分子右旋糖酐)，既能扩容、利尿，又无输血传播感染的危险，而且价格低廉。

十二、临床观察

笔者将符合原发性肾病综合征诊断标准的 132 例患者随机分为两组，对照组 54 例，采用标准疗程的 GC 治疗；治疗组 78 例，采用 GC+中药的中西医结合一体化治疗。结果：经 8 个月治疗，治疗组和对照组的完全缓解率加显著缓解率分别为 65.4% 和 37.0%，总有效率分别为 88.5% 和 59.3%，有显著差异($P<0.01$)，提示中西医结合一体化治疗可提高临床疗效。同时观察到，对减轻 GC 不良反应和减少复发，治疗组明显优于对照组($P<0.01$)。

十三、验案举隅

患者，男，38 岁，文员，甘肃省兰州市人。初诊日期：2010 年 7 月 28 日。

患者于 2 年前，因水肿、尿中泡沫多，在某省医院检查：尿蛋白(+++)，住院诊断为原发性肾病综合征,肾穿刺病理检查为系膜增生性肾小球肾炎。给予足量 GC 治疗 12 周,疗效不佳,逐渐减量至 40mg/d。要求中医治疗遂来就诊。就诊时自诉晨眼睑微肿,精神、食欲尚好,畏寒肢冷,腹胀便溏,平素易感冒,尿蛋白(+++)。体格检查:BP 126/82mmHg,舌质暗红,舌体胖大,边有齿印,苔白厚腻,脉沉弦。实验室检查:尿蛋白(+++),尿蛋白 1.8g/24h,Scr 93.0μmol/L,BUN3.4mmol/L,血清总蛋白 55.7g/L,白蛋白 21.6g/L,球蛋白 32.2g/L,白蛋白/球蛋白比值 0.65,总胆固醇 11.74mmol/L,三酰甘油 1.65mmol/L,高密度脂蛋白 4.21mmol/L,低密度脂蛋白 6.33mmol/L,丙氨酸氨基转移酶 55U/L,天门冬氨酸氨基转移酶 146U/L。西医诊断:原发性肾病综合征,系膜增生性肾炎。中医辨证分析:病位在脾、肾,病性属阳虚+血瘀。辨证:脾肾阳虚,脉络瘀阻。治则:温肾健脾,活血通络。选方:补阳健肾汤加减。药用:生黄芪 90g,当归 15g,黑附片 15g(先煎),桂枝 10g,淫羊藿 15g,肉苁蓉 15g,菟丝子 15g,女贞子 15g,山药 30g,穿山龙 30g,炒白术 15g,茯苓 15g,莪术 15g。14 剂。蛭龙通络胶囊,每次 6 粒,每日 3 次;保持泼尼松 40mg,晨顿服;双嘧达莫 25mg,每日 3 次;碳酸钙 D$_3$ 片,600mg,每日 1 次;缬沙坦胶囊 80mg,每日 1 次。

二诊(2010 年 8 月 15 日):水肿消退,精神、食欲增加,腹部已不胀,大便成形。舌质暗红,苔白稍厚,脉弦微数。尿检:蛋白(±)。原方去白术,14 剂。西药同上继服。

三诊(2010 年 9 月 1 日):患者颜面及胸部痤疮,手足心发热,睡眠差。舌质红,舌体胖嫩,苔薄白,脉弦细微数。尿检:正常。中医辨证分析:病位在脾肾,病性属虚+瘀。辨证:脾肾气阴两虚,脉络瘀阻。治则:益气养阴,活血通络。选方:益气健肾汤加减。药用:生黄芪 90g,太子参 15g,生地黄 15g,当归 15g,生山药 30g,女贞子 15g,墨旱莲 15g,牡丹皮 15g,莪术 15g,益母草 15g,地龙 15g,石韦 30g。14 剂。西药同上继服。

四诊(2010年9月16日):无明显症状,颜面部及胸部痤疮。舌质红,苔薄白,脉弦微数。复查:尿检:正常。血清总蛋白64.2g/L,白蛋白37.4g/L,球蛋白26.1g/L,白蛋白/球蛋白比值1.23,总胆固醇7.18mmol/L,三酰甘油2.42mmol/L,高密度脂蛋白1.64mmol/L,低密度脂蛋白3.18mmol/L,丙氨酸氨基转移酶45U/L,天门冬氨酸氨基转移酶33U/L。原方加重楼30g,14剂。

五诊(2010年9月28日):病情稳定,痤疮减少。舌质红,苔白,脉弦数。尿检正常,复查肝肾功能均正常。继服上方14剂。泼尼松每周减量5mg,其他用药同前。

六诊(2010年10月16日):感冒低热,头痛,咽痛,腰困,尿赤。查体:咽部充血,舌质红,苔微黄,脉弦数。辨证:外感风热,湿热相结。治则:清热解毒,利湿活血。选方:清热健肾汤加减。药用:白花蛇舌草30g,半枝莲30g,金银花30g,连翘15g,青风藤15g,石韦30g,白茅根30g,龙葵10g,丹参15g,当归15g,玄参15g,马勃15g,莪术15g。7剂。其他用药同前。

七诊(2010年10月23日):感冒已愈,头已不痛,咽干,无其他不适。咽部无充血,舌质红,苔微黄,脉弦微数。上方去金银花、连翘,继服7剂。其他用药同前。

八诊(2010年11月1日):患者无明显不适。舌质红,苔薄白,脉弦微数。。复查:尿检正常。肝功能、肾功能、血浆蛋白、血脂均正常,尿蛋白0.41g/24h。继以益气养阴,活血通络法治疗。泼尼松减至15mg时,每月递减2.5mg。

九诊(2011年7月8日):中西医结合治疗近1年,患者稍感乏力,腰困。舌质淡红,苔薄白,脉弦。泼尼松已减至5mg/日,尿蛋白0.18g/24h。辨证:脾肾气虚,脉络瘀阻。治则:益气补肾,活血止血。药用:生黄芪90g,当归15g,淫羊藿15g,肉苁蓉15g,菟丝子15g,女贞子15g,山药15g,金樱子30g,茯苓15g,莪术15g,丹参15g。14剂。

十诊（2011 年 8 月 12 日）：患者无明显不适。舌质红，苔薄白，脉弦。尿检正常。泼尼松已减完。予以益气扶正法巩固治疗，方用：生黄芪 120g，当归 20g，莪术 15g，丹参 15g，炒白术 15g。28 剂。

随访（2012 年 1 月 28 日）：患者停药已 5 个月，无任何不适，上班劳累也无症状，尿检一直正常。

随访（2012 年 6 月 14 日）：病情稳定，无任何不适，尿蛋白 0.05g/24h。

按语：中医治病，关键在于辨证准确，用药精当，才能收到好的疗效。本例患者 2 年多来病情复发 2 次。本次初诊时仍每日口服泼尼松 50mg，本应出现阴虚火旺或气阴两虚之证，但患者表现为一派虚寒之象，故采用温肾健脾、活血通络法治疗，病情逐渐好转，尿蛋白逐渐下降，并出现了气阴两虚证候，说明患者通过服用温补脾肾的治疗后，提高了对 GC 的敏感性，产生疗效。临床观察到不少肾病综合征患者，凡使用 GC 后，不出现阴虚火旺证，反而出现阳虚证者，往往对 GC 不敏感。当采用温补脾肾的方法治疗后，就会提高患者对 GC 的敏感性。说明，中西药有机结合就会提高临床疗效。

第六节　儿童原发性肾病综合征

儿童原发性肾病综合征是儿童时期重要的慢性疾病之一。我国 1982 年 20 省市 105 所医院住院患儿统计分析提示，在 6 974 例肾内科疾病患儿中肾病综合征 1 462 例，占 21%。其中初发者占 58.9%。儿童原发性肾病综合征可发生在儿童时期各个年龄阶段，学龄前期最为常见。男孩比女孩更为多见，且以微小病变病理类型最多见，其中 80%～90% 的患儿对 GC 的初始治疗有效，但 70%～93% 的患儿出现复发。其中大约 50% 呈现频繁复发或者 GC 依赖。因大剂量长期应用 GC 会严重影响患儿的生长发育，因此，为减少儿童原发性肾病综合征的并发症和药物不良反应,必须采取中西医结合一体化治疗。

一、临床分型及诊断

目前我国儿科临床上对儿童肾病综合征仍多按病因分为原发性、继发性和先天性 3 类。本节主要介绍原发性肾病综合征。

1. **单纯型** 仅具有大量、低蛋白血症、高脂血症及水肿四大特点。

2. **肾炎型** 除具备上述表现外,还具备以下 4 项中的 1 项或多项表现者:①尿沉渣检查红细胞>10 个/HP(2 周内 3 次尿沉渣检查)。②反复出现或持续高血压,学龄儿童>130/90mmHg,学龄前儿童>120/80mmHg,并排除因服用 GC 造成者。③肾功能减退或氮质血症。肾功能评价采用依据 Scr 水平估算的肾小球滤过率(estimated glomerular filtration rate,eGFR),即 eGFR = K×身高(cm)/Scr(μmol/L);0~18 个月婴儿 K 值为 40;2~16 岁女孩及 2~13 岁男孩 K 值为 49;13~16 岁男孩 K 值为 62。④血总补体水平或 C3 降低。

二、中西医机结合一体化治疗措施

GC 是治疗微小病变型肾病的首选药物,也是最有效的药物。但大剂量长期应用 GC 会严重影响患儿的生长发育。因此,合理用药、减少 GC 不良反应,是治疗儿童原发性肾病综合征时必须考虑的重点。笔者建议采取中西医结合一体化治疗。

除 2012 年 KDIGO 指南发布了儿童 GC 敏感型肾病综合征(steroid sensitive nephrotic syndrome,SSNS)及儿童 GC 抵抗型肾病综合征(steroid resistant nephrotic syndrome,SRNS)的西医治疗方案外,2016 年中华医学会儿科学分会肾脏学组也发布了儿童 GC 敏感、复发、依赖、耐药肾病综合征的西医治疗指南(以下简称中国儿童指南),但该指南采用欧洲心血管病学会提出的证据质量和推荐等级标准,将证据的质量分为 A,B,C 三个级别,推荐等级分为Ⅰ、Ⅱa、Ⅱb 和 Ⅲ共四个等级(见表 5-6-1),[证据质量/推荐等级]以 A/Ⅱa,B/Ⅰ等形式表示。

表 5-6-1　欧洲心血管病学会提出的证据分级及推荐强度

证据水平	证据来源	推荐强度	含义
A	源于多个随机对照临床试验或系统综述、荟萃分析。	Ⅰ	证据对于诊断程序或治疗是有确定疗效的、可实施的和安全的。
B	源于单个的随机临床试验或大样本非随机临床研究。	Ⅱa	对治疗的有效性具有分歧,但主要是有效的证据。
		Ⅱb	对治疗的有效性具有分歧,但主要是疗效欠佳的证据。
C	源于专家共识和(或)小样本研究、回顾性研究以及注册登记的资料。	Ⅲ	对治疗是无效的甚至是有害的。

(一)GC 的应用

1. 儿童 SSNS 治疗方案(KDIGO 指南)

(1)初始治疗

● 推荐 GC(泼尼松或 MP)单次(顿服)治疗至少 12 周(1B)。

● 推荐初始剂量 60mg/(m^2·d)或 2mg/(kg·d)(最大剂量 60mg/d)(1D)。

● 推荐至少 4~6 周每日口服泼尼松(1C),续以隔日口服(泼尼松 40mg/m^2 或 1.5mg/kg,最大剂量 40mg/隔日)(1D),持续治疗 2~5 个月(1B)后逐渐减量。

(2)非频繁复发的治疗

● 建议再次使用泼尼松 60mg/(m^2·d)或 2mg/(kg·d)(最大剂量 60mg/d),完全缓解≥3d 后开始减量(2D)。

● 获得完全缓解后,建议泼尼松改为隔日顿服(每次 40mg/m^2 或 1.5mg/kg,最大剂量 40mg)至少 4 周(2C)。

（3）频繁复发和 GC 依赖的治疗

● 建议泼尼松每日 60mg/（m² · d）或 2mg/（kg · d）（最大剂量 60mg/d），诱导获得完全缓解 ≥3 天后可开始减量，改为隔日泼尼松治疗至少 3 个月（2C）。

● 建议采用最低剂量的泼尼松隔日口服维持缓解，以减少不良反应（2D）。

● 如隔日疗法无效，建议采用每日口服最低剂量的泼尼松以维持缓解，以减少不良反应（2D）。

● 已隔日口服泼尼松者，在发生上呼吸道感染及其他感染期间，建议改为每日口服泼尼松以减少复发风险（2C）。

2. 儿童 SSNS 治疗方案（中国儿童指南）

（1）初始治疗

● 诱导缓解阶段：足量泼尼松 2mg/（kg · d）（按身高标准体重计算）或 60mg/（m² · d），最大剂量 60mg/d，先分次口服，尿蛋白转阴后改晨顿服，共 4~6 周。

● 巩固维持阶段：泼尼松 2mg/kg（按身高标准体重计算），最大剂量 60mg/d，隔日晨顿服，维持 4~6 周，然后逐渐减量，总疗程 9~12 个月。

（2）非频繁复发 NS 的治疗

● 积极寻找复发诱因，积极控制感染，部分患儿控制感染后可自行缓解（C/Ⅰ）。

● 重新诱导缓解：泼尼松 2mg/（kg · d）（按身高标准体重计算）或 60mg/m²，最大剂量 60mg/d，分次或晨顿服，直至尿蛋白连续转阴 3 天后改为 1.5mg/kg 或 40mg/m²，隔日晨顿服 4 周，然后用 4 周以上的时间逐渐减量（B/Ⅰ）。

● 在感染时增加 GC 维持量：患儿在巩固维持阶段患上呼吸道或胃肠道感染时改隔日口服 GC 治疗为同剂量每日口服，连用 7 天，可降低复发率（A/Ⅰ）。

（3）频繁复发和 GC 依赖的治疗

●GC 拖尾疗法：同非频繁复发治疗方案，重新诱导缓解后泼尼松每 4 周减量 0.25mg/kg，给予能维持缓解的最小有效 GC 量（0.5～0.25mg/kg），隔日口服，连用 9～18 个月（C/Ⅰa）。若隔日 GC 治疗出现反复，可用能维持缓解的最小有效 GC 量（0.5～0.25mg/kg），每日口服（C/Ⅱa）。

●在感染时增加 GC 维持量：患儿在巩固维持阶段患上呼吸道或胃肠道感染时，改隔日口服 GC 治疗为同剂量每日口服，连用 7 天，可降低复发率（A/Ⅰ）。若未及时改隔日口服为每日口服，出现尿蛋白阳性，仍可改隔日 GC 为同剂量每日顿服，直到尿蛋白转阴 2 周再减量。如尿蛋白不转阴，重新开始诱导缓解或加用其他药物治疗（C/Ⅰa）。

（4）纠正肾上腺皮质功能不全：肾上腺皮质功能减退患儿复发率明显增高，对这部分患儿可静脉滴注促肾上腺皮质激素（adrenocorticotropic hormone，ACTH）来预防复发。对 GC 依赖性 NS 患儿可予 ACTH 0.4U/（kg·d）（总量不超过 25U）静脉滴注 3～5 天，然后 GC 减量，同时，再用 1 次 ACTH 以防复发。每次 GC 减量均按上述处理，直至停 GC（C/Ⅱa）。

近年国内报道的 ACTH 用法为：1U//（kg·d）（最大剂量控制在 50U 以下），静脉滴注 3～5 天为 1 个疗程，每月 1 个疗程。用 2 个疗程后，GC 每月减量 1.25～5mg，一般 ACTH 用 6 个疗程或 GC 减停后继续用 ACTH 治疗 2 个疗程（C/Ⅰa）。

（二）细胞毒性药物

对 GC 依赖、频繁复发及 GC 抵抗的微小病变型患者，中国儿童指南提出了应用 CTX、苯丁酸氮芥（Chlorambucil，CH）、CsA 等治疗的指导性建议。

1. CTX　CTX 是临床最常使用的烷化剂类细胞毒性药物，它能增加 GC 治疗难治性肾病综合征的缓解率，并使部分常规 GC 治疗无效的肾病综合征得到缓解或好转。口服疗法：2～3mg/（kg·d），分 2～3 次，疗程 8 周。静脉冲击疗法:8~12mg/(kg·d),每 2 周连用 2 天,总剂量 ≤168mg/kg 或 500mg/m²,每月 1 次,共 6 次。

应用 CTX 需注意:①口服治疗 8 周,与单独应用 GC 比较,可明显减少 6~12 个月内的复发率。但无证据表明进一步延长疗程至 12 周能减少 12~24 个月内的复发(A/Ⅰ)。②口服 CTX 3mg/(kg·d)联合泼尼松治疗的效果较口服 2mg/(kg·d)联合泼尼松治疗的效果好(B/Ⅱa)。如患儿能耐受,建议口服剂量为 3mg/(kg·d)。③每月 1 次静脉冲击治疗,与口服治疗相比,两者的有效率无差异,而白细胞减少、脱发、感染等不良反应较口服法轻(A/Ⅰ)。④避免青春期前和青春期用药。

2. CsA 用法 4~6mg/(kg·d),每 12 小时口服 1 次,维持血药谷浓度 80~120ng/ml,疗程 12~24 个月。

应用 CsA 需注意:①建议餐前 1 小时或餐后 2 小时服药(C/Ⅱa)。②初次服药后 1 周查血药浓度,据血药浓度调整剂量,用药间需监测血药浓度[B/Ⅰ]。③维持期口服较小剂量[1.5~2.0mg/(kg·d)]时,单次服用可增加药物的峰浓度,对谷浓度无影响,既能达到同样的疗效,又可减少不良反应,增加患儿的依从性(C/Ⅱa)。④CsA 肾毒性发生的独立危险因素为:CsA 治疗时间>36 个月、患儿接受 CsA 治疗时年龄<5 岁、大量蛋白尿的持续时间长(>30 天)。临床上应对长期使用 CsA 的患儿进行监测,当患儿 Scr 水平较基础值增高 30%,应减少 CsA 的用量。对使用 2 年以上的患儿应肾活检观察有无肾毒性的组织学证据(A/Ⅰ)。

3. FK506 用法 0.05~0.15mg/(kg·d),每间隔 12 小时 1 次,维持血药谷浓度 5~10μg/L,疗程 12~24 个月。

应用 FK506 需注意:①建议餐前 1 小时或餐后 2 小时服药(C/Ⅰ)。②初次服药后 1 周查血药谷浓度,根据血药浓度调整剂量,用药期间需监测血药浓度(B/Ⅰ)。③FK506 生物学效应是 CsA 的 10~100 倍,肾毒性较 CsA 小。④对严重的 GC 依赖性肾病综合征或频繁复发的原发性肾病综合征治疗的效果与 CsA 相似(C/Ⅱa)。⑤对于有糖尿病家族史、糖耐量降低或肥胖的患儿应慎用(C/I)。⑥患儿及家人不能接受 CsA 对容貌的影响(如多毛、牙龈增生等)时,建议使用 FK506 代替 CsA 治疗(C/I)。

4. MMF 用法 20~30mg/(kg·d),每 12 小时口服 1 次,每次最大剂量不超过 1g,疗程 12~24 个月。

应用 MMF 需注意:①长疗程(>12 个月) MMF 治疗可减少 GC 用量、降低复发率,无明显的胃肠道反应和血液系统不良反应(B/I)。②对 CsA 抵抗、依赖或 CsA 治疗后频繁复发患儿,MMF 能有效减少 GC 用量和 CsA 的用量(B/I),可替代 CsA 作为 GC 的替代剂(C/Ⅱa)。

5. 利妥昔布 用法 375mg/(kg·d),每日 1 次,用 1~4 次。对上述治疗无反应、不良反应严重的 GC 依赖性肾病综合征患儿,可使用利妥昔布,其能有效地诱导缓解,减少复发次数,不良反应发生率低(A/I),与其他免疫抑制剂合用有更好的疗效。

6. 长春新碱 用法 1mg/m²,每周 1 次,连用 4 周,然后 1.5mg/m²,每月 1 次,连用 4 个月。能诱导 80% 的 GC 依赖性肾病综合征缓解,对部分使用 CTX 后仍频繁复发的患儿可减少复发次数(C/Ⅱa)。

7. 咪唑立宾 用法 5mg/(kg·d),分 2 次口服,疗程 12~24 个月。近年研究表明,咪唑立宾能减少 GC 依赖性肾病综合征或频繁复发的原发性肾病综合征患儿的尿蛋白,减少 GC 用量,提高缓解率(C/Ⅱa)。

8. 硫唑嘌呤 用法与单纯 GC 治疗和安慰剂治疗相比,其治疗在 6 个月时的复发率无差别,现已不建议临床应用(A/I)。

(三) 免疫调节剂

左旋咪唑 用法 2.5mg/kg,隔日口服,疗程 12~24 个月。

应用左旋咪唑时需注意:①一般作为 GC 辅助治疗,适用于常伴感染的频繁复发型和 GC 依赖型肾病综合征(C/Ⅱa)。②与单纯 GC 治疗相比,加用左旋咪唑可降低频繁复发型和 GC 依赖型肾病综合征的复发风险(A/Ⅰ)。③左旋咪唑治疗 6 个月以上,其降复发效果与口服 CTX 治疗相似,可降低 6 个月、12 个月、24 个月复发风险(B/Ⅰ)。④左旋咪唑在治疗期间和治疗后均可降低复发率,减少 GC 的用量,在某些患儿可诱导长期的缓解(C/Ⅱa)。

(三)中西药有机结合一体化治疗

GC 是治疗儿童肾病综合征的首选药物,但其不良反应较多,最多见的如感染、库欣综合征、生长发育迟缓以及免疫力低下等。为了减轻 GC 的不良反应,巩固疗效,配合中医药治疗的经验已有大量报道。笔者采取中西药有机结合一体化治疗的方案,既能减轻 GC 的不良反应,又能提高患者对 GC 的敏感性,减少复发和提高免疫力。具体方法是:第一阶段是大剂量 GC 诱导缓解阶段,患儿服用大剂量 GC 后,常出现阴虚火旺的证候,如兴奋失眠、怕热多汗、食欲亢进、满月脸、水牛背、手足心热、口干咽燥、血压升高、毛发增生,舌红少津,脉细数等症状,本阶段应配合中医滋阴降火法治疗,如养阴健肾汤加减治疗,既能拮抗外源性 GC 的反馈抑制作用,减轻 GC 的不良反应,又能提高患者对 GC 的敏感性。第二阶段是 GC 减量阶段,患者常由阴虚火旺证转变为气阴两虚证,表现出疲乏无力、腰酸腿软、头晕耳鸣、手足心热、口干咽燥、易感冒,舌质淡红,苔薄白,脉细微数等,此时需采取益气养阴法治疗,既可防止 GC 撤减综合征,又可防止复发,提高免疫功能。第三阶段是 GC 巩固维持阶段,当减至接近人体生理剂量时,患者逐渐出现脾肾气(阳)虚证候,如疲乏无力、腰酸腿软、食欲欠佳、少气懒言、怕冷甚至畏寒肢冷,舌苔白,脉沉细等,应配合采用补肾健脾的中药治疗,可巩固疗效,以防复发。具体方药详见"成人原发性肾病综合征"一节。

三、临证经验

经验一 减少 GC 依赖性

儿童肾病综合征采用 GC 治疗的疗程明显延长,为防止 GC 对下丘脑-垂体-肾上腺轴的反馈抑制作用,笔者除采用清晨餐后顿服 GC 外,并从小剂量阶段起便采用将 2 日剂量合并为隔日顿服的方法。

经验二 增加 GC 敏感性

有些肾病综合征患者本来对 GC 敏感,但由于合并感染,高凝血症,或血栓栓塞形成,或由于种种原因导致肾小管-间质损害者,往往变得对 GC 不敏感,这就一定要寻找原因,采取相应的治疗措施,如抗感染、抗凝等治疗,往往会提高临床疗效。

四、验案举隅

患者,女,13 岁,学生,住兰州市西固区。初诊日期:2010 年 8 月 2 日。

患者于 2010 年 5 月下旬感冒后出现咽痛,并伴咳嗽,双下肢水肿,就诊于省某医院,检查尿蛋白(+++),隐血(++),红细胞 12 个/HP。血清总蛋白 40.3g/L,白蛋白 18.7g/L,球蛋白 21.6g/L,白蛋白/球蛋白比值 0.87,总胆固醇 9.31mmol/L,三酰甘油 4.66mmol/L,高密度脂蛋白 0.84mmol/L,低密度脂蛋白 5.67mmol/L,自身抗体十项均为阴性。临床诊断:肾病综合征型,病理诊断:IgA 肾病。于 2010 年 6 月 9 日开始采用泼尼松 20mg,每日 3 次;非洛地平 5mg,每日 1 次;氟伐他汀 40mg,每晚 1 次;双嘧达莫 25mg,每日 3 次;碳酸钙 D_3 片(钙尔奇)1 片,每日 1 次治疗。于同年 6 月 18 日出院,在家休息治疗。就诊时患者咳嗽,咳黄痰,双手发抖,出汗多,满月脸,水牛背,舌质红,苔微黄厚,脉弦数。尿检:蛋白(++),隐血(+++),镜下红细胞 8~13 个/HP。辨证分析:病位在肺,病性属湿热。辨证:上焦湿热证。治则:清热利湿,活血通络。方用:清热健肾汤加减。药用:鱼腥草 30g,黄芩 10g,金银花 15g,桑叶 10g,枇杷叶 10g,石韦 30g,白茅根 30g,龙葵 10g,丹参 10g,当归 10g,莪术 10g。7 剂。泼尼松 55mg,晨顿服;双嘧达莫 25mg,每日 3 次;碳酸钙 D_3 片(钙尔奇)1 片,每日 1 次。

二诊(2010 年 8 月 9 日):咳嗽,咳痰明显减轻,咳痰不利,口干,舌质红,苔微黄,脉细数。原方去鱼腥草、黄芩,加紫菀15g,款冬花15g,桔梗10g。14剂。泼尼松50mg/d,晨顿服。余西药继服。

三诊(2010年8月15日):咳嗽痊愈,怕热,多汗,手发抖,满月脸,水牛背,舌质红,苔微黄,脉细数。尿检:正常,尿蛋白0.25g/24h。辨证分析:病位在气(肺)阴(肾),病性属虚、瘀。辨证:气阴两虚,脉络瘀阻证。治则:益气养阴,活血通络。方用:益气健肾汤(笔者经验方)加减。药用:黄芪20g,太子参15g,生地黄15g,当归10g,女贞子10g,墨旱莲10g,牡丹皮10g,知母10g,莪术10g,丹参10g,益母草10g,地龙10g,石韦30g。14剂。泼尼松45mg/d,晨顿服。余西药继服。

四诊(2010年8月31日):怕热、多汗、手抖、满月脸、水牛背均减轻,病情基本稳定,舌质红,苔薄白,脉细数。尿检:正常。继服上方14剂。泼尼松40mg/d,晨顿服。

五诊(2010年12月28日):患者无任何不适,舌暗红,胖大,边有齿痕,苔白稍厚,脉细微数。一直根据上方加减服药,泼尼松已减至15mg/d,复查血常规、尿常规、肝功能、肾功能、血脂均正常。辨证分析:病位在脾肾,病性属阳虚、瘀。辨证:脾肾阳虚,脉络瘀阻证。治则:温肾健脾,活血通络。方用:补阳健肾汤加减。药用:黄芪20g,当归10g,淫羊藿10g,肉苁蓉10g,菟丝子10g,女贞子10g,山药15g,茯苓10g,炒白术15g,莪术10g,丹参10g。嘱患者连服3个月。

六诊(2011年3月5日):病情控制,复查血常规、尿常规、肝功能、肾功能、血脂均正常。药用:黄芪30g,当归10g,莪术10g,白术15g,防风15g。嘱患者连服3个月。进行巩固治疗。泼尼松片隔日10mg。

随访(2012年6月12日):GC减完已1年,无任何不适,体质增强,很少感冒。复查血常规、尿常规、肝功能、肾功能、血脂均正常。

按语:本例患者临床诊断为IgA肾病(肾病综合征型)。根据病理诊断,采取GC+中药联合治疗,3周后尿蛋白即转阴。配合中药主要是为了减少、减轻GC的不良反应,巩固疗效,防止复发。

第七节 IgA 肾病

IgA 肾病(IgA nephropathy,IgAN)是 1968 年由法国病理学家 Jean Berger 首先描述和命名的,因此也称为 Berger 病。其特征是肾活检免疫病理显示在肾小球系膜区以 IgA 为主的免疫复合物沉积,以肾小球系膜增生为基本组织学改变。IgA 肾病是一种常见的原发性肾小球疾病,其临床表现多种多样,主要表现为反复发作的肉眼血尿、持续性镜下血尿,伴有或不伴有不同程度的蛋白尿、高血压和肾功能受损,是导致终末期肾脏病常见的原发性肾小球疾病之一。据统计在我国发病率高达 40%~47.2%。

在全球范围内 IgAN 是导致终末期肾脏病的主要病因之一。虽然 IgAN 具有上述独特的免疫病理特性,但其肾活检组织学表现变化多样,临床表现、治疗反应和预后也存在高度差异。因此,IgA 肾病的发病实际是一种具有特征性免疫病理表现,由多种临床和病理类型组成的一组临床病理综合征。许多已知病因的肾小球疾病可以导致 IgA 在肾小球系膜区的沉积,例如狼疮性肾炎、过敏性紫癜肾炎、干燥综合征、强直性脊柱炎、类风湿性关节炎、疱疹样皮炎,以及酒精性肝硬化、慢性肝炎等,称为继发性 IgAN。本节主要介绍的是原发性 IgA 肾病。

一、病因病机

迄今为止,IgA 肾病确切的发病机制尚不清楚,IgA 肾病患者常在呼吸道感染或消化道感染后发病。另外,有证据表明某些 IgA 肾病患者黏膜对一些食物抗原具有高反应性,因此提示系膜区 IgA 沉积为对这些外源性抗原的免疫应答反应。在这些免疫反应后,常出现肉眼血尿,故推测黏膜免疫与发病机制相关,这一观点虽得到了部分研究的支持,但也有不同的研究结果,所以对本病的发病原因至今尚不完全清楚。只认为 IgA 肾病是一组与遗传、环境等多种因素有关的综合征。

二、病理改变

IgA 肾病的特征是以 IgA 为主的免疫复合物在肾小球系膜区沉积，因此肾组织病理及免疫病理检查是 IgA 肾病确诊的必备条件。

（一）光镜下表现

弥漫性肾小球系膜细胞和系膜基质增生，故 IgA 肾病的病理类型主要为系膜增生性肾小球肾炎，病变程度可轻可重。目前普遍公认的是 2017 年更新的 IgA 肾病牛津病理分型，该分型确定了 5 个能预测预后且光镜下容易评分的病理病变指标（见表 5-7-1）。

（二）电镜下表现

可见电子致密物主要沉积于系膜区或毛细血管壁，与 IgA 沉积分布一致，致密物沉积的量与免疫组化染色强度一致，具有重要辅助诊断价值。

表 5-7-1　IgA 肾病牛津病理分型

病理指标	定义	评分
系膜细胞增殖（M）	<4 系膜细胞/系膜区 = 0 4-5 系膜细胞/系膜区 = 1 6-7 系膜细胞/系膜区 = 2 >8 系膜细胞/系膜区 = 3 系膜细胞增殖积分为所有肾小球的平均值	M0 ≤ 0.5，M1 > 0.5（PAS 染色：≥50% 的肾小球系膜区内可见 >3 个系膜细胞，则定义为 M1）
肾小球节段硬化（S）	任何不同程度的袢受累，包括肾小球节段硬化/粘连	S0：无，S1：有
毛细血管内增殖（E）	毛细血管内细胞增殖致袢腔狭小	E0：无，E1：有
肾小管萎缩/间质纤维化（T）	肾皮质小管萎缩/间质纤维化	T0：≤25%，T1：26%-50% T2：>50%
细胞/纤维细胞性新月体（C）	细胞或纤维细胞性新月体百分比	C0：无，C1：≤25%　C2>25%

（三）免疫荧光

IgA 肾病的特征表现是以 IgA 为主的免疫球蛋白在肾小球系膜区呈颗粒状或团块状弥漫沉积,部分病例可沿毛细血管襻沉积。多达 90% 的患者为 C3 沉积,40% 的患者为 IgG 或 IgM 的沉积。IgA 也可沿血管壁沉积,尤其是紫癜性肾炎更为突出。

不论是儿童还是成人患者,经过长期临床缓解后,组织 IgA 沉积物可能消失。约 1/3 患者出现系膜区 IgA 沉积,这是疾病严重的特征。

三、临床表现

IgA 肾病临床表现多种多样,多见于 16~35 岁患者,约占总发病率的 80%,男女之比为(2~6):1。起病前多有上呼吸道感染(咽炎、扁桃体炎)或肠道感染等前驱症状。也可在受凉、过度劳累、预防接种及肺炎等影响下出现,偶尔为胃肠道感染或尿路感染后。血尿通常在出现感染症状后 1~2 天内明显。肉眼血尿可在几天后自发缓解,镜下血尿持续存在,常伴或不伴蛋白尿。30%~40% 的患者起病隐匿,表现为无症状性血尿和/或轻度蛋白尿,常在体检时发现。10%~24% 的患者出现大量蛋白尿,甚至表现为肾病综合征。成年 IgA 肾病患者中高血压的发生率为 20%,而儿童患者中仅占 5%。

四、诊断要点

1. IgA 肾病临床表现多种多样,多见于青壮年,与感染同步的血尿(镜下或肉眼),无论伴或不伴蛋白尿,从临床上均应考虑 IgA 肾病的可能性,确诊需做肾活检,特别是免疫病理检查。

2. 病因诊断是有效治疗的基础,许多继发性 IgA 肾病的原发病是可治的,如链球菌感染后急性肾小球肾炎、薄基底膜肾病和奥尔波特综合征。

3. 实验室检查 有 30% 的病例,血清中 IgA 水平增高,而血补体成分浓度多正常。有10%～15%的患者血中 IgA 循环免疫复合物升高。掌侧前臂皮肤活检常可见毛细血管的 IgA、C3 和纤维素沉积。尿红细胞形态分析以畸形红细胞为主(≥80%)。

五、临床分类

1. 反复发作肉眼血尿型　本型常在上呼吸道感染或肠道感染期间出现肉眼血尿,持续 2～3 天后变为镜下血尿,如此反复发作。有肉眼血尿时常可伴有不同程度的蛋白尿,肉眼血尿消失后尿蛋白也随之减少或消失。患者一般无水肿及高血压,但常伴有腰痛,可为单侧性或双侧性,体检肾区无明显的叩击痛,本类型多见于儿童,约占本病的 20%。

2. 无症状性镜下血尿型　镜下血尿常持续存在,尿中红细胞以畸形红细胞为主(≥80%),可伴有轻度蛋白尿(<1g/24h),临床无症状,多在体检时发现而确诊。本类型最多见,约占 50%。

3. 肾炎综合征型　除持续性镜下血尿外常有轻度蛋白尿、水肿、高血压或缓慢进行性肾功能损害,本类型占 10%～15%,预后较差。

4. 肾病综合征型　表现为大量蛋白尿、低蛋白血症和镜下血尿,占 IgA 肾病的 7%～16%。若伴有高血压、肾功能损害,则预后不良。

5. 其他类型　如急进性肾炎综合征、急性肾衰竭,临床上较少见,预后不良。

六、鉴别诊断

由于肾小球系膜区 IgA 沉积可见于其他许多疾病,故临床应除外下列疾病,并与之鉴别。

1. 急性感染后肾小球肾炎　急性感染后肾小球肾炎与 IgA 肾病均可于上呼吸道感染、急性扁桃体炎或咽炎后出现血尿,并可表现为蛋白尿、水肿及高血压。但 IgA 肾病在感染后 1～3 天出现血尿,而急性肾小球肾炎在感染后 1～2 周出现急性肾炎综合征症状表现,血清补体降低,

IgA 正常可予以鉴别。可伴有血清 IgA 升高。

2. 过敏性紫癜肾炎　本病与 IgA 肾病均可表现为镜下血尿或肉眼血尿,肾穿刺两者同样有肾小球系膜区 IgA 沉积,但过敏性紫癜肾炎为继发性肾小球疾病,起病多为急性,常有皮肤紫癜、腹痛、黑便、关节痛及全身血管炎改变等,可予以鉴别。

3. 遗传性肾小球疾病　以血尿为主要表现的单基因遗传性肾小球疾病主要有薄基底膜肾病和奥尔波特综合征。前者主要表现为持续性镜下血尿,肾脏是唯一受累器官,通常血压正常,肾功能长期维持在正常范围,病程为良性过程;后者是以血尿、进行性肾功能减退直至终末期肾脏病、感音神经性耳聋及眼部病变为临床特点的遗传性疾病综合征。

七、治疗

目前对 IgA 肾病的病因和发病机制尚不完全清楚,本病的临床表现、病理改变和预后存在高度异质性,因而在治疗上也没有统一的治疗方案和特异性治疗方法。KDIGO 指南为 IgA 肾病的治疗原则提供了循证医学证据。近年来国内学者采用中医中药治疗本病,也取得了一定进展。

(一) 西医治疗

1. IgA 肾病的治疗原则

(1)轻微尿检异常、肾小球滤过率正常、血压正常的患者,预后良好,但需要长期(>10 年)定期随诊。

(2)明显蛋白尿(尿蛋白>0.5~1g/d),高血压,肾小球滤过率下降的预后中等的患者,需给予全面综合支持治疗 3~6 个月。其中:①肾小球滤过率>50ml/min 时,若尿蛋白<1g/d,只需行支持治疗;若尿蛋白>1.0g/d,则需在支持治疗的基础上进行 GC 治疗 6 个月。②当肾小球滤过率<50ml/min,>30ml/min 时,需支持治疗,酌情使用免疫抑制剂。③当肾小球滤过率<30ml/min 时,需支持治疗,但不推荐使用免疫抑制剂(急进性肾小球肾炎除外)。

（3）肾小球滤过率急剧下降,临床表现为急性肾损伤时,首先要除外大量血尿红细胞管型导致的急性肾小管损伤;若临床表现为肾病综合征或急进性肾小球肾炎时,需支持治疗和 GC+免疫抑制剂治疗。

2. 进展缓慢型 IgA 肾病　综合支持治疗是进行性加重的 IgA 肾病患者的主要治疗措施。

（1）控制高血压和降低蛋白尿:降低蛋白尿和控制血压是 IgA 肾病的治疗基础。近几年的随机对照临床试验研究表明,RAS 抑制剂对于非糖尿病肾病患者也具有降低尿蛋白和保护肾功能的作用,而其中关于 RAS 抑制剂在肾小球肾炎的研究中 IgA 肾病的研究证据最多。KDIGO 指南建议:当尿蛋白>1g/d 时,推荐使用长效 ACEI 或 ARB 治疗（1B）。如果患者能够耐受,可逐渐加量以控制尿蛋白<1g/d（2C）;对于尿蛋白在 0.5~1.0g/d 之间的患者,使用 ACEI 或 ARB 治疗（2D）;尿蛋白<1g/d 者,血压的控制目标应当是<130/80mmHg;当尿蛋白>1g/d 时,血压控制目标值应<125/75mmHg。

（2）GC:KDIGO 指南中建议:GC 仅应用于 IgA 肾病高危患者,即经最佳支持治疗 3~6 个月后,尿蛋白仍>1g/d,且肾小球滤过率>50ml/min 的患者。单纯口服泼尼松治疗,一般起始剂量为 0.8~1.0mg/（kg·d）,持续 2 个月,然后以每个月 0.2mg/（kg·d）减量,总疗程 6~8 个月。但没有证据建议肾小球滤过率<50ml/min 的患者使用 GC。当肾小球滤过率<30ml/min 时,仅给予支持治疗,不推荐使用免疫抑制剂（急进性肾小球肾炎除外）。

此外,还有 2 种情况通常被认为是 GC 治疗的适应证,一种是临床表现为肾病综合征和肾活检提示微小病变合并 IgA 肾病,治疗原则按照肾小球微小病变处理;另一种是新月体型 IgA 肾病,可参照抗中性粒细胞胞质抗体相关性肾炎伴新月体形成的治疗原则。

（3）CTX 和硫唑嘌呤:KDIGO 指南不推荐 CTX 和硫唑嘌呤应用于中度危险患者,只有存在新月体形成的 IgA 肾病患者才可应用。

（4）MMF：MMF 对 IgA 肾病患者的治疗作用目前也存在争议，因此，KDIGO 指南不推荐 MMF 应用于中等危险的 IgA 肾病患者。

国内有关 IgA 肾病的一项 RCT 研究显示，在 RAS 抑制剂有效控制血压的情况下，MMF 能够有效地降低患者尿蛋白，这组患者在随后长达 6 年的队列随访中仍有明显的肾功能保护作用。另一项 RCT 研究也提示，在病理类型较重的 IgA 肾病患者中 MMF 的治疗较泼尼松更能有效地降低尿蛋白。

（5）羟氯喹治疗：羟氯喹为 4-氨基喹啉衍生物类抗疟药，作用和机制与氯喹类似，但毒性仅为氯喹的一半。本品也有抗炎、调节免疫、抗感染、光滤、抗凝等作用。临床上常用于疟疾、过敏性及自身免疫性疾病的治疗。美国肾脏病杂志刊登了 1 项研究，羟氯喹加上优化的 RAAS 抑制剂显著减少 IgA 肾病患者 6 个月以上的蛋白尿，无不良事件证据，为 IgA 肾病治疗提供了新的治疗方法。

（6）扁桃体切除问题：当扁桃体炎为血尿发作的诱发因素时，切除扁桃体可以减少血尿发作的频率，但 KDIGO 指南不建议切除。

（二）中医辨证论治

IgA 肾病的发生，多由于人体御邪能力不足之时，外感风热之邪，或由于饮食不节、思虑劳倦过度，损伤脾、肾、肝诸脏所致。因此，外感风热、饮食劳倦是发病的主要原因，而禀赋不足，卫表不固则是发病的内在因素。

根据 IgA 肾病的临床表现，治疗时分为发作期和缓解期论治。发作期分上焦湿热和中焦湿热；缓解期以阴虚内热、气阴两虚和脾肾气虚为多见。

1. 发作期（肉眼血尿期）　见于风热袭肺，灼伤血络，或湿热结于胃肠引起的急性发作。临床以肉眼血尿为主。治疗的重点应是清热解毒，清化湿热。

（1）上焦湿热证

主症：发热，咽喉红肿疼痛，或扁桃体红肿或化脓，或咳嗽，痰黏不利,或皮肤疖肿,腰酸痛,尿赤,舌红苔黄,脉浮数。

治法:疏风清热,凉血止血。

药用:金银花 15g,白花蛇舌草 30g,荆芥 10g,玄参 10g,马勃 10g,茜草根 15g,小蓟 30g,紫珠草 20g,生藕节 15g,桔梗 10g,生甘草 6g。活血止血胶囊 每次 5 粒,每日 3 次,冲服。

(2)中焦湿热证

主症:腹痛腹泻,大便不畅或便溏,或口苦胁痛,尿赤尿血,舌红,苔黄腻,脉弦数。

治法:清化湿热,凉血止血。

药用:柴胡 12g,葛根 15g,黄连 10g,广木香 10g,地榆 20g,白茅根 30g,茜草根 15g,地锦草 15g,薏苡仁 30g。活血止血胶囊,每次 5 粒,每日 3 次,冲服。

2. 缓解期(镜下血尿期)

(1)阴虚内热证

主症:腰酸腰痛,手足心热,口干咽燥,尿液持续有镜下血尿,舌红少苔,脉细数。

治法:滋阴清热,凉血止血。

药用:生地黄 30g,女贞子 15g,墨旱莲 15g,牡丹皮 15g,白茅根 30g,石韦 30g,地锦草 30g,茜草根 15g,当归 15g,苍术 15g。活血止血胶囊,每次 5 粒,每日 3 次,冲服。本型属虚中夹实证,治疗应扶正祛邪,扶正以调整脏腑阴阳,祛邪以清除循环免疫复合物,方中当归、苍术独具此功,以下两证亦如此。

(2)气阴两虚证:指脾气虚和肾阴虚并见。

主症:疲乏无力,腰膝酸软,手足心热,口干不思饮,自汗或盗汗,易感冒,镜下血尿持续不消,或伴见蛋白尿,舌质淡红,舌苔薄白,脉细数。

治法:益气养阴,凉血止血。

药用:黄芪 30g,太子参 15g,当归 15g,生地黄 30g,山萸肉 15g,女贞子 15g,墨旱莲 15g,白茅根 30g,地锦草 15g,茜草根 15g,藕节 15g,牡丹皮 15g。活血止血胶囊,每次 5 粒,每日 3 次,冲服。

(3)脾肾气虚证:镜下血尿日久不消。

主症:体倦乏力,纳差腹胀,腰膝酸软,头晕耳鸣,镜下血尿持续不消,或伴见蛋白尿,面色少华,舌淡红、胖大、边有齿痕,苔白厚,脉沉弱。

治则:健脾补肾,益气摄血。

药用:黄芪 30g,党参 15g,当归 15g,女贞子 15g,墨旱莲 15g,枸杞子15g,菟丝子 15g,苍术 15g,蒲黄炭 15g,茜草 15g,小蓟 30g,怀山药 20g,益智仁 15g。活血止血胶囊,每次 5 粒,每日 3 次,冲服。对久病血尿,更应加强活血化瘀之品,如桃仁、红花、川芎、三七之类,方能收效,IgA肾病血尿尤为如此。

八、临证经验

1. 控制血压是 IgA 肾病长期治疗的基础。对有高血压的 IgA 肾病,应积极控制血压,首选 ACEI 或 ARB 类药物。目标血压应控制在125/75mmHg 以下。

2. 尿蛋白 1~3.5g/d,肾功能正常的 IgA 肾病患者,给予 GC 治疗(泼尼松 0.5mg/kg,隔日口服),并在第 1 个月、第 3 个月、第 5 个月初分别用 MP 1g/d,冲击 3 天,总疗程 6 个月,可以降低尿蛋白,保护肾功能,而且短期治疗能够使患者长期受益。

3. IgA 肾炎多以血尿为主要临床表现,故止血便成了治疗的主要目标。笔者认为治疗血尿决不能见血止血,过早地使用收涩性较强的止血药,以免造成血栓的形成,损害肾小管,而应在辨证的基础上加用凉血止血药,如大蓟、小蓟、藕节、紫珠草、白茅根、地榆、大黄炭等,或活血止血药如蒲黄、茜草、三七等。对病程日久,血尿不止的患者,更应采用活血化瘀法治疗。笔者常用三七、琥珀各等份,研为极细粉末,装入胶囊,每粒 0.3g,每次 5 粒,每日 3 次,冲服,有很好的疗效。

九、验案举隅

患者,男,19 岁,学生,住甘肃省文县。初诊日期:2009 年 5 月 8 日。

患者于本次就诊前 2 月因腰痛,尿中泡沫多,在当地医院检查:尿蛋白(+++),随去四川某医院住院。入院检查:尿蛋白(+++),隐血(+++),镜下红细胞 10~12 个/HP。肝功能、肾功能及血浆蛋白均正常。临床诊断:IgA 肾病(肾炎综合征型)。肾穿刺病理诊断:IgA 肾病(Ⅱ~Ⅲ级)。予以雷公藤多苷片 30mg,每日 3 次;厄贝沙坦 150mg,每日 3 次。于 5 月 6 日出院。

本次就诊时患者无明显不适,平日易感冒,咽喉部干痛。咽部微红,扁桃体Ⅱ°肿大、稍充血,BP 130/80mmHg,舌质红,苔微黄厚,脉弦细。尿检:蛋白(++),隐血(+++),镜下红细胞 6~10 个/HP。辨证分析:病位在肺、肾,病性属湿热+血瘀。辨证:湿热蕴结,脉络瘀阻。治则:清热解毒,活血止血。处方:清热健肾汤加减。药用:金银花 15g,桑叶 10g,青风藤 15g,防风 10g,石韦 30g,白茅根 30g,藕节 15g,紫珠草 15g,丹参 10g,当归 10g,玄参 10g,马勃 15g,莪术 10g。21 剂。蛭龙通络胶囊、活血止血胶囊,每次各 6 粒,每日 3 次。厄贝沙坦 75mg,每日 1 次。

二诊(2009 年 6 月 1 日):服药 3 周,稍感乏力,咽干,余无不适。BP 120/70mmHg,扁桃体Ⅱ°肿大,无充血,舌质红,苔薄白,脉细数。尿检:蛋白(±),隐血(++),镜下红细胞 0~2 个/HP。辨证分析:病位在气、阴,病性属虚、瘀。辨证:气阴两虚,脉络瘀阻证。治则:益气养阴,活血通络。方用:益气健肾汤加减。药用:黄芪 30g,太子参 10g,生地黄 15g,山萸肉 10g,当归 10g,生山药 30g,女贞子 15g,墨旱莲 15g,牡丹皮 10g,白茅根 20g,紫珠草 15g,莪术 10g,丹参 10g,益母草 10g,石韦 30g。21 剂。继服蛭龙通络胶囊、活血止血胶囊;厄贝沙坦 75mg,每日

1 次。

三诊(2009 年 6 月 23 日):患者无明显症状,打球剧烈运动后尿检:蛋白(+),隐血(+),镜下红细胞 0～1 个/HP。舌质红,苔微黄,脉弦细微数。原方去地龙,30 剂。

四诊(2009 年 7 月 24 日):乏力,咽干,感冒次数减少。BP 120/70mmHg,舌质红,苔薄白,脉弦微数。尿检:正常。原方 30 剂。

五诊(2009 年 9 月 26 日):病情稳定,不耐劳累。舌质红,齿印,苔白,脉弦细。尿检正常,复查肝肾功能均正常。继服上方 14 剂。

六诊(2009 年 11 月 18 日):打篮球后腰困,大便溏稀,舌质红,舌体胖大、齿痕,苔白根厚,脉细数。辨证分析:病位在脾、肾,病性属气虚、血瘀。辨证:脾肾气虚,脉络瘀阻。治则:健脾补肾,活血通络。方用:补阳健肾汤加减。药用:黄芪 30g,当归 10g,淫羊藿 10g,肉苁蓉 10g,菟丝子 10g,女贞子 15g,炒山药 15g,炒白术 15g,防风 10g,茯苓 10g,莪术 10g,丹参 10g。连服 3 个月。

七诊(2010 年 3 月 26 日):病情控制,舌质红,苔薄白,脉弦细。血、尿常规正常,肝功能、肾功能、血浆蛋白、血脂均正常,尿蛋白 0.21g/24h。药用:黄芪 30g,当归 10g,炒白术 15g,防风 10g,生山药 15g,芡实 15g,莲须 15g,丹参 10g。嘱患者连服 6 个月。

八诊(2011 年 4 月 10 日):患者由于无任何不适,自行停药半年。尿检正常。仍予上方 14 剂。

九诊(2011 年 4 月 25 日):无症状,舌质红,苔薄白,脉细数。尿常规检查正常,尿蛋白 0.08g/24h。辨证:气阴两虚,脉络瘀阻。治则:益气养阴,活血通络。药用:黄芪 30g,太子参 10g,生地黄 15g,当归 10g,生山药 15g,女贞子 10g,墨旱莲 10g,牡丹皮 10g,莪术 10g,丹参 10g,益母草 10g,石韦 30g。21 剂。

十诊(2013 年 5 月 6 日):来兰州复查,毕业后在成都工作,身体壮实,很少感冒。血、尿常规检查均正常,尿蛋白 0.08g/24h。肝肾功能正常。

按语：本例患者临床诊断为肾炎综合征型，病理诊断：IgA 肾病（Ⅱ～Ⅲ级）。笔者本着"中西药有机结合"的治疗模式，西药除采用降压药外，自始至终以中药治疗为主，经过 4 年的治疗、观察，疗效显著，无不良反应。不足之处，患者临床控制后，拒绝肾穿刺复查。

第八节　微小病变型肾病

微小病变型肾病（Minimal Change Disease，MCD）是一病理诊断，其临床表现为肾病综合征。本类型为儿童和青少年原发性肾病综合征最常见的病理类型，占 10 岁以内儿童肾病综合征的 70%～90%。且多对 GC 敏感，而成人肾病综合征患者中，本病理类型相对少见，占 10%～15%，中年为低谷，老年略有上升，对 GC 反应相对缓慢。

一、病因分类

微小病变型肾病依据病因可分为原发性、继发性和遗传性三大类。继发性微小病变型肾病病因多与感染（如人类免疫缺陷病毒（human immunodeficiency virus，HIV）、梅毒、寄生虫等）、过敏（如食物、花粉、病原微生物内毒素等）、肾毒性药物（如非甾体抗炎药、抗生素、α 干扰素等）的不适当使用及肿瘤相关的霍奇金病、实体肿瘤等等有关。遗传因素在微小病变型肾病发病中的因素仅为个案报道，相关性尚不明确。

二、发病机制

微小病变型肾病确切的发病机制仍未明确，目前普遍认为与细胞免疫功能异常有关，如 T 细胞功能紊乱及其相关的循环通透因子、体液免疫，呼吸道病毒的诱导作用，足细胞损伤相关的肾小球基底膜电荷屏障功能减弱和广泛足突消失等，在微小病变型肾病的发生中均发挥着重要的作用。

三、病理特征

光镜下肾小球基本正常,或仅有轻微系膜增生。近曲小管有重吸收颗粒,肾小管上皮细胞可见空泡变性。伴有急性肾衰竭的患者可见肾小管上皮细胞扁平化及其他肾小管损伤表现。肾间质无明显异常,在全身严重水肿时,可见肾间质水肿。电镜下有广泛的肾小球毛细血管上皮细胞足突融合和裂孔闭塞为其特征。免疫荧光检查典型者肾小球内各种免疫球蛋白及补体均呈阴性。

四、临床表现

1. 微小病变型肾病　常突然起病,常有前驱的上呼吸道病毒感染史,与蛋白尿发生的间隔期很短;有些患者可有过敏史,或有预防接种史。

2. 常有典型的肾病综合征表现　大量蛋白尿(成人 ≥3.5g/24h),尿蛋白具有高度选择性;低蛋白血症(血浆白蛋白<30g/L);血尿少见,约20%的患者仅有轻微的镜下血尿;一般无持续性高血压,但成人患者高血压较多见。

3. 大多数患者肾功能正常,但少数患者水肿明显时可伴有轻微肾前性氮质血症。

4. 在成人原发性肾病综合征患者中,本病约占 30%,随着年龄的增大而发病率逐渐减少,但老年人发病率又呈增高趋势。

五、诊断

微小病变型肾病的诊断:主要依据典型的肾病综合征临床表现(详见第五章第五、六节)及微小病变型肾病特征性病理表现做出。

微小病变型肾病肾活检适应证:由于儿童及青少年单纯性肾病综合征(无明显血尿、血压及肾功能正常)对 GC 敏感,因此,可通过先治疗做出治疗性诊断,不需要肾活检。对于儿童及青少年复发的、GC 依赖或抵抗的单纯性、非单纯性肾病综合征以及中老年肾病综合征,应于 GC 治疗前先行肾活检病理诊断。

六、鉴别诊断

在做出原发性肾病综合征诊断之前,需首先排除继发性者。临床上,成人微小病变型肾病继发者多,应仔细寻找继发因素,如非甾体抗炎药、干扰素、利福平、锂盐等药物的使用史;是否存在全身性疾病,如肿瘤、霍奇金淋巴瘤、非霍奇金淋巴瘤等。

病理改变上,需与下列疾病鉴别。

1. 系膜增生性肾小球肾炎(非 IgA 型) 本病表现为肾病综合征者与微小病变型肾病临床上非常相似,但光镜下可见弥漫性系膜细胞及基质增生,免疫荧光常见 IgM、C3 等沉积,电镜下系膜区可见电子致密物沉积,此与微小病变型肾病完全不同。

2. IgA 肾病 典型患者不易与微小病变型肾病混淆,但其中一小部分患者临床上也可表现为肾病综合征,光镜下无明显病变或仅有轻度系膜增生,但免疫荧光可见 IgA 为主的沉积,电镜下可见广泛足突消失及大量电子致密物在系膜区沉积。

3. 膜性肾病 本病早期光镜下肾小球基本正常,易与微小病变型肾病混淆,但免疫荧光可见 IgG 沿毛细血管壁的颗粒样沉积,且电镜下可见电子致密物在上皮下沉积,可资鉴别。

七、治疗与预后

90% 的微小病变型肾病儿童患者对 GC 治疗敏感,但易于复发。超过 75% 的成人患者 GC 治疗后能达到完全缓解,因此,KDIGO 指南推荐 GC 作为微小病变型肾病临床表现为肾病综合征时的初始治疗药物 (1C),可使肾病综合征缓解,因此,诊断明确后应使用 GC 治疗,以使肾病综合征尽早缓解,但 GC 的不良反应较大,如何减轻、减少其不良反应,中医药有很好的效果。缓解后的治疗重点在于防止复发,亦需配合中药治疗,对巩固疗效,至关重要。

（一）一般治疗

大量蛋白尿期以卧床休息为主,但应保持适度床上及床旁活动以防止深静脉血栓形成。水肿明显者应适当予以低盐饮食(每日摄入钠盐<2~4g)。

（二）对症治疗

1. 利尿剂 初发微小病变型肾病患者在应用 GC 治疗 1 周后,尿量会迅速增加,水肿可明显改善。对效果不佳者,可适当使用利尿剂。常用氢氯噻嗪 25~50mg,每日 1~2 次,加螺内酯 20~40mg,每日 1~2 次;或加氨苯蝶啶 50~100mg,每日 1~2 次,或呋塞米口服 20~40mg,每日 1~2 次;效果不显者可改为静脉用药,同时加用保钾利尿药。

2. 抗凝剂 血栓及栓塞是肾病综合征的常见并发症之一,血浆白蛋白<25g/L 应给予抗凝药物(如低分子肝素皮下注射)和抗血小板黏附剂(双嘧达莫 50mg,每日 3 次)。

3. 控制感染 感染为微小病变型肾病最常见的并发症,也是导致复发的主要诱因,感染一旦发生,应依据药敏选用敏感、肾毒性小的抗生素治疗。

（三）免疫抑制剂的应用

多数儿童微小病变型肾病患者对 GC 治疗敏感。成人微小病变型肾病患者对 GC 治疗反应缓慢,缓解所需时间长,10%~25%的患者在治疗 3~4 个月后才出现效果;超过 75%的患者经 GC 正规治疗后能达到完全缓解或部分缓解,但 50%以上的患者可出现复发;约 1/3 的患者可出现频繁复发、GC 抵抗和 GC 依赖。

KDIGO 指南推荐的成人微小病变型肾病免疫抑制剂治疗方案如下:

1. 成人初发微小病变型肾病的治疗

推荐初次治疗首选 GC(1C);GC 剂量为每日 1mg/kg(最大剂量 80mg/d)或隔日 2mg/kg(最大剂量 120mg/d)(2C);首次大剂量 GC 治疗若能达到完全缓解,建议至少持续 4 周,若不能完全缓解,最长不超过 16 周(2C);达到完全缓解的患者,建议 GC 在 6 个月疗程内缓慢减量(2D)。

使用 GC 有相对禁忌或不能耐受大剂量 GC 的患者(如:血糖控制不佳、精神异常、严重的骨质疏松者),建议按频繁复发和 GC 依赖的治疗方案治疗(2D)(见下 3.)。

2. 非频繁复发微小病变型肾病的治疗　建议采用与初发微小病变型肾病相同的治疗方案,重新使用大剂量 GC 治疗,仍可获得缓解(2D)。

3. 频繁复发和 GC 依赖微小病变型肾病的治疗:建议口服 CTX 2~2.5mg/(kg·d),持续 8 周(2C)。

使用 CTX 后仍复发或有生育愿望的频繁复发和 GC 依赖患者,建议使用 CsA 3~5mg/(kg·d)或 FK506 0.05~0.1mg/(kg·d),分次给药,治疗 1~2 年(2C)。

对不能耐受 GC、CTX 和 CNIs 的患者,建议使用 MMF 500~1 000mg,每天 2 次,持续 1~2 年(2D)。

4. GC 抵抗型微小病变型肾病的治疗　需重新进行评估,以寻找 NS 其他病因(未分级)。约 10% 的成人微小病变型肾病患者出现 GC 抵抗。其中,部分在重复肾活检时被确诊为局灶节段性肾小球硬化,因局灶节段性肾小球硬化是局灶性病变,单次肾活检时会因漏检而误诊为微小病变型肾病。

5. 微小病变型肾病伴急性肾损伤的治疗　如有适应证,建议采用肾脏替代治疗,但需同时合用 GC 治疗,方案同初发微小病变型肾病的治疗方案(2D)。

6. 微小病变型肾病伴高脂血症的处理　建议初发的微小病变型肾病患者,无需使用他汀类药物治疗高脂血症(2D)。随着蛋白尿的缓解,其伴发的高血脂将自行好转。

7. 微小病变型肾病血压正常者无需使用 ACEI 和 ARB 来减少蛋白尿(2D)。

(四) 中西医结合分阶段一体化治疗

详见:第五章第五、六节。

八、验案举隅

郭某,男,13 岁,学生。初诊日期:2015 年 5 月 13 日。

初诊:患者于 3 年前(2012 年)因水肿,尿中泡沫多,在北京某医院住院,检查:尿蛋白 6.28g/24h,低蛋白血症,高脂血症。临床诊断为原发性肾病综合征,经肾穿刺检查,病理诊断为微小病变型肾病,采用足量 GC 治疗半年余,尿蛋白转阴,尿蛋白 0.12g/24h。每当 GC 减量至每日 15mg 上下时病情即复发,3 年之中共复发 4 次。为配合中医治疗,遂来门诊。

就诊时患者自述咳嗽,气促,精神欠佳,食欲不振,恶心,平日易感冒,仍口服泼尼松 15mg/d。查体:BP 115/75mmHg,颜面高度水肿,咽部充血,扁桃体Ⅲ°肿大,舌质红,舌体胖嫩,苔薄白,脉细数。实验室检查:尿蛋白(+++),尿蛋白定量 5.83g/24h,Scr75.0μmol/L,BUN4.2mmol/L,血清总蛋白 32.3g/L,白蛋白 13.6g/L,球蛋白 18.7g/L,白蛋白/球蛋白比值 0.72,总胆固醇 9.31mmol/L,三酰甘油 5.56mmol/L,高密度脂蛋白 0.84mmol/L,低密度脂蛋白 5.67mmol/L,补体 C_3 85g/L,补体 C_4 0.3g/L。西医诊断:微小病变型肾病。中医辨证分析:病位在肺、肾,病性属风热+水湿。辨证:风水相搏证。治则:疏风清热,宣肺利水。选方:越婢加术汤加减。药用:麻黄 10g,杏仁 15g,金银花 20g,桑叶 10g,桔梗 10g,浙贝母 10g,白僵蚕 10g,玄参 10g,防风 10g,炒白术 15g,茯苓 20g,泽泻 10g,车前子 15g(布包),玉米须 30g。7 剂。蛭龙通络胶囊,每次 4 粒,每日 3 次;泼尼松 60mg,晨顿服;双嘧达莫 50mg,每日 3 次;碳酸钙 D_3 片,1 片,每日 1 次;替米沙坦 20mg,每日 1 次。

二诊(2015 年 5 月 21 日):水肿明显消退,咳止,精神、食欲仍欠佳,已不恶心,尿色深黄,舌质红,舌体胖嫩,苔薄白,脉细数。尿检:蛋白(++),隐血(+),红细胞 0 个/HP。继服原方 7 付。西药同前。

三诊(2015 年 5 月 28 日):患者治疗半个月后,水肿全消,少气乏力,食欲亢进,口干思饮,喜食冷饮,手足心热。咽部(-),扁桃体肿大,无充血,舌质红,舌体胖嫩,苔薄白,脉细数。尿检:尿蛋白(+)。中医辨证分析:病位在气、阴,病性属虚。辨证:气阴两虚证。治宜益气养阴,兼除湿热。予益气健肾汤加减。用药:黄芪 30g,太子参 10g,生地黄 15g,山萸肉 15g,牡丹皮 10g,茯苓 10g,山药 15g,泽兰 15g,白花蛇舌草 15g,石韦 30g。14 剂。西药同前。

四诊(2015 年 6 月 15 日):患者经中西医结合治疗 1 个月后,水肿全消,自觉无任何不适,面部胖大,出汗多,易激动,舌质红,舌体胖嫩,苔薄白,脉细数。尿检(-)。原方加知母 15g。14 付。

五诊(2015 年 6 月 21 日):患者家长认为服药有效,又按原方继服14 付,病情稳定,无明显不适,舌质红,舌体稍胖,苔薄白,脉弦微数。复查:尿检:正常。血清总蛋白 63.1g/L,白蛋白 36.2g/L,球蛋白26.9g/L,白蛋白/球蛋白比值 1.35,总胆固醇 7.13mmol/L,三酰甘油2.6mmol/L,高密度脂蛋白 1.78mmol/L,低密度脂蛋白 3.30mmol/L,补体 C3 0.81g/L,补体 C4 0.03g/L。中药继以原方略施加减。泼尼松服用开始剂量,每 2 周减 5mg,晨顿服。

六诊(2015 年 8 月 20 日):患者无任何不适,泼尼松减至 50mg。质暗红,苔薄白,脉细微数。复查尿检正常,肝功能、肾功能、血浆蛋白、血脂均正常,尿蛋白 0.13g/24h。舌证属气阴两虚兼血瘀。继服益气健肾汤加减治疗 3 月。泼尼松继续每 2 周递减 5mg。

七诊(2016年3月25日):患者自觉无任何不适,GC已减完。查体:扁桃体Ⅱ°肿大,无充血,舌质淡红,苔薄白,脉弦。尿检正常,尿蛋白0.08g/24h。继服益气健肾胶囊巩固治疗3月。停用其余西药。

八诊(2016年12月13日):患者停药已半年。尿蛋白0.11g/24h。

随访(2018年4月12日):病情控制良好。尿检正常。

随访(2019年4月24日):病情控制良好,尿检正常,尿蛋白0.09g/24h。复查肝功能、肾功能、血浆蛋白、血脂均正常。

按语:本例患者系微小病变型肾病,采用GC治疗,疗效明显,但每当GC减量至15mg左右时复发,3年之内复发4次。本次复发后采用足量GC配合中药治疗,GC顺利减停,将近3年再未复发,同时亦明显减轻了GC的不良反应,显示了中西医结合治疗的优越性。

第九节 系膜增生性肾小球肾炎

系膜增生性肾小球肾炎(mesangial proliferative glomerulonephritis,MsPGN)是一个病理形态学诊断名称,以弥漫性肾小球系膜细胞增生及不同程度系膜基质增多为主要病理特征,是临床上表现为肾病综合征的常见类型之一。据其免疫病理可将系膜增生性肾小球肾炎分为IgA肾病(系膜区以IgA沉积为主)及非IgA肾病两大类。本节主要介绍非IgA系膜增生性肾小球肾炎。

一、病因及发病机制

系膜增生性肾小球肾炎的病因尚不明确,部分病例起病前有感染史,以上呼吸道感染居多,但病原不明,感染对系膜增生性肾小球肾炎确切的作用也不清楚。一般认为本病是一种免疫介导性炎症性疾病,不过,同其他肾小球疾病一样,在其疾病进展过程中也有非免疫因素(如高血压、蛋白尿、高血脂等)参与。现将本病发病机制中的免疫及炎症反应做一简述。

（一）免疫反应

绝大多数非 IgA 系膜增生性肾小球肾炎病例肾小球系膜区均有颗粒状免疫球蛋白及补体 C_3 沉积，即提示免疫复合物致病。慢性血清病动物模型能出现典型的非 IgA 系膜增生性肾小球肾炎病理表现，更验证了循环免疫复合物致病学说。一般认为循环中多价抗原与其高亲和力抗体在几乎等量或抗体稍过剩情况下结合，即能形成难溶性的较大分子免疫复合物沉积系膜区。当系膜功能低下或受抑制时，此沉积的免疫复合物不易被清除，就能激活补体导致炎症反应。

除循环免疫复合物沉积致病外，原位免疫复合物形成也是导致非 IgA 系膜增生性肾小球肾炎发生的另一机制。给大鼠注射抗胸腺细胞抗体，或注射小扁豆凝集素（lentil lectin）及其抗体，均能造成非 IgA 系膜增生性肾小球肾炎模型即验证了这一观点。抗胸腺细胞抗体能与系膜细胞上存在的交叉抗原结合，外源性小扁豆凝集素能先种植于肾小球系膜，再与其抗体结合，这种原位形成的免疫复合物也能激活补体致病。另外，细胞介导免疫也在非 IgA 系膜增生性肾小球肾炎发病中发挥作用。

（二）炎症反应

免疫反应为启动因素，它将激活炎症反应。现已知肾小球系膜细胞在炎症过程中不但是被动受害者，而且是直接参与者，在特定条件下它能发挥炎症细胞作用。系膜细胞被激活后即能发生表型转变，出现增生、转分化、释放炎症介质及分泌细胞外基质等。系膜细胞能释放许多炎症介质，包括：转化生长因子-β、血小板源生长因子、成纤维细胞生长因子、IL-1、IL-6 及 TNF-α 等生长因子及细胞因子；血小板活化因子、血栓素 A_2 等血管活性酯，及内皮素-1 等血管活性肽；单核细胞趋化蛋白-1、IL-8 等趋化因子；细胞间黏附分子-1、血管细胞黏附分子-1 等黏附分子；活性氧及酶等。这些介质能通过自分泌及旁分泌发挥作用致肾小球炎症。系膜细胞还能分泌多种细胞外基质成分,包括:Ⅳ型及Ⅰ型、Ⅲ型等胶原(后两者只在转分化成肌纤维细胞后才能分泌);纤连蛋白、层黏蛋白等非胶原糖蛋白;硫酸类肝素、硫酸软骨素等蛋白聚糖。这些细胞外基质在系膜区蓄积,即能导致肾小球硬化。所以,在非 IgA 系膜增生性肾小球肾炎的肾小球炎症和硬化过程中,系膜细胞发挥了核心作用。

二、病理变化

(一)光镜检查

光镜下的特征是不同程度的弥漫性系膜细胞增生伴基质增多,为本病特征性病理改变。早期以系膜细胞增生为主,后期系膜基质增多,全部肾小球的所有小叶受累程度一致。肾小球毛细血管壁及基底膜正常。当肾小球系膜细胞高度增生时,可见节段性系膜插入现象。当系膜病变进展时,可出现间质炎症细胞浸润及纤维化、肾小管萎缩,肾血管一般正常。

根据系膜细胞增生程度,非 IgA 系膜增生性肾小球肾炎 可分为轻、中、重度 3 级。①轻度:系膜区轻度增宽,毛细血管腔未受挤压,保持开放;②中度:系膜区中度增宽,毛细血管腔呈现轻重不等的挤压现象;③重度:系膜区重度增宽,毛细血管腔严重受压,呈重度狭窄或闭塞。重度系膜增生性肾小球肾炎常合并肾小球局灶节段硬化。

(二)免疫病理检查

根据免疫病理检查,非 IgA 系膜增生性肾小球肾炎 又可分为 5 型。

1. 以 IgM 为主的免疫球蛋白及 C3 在系膜区沉积者,在我国仅占非 IgA 系膜增生性肾小球肾炎的 21%~29%,称 IgM 肾病。

2. 以 IgG 为主的免疫球蛋白及 C3 沉积者,在我国最为常见,占非 IgA 系膜增生性肾小球肾炎的 57%~60%。

3. 以补体 C1q 沉积为主者,常伴较弱的 C3 及免疫球蛋白(IgG、IgM 或 IgA),亦称为 C1q 肾病。

4. 仅 C3 沉积者,占非 IgA 系膜增生性肾小球肾炎的 7%~19%,称为单纯性 C3 系膜增生性肾小球肾炎。

5. 免疫病理检查阴性,仅有临床表现为肾病综合征者,称为寡免疫复合物肾病,占非 IgA 系膜增生性肾小球肾炎的 3%~27%。

(三) 电镜检查

可见系膜细胞增生及基质增多,25%~50%的肾活检标本于系膜区乃至内皮下见到少量电子致密物。

三、临床特征

1. 好发于青少年,高峰年龄为 16~30 岁,男性多于女性。

2. 约 50%患者在前驱上呼吸道感染后急性起病,甚至表现为急性肾炎综合征。

3. 临床表现多样化,有以下 7 种类型:①无症状性蛋白尿;②孤立性血尿,70%~90%患者为镜下血尿,15%~30%病例为反复发作肉眼血尿;③蛋白尿合并血尿;④肾病综合征,占 25%~57%;⑤慢性肾炎,占 27.3%~35.3%;⑥高血压占 20%~40%;⑦肾功能减退者,占 10%~25%。

4. 免疫学检查　血清 IgA、IgG 不高,IgM 可升高,补体 C3 正常。

四、治疗

对于尿蛋白定量<1.5g/24h,伴或不伴血尿,病理改变轻度的患者,可给予 ACEI 治疗。对于尿蛋白定量 1~2g/24h 的患者需给予常规量 GC 治疗,有助于缩短缓解时间,减轻肾脏的病理改变。

成人和儿童原发性系膜增生性肾小球肾炎患者,如临床表现为肾病综合征,无论病理改变轻重,均应给予足量 GC 治疗。儿童泼尼松剂量 60mg/（m²·d），成人剂量为 40~60mg/d，常规治疗后在 4~6 个月内逐渐减量维持；或甲泼尼龙 1g/d，静脉滴注，共 3 天，后改口服泼尼松 40mg/d，4~8 周后剂量维持。免疫荧光 IgM 及 C3 阳性者，多数病例对 GC 反应敏感，且预后良好。对于 GC 依赖型及 GC 不敏感型患者，在用 GC 的同时，加用免疫抑制剂如 CTX、苯丁酸氮芥或硫唑嘌呤等。临床常用 CTX，每次 1g，每月 1 次，连续 12~16 个月，有助于巩固疗效，提高缓解率和延长缓解期。

肾功能快速恶化是采用免疫抑制剂治疗的指征。急进性进展和肾活检可见新月体形成的患者，可予以短期高剂量 GC 联合细胞毒性药物（CTX 或 MMF）及抗凝剂、抗血小板药物治疗。

五、临证经验

系膜增生性肾小球肾炎在我国发病率较高，其起病隐匿，病程迁延，临床表现错综复杂，治疗应区别对待。笔者认为：对无症状性蛋白尿、孤立性血尿以及慢性肾炎综合征表现者，应以中医辨证论治为主要治法，配合西医对症治疗；若表现为肾病综合征型者，应采取 GC+细胞毒性药物+中药的中西医结合分阶段一体化治疗。在治疗过程中，不论哪种类型，只要患者出现湿热证候（即感染），如扁桃体炎、咽炎、皮肤疖肿等，应予积极采取清热解毒法治疗，彻底清除感染，才能阻断抗原的侵袭，使炎症介质得以清除，蛋白尿和血尿方能消除，即所谓"湿热不除，蛋白难消"。若病程迁延，久病入络，必有瘀血内阻，治疗应在辨证的基础上，加强活血化瘀药物的治疗，才能收到效果，即所谓"瘀血不祛，肾气难复"。

中医辨证首先须辨明本虚还是标实，本虚证临床多见气阴两虚、肝肾阴虚和脾肾阳虚证；标实证中最常见的是湿热和血瘀。采用中药治疗一定要辨证准确，用药得当，才能取得好的效果。

六、验案举隅

患者,男,51 岁,工人,住兰州市西固区。初诊日期:2008 年 3 月 30 日。

患者于 2 年前(2006 年 2 月)因水肿,尿中泡沫多,在省某医院检查:尿蛋白(+++),住院诊断为原发性肾病综合征,采用足量 GC,疗效不满意出院。于 2007 年 10 月 1 日~11 月 13 日再次住该医院,肾穿刺病理检查为系膜增生性肾小球肾炎(Ⅱ型),在排除一切继发性因素后,采用强的松 60mg/d,晨一次顿服。治疗 3 个月后尿蛋白转阴,GC 每 2 周减 5mg。当 GC 减量至 27.5mg/d 时复发,再次就诊该院,泼尼松加至 50mg/d。要求中西医结合治疗来就诊。就诊时患者自诉晨起眼睑水肿,精神、食欲尚可,畏寒肢冷,腹胀便溏,平日易感冒,尿蛋白持续(+++)。查体:BP 125/80mmHg,舌质暗红,舌体胖大,边有齿痕,苔白厚腻,脉沉弦。实验室检查:尿蛋白(+++),尿蛋白定量 1.7g/24h,Scr 96.0μmol/L,BUN 4.9mmol/L,血清总蛋白 51.7g/L,白蛋白 20.5g/L,球蛋白 31.2g/L,白蛋白/球蛋白比值 0.65,总胆固醇 10.76mmol/L,三酰甘油 1.98mmol/L,高密度脂蛋白 2.34mmol/L,低密度脂蛋白 5.02mmol/L,丙氨酸氨基转移酶 75U/L,天门冬氨酸氨基转移酶 85U/L。西医诊断:原发性肾病综合征(系膜增生性肾小球肾炎)。中医辨证分析:病位在脾、肾,病性属阳虚+血瘀。辨证:脾肾阳虚,脉络瘀阻。治则:温肾健脾,活血通络。方用:补阳健肾汤加减。药用:黄芪 60g,当归 15g,黑附片 15g(先煎),桂枝 10g,淫羊藿 15g,肉苁蓉 15g,菟丝子 15g,女贞子 15g,山药 30g,穿山龙 30g,炒苍术 15g,茯苓 15g,莪术 15g,丹参 15g。14 剂。蛭龙通络胶囊,每次 6 粒,每日 3 次;泼尼松 50mg,晨顿服;双嘧达莫 75mg,每日 3 次;碳酸钙 D_3 片 600mg,每日 1 次;替米沙坦 20mg,每日 1 次。

二诊(2008 年 4 月 13 日):水肿消退,精神、食欲增加,腹部已不胀,大便成形,舌质暗红,苔白稍厚,脉弦微数。尿检:蛋白(±)。原方去苍术,14剂。

三诊(2008年4月18日):患者颜面及胸部痤疮,手足心发热,睡眠差,舌质红,舌体胖嫩,苔薄白,脉弦细微数。尿检:正常。中医辨证分析:病位在脾气、肾阴,病性属虚+瘀。辨证:脾肾气阴两虚,脉络瘀阻。治则:益气养阴,活血通络。方用:益气健肾汤加减。药用:黄芪60g,太子参15g,生地黄15g,当归15g,生山药30g,女贞子15g,墨旱莲15g,牡丹皮15g,莪术15g,丹参15g,益母草15g,地龙15g,石韦30g。14剂。蛭龙通络胶囊,每次6粒,每日3次;泼尼松50mg,晨顿服;双嘧达莫75mg,每日3次;碳酸钙D_3片,1片,每日1次;缬沙坦胶囊80mg,每日1次。停替米沙坦。

四诊(2008年5月3日):无明显症状,颜面部及胸部痤疮,舌质红,苔薄白,脉弦微数。复查:尿检:正常。血清总蛋白63.1g/L,白蛋白36.2g/L,球蛋白26.9g/L,白蛋白/球蛋白比值1.35,总胆固醇7.13mmol/L,三酰甘油2.6mmol/L,高密度脂蛋白1.78mmol/L,低密度脂蛋白3.32mmol/L,丙氨酸氨基转移酶45U/L,天门冬氨酸氨基转移酶35U/L。原方加重楼30g,14剂。

五诊(2008年5月18日):病情稳定,痤疮减少,舌质红,苔白,脉弦数。尿检正常,复查肝肾功能均正常。继服上方14剂。泼尼松每周减量5mg,其他用药同前。

六诊(2008年6月3日):感冒低热,头痛,咽痛,腰困,尿赤。查体:咽部充血,舌质红,苔微黄,脉弦数。辨证:外感风热,湿热相结。治则:清热解毒,利湿活血。选方:清热健肾汤加减。药用:白花蛇舌草30g,半枝莲30g,金银花30g,连翘15g,青风藤15g,石韦30g,白茅根30g,丹参15g,当归15g,玄参15g,马勃15g,莪术15g。7剂。

七诊(2008年6月11日):感冒痊愈,头已不痛,咽干,他无不适。咽部无充血,舌质红,苔微黄,脉弦微数。上方去金银花、连翘,继服

7剂。

八诊(2008年6月19日):患者无明显不适,舌质红,苔薄白,脉弦微数。尿检正常。复查肝功能、肾功能、血浆蛋白、血脂均正常,尿蛋白0.41g/24h。继以三诊方药益气养阴,活血通络法治疗3月。泼尼松减至15mg时,每月递减2.5mg。

九诊(2009年3月6日):中西医结合治疗近1年,患者稍感乏力,腰困重。舌质淡红,苔薄白,脉弦。尿蛋白0.18g/24h。GC已减至5mg/d。辨证:脾肾气虚,脉络瘀阻。治则:益气补肾,活血止血。药用:黄芪60g,当归15g,淫羊藿15g,肉苁蓉15g,菟丝子15g,女贞子15g,山药15g,金樱子30g,茯苓15g,莪术15g,丹参15g。水煎服,14剂。

十诊(2009年5月22日):患者无明显不适,舌质红,苔薄白,脉弦。尿检正常。GC已减完。予以益气扶正法巩固治疗3月。方用:黄芪120g,当归20g,莪术15g,丹参15g,炒苍术15g。

随访(2010年6月5日):患者停药已5个月,无任何不适,上班劳累也无症状,尿检一直正常。

随访(2011年10月17日):病情稳定,无任何不适,尿蛋白0.05g/24h。

按语:中医治病,关键在于辨证准确,用药精当,才能收到好的疗效。本例患者2年多来病情复发2次。本次初诊时仍每日口服泼尼松50mg,本应出现阴虚火旺或气阴两虚之证,但患者表现却为一派虚寒之象,故采用温肾健脾,活血通络法治疗,病情逐渐好转,尿蛋白逐渐下降,逐渐出现了气阴两虚证候,说明患者通过服用温补脾肾的治疗后,提高了对GC的敏感性,产生疗效。笔者在临床上观察到不少肾病综合征患者,凡使用GC后,不出现阴虚火旺证,反而出现阳虚证者,往往对GC不敏感。当采用温补脾肾的方法治疗后,就会提高患者对GC的敏感性。说明,中西药有机结合是提高临床疗效的有效措施。

第十节 局灶节段性肾小球硬化

局灶节段性肾小球硬化(focal segmental glomerular sclerosis,FSGS)是一病理形态学诊断名词,FSGS表现为肾小球硬化性病变及累及部分(局灶)肾小球或受累的肾小球只有部分毛细血管袢(阶段)发生病变。本病因其病变局灶化的特性,使其诊断受组织取材的影响较大。加之FSGS样病变可以出现在其他一些肾脏疾病和肾小球疾病组织受损的代偿过程中,因此,特发性FSGS的诊断必须首先排除这些继发因素。FSGS组织学分类适用于原发性和继发性FSGS。

一、病因及分类

FSGS分为原发性、继发性和家族/遗传性3类。原发性局灶节段性肾小球硬化原因不明。继发性局灶节段性肾小球硬化与病毒感染(如人类免疫缺陷病毒、人类细小病毒B19等)、药物(如镇痛药、吗啡、干扰素等)、肾组织减少(如孤立肾、单侧肾发育不良、寡巨肾小球病、反流性肾病等)、肾缺血、缺氧(如高血压性肾损害、肾动脉狭窄、发绀型先天性心脏病、镰状红细胞贫血等)及肥胖等多种继发因素相关。遗传性因素是局灶节段性肾小球硬化发病的重要因素,如podocin基因突变致常染色体隐性遗传;a-actinin4基因突变致常染色体显性传,TRPC6(transient receptor potential cation channel-6)基因突变致常染色体显性遗传。WT-1基因突变致弗雷泽综合征综合征等。

二、发病机制

特发性局灶节段性肾小球硬化病因尚不十分明确。损伤-瘢痕学说认为局灶节段性肾小球硬化是肾小球受损后修复反应的结果。主动致病学说认为局灶节段性肾小球硬化是肾小球固有细胞受到某些致病因子的刺激后被激活,进而主导病变的形成,是一主动过程。目前认为可能与循环因子的存在造成肾小球损伤有关。此外,足细胞相关蛋白基因突变可造成肾小球足细胞结构和功能的改变,从而引起局灶节段性肾小球硬化。

三、病理特征

光镜:可见局灶、节段分布的纤维组织增生和/或玻璃变性样肾小球硬化(系膜基质增多、毛细血管闭塞、球囊粘连等),相应肾小管萎缩、肾间质纤维化。免疫荧光无特征。阴性或偶见局灶病变部位毛细血管基膜或系膜区有 IgM、C3 及纤维蛋白抗原沉积,但一定没有 IgG、IgA 等明亮阳性。电镜:局灶或节段病变部位毛细血管基膜或系膜区有电子致密物沉积,并可见到肾小球上皮细胞足突广泛融合。

四、临床特征

1. 局灶节段性肾小球硬化占儿童肾病综合征的 7%～15%,占成人肾病综合征的 15%～20%,成人的发病率较高。

2. 起病隐匿,100%患者有不同程度的蛋白尿,60%～85%临床表现为肾病综合征,近 50%患者可伴有镜下血尿,约 20%可见肉眼血尿。常伴有高血压和肾功能减退。

3. 多数可伴有肾性糖尿、氨基酸尿及磷酸盐尿等近曲肾小管功能障碍的表现。

4. 本病对 GC 及细胞毒性药物治疗的反应较差,50%～70%治疗无效,逐渐发展至肾衰竭。但约 25%轻症病例(受累肾小球较少)或继发于微小病变型肾病者,经治疗仍有可能得到临床缓解。

五、诊断及鉴别诊断要点

(一)诊断

本病的确诊有赖于肾活检病理诊断。在病理确诊为局灶节段性肾小球硬化后,需排除各种继发性局灶节段性肾小球硬化的可能性。

临床上,凡见肾病综合征或单纯性蛋白尿患者伴有近端肾小管功能损害,持续性肾病综合征伴有高血压和肾功能损害、镜下血尿、非选择性蛋白尿,对 GC 不敏感的患者,特别是儿童,应怀疑局灶节段性肾小球硬化,肾活检有助于诊断。

(二) 鉴别诊断

1. 继发性局灶节段性肾小球硬化 如 IgA 肾病、狼疮性肾炎、乙型肝炎相关性肾小球肾炎、抗中性粒细胞胞质抗体相关性肾炎、轻链沉积病等,病理上均可表现为局灶节段性肾小球硬化,需结合免疫荧光和临床资料进行鉴别。

2. 遗传性疾病 如奥尔波特综合征,亦可出现类似 局灶节段性肾小球硬化 病理表现,应尽可能明确家族史,结合电镜表现进行鉴别,必要时进行突变基因筛查。

3. 微小病变型肾病及轻度系膜增生性肾小球肾炎 由于局灶节段性肾小球硬化的局灶节段性特点,在取活检标本或病理切片时易漏掉节段性硬化的肾小球而造成误诊为微小病变型肾病及轻度系膜增生性肾小球肾炎。遇到此种情况时应结合临床病理特征进行鉴别。增加标本连续切片能减少漏检率,必要时重复肾活检。

六、治疗与预后

(一) 临床表现为非肾病综合征的特发性局灶节段性肾小球硬化的治疗

此类型治疗的重点是减少尿蛋白和防止硬化的进展,通常采用 ACEI 和 ARB 以较好地控制血压,降低肾小球囊内压,减少蛋白尿,并能延缓肾衰竭的进展。

(二) 临床表现为肾病综合征的特发性局灶节段性肾小球硬化的治疗

1. GC 特发性局灶节段性肾小球硬化临床表现以肾病综合征多见,

约占 55%。近年来大量回顾性研究结果显示,延长 GC 疗程可增加局灶节段性肾小球硬化的缓解率达 40% 以上。泼尼松初始剂量为 $1mg/(kg \cdot d)$(最高 80mg/d),一般维持 2~3 个月后逐渐减量。

2. CTX 与 GC 合用,可增加缓解率、降低复发率,并可减少 GC 用量及其不良反应。CTX 一般剂量为 $2mg/(kg \cdot d)$,口服 2~3 个月或 600~1 000mg/次,静脉滴注,每月 1 次,总量 6.0g。CTX 主要不良反应为骨髓抑制、肝功能损害、性腺抑制、脱发、出血性膀胱炎、感染加重及消化道反应。这些不良反应多与剂量相关。

3. CsA GC 抵抗或依赖型肾病综合征可试用 CsA,起始量为 5~$6mg/(kg \cdot d)$,分 2 次口服,维持血浓度(谷值)150~200ng/ml,用药至少 6 个月(一般少于 12 个月),减药或停药后复发者再用 CsA 仍可能有效。CsA 的不良反应主要是齿龈增生、多毛、肝功能损害,最严重且限制其应用的是它的肾毒性。为减少 CsA 肾毒性,其剂量必须 $<5.5mg/(kg \cdot d)$,疗程<12 个月。

4. MMF MMF 是近年来用于治疗原发性肾病综合征的新型免疫抑制剂。在治疗临床表现为肾病综合征的特发性局灶节段性肾小球硬化方面尚缺乏随机对照研究资料。治疗起始剂量在 1.0~2.0g/d,疗程 3 个月。不良反应少,但缓解率低于 30%。

5. FK506 对于 CsA 治疗无效的局灶节段性肾小球硬化患者可采用 FK506 治疗,因为本药的免疫抑制作用是 CsA 的 10~100 倍,肾毒性低于 CsA。成人 0.05~0.1mg/(kg \cdot d),分 2 次口服;儿童 0.3mg/(kg \cdot d),分 2 次口服,药物浓度 5~10ng/ml,维持缓解 3 个月后,减量至维持治疗的最低剂量。常与小剂量 GC,如强的松 $0.5mg/(kg \cdot d)$,联合使用。

6. 血浆置换和免疫吸附 这一治疗手段最早主要用于移植肾局灶节段性肾小球硬化复发的患者,并取得了一定的疗效,其作用可能与循环渗透因子的清除有关。近年来已被用于特发性局灶节段性肾小球硬化临床表现为难治性肾病综合征的治疗。与免疫抑制剂合用,可使 50% 的患者获得完全或部分缓解。

7. 在影响特发性局灶节段性肾小球硬化患者预后的临床因素中,最主要的是蛋白尿的程度。非肾病综合征表现的 NS 患者起病时若无高血压或肾衰竭,则预后较好,自然病程中的 10 年肾存活率可高达 90%,而表现为肾病综合征者仅为 50%。

(三) 中西医结合治疗

国内王永均教授对 30 例局灶节段性肾小球硬化 患者采用中西医结合个体化治疗,供选择的药物有:泼尼松、雷公藤多苷片、ACEI 和/或 ARB、CTX、非甾体抗炎药、益肾通络方(黄芪、何首乌、金樱子、积雪草、桃仁、大黄等),以 15 例未按上述正规治疗的患者做对照,平均观察 33.35± 20.67 个月。结果:治疗组完全缓解 16 例 (53.33%),显效 8 例 (26.67%),有效 5 例(16.67%),无效 1 例(3.33%),其中 10 例肾衰竭患者,治疗后 8 例恢复正常。对照组未见完全缓解或显效,仅 7 例有效,两组差异显著,中西医结合个体化治疗明显优于对照组。

七、验案举隅

患者,33 岁,工人,初诊日期:2010 年 11 月 16 日。

患者于本次就诊前 3 月余,因感冒后出现肉眼血尿,于省某医院门诊检查:尿蛋白(+++),随即去成都某医院住院治疗,期间检查:尿蛋白(++),隐血(+++),镜下红细胞 15~23 个/HP。BUN 8.84mmol/L, Scr 101μmol/L,总蛋白 52.8mmol/L,白蛋白 25.4mmol/L,球蛋白 27.4mmol/L,白蛋白/球蛋白比值 0.92,总胆固醇 6.17mmol/L,三酰甘油 2.35mmol/L,高密度脂蛋白 2.11mmol/L,低密度脂蛋白 4.59mmol/L,肝肾功能均正常。临床诊断:肾病综合征。肾穿刺病理诊断:局灶阶段性肾小球硬化。一直采取口服泼尼松(20mg/d)、CTX(第 1 天 0.4g,第 2 天 0.6g,加入 5% 葡萄糖注射液 250ml 中静脉滴注,每 2 周 1 次)等治疗 3 个月,未奏效,遂就诊于门诊。

就诊时患者自述疲乏纳差,平日易感冒,咽喉部疼痛。BP 145/90mmHg。咽部微红,扁桃体Ⅱ°肿大、充血,下肢轻度凹陷性水肿,舌质红,苔微黄厚,脉细微数。尿检:蛋白(+++),隐血(+++),镜下红细胞 10~18 个/HP,尿蛋白 4.1g/24h,肝肾功能均正常。辨证分析:病位在肺、肾,病性属湿热+血瘀。辨证:湿热蕴结,脉络瘀阻证。治则:清热解毒,活血止血。方用:清热健肾汤加减。药用:白花蛇舌草 15g,半枝莲 15g,金银花 15g,桑叶 10g,青风藤 15g,石韦 15g,小蓟 30g,紫珠草 30g,藕节 15g,白僵蚕 10g,马勃 10g,丹参 10g,当归 10g,莪术 10g。14 剂。蛭龙通络胶囊、活血止血胶囊,每次各 3 粒,每日 3 次。泼尼松 60mg,晨顿服;碳酸钙 D_3 片(钙尔奇)1 片,每日 1 次;CTX 1.0g,分 2 次静脉滴注,每月 1 次。

二诊(2010 年 12 月 1 日):水肿消退,疲乏纳差,咽部已不痛,扁桃体Ⅱ°肿大,但无充血,舌质红,苔薄白,脉细微数。尿检:蛋白(++),隐血(++),镜下红细胞 5~8 个/HP。原方加三七粉 3g(每次 1g,冲服),14 剂。

三诊(2010 年 12 月 18 日):患者除精神欠佳外,无明显症状,舌质红,舌嫩,苔薄白,脉细微数。尿检:蛋白(++),隐血(++),镜下红细胞 0~3 个/HP,尿蛋白 1.26g/24h。辨证分析:病位在气(肺)阴(肾),病性属虚+瘀。辨证:肺肾气阴两虚,脉络瘀阻证。治则:益气养阴,活血通络。方用:益气健肾汤(刘宝厚经验方)加减。药用:黄芪 20g,太子参 10g,生地黄 15g,当归 10g,生山药 15g,女贞子 10g,墨旱莲 15g,牡丹皮 10g,丹参 10g,益母草 10g,白茅根 30g,三七粉 3g(每次 1g,冲服)。14 剂。蛭龙通络胶囊,每次各 3 粒,每日 3 次。泼尼松 60mg,晨顿服。CTX 已用 2g。

四诊(2011 年 1 月 14 日):患者感冒,咳嗽,痰黄,咽喉疼痛,尿少色深,咽部充血,扁桃体Ⅱ°肿大、充血,舌质红,苔微黄厚,脉细微数。

尿检:蛋白(++),隐血(+++),镜下红细胞 8~15 个/HP。辨证:上焦湿热。方用清热健肾汤加减。药用:白花蛇舌草 15g,半枝莲 15g,金银花 20g,连翘 15g,玄参 10g,马勃 10g,枇杷叶 15g,小蓟 20g,藕节 15g,龙葵 10g,桔梗 10g,甘草 6g。7 剂。西药同前。

五诊(2011 年 1 月 30 日):外感已愈,咳嗽、咳痰明显减轻,咽喉不痛,尿多色淡黄,扁桃体Ⅱ°肿大,无充血,舌质红,苔微黄,脉细微数。尿检:蛋白(+),隐血(++),镜下红细胞 3~6 个/HP。上方去金银花、连翘、枇杷叶,加穿山龙 20g,青风藤 15g。家属要求带药回家过年,遂带药 30 剂。蛭龙通络胶囊、活血止血胶囊继续服用。泼尼松每 2 周递减 5mg。

六诊(2011 年 2 月 25 日):近 1 个月多来再未感冒,仅觉乏力,手足心发热,口干,喜冷饮,舌质红,舌体胖嫩,苔薄白,脉细微数。尿检:蛋白(±),隐血(++),镜下红细胞 0~3 个/HP,尿蛋白 0.16g/24h,BUN5.84mmol/L,Scr 98μmol/L,总蛋白 73.5mmol/L,白蛋白 38.8mmol/L,球蛋白 34.7mmol/L,白蛋白/球蛋白比值 1.11,总胆固醇 6.17mmol/L,三酰甘油 2.10mmol/L,高密度脂蛋白 1.81mmol/L,低密度脂蛋白 3.09mmol/L。辨证:气阴两虚,脉络瘀阻。治宜:益气养阴,活血通络。方用益气健肾汤加减。药用:黄芪 15g,太子参 10g,生地黄 15g,知母 15g,当归 10g,生山药 15g,炒白术 15g,女贞子 10g,墨旱莲 15g,牡丹皮 10g,丹参 10g,益母草 10g,藕节 15g,白茅根 30g。30 剂。泼尼松 45mg,晨顿服。CTX 累积量 3g。

七诊(2011 年 5 月 29 日):患者已上学,自觉无任何不适,尿检正常,GC 已减至 20mg/d,CTX 累积量 6g(停药)。予益气健肾胶囊蛭龙通络胶囊、活血止血胶囊。

八诊(2013 年 7 月 30 日):病情控制,舌质红,苔薄白,脉细。血、尿常规正常,肝功能、肾功能、血浆蛋白、血脂均正常,尿蛋白 0.08g/24h。予益气健肾胶囊连服 6 个月。泼尼松隔日 10mg。

随访(2015年3月15日)：患者无任何不适,停药已半年余,复查尿常规正常,肝功能、肾功能、血浆蛋白、血脂均正常,尿蛋白0.1g/24h。

按语：患者临床表现为肾病综合征的特发性局灶节段性肾小球硬化患者,采用足量GC+CTX+中药联合治疗半年即取得明显的效果,较国外报道资料,疗程明显缩短,追踪观察2年无复发,显示了中西医结合的优势。

第十一节　膜性肾病

膜性肾病(membranous nephropathy,MN)是以肾小球GBM上皮细胞下免疫复合物沉积伴肾小球GBM弥漫增厚为病理特征的一组疾病。病因未明的原发性膜性肾病(primary membranous nephropathy,PMN)称为特发性膜性肾病(idiopathic membranous nephropathy,IMN),是成人原发性肾病综合征最常见的病理类型之一,约占成人肾病综合征的1/3,属难治性肾病。

一、病因及分类

膜性肾病可分为原发性及继发性膜性肾病2类。原发性膜性肾病中75%~80%为IMN,其病因不明。其余20%~25%为继发性膜性肾病,其多由感染(如乙型肝炎病毒、丙型肝炎病毒、幽门螺杆菌、疟疾、伤寒等)、恶性肿瘤(如肺癌、结肠癌、淋巴瘤等)、自身免疫病(如系统性红斑狼疮、类风湿关节炎、干燥综合征等)及药物损伤(如金制剂、青霉胺、非甾体抗炎药和卡托普利等)等继发性因素引起。遗传因素在膜性肾病发病中仅有个案报道,相关性尚不明确。

二、发病机制

膜性肾病发病机制目前尚不完全清楚,研究发现可能与特定抗原、抗体亚型、补体活化等多个因素密切相关。抗原-抗体形成原位免疫复合物或循环免疫复合物,激活补体系统引起肾损害。环境因素及遗传因素可能也参与了特发性膜性肾病的形成。

2009 年发现约 70% 特发性膜性肾病源于患者体内产生了抗 M 型磷酸酶 A2 受体的自身抗体。这一现象目前已被广泛证实,检测抗 M 型磷酸酶 A2 受体已成为临床诊断特发性膜性肾病的重要依据。

三、病理特征

光镜:早期肾小球大致正常,仅于肾小球 GBM 上皮侧可见少量细小散在分布的嗜复红蛋白小颗粒沉积(Masson 染色)及 GBM 空泡样改变;病变明显时,GBM 弥漫增厚,钉突形成(嗜银染色),可见嗜复红蛋白小颗粒镶嵌于上皮细胞下及钉突间。晚期 GBM 明显增厚,可呈链环状,毛细血管襻受压闭塞,系膜基质增多,肾小球硬化。肾小管上皮细胞变性,肾小管灶状萎缩,肾间质灶状炎症细胞浸润及纤维化。

免疫荧光:IgG 和 C3 为主的免疫复合物沿毛细血管壁呈颗粒样沉积,或伴有 IgM、IgA 或 C4、C1q 等沉积,但强度较弱。

电镜下:可见 GBM 上皮侧排列整齐的电子致密物,增厚的 GBM 及其突向脏层上皮细胞侧的钉突样改变,常可见广泛的足突融合。

四、病理分期

IMN 的病理分期:Ehrenreich-Churg 的分期法,主要依据电镜,参照光镜表现将 IMN 分为四期。

Ⅰ期:GBM 无明显增厚,足突广泛消失,GBM 外侧上皮细胞下有小块的电子致密物沉积。

Ⅱ期:GBM 弥漫增厚,上皮细胞下有较大块的电子致密物沉积,它们之间有 GBM 反应性增生形成的钉突。

Ⅲ期:电子致密物被增生的 GBM 包绕,部分开始被吸收而呈现出大小、形状、密度各不一致的电子致密物和透亮区。

Ⅳ期：GBM 明显增厚，大部分电子致密物被吸收而表现为与 GBM 密度接近。

五、临床特征

1. 特发性膜性肾病是成人原发性肾病综合征最常见的病理类型，占 25%～30%，好发于中老年，男性居多，发病的高峰年龄为 50～60 岁。

2. 起病隐匿，60%～80% 的膜性肾病患者表现为肾病综合征；30% 表现为无症状性蛋白尿；20%～55% 的患者有镜下血尿（变形红细胞），肉眼血尿少见；20%～40% 患者伴有高血压。早期肾功能多正常，晚期部分患者可逐渐发展为慢性肾衰竭。

3. 本病极易发生血栓、栓塞并发症，常见于下肢静脉血栓、肾静脉血栓及肺栓塞。发生率高达 10%～60%。因此，若膜性肾病患者突发腰痛或肋腹痛，同时，伴血尿、蛋白尿，肾功能受损，或突发胸痛，呼吸困难、咯血，应分别排除肾静脉血栓形成及肺栓塞的可能。彩色多普勒超声有助于肾静脉主干及四肢静脉血栓的诊断。肾静脉造影是肾静脉血栓确诊的手段。X 线胸片、肺血管 CT 等可发现肺栓塞。

六、诊断及鉴别诊断要点

诊断主要依靠临床表现和肾活检病理改变。病理确诊为膜性肾病后，应排除继发性膜性肾病，原发性膜性肾病诊断才能成立。常需与下列疾病鉴别。

1. 狼疮性肾炎　常见于年轻女性，且存在多系统损害的表现。病理上表现为具有增生性病变的非典型膜性肾病的特点，免疫荧光多可见各种免疫球蛋白、补体成分均阳性的"满堂亮"现象，一般 C1q 阳性比较突出。

2. 乙型肝炎相关性肾小球肾炎　多见于儿童和青少年，可有乙型肝炎的临床表现或乙型肝炎病毒血清学异常。病理表现为具有增生性病变的非典型膜性肾病，免疫荧光多为"满堂亮"，在肾组织中能够检测出乙型肝炎病毒抗原。

3. 肿瘤相关性膜性肾病 各种恶性实体瘤、淋巴-血液系统肿瘤、单克隆免疫球蛋白病等，其早期病变常可单纯表现为肾小球基底膜增厚，病理上很难与特发性膜性肾病区别。为此，对老年患者应结合临床资料及随访，排除肿瘤的存在；同时，常规加做刚果红染色或肾组织Kappa、Lamda 轻链免疫荧光/免疫组化，避免漏诊。

另外，若在光镜和/或电镜下，系膜区和内皮下分别可见免疫复合物沉积及电子致密物，或免疫病理发现 C4、C1q 沉积，或早期就存在肾小管和间质病理改变，则应考虑及除外继发性因素导致膜性肾病的可能。同时，血清筛查 PLA2R 抗体、肾组织筛查 IgG 及抗 M 型磷酸酶 A2 受体等，在鉴别原发性膜性肾病与继发性膜性肾病上带来了很大方便。

七、治疗与预后

特发性膜性肾病患者的临床表现和预后差异很大，宜对其进行风险评估，以选择不同的治疗方案。继发性膜性肾病以治疗基础疾病为主。

风险评估常用 24 小时尿蛋白量为主要依据。低风险者为尿蛋白≤4.0g/24h；中风险者为尿蛋白>4.0g/24h≤8.0g/24h；高风险者为尿蛋白>8.0g/24h。

（一）治疗原则

KDIGO 指南推荐的成人特发性膜性肾病免疫抑制治疗适应证：

1. 只有表现为肾病综合征且具备以下条件之一者，才考虑 GC 联合细胞毒性药物治疗：①至少经过 6 个月降血压和降蛋白的治疗观察，尿蛋白仍持续>4g/d 和超过维持在高于基线水平 50% 以上，且无下降趋势（1B）；②肾病综合征引起严重、致残或者威胁生命的临床表现

（1C）；③在确诊后 6~12 个月内血清 Scr 升高≥30%，但 eGFR 不低于 25~30ml/（min·1.73m²），且上述改变非肾病综合征并发症所致（2C）。

2. 对 Scr 持续>309μmol/L 或 eGFR<30ml/（min·1.73m²）及超声显示肾脏体积明显缩小者，如长度小于 8cm，或出现严重的合并症或潜在的危及生命的感染者，建议避免使用免疫抑制治疗。

（二）治疗方法

1. 非免疫抑制治疗　包括控制血压，纠正脂质代谢和预防静脉血栓等。

KDIGO 指南建议，血压应控制在 125/75mmHg 以下，降压药首选 ARB 或 ACEI。纠正高脂血症可选用他汀类药物。膜性肾病患者易发生肾静脉血栓可引起急性肾损伤、血尿、肺栓塞等并发症，目前对否需预防性抗凝治疗，尚缺乏循证医学证据。对于伴发较严重低蛋白血症（血清白蛋白<28g/L）和高脂血症的患者，可预防性地给予抗凝治疗。

2. 免疫抑制治疗

KDIGO 指南指出，免疫抑制剂仅用于持续大量蛋白尿、肾功能恶化或出现严重并发症者。推荐烷化剂联合 GC 为一线治疗药物，CNIs 作为替代治疗药物。

（1）GC 联合细胞毒性药物：GC 联合细胞毒性药物对降低特发性膜性肾病患者尿蛋白水平和延缓肾功能下降有效。目前较为经典的是 PonticelliC 等提出的 MP+CH 和 MP+CTX 方案。其中 MP+CTX 方案疗效相对较好，不良反应相对较小。MP+CH 方案：MP 1.0g/dg，静脉点滴 3 天，接着口服 0.4mg/（kg·d）连续 27 天，继以口服 CH 0.2mg/（kg·d），连续 30 天；MP+CTX 方案：MP 1.0g/dg，静脉点滴 3 天，接着口服 0.4mg/（kg·d），连续 27 天，继以口服 CTX 2.5mg/（kg·d）连续 30 天。上述治疗循环 3 次，总疗程 6 个月。

（2）CNIs：目前临床应用的 CNIs 包括 CsA 和 FK506。Cattran 等发

现 CsA（3.7±2.0）mg/（kg·d）联合低剂量泼尼松[0.15mg/（kg·d），最大不超过 15mg/d]治疗膜性肾病显著有效。

（3）MMF：MMF 联合 GC 是治疗膜性肾病的一种选择，特别是对于不能耐受其它免疫抑制剂治疗的患者。Branten 等应用 MMF（1.0mg，每日2次）联合 GC 治疗 32 例膜性肾病患者，随访 12 个月平均尿蛋白从 8.4g/24h 降至 1.41g/24h，但与口服 CTX（1.5mg/（kg·d）联合 GC 治疗组相比，从疗效到副作用都没有优势。

（4）雷公藤制剂：大量临床资料证实雷公藤制剂（雷公藤多苷片等）对膜性肾病治疗有效。浙江大学附属第一医院应用雷公藤多苷片 20mg，每日 3 次，联合泼尼松 0.5mg/（kg·d）治疗膜性肾病缓解率达 86.9%（完全缓解率 52.2%。）

（5）预防性抗凝治疗：建议对的血清白蛋白明显下降（<25g/l）和血栓形成的风险增加时，考虑口服华法林预防性抗凝治疗。

（三）王海燕教授治疗经验

多年来大量临床循证医学研究已得出结论，单独使用 GC 治疗无效，GC 联合细胞毒性药物有一定疗效。根据已有的循证医学证据，王海燕教授结合临床经验，对我国特发性膜性肾病患者，提出以下治疗建议。

1. 尿蛋白<3.5g/d 的患者，应严格控制血压，以 ACEI 为基本用药（如贝那普利，可用到 20～30mg/d，同时接受合理的生活指导，定期复查。

2. 尿蛋白 3.5～6g/d 且肾功能正常者，除上述处理外，应由肾脏专科医师对其密切观察 6 个月，病情无好转者应接受免疫抑制剂治疗。

3. 尿蛋白 3.5～6g/d 或尿蛋白>6g/d，肾病综合征症状突出或肾功能不全的患者，应立即接受免疫抑制剂治疗，首选 GC（泼尼松 40～60mg/d）联合 CTX（累积量约为 8g），效果不佳的患者可用小剂量 CsA 或 MMF 治疗，后 2 种用药时间应在半年以上。

4. Scr>352μmol/L 或已有弥漫性肾小球硬化、广泛间质纤维化患者不应接受上述治疗。

5. 高龄患者可酌情减量,并密切注意药物的不良反应。

(四) 中医治疗

国内陈以平教授提出"膜性肾病肾小球基膜上皮细胞下弥漫的免疫复合物沉积,当属中医理论中湿热胶着成瘀"的看法。采用自拟清热膜肾方(党参、白术、当归、益母草、白花蛇舌草、茯苓、苍术等)治疗。如肾衰竭者,加川芎、葛根、制大黄;伴水肿者,加用黄芪注射液40ml/d,静脉滴注,15天为1个疗程;伴低蛋白血症者,加黑料豆丸(黑料豆、黄芪等),每次10g,每日3次;伴血瘀者,加活血通脉胶囊,每次4粒,每日3次。陈氏用上述清热膜肾方治疗膜性肾病170例,疗程3~156个月(平均18个月)。结果:单纯采用中药治疗的70例,总有效率、减少蛋白尿排泄和升高血浆白蛋白水平方面,与中药联合GC和/或免疫抑制剂治疗组相比,均无统计学差异。提示单纯采用中药治疗,同样可取得显著疗效。

八、验案举隅

患者,男,53岁,工人,住西北铜加工厂。初诊日期:2008年5月23日。

患者因"颜面及下肢水肿半年,加重1个月"在白银市职工医院住院,经检查诊断为肾病综合征。后采用泼尼松60mg/d及对症治疗,因病情无好转,遂转至甘肃省某医院。检查:尿蛋白(+++),隐血(+++),镜下红细胞70个/UL,尿蛋白定量3.39g/24h,BUN8.84mmol/L,Scr 101μmol/L,总蛋白33.9mmol/L,白蛋白18.4mmol/L,球蛋白15.5mmol/L,白蛋白/球蛋白比值1.2,总胆固醇7.17mmol/L,三酰甘油1.69mmol/L,高密度脂蛋白2.41mmol/L,低密度脂蛋白3.99mmol/L。临床诊断:原发性肾病综合征。于3月15日做肾穿刺检查,病理诊断:膜性肾病。患者为求中西医结合治疗遂出院来就诊。

就诊时,患者情绪激动,失眠,食欲亢进,出汗多,手足心发热。BP 145/90mmHg,满月脸,水牛背,舌质暗红,舌体胖嫩,苔微黄厚,脉弦数。中医辨证分析:病位在肝、肾,病性属阴虚、火旺、血瘀。辨证:阴虚火旺,脉络瘀阻证。治则:滋阴降火,化瘀通络。选方:养阴健肾汤加减。药用:知母 15g,栀子 15g,生地黄 30g,女贞子 15g,玄参 15g,牡丹皮 15g,地骨皮 15g,莪术 15g,丹参 30g,地龙 15g,益母草 15g。14 剂。蛭龙通络胶囊 6 粒,每日 3 次;泼尼松 55mg/d,晨顿服;CTX 1.0g,分 2 次冲击治疗,每日 1 次;双嘧达莫 50mg,每日 3 次;碳酸钙 D_3 1 片,每日 1 次;骨化三醇胶丸 0.25μg,每日 1 次;阿托伐他汀片 20mg,每日 1 次;奥美拉唑 20mg,每日 1 次;贝那普利 10mg,每日 1 次。

二诊(2006 年 6 月 7 日):病情稳定,出汗减少,其他症状同前,舌质暗红,舌体胖嫩,苔薄微黄,脉弦数。继续原方案治疗,中药原方 14 剂。

三诊(2006 年 6 月 20 日):诸症悉减,病情稳定,满月脸、水牛背均有减轻,舌质暗红,舌体胖嫩,苔薄微黄,脉弦数。尿蛋白(++),隐血(+),镜下:(−),尿蛋白定量 1.34g/24h,血常规正常,血浆总蛋白 44.5mmol/L,白蛋白 25.0mmol/L,球蛋白 19.5mmol/L,白蛋白/球蛋白比值 1.24。原方去栀子加茯苓 15g,炒白术 15g。30 剂。CTX 冲击治疗,2 周 1 次。

四诊(2006 年 7 月 21 日):饭量明显较前减少,乏力,腰酸腿软,手足心热,满月脸、水牛背基本消失,舌红,胖嫩,苔薄,脉弦数。尿蛋白(±),隐血(−),尿蛋白定量 0.68/24h。血常规正常,肾功能正常。泼尼松已减至 35mg/d。CTX 累积量 4g。中医辨证分析:病位在脾气、肾阴,病性属虚、瘀。辨证:脾肾气阴两虚兼血瘀证。治则:益气补肾,活血通络。选方:益气健肾汤(刘宝厚经验方)加减。药用:黄芪 90g,当归 15g,生地黄 20g,山茱萸 15g,菟丝子 15g,女贞子 15g,山药 15g,金樱子 30g,莪术 15g,益母草 15g,丹参 30g。连服 3 月。

五诊(2009 年 9 月 25 日):治疗已 1 年半,患者无症状,GC 已减完,CTX 累计量 8g。尿检正常,尿蛋白定量 0.13g/24h,遂予以巩固治疗。药用:黄芪 90g,当归 15g,丹参 30g,川芎 15g,苍术 15g,莪术 15g。水煎服,每日 1 剂,连服 6 个月后复查。

六诊(2010 年 3 月 28 日):尿检正常,尿蛋白 0.08g/24h,肾功能正常。GC 减完已 4 个月,继续予以原方巩固治疗。

七诊(2011 年 1 月 24 日):尿检正常,尿蛋白 0.11g/24h,肾功能正常,停药观察。

八诊(2011 年 8 月 29 日):尿检正常,尿蛋白 0.10g/24h,停药观察。

随访(2011 年 11 月 15 日):无任何不适,尿蛋白 0.08g/24h,肾功能正常,停药观察。

按语:膜性肾病,对 GC 敏感性较差,一般完全缓解率不足 20%。本例采取 GC+CTX+中药的三联治疗,疗效明显提高,疗程明显缩短,且 GC 和 CTX 的不良反应很小,总疗程 1.5 年,随访 16 个月,病情保持稳定。表明,中西药优势互补是治疗膜性肾病行之有效的方法。

第十二节 膜增生性肾小球肾炎

膜增生性肾小球肾炎(membranoproliferative glomerulonephritis, MPGN),又称系膜毛细血管增生性肾小球肾炎(mesangiocapillary glomerulonephritis,MCGN),占肾小球肾炎的 7%~10%。本病一般进展较慢,表现为血尿、非肾病性蛋白尿,部分患者可表现为肾病综合征或肾功能进行性恶化。又因部分患者伴有持续性低补体血症,故又称为低补体性慢性肾炎。

一、病因及分类

膜增生性肾小球肾炎按其发病原因可分为原发/特发性和继发性两大类。原发性或特发性膜增生性肾小球肾炎多见于儿童和青少年，依其病理表现分为三型。继发性多见于感染（如乙型肝炎、丙型肝炎、疟疾等）、自身免疫病（如系统性红斑狼疮、类风湿性关节炎、干燥综合征、硬皮病、冷球蛋白血症等）、异常蛋白血症（如轻链或重链沉积病、华氏巨球蛋白血症、触须样或纤维样肾小球病等）、慢性肝病（如肝硬化、抗胰蛋白酶缺乏等）、血栓性微血管病（如血栓性血小板减少性紫癜、抗磷脂综合征、放射性肾炎、镰状红细胞贫血等）、糖尿病肾病等。

二、发病机制

Ⅰ型膜增生性肾小球肾炎的病理表现提示它是一种免疫复合物性疾病，但对于大多数患者来说，其致病抗原并不清楚。大量免疫复合物沉积并伴有细胞增生，提示由于免疫复合物造成炎症，后者引起系膜细胞和内皮细胞的增生、中性粒细胞和单核细胞的浸润，补体系统细胞因子、趋化因子等的活化使得这些细胞被吸引到肾小球，造成炎症反应。

Ⅱ型膜增生性肾小球肾炎的特点是电子致密物在肾小球基底膜内的沉积。在猪的致密物沉积病模型中发现大量补体 C3 和补体活化的终末产物 C5b-9 复合物（膜攻击复合物）的沉积。在循环中，大量补体被激活，C3 水平很低。肾组织中没有免疫复合物沉积。目前认为本病的发病机制与免疫复合物无关，而是一种补体代谢异常的疾病。

低补体血症是膜增生性肾小球肾炎的一个常见表现，见于各型膜增生性肾小球肾炎患者，尤其是Ⅱ型。在Ⅰ型膜增生性肾小球肾炎中，补体激活是由于免疫复合物启动的经典途径激活，而Ⅱ型膜增生性肾小球肾炎中的补体激活更可能是通过旁路途径。在膜增生性肾小球肾炎患者血清中常常可以检测出 C3 肾炎因子，它是一种针对自身 C3 转化酶的 IgG 抗体,它能与旁路途径中的 C3 转化酶结合,增加了 C3 转化酶的稳定性与活性,使该酶不被 H 因子(控制补体旁路途径活性的调节蛋白)所灭活,从而增加 C3 的裂解。C3NeF 在 I、II 型膜增生性肾小球肾炎中的检出率约为 50%,在 II 型膜增生性肾小球肾炎中的检出率可高达 80%,并且在 50% 以上的 II 型膜增生性肾小球肾炎患者的整个病程中可以持续阳性;但关于 C3NeF、C3 水平与预后是否相关,各家说法不一。

三、病理特征

膜增生性肾小球肾炎的典型病理特征是两膜增生(系膜增生插入基底膜呈双轨形成及基底膜增厚)及系膜基质扩张。根据电子致密物的沉积部位及基底膜病变特点将膜增生性肾小球肾炎分为三型。

I 型膜增生性肾小球肾炎:本型最大特点是电子致密物在肾小球毛细血管基膜内皮侧的沉积。光镜下,弥漫增生的系膜细胞和系膜基质扩展、伸展,并沿内皮细胞与基底膜间插入毛细血管壁,形成新的基质成分,与基底膜并行排列,在特殊染色下呈"双轨状"征象,并致毛细血管壁增厚,毛细血管腔狭窄。当系膜增生明显时可将肾小球分隔成叶状结构;少部分患者会出现新月体,但受累程度很少超过整个肾小球的 50%~60%。免疫荧光特点不典型,可见 C3、IgG 及 IgM 呈颗粒状或条带状在系膜区及沿毛细血管壁沉积。电镜下系膜区和内皮下可见电子致密物沉积,肾小球基膜呈"双轨状"征象。

II 型膜增生性肾小球肾炎:特点是电镜下可见电子致密物在肾小球毛细血管基底膜内的沉积。故本型也被称为"致密物沉积病(dense deposit disease,DDD)"。光镜下,本型系膜细胞和系膜基质仅轻度增生(或不增生)时,系膜组织长入毛细血管壁的双层轮廓结构不明显或不存在。免疫荧光不典型,较 I 型的改变是不伴有免疫球蛋白沉积,可见 C3 沿毛细血管壁呈颗粒状或条带状沉积。电镜下毛细血管基底膜内

(致密层)可见密集的电子致密物沉积。

Ⅲ型膜增生性肾小球肾炎:在具有Ⅰ型的特征改变的基础上,电镜下可见电子致密物主要在毛细血管基膜内皮侧和上皮侧沉积。

四、临床特征

1. 本病可发生于任何年龄,尤其好发于儿童、青少年及青年。儿童中膜增生性肾小球肾炎以原发性为主,高发年龄是8~14岁。成年人膜增生性肾小球肾炎以继发性多见,高发年龄是18~30岁。

2. 本病临床表现有很大的个体差异,20%~30%表现为急性肾炎综合征;约30%表现为无症状性蛋白尿;10%~20%伴有反复发作的肉眼或严重的镜下血尿;50%患者表现为肾病综合征。Ⅱ型膜增生性肾小球肾炎以急性肾炎综合征起病较为常见。

3. 发病时大部分患者有前驱上呼吸道感染史。所有病例均有不同程度的蛋白尿,非肾病性蛋白尿(尿蛋白定量0.3~3.5g/24h)或为肾病性蛋白尿(尿蛋白定量>3.5g/24h),临床上表现为肾病综合征(大量蛋白尿、低蛋白血症、高度水肿和高脂血症)。约80%患者可存在低补体血症,血清补体C3和/或总补体溶血活性CH50水平均降低,部分患者伴C1q、C4水平降低。

4. 血尿为常见临床表现,可为反复发作性肉眼血尿、无症状性镜下血尿或红细胞管型。绝大部分患者存在镜下血尿,肉眼血尿相对少见,血尿可为突发性。

5. 50%~80%患者出现高血压,少数患者有肾功能轻度损害,病情多缓慢进行性进展。

五、诊断及鉴别诊断

(一)诊断

青少年患者,隐匿起病或上呼吸道感染后起病,临床表现为单纯血尿或/和蛋白尿、肾炎综合征或肾病综合征,尤其是同时存在持续性低补体血症时,应考虑膜增生性肾小球肾炎。但确诊必需依靠肾活检病理检查。

（二）鉴别诊断

1. 与继发性肾小球疾病鉴别

（1）自身免疫病:如系统性红斑狼疮、干燥综合征和风湿性关节炎等。

（2）感染性疾病:如乙型肝炎、丙型肝炎、心内膜炎及疟疾等。

（3）肿瘤或异常蛋白血症:如副蛋白血症、轻链或重链沉积病、华氏球蛋白血症、慢性淋巴细胞白血病和淋巴瘤等。

（4）过敏性紫癜肾炎:光镜下其与非 IgA 系膜增生性肾小球肾炎相似。但过敏性紫癜肾炎具有典型的临床表现,且免疫病理可见 IgA 伴 C3 在系膜区沉积。

（5）糖尿病肾病:本病在病理上呈现肾小球硬化症时需与非 IgA 系膜增生性肾小球肾炎鉴别。但糖尿病多有较长病史,常伴眼底改变等并发症。光镜下以系膜基质增多为主,而系膜细胞增生不明显,免疫荧光下有时可见 IgG 及白蛋白于毛细血管壁呈线样沉积。

2. 与原发性肾小球疾病鉴别

（1）IgA 肾病:系膜增生性肾小球肾炎为 IgA 肾病最常见的病理类型之一,与非 IgA 系膜增生性肾小球肾炎的鉴别要点在于免疫病理的不同:前者以 IgA 为主伴 C3 在系膜区沉积,此与非 IgA 系膜增生性肾小球肾炎完全不同。

（2）急性肾炎消散期:有典型急性肾炎病史,感染后 1~3 周起病,呈典型急性肾炎综合征表现,病初 8 周血清 C3 降低,肾活检免疫病理常见 IgG 及 C3 沉积为主。

（3）原发性微小病变型肾病:轻度增生的非 IgA 系膜增生性肾小球肾炎临床上表现为肾病综合征时,易与微小病变型肾病混淆。但在免疫荧光下,非 IgA 系膜增生性肾小球肾炎可见 IgM,或 IgG,或 C3 在系膜区沉积,而微小病变型肾病为阴性。当轻度增生的非 IgA 系膜增生性肾小球肾炎免疫病理也为阴性时,两者很难鉴别。因这种情况下的治疗方案基本相同,鉴别实无必要。

(4)原发性局灶节段性肾小球硬化:重度非 IgA 系膜增生性肾小球肾炎继发局灶节段性肾小球硬化时,其系膜细胞增生及系膜基质增多的基本病理改变仍存在,与原发性局灶节段性肾小球硬化不同。

六、治疗与预后

原发性膜增生性肾小球肾炎的治疗方案目前尚缺乏循证医学证据,继发性膜增生性肾小球肾炎应针对病因进行治疗。这里主要介绍原发性膜增生性肾小球肾炎的治疗。

(一) 免疫抑制剂

成人和儿童原发性膜增生性肾小球肾炎患者,如临床表现为肾病综合征或进行性肾功能减退者,可予以隔日或每日小剂量 GC 联合口服 CTX 或 MMF 治疗,总疗程不超过 6 个月。

肾功能快速进展是予以免疫抑制剂治疗的指征。急进性进展和肾活检可见新月体的患者可予以短期大剂量 GC 联合 CTX 或 MMF 治疗;肾病综合征伴或不伴肾功能受损的患者可选用 3~6 个月疗程的 GC 治疗。

(二) RAS 抑制剂

ACEI/ARB 除降压作用外,还具有降低尿蛋白、保护肾脏作用。对于肾功能正常的非肾病性蛋白尿患者,仅需 ACEI/ARB 治疗即可。

(三) 抗血小板和抗凝治疗

早期有使用阿司匹林联合双嘧达莫治疗的报道,能够短期降低尿蛋白和保护肾功能,但也有学者对其疗效持有质疑。

(四) 血浆置换

对难治性膜增生性肾小球肾炎患者,可考虑予以血浆置换祛除免疫复合物、自身抗体、炎症介质和各种肾炎因子。血浆置换后膜增生性肾小球肾炎可延缓肾功能恶化。

总体来说,膜增生性肾小球肾炎患者预后较差,大多数患者在 5 年以上便可进入终末期肾脏病,10 年累积肾脏存活率约为 50%。

(五) 中医治疗

1. 气虚瘀阻肾络证

主症:疲乏无力,面色少华,眩晕,水肿,舌质紫暗,苔白厚,脉沉涩。

治法:益气活血,滋肾通络。

方药:参芪地黄汤合补阳还五汤加减。黄芪 30g,生地黄 20g,山茱萸 15g,泽兰叶 15g,当归 15g,赤芍 15g,川芎 10g,地龙 15g,桃仁 15g,红花 10g,益母草 30g。

加减:眩晕甚者,加野菊花 15g,枸杞子 15g,钩藤 15(后下);血尿明显者,加小蓟 20g,藕节 15g,白茅根 30g。

2. 肾虚脉络瘀阻证

主症:水肿,疲乏无力,腰酸腿软,面色暗滞,舌质紫暗,苔白厚,脉沉涩。

治法:益肾活血解毒。

方药:左归丸加减。熟地黄 20g,仙茅 15g,淫羊藿 15g,肉苁蓉 15g,龟甲 30g(先煎),鳖甲 30g(先煎),黄芪 30g,当归 10g,女贞子 15g,墨旱莲 15g,制大黄 10g,生地榆 15g,益母草 30g。

加减:腰酸腿软者,加杜仲 15g,怀牛膝 15g;血尿明显者,加茜草根 15g,紫珠草 30g,三七粉 6g(分 3 次冲服)。

七、临证经验

膜增生性肾小球肾炎 的大多数患者预后差,病情常呈进行性进展,约 50%患者在 10 年内发展至终末期肾衰竭。中药桃红四物汤加味(当归、赤芍药、川芎、生地黄、桃仁、红花、益母草、莪术、牛膝、玉米须)

治疗有一定效果,但缺乏系统观察,可试用治疗观察。

八、验案举隅

吕某,男,13岁,学生。初诊日期:2013年3月18日。

患者于2年多前(2011年)因上呼吸道感染后出现水肿,尿中泡沫多,在北京某医院住院,检查:尿蛋白(+++),低蛋白血症,诊断为原发性肾病综合征,肾穿刺病理诊断为膜增生肾小球肾炎(肾病型),采用小剂量GC联合口服CTX治疗,半年后尿蛋白减至(++),定量1.53g/24h,一直不消,遂来门诊求治。

患者就诊时自诉全身水肿,晨起眼睑水肿明显,精神欠佳,食欲一般,平日易感冒,仍口服泼尼松30mg/d,体格检查:BP 140/75mmHg,双下肢凹陷性水肿,舌质暗红,舌体胖嫩,边有齿痕,苔白厚,脉沉细数。实验室检查:尿蛋白(+++),蛋白定量2.83g/24h,尿隐血(+++),红细胞85个/HP,Scr75.0μmol/L,BUN4.2mmol/L,血清总蛋白40.3g/L,白蛋白21.6g/L,球蛋白18.7g/L,白蛋白/球蛋白比值1.15,总胆固醇9.31mmol/L,三酰甘油4.66mmol/L,高密度脂蛋白0.84mmol/L,低密度脂蛋白5.67mmol/L,补体C3 0.29g/L,补体C4 0.03g/L。西医诊断:膜增生肾小球肾炎(肾病型)。中医辨证分析:病位在脾(气)、肾(气),病性属虚+水湿。辨证:脾肾气虚,水湿泛滥证。治则:健脾、温阳、利水。选方:实脾饮加减。药用:车前子15g(包煎),黄芪20g,炒白术15g,茯苓15g,泽泻15g,黑附片10g(先煎),桂枝10g,大腹皮10g,广木香6g,白蔻仁6g,益母草10g,穿山龙15g,白茅根30g。14剂。蛭龙通络胶囊,每次4粒,每日3次;泼尼松50mg/d,晨顿服,MMF0.5g,1日2次;双嘧达莫50mg,每日3次;碳酸钙D₃片1片,每日1次;缬沙坦胶囊80mg,每日1次;非诺贝特0.25g,每日1次。

二诊(2013年4月1日):水肿明显减轻,精神、食欲增进,尿色深黄。胫前压迹。舌质暗红,舌体胖嫩,苔白稍厚,脉细微数。尿检:蛋白

(++),隐血(++),红细胞 43 个/HP,原方去车前子加三七粉 6g(分 3 次冲服),14 剂。其他西药同前。

三诊(2013 年 4 月 15 日):患者治疗 1 个月,水肿全消,自觉无不适,食欲欠佳,舌质红,苔薄白,脉弦细微数。

尿检蛋白(++),尿红细胞 3 个/HP。辨证:脾肾气阴两虚证。治则:益气养阴。选方:益气健肾汤加减。药用:黄芪 20g,当归 10g,太子参 10g,生地黄 15g,女贞子 10g,墨旱莲 10g,益母草 10g,石韦 20g,小蓟 15g,炒白术 15g,防风 10g。14 剂。其他西药同前。

四诊(2013 年 6 月 16 日):患者经上方加减治疗 1 月多后,病情稳定,无明显症状,舌质红,舌体稍胖,苔薄白,脉弦微数。复查:尿检:正常。血浆总蛋白 63.1g/L,白蛋白 36.2g/L,球蛋白 26.9g/L,白蛋白/球蛋白比值 1.35,总胆固醇 7.13mmol/L,三酰甘油 1.6mmol/L,高密度脂蛋白 1.78mmol/L,低密度脂蛋白 2.60mmol/L,补体 C3 0.81g/L,补体 C4 0.32g/L。中药继服原方。泼尼松 35mg/d,停服 MMF、非诺贝特。

五诊(2013 年 8 月 1 日):近日感冒,咽喉痛,不咳。查体:咽红,扁桃体 Ⅱ° 肿大,充血,舌质红,苔白,脉弦数。尿检正常。辨证:外感风热,湿热相结。治则:清热解毒,利湿活血。药用:金银花 15g,桑叶 10g,玄参 10g,桔梗 10g,白僵蚕 10g,马勃 10g,青风藤 15g,石韦 30g,丹参 10g,当归 10g,莪术 10g,7 剂。

六诊(2013 年 8 月 18 日):感冒已愈,咽部已不痛。查体:咽部轻度充血,舌质红,苔微黄,脉弦微数。尿检正常。上方去白僵蚕、马勃,加浙贝母 10g,继服 14 剂。

七诊(2013 年 9 月 5 日):患者无明显不适,泼尼松减至隔日 10mg/d,舌质暗红,苔薄白,脉细微数。复查尿检正常。肝功能、肾功能、血浆蛋白、血脂均正常,尿蛋白 0.18g/24h。证属气阴两虚兼血瘀。继服益气健肾汤加减。配合蛭龙通络胶囊治疗。泼尼松每月递减 2.5mg。

八诊(2014 年 3 月 5 日):患者自觉无不适,GC 已减完。舌质淡红,苔薄白,脉弦。查体:扁桃体Ⅱ°肿大,无充血。尿检正常,尿蛋白0.08g/24h。建议做扁桃体摘除术。

九诊(2014 年 4 月 23 日):患者未做扁桃体摘除术,亦停止服药治疗。5 天前感冒发热,咽喉疼痛,经输抗生素热退。舌质红,苔微黄,脉弦细微数。治,查体:咽部稍红,尿检蛋白(±)。以清热解毒,利湿活血。药用:白花蛇舌草 20g,半枝莲 15g,金银花 15g,玄参 10g,白僵蚕10g,马勃 15g,青风藤 15g,石韦 30g,丹参 10g,当归 10g,莪术 10g。连服 1 个月。蛭龙通络胶囊,5 粒,每日 3 次。

十诊(2014 年 10 月 22 日):病情控制,尿蛋白 0.11g/24h。予以益气健肾胶囊巩固治疗半年。

随访(2015 年 4 月 24 日):病情控制,停药已有半年,复查尿检正常,尿蛋白 0.09g/24h。肝功能、肾功能、血浆蛋白、血脂均正常。

随访(2015 年 9 月 10 日):病情控制,尿检正常。

随访(2016 年 3 月 17 日):病情控制,尿检正常,肾功能正常。

按语:本例患者系膜增生性肾小球肾炎,采用泼尼松+MMF +中药三联治疗,不仅缩短了疗程,而且疗效巩固,追踪观察 3 年,病情稳定,无复发。说明中西药有机结合可能是治疗膜增生肾小球肾炎(肾病型)的有效措施之一,值得进一步研究。

第十三节　新月体性肾小球肾炎

新月体性肾小球肾炎(crescentic glomerulonephritis,CGN),又称毛细血管外增生性肾小球肾炎(extracapillary glomerulonephritis,EGN),是以肾小球大量(50%以上)新月体形成为主的肾小球疾病。临床上以进行性肾衰竭为特征,常在起病后的数周至数月间发展至终末期肾衰竭。新月体性肾小球肾炎是各型肾炎中预后最差的一种类型,临床进展迅速,若不及时进行诊断和治疗,多数患者将于数周或数月内进展至终末期肾衰竭或死亡。因此,早期诊断和及时治疗直接影响患者的预后。

一、病因及分类

依其病因分原发性和继发性两大类。原发性发病原因不明,前驱可有链球菌感染史或胃肠道、呼吸道感染的表现。按其发病机制可分为抗肾小球基底膜抗体型(Ⅰ型),免疫复合物型(Ⅱ型)及寡免疫复合物型(Ⅲ型)。继发性可继发于其他原发性肾小球疾病(如膜增生性肾小球肾炎、膜性肾病、IgA 肾病等)及感染性疾病(如感染性心内膜炎、链球菌感染后肾小球肾炎、隐匿性脏器细菌性病灶、乙型肝炎等)。

二、发病机制

新月体形成的机制目前尚未完全明确。研究认为,不管新月体性肾小球肾炎的分型如何,肾小球新月体形成更可能是肾小球毛细血管壁严重损伤导致的非特异性反应,即新月体更可能是肾小球损伤的"果",而非"因"。新月体形成的始发因素是肾小球毛细血管壁、肾小球基底膜和鲍曼囊出现裂隙,循环中的巨噬细胞、T淋巴细胞和炎症介质及凝血蛋白等进入间质组织从而引发肾小球炎症。多种趋化因子(如纤维蛋白、巨噬细胞趋化蛋白-1、巨噬细胞抑制因子、巨噬细胞炎症蛋白-1α、骨桥接素及多种黏附分子等)活化并趋使巨噬细胞进入毛细血管壁、肾小球基底膜和鲍曼囊,释放多种细胞因子(如组织因子、肿瘤坏死因子、转化生长因子及血管内皮生长因子等),引起毛细血管壁、基底膜和鲍曼囊的损害。T淋巴细胞在新月体形成中的主要作用是介导抗体的识别及巨噬细胞趋化,而凝血系统在新月体形成中的作用为纤维蛋白的交联。足细胞是终末分化细胞,但最新的研究表明足细胞也参与了新月体的形成。

三、病理特征

病理上,新月体必须是弥漫性分布,即在肾活检标本中,超过 50% 的肾小球出现新月体,新月体的体积占肾小囊 50% 以上,才能诊断为新月体性肾小球肾炎,这种新月体以弥漫性分布为特点的病变是与其他类型肾小球疾病伴有少数新月体形成的鉴别点。

光镜下:根据新月体形成过程及含有成分,新月体性肾小球肾炎可分为细胞型新月体、细胞纤维型新月体及纤维型新月体 3 类。病变早期为细胞型新月体,后期为纤维型新月体,导致肾小球硬化和荒废。肾小管、间质发生退行性改变,可伴有不同程度的肾间质细胞浸润和纤维化。

免疫病理:根据免疫病理,新月体性肾小球肾炎可分为 3 类。

Ⅰ 型 CGN(抗 GBM 抗体性肾炎):线性免疫荧光,IgG 和 C3 沿肾小球毛细血管壁呈细线状沉积。

Ⅱ 型 CGN(免疫复合物型肾炎):颗粒状免疫荧光,IgG、IgA、IgM 和 C3 等沿系膜区及毛细血管壁呈颗粒状沉积。

Ⅲ 型 CGN(寡免疫复合物型):免疫荧光阴性,多由血管炎引起,如 ANCA 相关性血管炎等。

电镜:肾小球基底膜严重变性或断裂,可见纤维素样物质沉积于肾小球囊内及基底膜不同部位。

四、临床特征

1. 本病男性多于女性,Ⅰ 型多见于青年,Ⅱ 型常见于青壮年,Ⅲ 型多发生在中老年。小儿新月体性肾小球肾炎中以 Ⅱ 型最常见,发病率在 80% 左右。

2. 患者大多数表现为急进性肾炎综合征,起病急,蛋白尿、血尿、少尿、水肿、高血压,贫血,全身乏力,食欲减退。Ⅰ 型及 Ⅲ 型患者常有

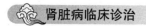

前驱感染症状。

3. 病情进展快,短期内发展成尿毒症。发病时或发病后即有肾功能减退,Scr 和 BUN 进行性升高,短期内即见 Scr>500μmol/L,很快进入尿毒症期。

五、诊断及鉴别诊断要点

新月体性肾小球肾炎的诊断仍依赖血清学监测特异性抗体和肾活检。

抗 GBM 抗体型 CGN 是由抗 GBM 抗体介导的自身免疫性肾小球肾炎,免疫荧光显示 IgG 及 C3 沿肾小球基底膜呈线性沉积,IgA 和 IgM 沉积少见。诊断依靠循环中抗 GBM 抗体的检测和肾活检。

免疫复合物型 CGN 是在免疫复合物型肾小球肾炎的基础上形成新月体,患者的血清学和组织学表现除 CGN 外还存在其基础疾病的病理特点。诊断主要依靠肾活检病理,免疫荧光和电镜可见大量免疫球蛋白和补体呈颗粒状沉积于肾小球系膜区及内皮下。

寡免疫复合物型 CGN 指免疫荧光或电镜下极少量或无免疫复合物沉积的坏死性肾小球肾炎。多数患者(50%~80%)血清 ANCA 阳性,其中 75%~80% 的患者呈髓过氧化物酶阳性。

六、治疗与预后

未经治疗的新月体性肾小球肾炎通常会在数周到数月内进展为终末期肾脏病,一旦确诊,应立即给予治疗,包括迅速清除循环中的抗体,免疫抑制治疗阻止抗体进一步产生以及其他治疗。常用的强化治疗方案包括血浆置换、甲泼尼龙冲击治疗、丙种球蛋白治疗等。免疫抑制治疗方案包括 CTX、MMF、硫唑嘌呤等。近年来,利妥昔单抗在抗 GBM 肾炎和寡免疫复合物型新月体性肾小球肾炎(ANCA 相关性肾小球肾炎)中的应用也在临床试验中得到了研究。其他特异性的治疗仍在实验室研究和动物试验阶段。

（一）KDIGO 指南推荐

1. 所有抗 GBM 肾炎应予 CTX 联合 GC 加血浆置换作为初始治疗，但不包括已完全依赖透析及肾活检提示 100% 新月体且不伴肺出血的患者（1B）。

（1）一旦确诊为抗 GBM 肾炎，应立即开始治疗。若高度可疑，在等待确诊前可先予大剂量 GC 及血浆置换治疗（未分级）。

（2）不推荐抗 GBM 肾炎维持免疫抑制治疗（1D）。

（3）肾移植需推迟至抗 GBM 抗体阴性，至少 6 个月（未分级）。

2. 寡免疫复合物局灶节段坏死性肾小球肾炎的初始治疗

（1）推荐 CTX 及 GC 用于初始治疗（1A）。

（2）推荐病情不重或对 CTX 禁忌者，可选用利妥昔单抗及 GC 作为初始替代治疗（1B）。

3. 特殊患者的治疗

（1）推荐需要透析或 Scr 快速升高的患者，联合血浆置换治疗（1C）。

（2）建议合并弥漫性肺泡出血患者，联合血浆置换治疗（2C）。

（3）建议 ANCA 相关性血管炎和抗肾小球基膜肾炎重叠的患者，联合血浆置换治疗，参考抗 GBM 肾炎的标准治疗（2D）。

（4）建议未合并肾外表现的患者，CTX 治疗 3 个月后仍未摆脱透析，停止 CTX 治疗（2C）。

4. 维持治疗

（1）推荐达缓解的患者，进行维持治疗（1B）。

（2）持续完全缓解的患者，建议继续维持治疗至少 18 个月（1D）。

（3）需要维持血液透析且无肾外表现患者，不推荐进行维持治疗（1C）。

5. 维持治疗的药物选择

（1）推荐硫唑嘌呤 $1\sim2mg/(kg \cdot d)$ 口服作为维持治疗（1B）。

（2）对硫唑嘌呤过敏或不能耐受者,建议给予 MMF(最大剂量 12g/d)维持治疗(2C)。

（3）上呼吸道疾病患者,建议给予复方磺胺甲噁唑作为辅助维持治疗药物(2B)。

（4）对硫唑嘌呤及 MMF 不能耐受,且肾小球滤过率不低于 60ml/(min·1.73m²)的患者,建议予甲氨蝶呤[起始 0.3mg/(kg·w),最大剂量 25mg/w]维持治疗(1C)。

（5）不推荐依那西普作为辅助用药(1A)。

6. 复发治疗

（1）ANCA 相关性血管炎复发(严重威胁生命或器官)患者,推荐根据初始治疗方案治疗(1C)。

（2）ANCA 相关性血管炎非严重的复发患者,建议重新选择免疫抑制剂,或考虑加大 GC 剂量,联合或不联合 MMF 或硫唑嘌呤(除 CTX)(2C)。

7. 药物抵抗的治疗

（1）对 CTX 及 GC 作为初始治疗抵抗的患者,推荐联合利妥昔单抗(1C)。

（2）建议使用静脉用丙种球蛋白(2C)或血浆置换(2D)作为替代治疗。

8. 检测　不建议单纯依据 ANCA 滴度改变治疗方案(2D)。

9. 肾移植

（1）推荐推迟肾移植,直至肾外完全缓解 12 个月(1C)。

（2）已达完全缓解,但 ANCA 仍阳性的患者,不推荐推迟肾移植(1C)。

（二）中医辨证论治

1. 湿热蕴结,肾络瘀阻证

主症:发热,头痛,咳嗽,咽痛,咯血,气促,水肿,恶心,少尿,便秘,舌质暗红,苔黄厚腻,脉细滑带数。多见于新月体性肾小球肾炎早期,急性发作阶段。

治法:清热解毒,活血化瘀。

方药:清热健肾汤加减。白花蛇舌草 30g,半枝莲 15g,青风藤 15g,益母草 30g,当归 15g,赤芍 14g,泽兰 15g,石韦 30g,莪术 15g,炙大黄 10g(后下),水蛭 6g(研细粉,分 3 次冲服)。

加减:肉眼血尿加白茅根 30g,藕节 15g,侧柏叶 15g,小蓟 30g,以凉血止血;水肿明显者,加车前子 30g(包),白茅根 30g,冬瓜皮 15g,葫芦瓢 10g,桑白皮 10g,以利尿消肿。

2. 气阴两虚,肾络瘀阻证

主症:疲乏无力,腰酸腿软,咽干口渴,五心烦热,大便秘结,舌红少津,苔黄,脉濡数。

治法:补益滋肾,活血化瘀。

方药:养阴健肾汤加减。黄芪 30g,太子参 15g,知母 15g,黄柏 10g,生地黄 20g,吴茱萸 15g,茯苓 15g,牡丹皮 10g,女贞子 15g,墨旱莲 15g,山药 15g,丹参 20g,水蛭 6g(研细粉分 3 次冲服)。

加减:水肿甚者,加薏苡仁 30g,玉米须 30g,以健脾利水;血尿重者,加白茅根 30g,小蓟 20g,藕节 15g,大黄炭 10g,三七粉 6g(分 3 次冲服),以凉血活血止血。

3. 脾肾两虚,肾络瘀阻证

主症:精神萎靡,面色晦暗,尿少水肿,恶心呕吐,口气秽浊,畏寒纳呆,夜尿增多,舌质淡红,苔白厚,脉沉无力。多见于新月体性肾小球肾炎晚期。

治法:温补脾肾,化瘀泄浊。

方药:温阳健肾汤加减。黄芪 30g,党参 15g,红景天 15g,淫羊藿 15g,肉苁蓉 15g,菟丝子 15g,女贞子 15g,白术 15g,丹参 20g,制大黄 10g(后下)。

加减:皮肤瘙痒者,加地肤子 15g,白鲜皮 30g,蝉蜕 10g,苦参 15g,以祛风止痒;恶心呕吐,口气秽浊,加姜半夏 10g,紫苏梗 10g,生姜 15g,以降逆止呕;若水肿甚,同时伴有心慌、气促、胸闷等心包积液或胸腔积液者,可改用真武汤加减,以温阳利水。

4. 肝肾阴虚,肝阳上亢证

主症:头晕目眩,口干欲饮,腰酸乏力,手足麻木,甚至神昏,抽搐,舌质暗红,苔薄白,脉弦细。

治法:平补肝肾,育阴潜阳。

方药:天麻钩藤饮加减。天麻 10g(先煎),钩藤 15g(后下),生石决明 30g(先煎),栀子 15g,黄芩 10g,杜仲 15g,牛膝 15g,茯神 15g,益母草 20g,桃仁 15g,桑寄生 15g,夜交藤 20g,水蛭 6g(研细粉,分 3 次冲服),羚羊角粉 6g(分 3 次冲服)。

加减:神昏者,加石菖蒲 15g,郁金 15g,胆南星 15g,天竺黄 10g,以化痰开窍;抽搐者,加生龙骨 30g(先煎),生牡蛎 30g(先煎),白芍 15g,夏枯草 15g,以镇肝息风。

以上 4 个证型中均应重用活血化瘀药物,如丹参、桃仁、红花、赤芍、益母草、水蛭等。

第六章

继发性肾小球疾病

第一节　过敏性紫癜肾炎

过敏性紫癜是一种主要累及皮肤、胃肠道、关节和肾脏的系统性小血管炎。其肾脏损害者称为过敏性紫癜肾炎（Henoch-Schonlein purpura nephritis，HSPN），发生率可高达 12%～40%，好发于儿童，80%～90%的发病年龄为 7～13 岁，成人发病率低，男女发病比例为（1.2～1.8）：1。发病有一定季节性，以春秋两季居多。

一、病因病机

引起过敏性紫癜的病因与感染（细菌、病毒、衣原体及寄生虫）、食物（如鱼、虾、蟹、蛋、鸡、牛奶等）、药物（如青霉素、氨苄青霉素、头孢菌素类抗生素等）以及疫苗接种、昆虫叮咬、寒冷刺激等有关。过敏性紫癜的发病机制至今仍不完全清楚，但已明确蛋白质及其大分子变应原作为抗原，刺激人体产生抗体（主要为 IgG），抗原与抗体两者结合形成抗原-抗体复合物，沉积于小血管和毛细血管内膜，激活补体，导致中性粒细胞的游走、趋化及一系列炎性介质的释放，引起血管炎症反应。此种炎性反应除见于皮肤、黏膜小动脉及毛细血管外，尚可累及肠道、肾脏及关节腔等部位小血管。

二、病理类型

光镜下,过敏性紫癜肾炎的肾脏病理改变与 IgAN 相似,主要表现为以 IgA 沉积为主的系膜增生性肾小球肾炎,可伴不同程度新月体形成。其病变可以从肾小球基本正常到弥漫性系膜增生,也可见节段性增生及毛细血管内皮细胞增生。

电镜下,可见肾小球系膜区和毛细血管壁电子致密物沉积,与 IgA 沉积分布一致,因此,须与其他系膜区 IgA 沉积疾病鉴别,如狼疮肾炎。

三、临床表现

过敏性紫癜在各年龄段都可发病,但常见于年轻患者。紫癜性皮疹可反复发作在伸肌侧。可出现多关节痛(通常不伴关节肿胀)和胃肠道血管炎引起的腹痛。严重的患者可出现血性腹泻和肠套叠。大多数儿童过敏性紫癜为自限性疾病。在成人过敏性紫癜患者中,紫癜、关节痛和胃肠道症状的发生率分别为 95%、60% 和 50%。

过敏性紫癜相关肾脏损害多为一过性。急性期需注意尿异常改变。患者多为镜下血尿和蛋白尿,肉眼血尿少见。无症状性尿异常是其最常见的临床表现。20%~30% 的患者出现肾病综合征表现。新月体性肾小球肾炎可能导致急性肾损伤。

四、诊断要点

1. 常见于 7~13 岁儿童,但任何年龄均可发病。

2. 发病前 1~3 周,有低热、咽痛、全身不适、乏力或上呼吸道感染。

3. 过敏性紫癜的经典四联症为皮肤、胃肠道、关节和肾脏受累,但临床上并非均有四联症。皮疹多发于臀部和下肢伸侧,出血性斑点略高出皮面,呈斑点状,也可融合成片。25%~90% 的患者表现为腹部绞痛、恶心、呕吐、黑便或鲜血便。关节受累多发生于踝关节和膝关节。

本病肾脏受累率为 20%～100%，多为镜下血尿和蛋白尿，肉眼血尿少见。近一半患者表现为肾病综合征。

4. 血小板计数、功能及凝血检查正常，50%患者血清 IgA 升高，血冷球蛋白多呈阳性。成人过敏性紫癜确诊必须依赖肾脏或皮肤活检发现有 IgA 沉积。

5. 临床上可表现为 IgA 肾病、急性肾炎、肾病综合征及急进性肾炎等类型。

五、临床分类

1. 单纯性血尿　无蛋白尿或伴有轻度的蛋白尿（<0.1g/24h）。

2. 肾炎综合征　有以血尿为主的蛋白尿、水肿，或伴高血压或肾功能损害。

3. 肾病综合征　有过敏性紫癜的特征又具备大量蛋白尿（>3.5g/24h）。

六、治疗方法

西医学对本病尚无一致的治疗方案，糖皮质 GC 对缓解腹部症状和关节受累有效，但对肾脏病变的疗效并不理想。笔者长期以来采取以中药为主，治疗非肾病综合征型患者，取得了较好的效果。

（一）西医治疗

1. 一些过敏性紫癜患者在早期出现一过性肾炎表现可自然缓解，不需治疗。轻型过敏性紫癜肾炎报道较少，但认为单纯 GC 治疗一般无效，且对过敏性紫癜患者早期应用 GC 不能预防肾炎的发生。缓慢进展型紫癜性肾炎推荐 ACEI 和 ARB 控制血压。另外，2012 年 KDIGO 指南推荐 GC 治疗。相比 IgAN，紫癜性肾炎容易发生新月体性肾小球肾炎，尤其是病程早期。对于该类型患者，治疗应采取 GC 联合 CTX 或硫唑嘌呤等细胞毒性药物，甚至血浆置换或 MP 冲击治疗等。

2. 目前对过敏性紫癜肾炎治疗建议

（1）新月体性肾小球肾炎的治疗同新月体性 IgA 肾病的治疗。

（2）其他类型过敏性紫癜肾炎的治疗同 IgA 肾病的治疗。

（3）高血压：首选 ACEI 和 ARB；控制目标血压：尿蛋白<1.0g/24h 者，应控制在 130/80mmHg；尿蛋白＞1.0g/24h 者，应控制在 125/75mmHg。

3. 改善血管通透性药物　维生素 C 以大剂量（5~10g/d）静脉注射疗效较好，持续用药 5~7 天。曲可芦丁片，每次 120~180mg，每日 2~3 次，口服。

4. 对症治疗　腹痛较重者可予阿托品或山莨菪碱口服或皮下注射；关节痛可酌用镇痛药；呕吐严重者可用止吐药；伴发呕血、血便者，可给予抑制胃酸分泌等治疗。

（二）中医治疗

中西医结合治疗有较好的效果，最好按过敏性紫癜肾炎不同临床表现类型，如隐匿型肾小球肾炎、急性肾小球肾炎、慢性肾小球肾炎、肾病综合征及急进性肾小球肾炎等，采取中西药有机结合治疗。

1. 隐匿型肾小球肾炎型　本型的临床特点是无症状性血尿和/或蛋白尿，约占本病的 50%。对本型患者的治疗，笔者的经验是只采取中药治疗，便能获得较好的疗效，无需采用 GC。中药治疗可采用具有清化湿热，活血化瘀功效的清热健肾汤加减治疗。药用：金银花 30g，桑叶 10g，紫草 15g，青风藤 15g，益母草 20g，生地黄 20g，赤芍 15g，牡丹皮 10g，桃仁 15g，红花 10g，蝉蜕 10g，生甘草 5g。血尿选加白茅根 30g，小蓟 20g，藕节 15g，紫珠草 30g；气虚者加黄芪 30g，黄精 15g，太子参 15g；阴虚者加龟甲 30g（先煎），知母 10g，玄参 10g，地骨皮 15g；关节痛者加五加皮 15g，鸡血藤 20g。水煎 2 次兑匀，分 3 次服。如有扁桃体炎可同时应用抗生素。待病情控制后，摘除扁桃体。

2. 急性肾小球肾炎型　约占本病的 30%，治疗宜采取对症治疗和中医药治疗。对症治疗如抗感染、降压、抗凝等。中药治疗可采用清化湿热,活血化瘀的清热健肾汤加减治疗。药用:白花蛇舌草 30g,半枝莲 20g,青风藤 15g,龙葵 15g,蝉蜕 10g,白茅根 30g,石韦 30g,当归 10g,益母草 20g。血尿加小蓟 20g,藕节 15g;皮肤紫癜加紫草 15g,牡丹皮 15g,生地黄 20g;或合用雷公藤多苷片,每次 1~2 片,每日 3 次。

3. 慢性肾小球肾炎型 部分患者病情迁延,表现为血尿、蛋白尿、高血压和缓慢进展的肾功能损害。其治疗方法参见"慢性肾小球肾炎"的治疗。

4. 肾病综合征型 目前是否采用 GC 治疗,仍有争议。据笔者的经验,对肾病综合征型和腹型还是应用为好,因 GC 有抑制抗原-抗体反应、减轻炎性渗出、改善血管通透性等作用。但必须配合中药治疗,以减轻 GC 的不良反应,减少复发。使用 GC 配合中药治疗的方法,参见"第五章第五节成人原发性肾病综合征"。对使用 GC 治疗效果不佳或反复发作者,可联合 CTX。

5. 急进性肾小球肾炎型 临床少见,但由于预后差,故应予以积极治疗,其治疗方法参见"第五章第二节急进性肾小球肾炎"。

七、临证经验

经验一 清热解毒法治疗过敏性紫癜肾炎

过敏性紫癜肾炎的病因迄今尚未完全阐明,多数学者认为与细菌或病毒感染有关。通过大量临床观察发现,本病的发生、复发、加重和迁延不愈,多与呼吸道感染、扁桃体炎密切相关。因此,在治疗上预防感染或控制感染是非常重要的一个环节。鉴于抗生素只能起到杀菌或抑菌作用,而不能清除细菌或病毒所产生的毒素,笔者认为中药的清热解毒作用,既能杀菌或抑菌,又能清除细菌或病毒所产生的毒素,起到"菌毒并治"的双重功效。所以,中医中药治疗本病有较好的疗效。笔者常采用清热健肾汤加减治疗,药用:白花蛇舌草 30g,半枝莲 15g,紫草 15g,益母草 20g,生地黄 20g,赤芍 15g,牡丹皮 10g,桃仁 15g,红花 10g,蝉蜕 10g,生甘草 5g。血尿选加白茅根 30g,小蓟 20g,藕节 15g,紫珠草 30g;气虚者加黄芪 30g,黄精 15g,太子参 15g;阴虚者加龟甲 30g(先煎),知母 10g,玄参 10g,地骨皮 15g;关节疼痛加青风藤 15g,五加皮 15g,鸡血藤 20g。如有扁桃体炎可同时应用抗生素。待病情控制后,摘除扁桃体。

经验二　活血化瘀法在过敏性紫癜中的应用

过敏性紫癜属中医的斑疹、肌衄,其病机为热伤血络,脉络瘀阻,故活血化瘀是必不可少的治法,活血化瘀药如丹参、赤芍、牡丹皮、桃仁、红花、益母草、泽兰等尤为常用。笔者观察到清热解毒药配合活血化瘀药不仅能提高清热解毒和抗过敏的效果,而且对改善血液循环(包括肾脏的微循环)有很好的作用。总之,清热解毒、祛风通络、活血化瘀是治疗过敏性紫癜肾炎之大法。

八、验案举隅

王某,男,14 岁,学生。初诊日期:2004 年 6 月 16 日。

患者于本次就诊前半年,因双下肢皮下出血点,伴关节疼痛,1 周后尿中泡沫多,住兰州某医院,检查:尿蛋白(++),隐血(+++),诊断:过敏性紫癜肾炎。肾穿刺检查病理诊断:节段性系膜增生性肾炎。采用泼尼松 30mg+CTX 200mg 冲击治疗,皮疹吸收,病情缓解出院。但尿蛋白(++),尿蛋白定量 1.53g/24h,一直不消,要求中西医结合治疗,遂来门诊就诊。

就诊时,患者晨起眼睑微肿,精神欠佳,食欲尚好,平日易感冒,手足心发热,出汗多。体格检查:BP 120/75mmHg,扁桃体 Ⅱ°肿大,无充血,舌质暗红,舌体胖嫩,苔薄白,脉细数。实验室检查:尿蛋白(+++),尿蛋白定量 1.83g/24h,Scr 75μmol/L,BUN 3.2mmol/L,血清总蛋白 40.3g/L,白蛋白 21.6g/L,球蛋白 18.7g/L,白蛋白/球蛋白比值 1.15,

总胆固醇 9.31mmol/L，三酰甘油 4.66mmol/L，高密度脂蛋白 0.84mmol/L，低密度脂蛋白 5.67mmol/L，补体 C3 0.51g/L，补体 C4 0.03g/L。西医诊断:过敏性紫癜肾炎(肾病综合征型)。病理诊断:节段性系膜增生性肾炎。中医辨证分析:病位在肺气、肾阴,病性属虚、瘀。辨证:肺肾气阴两虚,脉络瘀阻证。治则:益气养阴,活血通络。选方:益气健肾汤加减。药用:黄芪 30g,太子参 15g,当归 10g,生地黄 20g,女贞子 15g,墨旱莲 15g,山药 30g,茯苓 15g,马勃 15g,泽兰 15g,地榆 15g,莪术 15g,丹参 20g,玉米须 30g。14 剂。蛭龙通络胶囊,每次 6 粒,每日 3 次;泼尼松 30mg,晨顿服;双嘧达莫 50mg,每日 3 次;碳酸钙 D₃ 片 1 片,每日 1 次;缬沙坦胶囊 80mg,每日 1 次。

二诊(2014 年 7 月 1 日):水肿减轻,精神、食欲增进,已上学。舌质暗红,舌体胖嫩,苔薄白,脉细微数。尿检:蛋白(++)。原方去太子参、玉米须,加石韦 30g。14 剂。火把花根片,每次 4 片,每日 3 次;葡醛内酯 0.2g,每日 3 次。西药同前。

三诊(2014 年 7 月 17 日):患者水肿消退,无明显不适,舌质红,苔薄白,脉弦细微数。尿检蛋白(+)。原方去泽兰,14 剂。

四诊(2014 年 8 月 25 日):患者经上方加减治疗 2 个多月后,病情稳定,无明显症状,舌质红,苔薄白,脉弦微数。复查:尿检正常。血清总蛋白 63.1g/L,白蛋白 36.2g/L,球蛋白 26.9g/L,白蛋白/球蛋白比值 1.35,总胆固醇 7.13mmol/L,三酰甘油 2.6mmol/L,高密度脂蛋白 1.78mmol/L,低密度脂蛋白 3.32mmol/L,补体 C3 0.81g/L,补体 C4 0.03g/L。原方 15 剂。泼尼松 17.5mg,隔日服;停火把花根片。

五诊(2014 年 9 月 14 日):感冒 2 天,咽喉痛,不咳。查体:咽红,扁桃体Ⅱ°肿大,充血,舌质红,苔白,脉弦数。尿检正常。辨证:外感风热,湿热相结。治则:清热解毒,利湿活血。药用:金银花 15g,桑叶 10g,玄参 10g,白僵蚕 10g,马勃 15g,桔梗 10g,青风藤 15g,石韦 30g,白茅根 30g,丹参 15g,当归 15g,莪术 15g。7 剂。

六诊(2014年9月22日):感冒已愈,咽已不痛。查体:扁桃体Ⅱ°肿大,无充血,舌质红,苔微黄,脉细微数。尿检正常。上方去白僵蚕,继服14剂。

七诊(2014年10月5日):患者无明显不适,泼尼松减至隔日10mg,查体:扁桃体Ⅱ°肿大,无充血,舌质淡红,稍有胖嫩,苔薄白,脉细微数。复查尿检正常。肝功能、肾功能、血浆蛋白、血脂均正常,尿蛋白0.21g/24h。继以益气养阴,活血通络法治疗。泼尼松每月递减2.5mg。

八诊(2005年1月5日):患者自觉无不适,GC已减完,查体:扁桃体Ⅱ°肿大,无充血,舌质淡红,苔薄白,脉弦。尿检正常,尿蛋白0.08g/24h。建议做扁桃体摘除术。

随访(2008年2月23日):患者已行扁桃体摘除术,并服中药巩固治疗。

随访(2009年3月2日):病情控制,尿蛋白0.11g/24h。

随访(2010年4月24日):病情控制,尿检正常。复查肝功能、肾功能、血浆蛋白、血脂均正常。

按语:过敏性紫癜是由感染等因素引起的变态反应性疾病,起病急,皮肤紫癜等临床表现与中医学中的"风邪"致病的特点极其相似,中医认为"风善行而数变","风邪上受,首先犯肺","肺与皮毛相合"。祛风、清热、利湿为治疗大法,因中药祛风药有抗过敏的作用。笔者在清热解毒药中加入祛风药如荆芥、防风、蝉蜕、青风藤、穿山龙等;中成药如雷公藤多苷片、火把花根片、盐酸青风藤碱片确能提高治疗效果。

第二节　高血压肾病

高血压肾病是原发性高血压常见的并发症之一,它包括肾动脉硬化、良性肾小动脉硬化和恶性肾小动脉硬化,其中以良性肾小动脉硬化最为常见,它是由长期高血压缓慢发展而来的肾脏小动脉硬化、肾脏缺血性改变,最终导致肾小管和肾小球功能受损。

一、病因及病机

高血压的病因和发病机制较为复杂,目前认为与遗传、环境、饮食和生活方式、代谢、血管活性介质和肾脏等多种因素参与有关。高血压肾病是由于长期未控制好高血压而引起。一般高血压持续 5～10 年,即可能出现良性肾小动脉硬化症的病理改变,10～15 年即可出现临床症状。本病主要侵犯肾小球前小动脉,导致入球小动脉玻璃样变,小叶间动脉及弓状动脉壁肌内膜增厚。如此将造成这些小动脉管腔狭窄、供血减少,而继发缺血性肾实质损害,导致肾小球硬化、肾小管萎缩及肾间质纤维化,最终导致肾衰竭。

二、临床表现

高血压造成的肾脏损害临床主要表现为蛋白尿及肾功能受损。高血压未能有效控制的患者,随着时间的推移,40%可出现蛋白尿。大部分表现为微量白蛋白尿,目前普遍认为它的出现代表全身内皮系统功能的受损,是高血压患者心脑血管预后不良的标志之一。临床显性蛋白尿的出现提示肾小球毛细血管对大分子物质通透性的增加,常常由于继发了肾小球损伤所致。老年人以及较高收缩压(>160mmHg)的患者更容易出现 Scr 水平的升高,其中2%～5%的患者在随后的10～15 年进展到肾衰竭。需要注意的是,单独 Scr 不能用于慢性肾脏病的临床分级,基于 Scr 估算的 eGFR 是评价肾功能的最好方法。

三、诊断要点

1. 符合高血压诊断标准(在未用降压药的情况下,非同日 3 次测量,收缩压≥140mmHg 和/或舒张压≥90mmHg)的患者,若在疾病进展过程中出现持续性微量白蛋白尿或轻到中度蛋白尿,或出现肾小球功能损害(如 Scr 升高)等临床特征时,应考虑高血压肾病的诊断。

2. 有高血压家族史(一级直系亲属)或其本人经超声心动图或心电图检查,证实存在左心室肥厚,则更支持诊断。

3. 近年文献表明,肾损伤因子-1(kidney injurymolecule-l,Kim-l)、中性粒细胞明胶酶相关载脂蛋白(neutrolphil gelatinaseassociated lipocalin,NGAL),可作为高血压肾脏早期损伤的生物标志物,并早于尿蛋白改变。

一些学者尚建议随机尿蛋白与尿肌酐比值指数(protein creatinine index,PCI)可作为高血压肾损害的早期诊断指标,高血压病程 5 年以上者应常规作 PCI 筛查。

四、鉴别诊断

1. 本病首先需与肾性高血压相鉴别。肾性高血压有以下特点:①易于进展成恶性高血压(血压急剧增高,舒张压超过 130mmHg,眼底出血、渗出和/或视盘水肿);②心血管并发症的发生率高;③高血压可加速肾实质性疾病进展,加重肾功能损害。

2. 需与糖尿病肾病相鉴别。糖尿病不论是 1 型或 2 型,均可发生肾损害而出现以高血压、肾小球硬化、肾小球毛细血管基底膜增厚为主要表现的病理改变。早期肾功能正常,仅有微量白蛋白尿,血压也可能正常。病情发展,出现明显蛋白尿及血压升高。

五、治疗

高血压肾病中西医结合的治疗原则是:采用降压药积极稳妥地控制血压,以延缓或减轻小动脉性肾硬化的发展,同时也可减少心、脑等重要器官的发病率。中医中药以活血通络为主,结合辨证论治,对改善肾小球血流动力学、肾血流量和脂质代谢有很好的作用。

(一) 降压药治疗原则

1. 初始从最低剂量开始,以减少不良反应。

2. 尽量应用 24 小时有效的长效药物。

3. 合理选择联合用药,使不良反应减少。

(二) 降压药的应用

有效、合理地控制血压是治疗高血压肾病的关键,ACEI、ARB 是高血压肾病的首选药物。这是因为肾素-血管紧张素系统在原发性高血压中起重要作用,因此,对 ACEI 及 ARB 有良好的反应。

1. 血压水平分级(表 6-2-1)及高血压危重程度分层(表 6-2-2)

表 6-2-1 血压水平分级

血压水平	收缩压	舒张压
1 级高血压(轻度)	140~159mmHg	≥90mmHg
2 级高血压(中度)	160~179mmHg	100~109mmHg
3 级高血压(重度)	≥180mmHg	≥110mmHg

表 6-2-2 高血压危重程度分层

低危	1 级高血压不伴其他危险因素。
中危	1 级高血压伴 1~2 个危险因素; 2 级高血压不伴其他危险因素。
高危	1—2 级高血压伴≥3 个危险因素,或伴任何一项靶器官损伤(左心室肥厚,颈动脉内膜增厚,肾功能受损等); 3 级高血压不伴其他危险因素。
极高危	1—3 级高血压并存任何一项临床疾病(心脏病、脑血管病、肾脏病、周围血管病、糖尿病等)。 3 级高血压伴≥任何 1 个危险因素,或任何一项靶器官损伤(左心室肥厚,颈动脉内膜增厚,肾功能受损)。

危险因素:年龄、吸烟、血脂异常、早发心血管病等家族史、肥胖等。

2. 血压控制目标值

美国国家联合委员会关于高血压预防、检查、评估和治疗的全国第

6次及第7次报告中,对低危到高危组推荐的血压控制目标值为<140/90mmHg;极高危组目标值为<130/80mmHg。

(三) 降压药的分类

近年来抗高血压药物发展迅速,种类繁多,临床选用降压药时须根据不同患者的特点,可单用或联合应用。目前常用降压药物可归纳为7大类。

1. 利尿剂 利尿剂可使细胞外液容量降低、心排血量降低,并通过利钠作用使血压下降。降压作用缓和,服药2~3周后作用达高峰,适用于轻、中度高血压,尤其适宜于老年人收缩期高血压及心力衰竭伴高血压的治疗,痛风患者忌用。

利尿剂分3类:①噻嗪类:是治疗高血压的首选药物之一。如氢氯噻嗪12.5~25mg,每日1~2次,口服;吲达帕胺2.5~5mg,每日1次,本药同时具有利尿及血管扩张作用,能有效降压而较少引起低血钾,但当肾小球滤过率<30ml/min时常无效;②保钾类:如螺内酯20mg,每日2次;氨苯蝶啶50mg,每日1~2次。本类利尿药可引起高血钾,不宜与ACEI抑制剂合用,肾功能不全者禁用;③襻利尿药:呋塞米20~40mg,每日2次,利尿迅速,肾功能不全(肾小球滤过率<30ml/min)时应用常常有效,但长期或大量使用,可致低血钾、低血压,应予注意。

2. ACEI和ARB

ACEI的降压作用是通过抑制血管紧张素转换酶(angiotensin converting enzyme,ACE),使血管紧张素Ⅱ生成减少,同时抑制激肽酶使缓激肽降解减少,两者均有利于血管扩张使血压降低。ACEI对各种程度高血压均有一定降压作用,对肾脏有保护作用,除降低血压外,还可减少蛋白尿,延缓肾功能恶化。故对伴有心力衰竭、左心室肥大、心肌梗死后、糖耐量减低或糖尿病肾病蛋白尿,或轻、中度肾功能不全(非肾血管性)等合并症的患者尤为适宜。最常见的不良反应是干咳,停药后即可消失。高血钾、妊娠、肾动脉狭窄患者禁用。ARB的降压作用是通过对血管紧张素Ⅱ受体的阻滞,可较 ACEI 更充分有效地阻断血管紧张素对血管的收缩、水钠潴留及细胞增生等不利作用。适应证与 ACEI 相同,但不引起咳嗽反应为其优点。ARB 类药物主要从肝胆排泄,所以 CRF 时多数不需要调整用药;而且这些药物血浆蛋白结合率很高,透析难以清除,因此透析后也常常不需追加给药。常用 ACEI 和 ARB 及其用法见表 6-2-3。

表 6-2-3　常用 ACEI/ARB 及其用法

	药名	半衰期（h）	主要排泄途径	剂量（mg/次）		服用频次（次/d）
				常规	肾衰竭	
ACEI	卡托普利	2	肾	12.5~50	6.25~12.5	2~3
	依那普利	11	肾	10~20	2.5~20	2
	贝那普利	11	肾	10~20	2.5~20	1
	赖诺普利	12	肾	10~20	2.5~20	1
	雷米普利	13~17	肾	2.5~10	1.25~5	1
	福辛普利	12	肝-肾	10~20	10~20	1
	培哚普利	10	肾	4~8	1~2	1
ARB	氯沙坦钾	6~9	肝	50~100	—	1
	缬沙坦	9	肝	80~160	—	1
	厄贝沙坦	11~15	肝	150~300	—	1
	替米沙坦	>20	肝	40~80	—	1
	奥美沙坦	13	肝	20~40	—	1
	坎地沙坦	9	肝	8~12	—	1
	阿利沙坦酯	10	肝	240	—	1

3. CCB　本类药物的共同特点是阻止钙离子 L 型通道,抑制血管平滑肌及心肌钙离子内流,从而使血管平滑肌松弛、心肌收缩力降低,

使血压下降,其降压效果较 ACEI 和 ARB 都强。因此,ACEI 和 ARB 降压效果不佳时,可合并使用 CCB,是目前临床广泛采用的一线抗高血压治疗方案。同时 CCB 不会升高血肌酐和诱发高血钾。CCB 除降压作用外,还能有效抗心绞痛,预防脑卒中,对糖代谢和脂代谢无明显影响。

CCB 主要分为二氢吡啶类和非二氢吡啶类 2 类。二氢吡啶(如硝苯地平)类钙阻滞剂主要是阻滞血管平滑肌钙通道,因此对心肌收缩性、自律性及传导性的抑制较少,但由于血管扩张,引起反射性交感神经兴奋,可引起心率增快、面部潮红、头痛、下肢水肿等。非二氢吡啶类主要阻断心脏平滑肌钙通道,减少心输出量,主要有维拉帕米和地尔硫䓬。

近年来二氢吡啶类缓释、控释长效制剂不断问世,其降压迅速,作用稳定,可用于中、重度高血压的治疗。尤适用于老年人收缩期高血压。常用制剂有:①硝苯地平控释片(拜新同)30~60mg,每日 1 次;②尼群地平 10mg,每日 3 次;③非洛地平缓释片(波依定)2.5~10mg,每日 1 次;④氨氯地平缓释片(络活喜)5~10mg,每日 1 次;⑤拉西地平 4~6mg,每日 1 次。

4.β 受体阻滞剂 β 受体阻滞剂可降低高血压患者的血压和减少心血管事件的发生。其降压作用缓慢,用药 1~2 周内起效,适用于轻、中度高血压,尤其是心率较快的中青年患者或合并有心绞痛、心肌梗死后的高血压患者。其不良反应包括嗜睡、四肢酸痛、注意力不集中、记忆力下降,并使周围血管疾病和雷诺病的症状加重。β 受体阻滞剂尤其是在与噻嗪类利尿剂联合应用时,会导致糖尿病的发生。非选择性β 受体阻滞剂不宜用于支气管哮喘、糖尿病、病态窦房结综合征、房室传导阻滞和脂质代谢异常者。常用制剂有:①普萘洛尔(心得安)10~20mg,每日 2~3 次;②美托洛尔 10~20mg,每日 1 次。

5.α 受体阻滞剂 α 受体为传出神经系统的受体,依其作用特性

与分布不同分为 α_1 及 α_2。α_1 受体主要分布在血管平滑肌(如皮肤、粘膜血管,以及部分内脏血管等),激动时引起血管收缩,血压升高;α_2 受体主要分布在去甲肾上腺素能神经的突触前膜上,受体激动时可使去甲肾腺素释放减少,从而使其缩血管作用减弱,血压下降。α 受体阻滞剂分为选择性和非选择性 2 类。非选择性类如酚妥拉明,除用于嗜铬细胞瘤外,一般不用于治疗高血压。选择性 α_1 受体阻滞剂不仅能选择性地阻断 α_1 受体的血管收缩作用,降低血压,而且对突触前膜 α_2 受体阻断作用极弱,因而不促进神经末梢释放去甲肾上腺素,降压时心脏兴奋副作用也较轻。所以,选择性 α_1 受体阻滞剂降压作用明确,同时对血糖、血脂代谢无不良反应。但因可能出现的体位性低血压及耐药性,使应用受到限制。常用制剂有:①哌唑嗪(脉宁平)0.5~2mg,每日 3次;②特拉唑嗪(降压宁)0.5~6mg,每日 1 次。

6. 中枢神经阻滞剂　本类药物主要作用于交感神经的不同部位,如脑干、心血管中枢、外周自主神经节和节后纤维等,在降压的同时,不良反应大,应用受到限制。如可乐定 0.075~0.15mg,每日 3 次;甲基多巴 0.25g,每日 3 次。

7. 其他类　包括周围交感神经抑制剂,如胍乙定 5~25mg,每日 3次,利血平 0.25~0.5mg,每日 1 次;直接血管扩张剂,如肼屈嗪(肼苯达嗪)10mg,每日 3 次,米诺地尔(长亚定)2.5mg,每日 2 次。上述药物曾多年用于临床,有一定的降压作用,但因其不良反应较多且缺乏心脏、代谢保护,因此不适于长期服用。一般来说,除非高血压很严重(舒张压>130mmHg)需要 2~3 种降压药同时使用外,绝大多数患者开始治疗时,先选用 ACEI 或 ARB 一类的药物。

(四) 降压药的联合应用

美国第 8 届高血压预防、检测、评估与治疗国家联合委员会专家组成员报告的《2014 成人高血压管理循证指南》建议,ACEI 或 ARB 与 CCB 或利尿剂联合使用,作为二联或三联治疗,适用于大部分高血压患者。采用低剂量联合治疗将可能成为初始治疗的首选方法。

美国国家联合委员会关于高血压预防、检查、评估和治疗的第7次报告中列出了6种可用于临床的组合方案：①ACEI+利尿药，如依那普利+氢氯噻嗪；②ACEI+CCB，如贝那普利+氨氯地平；③ARB+利尿药，如氯沙坦钾片+氢氯噻嗪；④β受体阻滞药+利尿药，如美托洛尔+氢氯噻嗪；⑤中枢神经阻滞剂+利尿药，如甲基多巴+氢氯噻嗪、利血平+氢氯噻嗪；⑥利尿药+利尿药，如螺内酯+氢氯噻嗪等。

（五）中医辨证论治

高血压肾病病位在肾、肝，涉及脾、心、脑。病性属本虚标实。本虚以肝、脾、肾受损为主，标实以痰浊、血瘀、水湿、阳亢多见，形成本虚标实的病证，病情极为复杂，故治疗必须采取中西医结合的方法。

中药的降压作用虽不如西药，但中药可通过整体调节作用以减轻或消除患者的临床症状而有显著的功效。此外活血通络、健脾利湿、清肝祛风中药还可协同西药提高降压效果。

1. 阴虚热瘀证

主症：眩晕，耳鸣，头痛，视物模糊，健忘，手足心热，烦躁失眠，腰酸腿软，舌质暗红，苔薄白，脉弦细数。

治法：滋阴潜阳，活血通络。

方药：天麻钩藤饮（《杂病证治新义》）加减。天麻10g（先煎），钩藤15（后下），生石决明30g（先煎），野菊花15g，黄芩10g，丹参20g，益母草20g，地龙15g，川牛膝15g，车前草30g。

加减：阴虚甚者，加生地黄20g，鳖甲30g（先煎）；肝阳上亢甚者，加磁石30g（先煎），夏枯草15g；血瘀重者（如舌质暗红，有瘀点或瘀斑）加赤芍15g，桃仁15g，红花10g，水蛭6g（研细粉，分3次冲服）。

2. 气虚血瘀证

主症：头晕目眩，腰酸肢肿，疲乏无力，纳食不香，面色晦暗无华，唇舌暗或有瘀点或瘀斑，苔白厚，脉沉涩。

治法:补气活血。

方药:补阳还五汤(《医林改错》)加减。黄芪 30g,当归 10g,赤芍 15g,地龙 15g,泽兰 15g,桃仁 15g,红花 10g,茺蔚子 15g。

加减:水肿甚者加猪苓 30g,泽泻 10g;痰多者加清半夏 10g,天竺黄 10g;语言不利者加石菖蒲 15g,远志 15g。

3. 痰湿血瘀证

主症:身体肥胖,头晕目眩,肢体重着,胸闷气短,舌暗,苔厚腻,脉弦滑。

治法:健脾利湿,活血化瘀。

方药:实脾饮(《济生方》)合桃红四物汤加减。茯苓 15g,白术 15g,厚朴 10g,大腹皮 15g,草果 10g,木香 10g,红景天 15g,桃仁 15g,红花 10g,当归 10g,赤芍 15g,川芎 10g,益母草 20g。

加减:水肿甚者加猪苓 30g,泽泻 5g;恶心呕吐者加藿香 15g,姜半夏 10g;大便秘结者加生大黄 10g(后下)。

4. 气滞血瘀证

主症:眩晕,头胀痛,痛处固定,经久不愈,面色灰暗,舌淡边有瘀点,脉弦涩。

治法:疏肝理气,活血化瘀。

方药:血府逐瘀汤(《医林改错》)加减。当归 10g,川芎 10g,赤芍 15g,生地黄 20g,桃仁 15g,红花 10g,柴胡 15g,枳壳 10g,川牛膝 15g,益母草 20g。

加减:阴虚血分有热者,重用生地黄 20g,加牡丹皮 15g,焦栀子 15g;若有肝阳上亢加菊花 15g,夏枯草 15g;瘀血日久加全蝎 15g,水蛭粉 6g(分 3 次冲服)。

六、临证经验

经验一　中医对高血压肾病的病因病机认识

中医学认为,本病的发生与七情过度,或饮食不节,或年老失养导致脏腑功能虚损有关。长期的精神紧张或忧郁恼怒，可使肝郁化火，肝阴耗损，肝阳上亢，上扰清窍，发为眩晕。老年人肾阴亏虚，肾气不足，失其封藏固摄之权，出现夜尿多，尿中精微物质下泄，出现蛋白尿。饮食不节，膏粱厚味损伤脾胃，水谷不化，聚湿生痰，湿浊内阻，导致气机不畅，气滞血瘀或久病瘀血阻络，湿瘀交阻，三焦气化不利，水液代谢失常，溢于肌肤，发为水肿。肾阳虚衰，或久病损伤阳气，脾阳亦虚，导致脾肾阳虚，肾失气化，脾失温运，湿浊内留，阻滞中焦，胃失和降，而出现恶心、呕吐。肾为胃之关，胃主受纳，关门不开，浊邪不降，久则格拒不纳，成关格之候。总之，本病病程日久，每呈本虚标实，虚实夹杂之证。本虚以肾、肝、脾为主，尤以肝、肾虚损为著，标实以血瘀、痰浊、水湿为多。

经验二 高血压肾病的有效控制

高血压肾病在没有发生肾衰竭时，对降压药物的敏感性与没有肾脏并发症的原发性高血压基本相似，绝大部分患者选用 1~2 种降压药即可很好地控制血压。但当出现肾功能损害时，对降压药物的敏感性会明显降低。在慢性肾衰竭的肾功能代偿期和氮质血症期，近一半的患者需要 3 种以上的降压药方能控制血压，到了肾衰竭期和尿毒症期，近一半的患者需要 4 种以上的降压药物才能控制血压。在使用降压药时，如果患者存在水钠潴留，往往会影响降压药的疗效，在此情况下，不论用西药治疗还是采用中药治疗，都必须配合利尿药，方能控制血压。

七、验案举隅

郭某，男，46 岁，干部，住甘肃酒泉。初诊日期：2010 年 8 月 16 日。

头昏脑涨，头脑不清楚，记忆力减退，视力下降，夜尿多，已半年余。平素喜欢饮酒、吃肉，身体肥胖。高血压病史 10 多年。查体：BP 180/95mmHg，体重 86kg，胫前压迹，舌质暗红，舌体胖嫩，苔薄白，脉弦有力。实验室检查：尿蛋白（＋＋），尿蛋白定量 1.25g/24h，Scr

136.2μmol/L,BUN 8.2mmol/L,内生肌酐清除率 48.79ml/min,血清总蛋白 81.3g/L,白蛋白 31.6g/L,球蛋白 49.7g/L,白蛋白/球蛋白比值 0.63,总胆固醇 9.11mmol/L,三酰甘油 2.66mmol/L,高密度脂蛋白 2.14mmol/L,低密度脂蛋白 5.67mmol/L,空腹血糖 6.1mmol/L,糖化血红蛋白 6.4%。西医诊断:高血压肾病,慢性肾脏病 3 期。中医辨证分析:病位在脾气、肾气,病性属虚+实(痰湿+血瘀)。辨证:脾肾气虚,痰湿血瘀证。治则:健脾益肾,利湿活血。方用实脾饮合桃红四物汤加减。药用:茯苓 30g,白术 30g,厚朴 15g,炒苍术 15g,泽泻 15g,桃仁 15g,红花 10g,当归 15g,赤芍 15g,地龙 15g。14 剂。蛭龙通络胶囊,每次 6 粒,每日 3 次。西药:氯沙坦钾片(科素亚)50mg,每日 1 次;非洛地平缓释片(波依定)10mg,每日 1 次;氟伐他汀 20mg,晚餐时服。嘱患者低盐、低脂饮食,戒烟酒。

二诊(2010 年 9 月 2 日):水肿消退,头昏脑涨减轻。查体:BP 165/95mmHg,舌质暗红,苔白厚,脉弦有力。尿检:蛋白(++)。原方 14 剂。加火把花根片,每次 5 片,每日 3 次;葡醛内酯 0.2g,每日 3 次;其他药物同前。

三诊(2010 年 9 月 17 日):无明显不适。BP 150/90mmHg,舌质暗红,苔白稍厚,脉弦细微数。尿检蛋白(+)。继服原方治疗 3 月。

四诊(2010 年 12 月 8 日):患者经上方加减治疗 3 个多月后,病情稳定,无明显症状。BP(135~140)/(85~90)mmHg,体重减轻 5kg,舌质暗红,苔白,脉弦有力。尿检:正常。尿蛋白 0.12g/24h,Scr 115.2μmol/L,BUN 7.6mmol/L,总胆固醇 6.8mmol/L,三酰甘油 2.1mmol/L,高密度脂蛋白 1.78mmol/L,低密度脂蛋白 3.12mmol/L。停火把花根片、氟伐他汀。中药原方加减:黄芪 90g,当归 15g,茯苓 15g,白术 30g,炒苍术 15g,泽泻 15g,桃仁 15g,红花 10g,赤芍 15g,地龙 15g,苦丁茶 15g。连服 1 个月。降压药继服。

五诊(2011 年 5 月 12 日):病情稳定,血压正常,体重75kg,舌质暗红,舌体胖嫩,苔薄白,脉弦有力。尿检正常。予益气健肾胶囊,每次6粒,每日3次;西药降压药继服。

按语:高血压肾病多见于身体肥胖之人,肥胖者痰湿内盛,血脉瘀阻,易导致多脏功能失调,气血运行不畅,形成虚中夹实,虚实夹杂之证。治疗时以补虚为主,还是祛邪为主,目前尚有争议,笔者认为应以祛邪为主,兼以扶正为好。邪实主要是指痰湿与血瘀,正虚有气虚、阴虚、气阴两虚和阳虚。邪气不除,正气难复,祛邪即可以扶正,因此,笔者治疗高血压肾病的基本原则是利湿化浊,活血通络,常用实脾饮合桃红四物汤加减,临床常收到良好的效果。

第三节　糖尿病肾病

糖尿病肾病(diabetic nephropathy,DN)是糖尿病(diabetes mellitus,DM)最常见的并发症,占糖尿病的30%~50%,是糖尿病患者最主要的微血管病变之一。据刘志红院士报道,由糖尿病引发的终末期肾病(end-stage renal disease,ESRD)在我国占17%。糖尿病主要分为1型与2型,1型糖尿病是一种自身免疫病,以体液免疫和细胞免疫介导的胰岛细胞破坏为特点,可发生在任何年龄段,但在儿童期最常见,多数在30岁之前发病。2型糖尿病是老年人常见的一种疾病,在我国发病率较高,近期发现青少年的发病率也有增加。糖尿病肾病患者机体存在极其复杂的代谢紊乱,一旦发展到终末阶段,往往比其他肾脏疾病治疗更为棘手。

一、发病机制

糖尿病肾病的发病机制十分复杂,包括了众多因素参与。总的来说它是起始于糖代谢障碍所致的血糖过高,与一定的遗传因素和环境因素有关。在持续高血糖作用下,导致代谢改变是糖尿病肾病发生的关键。肾小球系膜细胞、上皮细胞和内皮细胞可分泌一系列能影响细胞功能的因子,参与糖尿病肾小球硬化的发生。目前认为较重要的因子有:①生长激素和胰岛素样生长因子;②细胞因子,如转化生长因子-β、血小板衍化生长因子、TNF-α、纤维细胞生长因子、血管内皮生长因子等;③花生四烯酸产物,如前列腺素和血栓素;④血管加压肽,如血管紧张素Ⅱ和内皮素。这些激素和细胞因子均可促使肾小球血流动力学改变、基膜增厚、系膜细胞增生肥大及细胞外基质增多,导致肾小球硬化。

二、病理改变

1. 弥漫性肾小球硬化 约见于75%的糖尿病肾病患者,表现为肾小球毛细血管壁和系膜区基质增多,呈玻璃样变,基底膜增厚,管腔狭窄,最终完全闭塞,累及全部肾小球而发生肾小球硬化。

2. 结节性肾小球硬化 约见于48%的糖尿病肾病患者,特点为肾小球内出现圆形的Kimmelstiel-Wilson结节(K-W结节)。HE染色呈淡粉色,PAS镀银染色可见结节的分层结构,是由于肾小球外周毛细血管系膜基质弥漫增生所致。1个肾小球可有多个结节,对糖尿病肾病有特异的诊断意义。免疫荧光检查可见IgG、IgM、纤维蛋白沿肾小球毛细血管基膜呈连续线形荧光,并在结节中心沉积。

3. 肾小球渗出性病变 在糖尿病肾病中较少见,缺少特异性,通常由均质嗜酸性或有空泡的圆形或新月形沉积物组成,多见于严重的结节型和弥漫型损害的患者。

三、临床表现

美国糖尿病协会推荐所有糖尿病患者每年要进行尿筛查。当尿白蛋白排泄率(urinary albumin excretion rate,UAER)值超过300mg/24h(大量白蛋白尿),则可诊断为糖尿病肾病;UAER在30~300mg/24h之间,为微量白蛋白尿期;UAER在0~30mg/24h为正常白蛋白尿期(表6-3-1)。当糖尿病发展至糖尿病肾病时,患者的尿蛋白和血压将会进一步升高,并可发展为慢性肾脏病,一般糖尿病发病后平均 15 年可发展为糖尿病肾病。

表 6-3-1　UAER 与 DN 分期

DN 分期	UAER	
	（mg/24h）	（μg/min）
正常尿蛋白期	<30	<20
微量白蛋白尿期	30~300	20~200
显性糖尿病肾病期	>300	>200

另外,Mogensen 根据糖尿病肾病的病程和病理生理演变过程,曾建议将糖尿病肾病分为以下五期。但这一分期法主要适用于 1 型糖尿,对 2 型糖尿病并不完全适用。

Ⅰ期:肾小球高滤过和肾脏肥大期。这种糖尿病肾脏受累的初期改变与高血糖水平一致,血糖控制后可以得到部分缓解。本期没有病理组织学损伤。

Ⅱ期:正常白蛋白尿期。肾小球滤过率高出正常水平。肾小球病理改变表现为 GBM 增厚,系膜区基质增多,运动后尿白蛋白排泄率升高($>20\mu g/min$),休息后恢复正常($<5\mu g/min$)。如果在本期能良好地控制血糖,患者可以长期稳定于本期。

Ⅲ期:早期糖尿病肾病期,又称"持续微量白蛋白尿期"。肾小球滤过率开始下降,肾小球病理改变重于Ⅱ期,可以出现肾小球结节样病变和小动脉玻璃样变。尿白蛋白排泄率持续升高 20~200μg/min(相当于尿白蛋白 30~300mg/24h 或尿白蛋白/Scr 30~300μg/mg),这被称为"微量白蛋白尿"。本期患者血压升高。降压治疗以及 ACEI 或 ARB 类药物的应用,可以减少尿白蛋白的排出,明显延缓肾病的进展。

Ⅳ期:临床糖尿病肾病期。病理上出现典型的 K-W 结节。持续性大量白蛋白尿(尿白蛋白排泄率>200μg/min)或蛋白尿(>500mg/24h),约 30%患者可出现肾病综合征,肾小球滤过率持续明显下降。本期的特点是蛋白尿不随肾小球滤过率下降而减少,部分患者还伴有镜下血尿和少量管型。患者一旦进入Ⅳ期,病情往往进行性发展,如不积极加以控制,肾小球滤过率将平均每月下降1ml/min。

Ⅴ期:终末期肾衰竭。肾小球滤过率<15ml/(min·1.73m^2)。蛋白尿量因肾小球硬化而减少。尿毒症症状明显。

四、诊断要点

糖尿病肾病的诊断基于蛋白尿的检测。凡怀疑 DM 发展至糖尿病肾病者应做以下几项检查:①测定尿白蛋白或血清蛋白;②测量 Scr 浓度和肾小球滤过率;③测量血压;④眼科检查。

(一) 蛋白尿检测

微量蛋白尿是临床诊断糖尿病肾病的早期主要线索,对于尽早指导临床治疗实用性很强。它不仅表示肾小球滤过屏障功能已有障碍,同时又能反映糖尿病患者大血管和微血管病变的广泛性。其筛查方法有 3 种:①留取任何时间点的尿液,测定白蛋白和 Scr 比值(尿白蛋白/Scr);②留取 24 小时尿液,测定 24 小时尿白蛋白量;③留取一段时间内的尿液(4 小时或过夜),测定尿白蛋白排泄率。第 1 种方法留尿方便,结果也较准确,适用于患者就诊当天检查。

(二) 血压测量

糖尿病患者测血压时最好在患者直立一段时间后再进行测量,因为患者往往有出现直立性低血压的情况。若2~3 次诊室血压测量结果均≥140/90mmHg,提示高血压。再者,糖尿病肾病患者的夜间血压升高是疾病进展的独立危险因素,同时患者死亡率和肾衰竭的风险可高达正常人的 20 倍,因此,测量动态血压尤为重要。

(三) 糖尿病视网膜病变

糖尿病病程超过 10 年,大部分患者合并程度不等的视网膜病变,是糖尿病微血管病变的重要表现。当眼底出现增生性视网膜病变时,常伴有糖尿病肾病及神经病变。

2015 年美国糖尿病学会与美国肾脏病基金会(national kidney foundation,NKF)对糖尿病与糖尿病肾病诊断提出了新的标准:①糖尿病诊断:糖化血红蛋白 A1c(hemoglobin A1c,HbA1c)大于或等于 6.5%,口服葡萄糖耐量试验(oral glucose tolerance test,OGTT)大于或等于 11.1mmol/L,空腹血糖(fasting plasma glucose,FPG)大于或等于 7.0mmol/L。最近欧洲肾脏最佳临床实践(European renal best practice,ERBP)指南提出,对糖尿病患者诊断检测 HbA1c 较 FPG 更为可靠,可供临床参考。②糖尿病肾病诊断:是指由糖尿病引起的慢性肾脏病,肾小球滤过率<60ml/(min·1.73m^2)或者尿白蛋白排泄率>30mg/24h。③糖尿病性肾小球病:是指肾活检证实的由糖尿病引起的肾小球病变。

五、鉴别诊断

在排除非糖尿病肾病方面,美国全国肾脏病基金会 2000 年发布的《肾脏病预后及生存质量指南》(Kidney Disease Outcome Quality Initiative 2000,K/DOQI)提出,如果出现下列情况应该考虑其他因素引起的非糖尿病肾病:①无糖尿病视网膜病变;②低的或快速下降的肾小球滤过率;③迅速升高的蛋白尿或突然出现的肾病综合征;④难治性高血压;⑤活动性尿沉渣改变;⑥其他系统性疾病的体征和症状;⑦使用 ACEI 或 ARB 后 2~3 个月肾小球滤过率下降>30%。此时可能需要进行相应的检查,甚至是肾活检以明确诊断,可能要改变治疗计划,使患者得到不同于糖尿病肾病的临床结局。

六、预防

糖尿病预防和早期诊断可改善预后,常规预防措施包括严格控制血糖、控制血压。

(一)控制血糖

根据国外一些循证医学资料,严格控制血糖可降低微量白蛋白尿和肾小球滤过率降低的风险。多项研究表明：1 型糖尿病需采用强化胰岛素治疗；2 型糖尿病则需 2 种或更多种类的药物联合用以控制血糖。

（二）控制血压

无论 1 型或 2 型糖尿病患者，较高的血压均可导致白蛋白尿增加，且进展至肾衰竭的速度加快、风险增高。早期治疗高血压对糖尿病肾病、视网膜病变及心血管疾病的预防非常关键。KDIGO 指南建议，所有糖尿病患者目标血压值控制在 140/90mmHg 以下，但尿白蛋白排泄率大于 30mg/24h 的患者则应控制在 130/80mmHg 以下。ACEI 或 ARB 对伴高血压的糖尿病患者是有效的一线抗高血压药物。

（三）调节血脂

目前有关采用单纯降脂治疗在预防糖尿病肾病中的作用，临床研究数据很少。早期的临床实践指南强调糖尿病患者的低密度脂蛋白目标值应<100mg/dl（2.6mmol/L）。

七、治疗

（一）西医治疗

糖尿病及糖尿病肾病治疗原则是定期检查、非药物干预、控制血糖、控制血压、调节血脂、防治或延缓并发症。具体用药原则：①1 型糖尿病强化胰岛素治疗；②2 型糖尿病采用 2 种或更多降糖药物治疗；③抗高血压药物以 ACEI/ARB 为首选药物，酌情加用 1 种降脂、抗凝、抗血小板药物。总的原则是糖尿病肾病患者应联用多种抗高血压药物以达到目标血压值。治疗过程中要注意个体化，综合考虑患者的治疗费用、药物不良反应和患者依从性等。

1. 控制血糖　严格控制血糖，包括饮食疗法、适量运动和降糖药物的使用。使血糖控制在理想目标：FPG<6mmol/L，餐后 2 小时血糖（2hPG）<7.8mmol/L，HbA1c<7%（如果此三值不超过 7mmol/L、

10mmol/L、8% 属尚可;若超过 7mmol/L、10mmol/L、8% 为不理想)。可供选用的降糖药有:胰岛素、格列喹酮片、格列吡嗪等,对Ⅰ期、Ⅱ期、Ⅲ期糖尿病肾病尚能抑制和延缓肾脏病的发展,到了Ⅳ期,为时已晚。到Ⅴ期时,由于经肾灭活的胰岛素减少,易出现低血糖,故应严密观察,及时调整胰岛素的用量。

(1)口服降糖药物:在糖尿病肾病早期,即微量白蛋白尿期之前,仍可使用口服降糖药物。主要有 4 类。

1)磺脲类:作用于胰岛细胞表面受体,促使胰岛素释放,并改善胰岛素受体,增强靶细胞对胰岛素的敏感性。目前使用的第 2 代磺脲类,对老年人和肾功能减退者均可选用。低血糖反应发生率低,较安全。常用的如格列喹酮(糖适平)15~30mg,每日 1~2 次,餐前半小时服用,从小剂量开始,逐渐增加剂量;本药的代谢产物由胆汁进入肠道,很少经过肾排泄,故对糖尿病肾病患者较适宜。格列吡嗪(美吡达)2.5~5mg,每日 1 次,餐前半小时服用,降血糖作用可持续 24 小时。格列齐特和格列本脲(优降糖)的代谢产物活性较强,肾功能减退时易发生低血糖反应,故糖尿病肾病及老年人慎用。

瑞格列奈(诺和龙),为新型短效促胰岛素分泌降糖药。它通过促进胰腺释放胰岛素来降低血糖水平。起始量为 0.5~1mg,进餐前 15 分钟服用,适用于饮食控制、减轻体重及运动锻炼不能有效控制高血糖的成人 2 型糖尿病。

2)α 葡萄糖苷酶抑制剂:可作为 2 型糖尿病的一线药物,适用于空腹血糖正常而餐后血糖明显升高者。本药可单独使用,也可与磺脲类或双胍类合用,还可与胰岛素合用。常用制剂有阿卡波糖片(拜糖平),开始剂量 50mg,每日 3 次,在进食第一口饭时服药。若无不良反应,可增至 100mg,每日 3 次。最大剂量可用至 200mg,每日 3 次。

3)双胍类:是一种胰岛素增敏剂药物。本类药物可增加外周组织(如肌肉)对葡萄糖的摄取和利用;通过抑制糖原异生及糖原分解,可降低糖尿病时的高肝糖生成率。并可改善糖代谢、降低体重,但不影响血清胰岛素水平,对血糖在正常范围者无降血糖作用,单独应用不引起低血糖,是肥胖的 2 型糖尿病患者第一线药物,与磺脲类合用则可增强其降糖作用。主要有二甲双胍(甲福明),通常 500~1 500mg/d,分 2~3 次口服,最大剂量不超过 2g/d。肝肾功能不全者忌用。

4) 噻唑烷二酮类:亦称格列酮类药物,主要作用是增强靶组织对胰岛素的敏感性,减轻胰岛素抵抗,故被视为胰岛素增敏剂。主要用于使用其他降糖药疗效不佳的 2 型糖尿病,特别是有胰岛素抵抗的患者,可单独使用,也可与磺脲类或胰岛素联合应用。本类药物有马来酸罗格列酮 4~8mg/d,每日 1 次或分次服用;帕格列酮 15mg,每日 1 次。应注意,本类药物有增加心肌梗死的风险。

(2)胰岛素治疗:适用于 1 型糖尿病、控制不理想的 2 型糖尿病及糖尿病肾病。对 2 型糖尿病患者,可选用中效胰岛素,每天早餐前半小时皮下注射 1 次,开始剂量为 4~8U,根据尿糖和血糖测定结果,每隔数天调整胰岛素剂量,直至取得良好控制。近年来又主张采用强化胰岛素疗法,使血糖很快得到控制,晚期糖基化终产物生成减少,并激活己糖激酶,抑制山梨醇代谢途径。但 2 型糖尿病发生低血糖反应的机会必然增加,必须密切观察,精确调整剂量。本疗法可延缓 35% 的 Ⅱ 期糖尿病肾病发展到 Ⅲ 期。

2. 控制血压　糖尿病肾病中高血压不仅常见,同时是加重蛋白尿和肾功能损害的重要因素,降低血压可得到缓解。首选药物有 ACEI 类,如依那普利 5~10mg,每日 2 次;贝那普利 10~20mg,每日 1 次;福辛普利 10~40mg,每日 1 次。ARB 类如缬沙坦(代文)80mg、氯沙坦钾片(科素亚)50mg、厄贝沙坦(安博维)150mg,每日 1 次。或两者合用,较为理想,可减缓肾小球损害的进展,并可减少蛋白尿。如 Scr>350μmol/L 则不宜使用,可改用 CCB,如非洛地平缓释片(波依定)2.5~10mg,每日 1 次;苯磺酸氨氯地平片(络活喜)5~10mg,每日 1 次。目标血压值为（125～130）/（75～80）mmHg。尽可能不使用 β 受体阻滞药、噻嗪类利尿药和保钾性利尿药。因 β 受体阻滞药可掩盖低血糖反应的症状；噻嗪类利尿药影响血糖的控制；保钾性利尿药易引起高血钾，特别在糖尿病肾病时。

3. 调节血脂　糖尿病常并发高脂血症，血清胆固醇>6mmol/L，三酰甘油>2.2mmol/L，应加用降血脂药。以血清胆固醇增高为主者，可用辛伐他汀（舒降之）10～40mg，每晚 1 次；以三酰甘油增高为主者，可用氯贝丁酯（安妥明）0.25～0.5g，每日 3 次，餐后服。

4. 饮食治疗　为最基本的措施，有利于血糖和血脂的控制。糖尿病肾病肾功能正常者，每日蛋白质摄入量应限制在 0.8g/kg。Scr 升高者，应限制在 0.6g/kg。蛋白质来源应至少有 1/3 来自动物蛋白质，以保证必需氨基酸的供给。

5. 降低尿蛋白　蛋白尿是糖尿病肾病进展为 ESRD 首要危险因素，因此降低蛋白尿是治疗糖尿病肾病的关键。2015 年发表在美国医学会杂志的研究表明，ACEI 或 ARB 基础上联合盐皮质激素受体拮抗剂能降低糖尿病患者 UAER。

（二）中医治疗

1. 未病先防　糖尿病在中医学中称"消渴"，早在公元前 400 年，《黄帝内经》中就有这一病名的记载，并提出消渴的发生与人体先天不足、禀赋虚弱、饮食不节、情志失调有密切的关系。此后历代医学家在此基础上不断补充发挥，使消渴病的病因、病机理论内容日渐充实。

中医学认为，先天禀赋不足、五脏虚弱是消渴发病的内在因素，肺、脾、肾的亏虚在消渴病的发病中起决定作用。长期过食肥甘及醇酒厚味，导致脾胃运化失职，积热内蕴，化燥耗津，发为消渴。长期精神过度紧张，导致气机郁结，进而化火，消耗肺胃阴津，也可发为消渴。故消渴病早期，基本病机为阴津亏损，燥热偏胜，阴虚为本，燥热为标。病程迁延，阴损气耗，燥热伤阴耗气而致气阴两虚，同时脏腑功能失调，津液代谢障碍,气血运行受阻,痰浊、瘀血内生,全身脉络瘀阻,相应的脏腑器官失去气血的濡养而发生诸多变证。病变后期,阴损及阳,终至阴阳俱虚。根据病因、病机的特点,历代医家提出了许多有益的预防措施。

(1)节制饮食,忌食肥甘之品,是最基本的措施,可使血糖降低,有利于血脂和血压的控制,限制蛋白质摄入量,改善肾功能和蛋白尿。

(2)提倡戒烟、戒酒。

(3)长期坚持有规律的体育锻炼。

(4)保持乐观情绪,避免精神过度紧张。

(5)定期测定血糖,以尽早发现无症状性糖尿病。

(6)药物调补。阴虚体质者,采用六味地黄丸,既可滋养肾阴,又可改善先天禀赋不足;阳虚体质者,采用金匮肾气丸,以滋阴温阳,改善禀赋不足;气虚体质者,可服用补中益气丸,调补脾胃,益气升阳;血虚体质者,可服用当归补血丸,以补气生血;痰湿体质(肥胖型)者,可采用金水六君丸,以滋养肺肾,祛湿化痰。

2. 既病防变 消渴病未及时防治,病情发展常可并发多种病证。中医学认为,肾为先天之本,主藏精而寓元阴元阳。肾阴亏虚则虚火内生,上燔心肺则烦渴多饮,中灼脾胃则消谷善饥,肾失濡养,开合固摄失权,则水谷精微直趋下泄,随小便排出,故尿多味甜。由于本病病程较长,临床表现多呈虚实夹杂之证。初起以阴虚为本,燥热为标。随着疾病的发展,临床上易发生2种病变:一是阴损及阳,轻者表现为气阴两虚,重者表现为阴阳俱虚。二是久病入络,血脉瘀滞。这是由于长时间阴虚内热,耗伤津液,使血行不畅而致血脉瘀阻。所以本病的标证多以湿、热、痰、瘀交阻脉络为主。因此,治疗本病应以扶正祛邪、攻补兼施的原则。根据本虚标实的具体情况辨证论治如下。

(1)燥热伤津证

主症:口渴多饮,多食易饥,尿频量多,形体消瘦,舌红体瘦,苔黄,脉数。

治法:清热泻火,生津止渴。

方药:生石膏 30g(先煎),知母 10g,黄连 10g,生地黄 20g,麦冬 15g,玄参 10g,川牛膝 15g,乌梅 15g,丹参 20g。

加减:大便秘结者加生大黄 10g(后下)。

(2)肝肾阴虚证

主症:头晕耳鸣,口渴喜饮,疲乏少力,腰膝酸软,尿频量多,舌红少苔,脉细数。

治法:滋养肝肾,清热明目。

方药:生地黄 20g,玄参 10g,麦冬 15g,山茱萸 15g,山药 20g,丹参 20g,黄连 10g,水蛭粉 6g(分 3 次冲服)。

加减:燥热加知母 10g,生石膏 30g(先煎);血瘀选加当归 10g,桃仁 15g,红花 10g;阳亢者加生石决明 30g(先煎),钩藤 15g(后下),磁石 30g(先煎);微量白蛋白尿加用火把花根片,成人每次 5 片,每日 3 次,口服;蛋白尿加用雷公藤多苷片,每次 30mg,每日 3 次,口服。

(3)气阴两虚证

主症:精神不振,口干咽燥,腰膝酸软,心悸自汗,舌红苔白,脉弦细。

治法:益气养阴,生津止渴。

方药:黄芪 30g,太子参 15g,生地黄 20g,玄参 10g,麦冬 15g,山药 15g,葛根 15g,当归 10g,丹参 20g,水蛭粉 6g(分 3 次冲服)。

加减:肺有燥热者加知母 10g,黄芩 10g,黄连 10g;血瘀加桃仁 15g,红花 10g;口渴明显加天花粉 15g,五味子 15g。微量白蛋白尿加用火把花根片,成人每次 5 片,每日 3 次,口服;蛋白尿加用雷公藤多苷片,每次 30mg,每日 3 次,口服。

(4)脾肾阳虚证

主症:面浮肢肿,神疲纳差,脘腹胀满,畏寒肢冷,腰膝酸软,夜尿清长,舌淡胖大,边有齿印,苔白厚,脉沉弱。

治法:培补脾肾,活血化浊。

方药:黄芪 30g,当归 10g,党参 15g,黄精 10g,制附子 15g(先煎),山茱萸 15g,茯苓 15g,炒白术 15g,丹参 20g,广木香 10g,水蛭粉 6g(分 3 次冲服)。

加减:水肿加桂枝 10g,车前子 30g(包煎);腹胀加大腹皮 15g,木香 10g,槟榔 15g;恶心呕吐者加藿香 15g,紫苏梗 10g,黄连 10g,半夏 10g;阳虚甚者加制附子 30g(先煎);大便秘结者加生大黄 10g(后下),肉苁蓉 10g;血瘀者加阿魏酸哌嗪片,每次 100~200mg,每日 3 次,口服。

以上证型均可采用三七总皂苷注射液(血栓通注射液)140mg 加入 0.9%氯化钠注射液 250ml 中静脉滴注,每日 1 次,15 日为 1 个疗程。三七是活血化瘀类药物,三七总皂苷是从三七中提取的有效成分,临床观察到该药有明显降低血黏度、降低血脂、改善血液循环、降低毛细血管通透性及促进血液流动和抗血栓作用,可显著改善机体微循环。用于治疗糖尿病肾病可明显改善患者的临床症状,降低尿蛋白、微量白蛋白和 β2-微球蛋白,对肾功能具有一定的保护作用。

3. 愈后防复(复发)　生活有规律,饮食有节制,情绪稳定,劳逸适度,正如《儒门事亲·三消之说当从火断》说:"不减滋味,不戒嗜欲,不节喜怒,病已而复作。能从此三者,消渴亦不足忧矣。"其中,尤其是节制饮食,具有基础治疗的重要作用。在保证机体生理需要的前提下,限制淀粉、油脂的摄入,忌食糖类,多食蔬菜,做到定时定量进餐。戒烟酒、浓茶及咖啡等。保持乐观情绪,避免精神过度紧张,坚持有规律的体育锻炼。茶饮方(黄芪 50g,当归 15g)可长期服用。以最少药物、最小剂量使血糖、HbA1c、血压、血脂长期达标。

八、临证经验

经验一　关于辨证论治

消渴日久,缠绵不愈,伤阴耗气,气阴两虚是本病的基本病机,所以糖尿病肾病初期以气阴两虚证的表现为多见,但也有偏于阴虚者,也有偏于阴虚阳亢者,临证需审证求因。前者治以益气养阴为主,后者则需滋补肝肾或滋阴潜阳。随着病情的发展,临床出现持续性微量白蛋白尿时,肾脏已经受累。此时若不采取有效治疗,久病入络,由气阴两虚导致的痰、瘀、湿交阻于脉络,深伏于肾络,形成微小癥积而发为糖尿病肾病。本病的治疗除益气养阴为主外,必须并用消癥通络的药物,如水蛭、地龙、莪术、大黄等。当出现水肿、蛋白尿、肾功能减退时,病情已阴损及阳,发展为脾肾气虚→脾肾阳虚→阴阳两虚,患者逐渐进入肾衰竭期。此时治疗就应在辨证的基础上加用化湿泄浊之品,如大黄、藿香、佩兰等,晚期则需进行透析治疗。

经验二 湿热证的诊治经验

湿热蕴结是导致糖尿病肾病病情加重的主要因素,也是加重肾功能损害的诱发原因。湿热与血瘀互为因果,因此要高度重视。湿热证的临床表现有上焦湿热(如呼吸道感染、皮肤感染)和下焦湿热(如尿路感染)。呼吸道感染药用鱼腥草、黄芩、枇杷叶、金银花、玄参、桔梗、生甘草等;皮肤感染药用紫花地丁、蒲公英、重楼、赤芍等;尿路感染药用金银花、土茯苓、萹蓄、瞿麦、龙葵、地榆、海金沙等。

九、临床观察

笔者对 81 例早期糖尿病肾病气阴两虚证患者,按 2∶1 随机分为两组,治疗组 54 例采用中药(由黄芪、太子参、黄精、生地黄、玄参、麦冬、山药、丹参、水蛭粉、莪术、地龙等组成),配合格列喹酮、贝那普利治疗。对照组 27 例单纯采用格列喹酮、贝那普利治疗,疗程 3 个月。观察了临床疗效和血液流变学的变化。结果:治疗组总有效率为 87.04%,对照组为 66.66%,治疗组疗效明显优于对照组($P < 0.01$)。治疗组的临床症状显著改善,微量白蛋白尿、蛋白尿明显减少,血压正常,血糖维持稳定,血液流变学的全血黏度、血浆黏度和纤维蛋白原等

指标均有明显改善,说明益气养阴,活血通络中药协同降糖、降压的西药,对治疗早期糖尿病肾病是一种有效措施。

十、验案举隅

严某,男,51 岁,干部,住甘肃天水。初诊日期:2009 年 5 月 20 日。

患糖尿病已 7~8 年,采用胰岛素治疗 2 年,血糖一直控制不理想,近半年来自觉疲乏无力,不思饮食,食后腹胀,腰膝酸软,夜尿清长,有时面部水肿。查体:血压 156/95mmHg,舌质淡红,舌体胖大,边有齿痕,苔白厚,脉沉弦。实验室检查:尿白蛋白排泄率 308mg/24h,内生肌酐清除率 28.50ml/min,尿蛋白 2.1g/24h,Scr 158.0μmol/L,BUN 9.2mmol/L,血清总蛋白 82.3g/L,白蛋白 32.6g/L,球蛋白 49.70g/L,白蛋白/球蛋白比值 0.65,总胆固醇 7.21mmol/L,三酰甘油 2.46mmol/L,高密度脂蛋白 2.14mmol/L,低密度脂蛋白 5.15mmol/L,空腹血糖 9.3mmol/L,糖化血红蛋白测定 8.5%。眼科检查:糖尿病眼底病变。西医诊断:糖尿病肾病,慢性肾脏病 4 期。中医辨证分析:病位在脾、肾,病性属阳虚+血瘀。辨证:脾肾阳虚,脉络瘀阻证。治则:健脾利湿,活血化瘀。方用补阳健肾汤合桃红四物汤加减。药用:黄芪 90g,当归 15g,锁阳 15g,肉苁蓉 15g,菟丝子 15g,女贞子 15g,怀山药 30g,茯苓 20g,白术 20g,桃仁 15g,红花 10g,莪术 15g,黄连 6g,地龙 15g,乌梅 30g。14 剂。蛭龙通络胶囊,每次 6 粒,每日 3 次。西药:氯沙坦钾片 50mg,每日 1 次;非洛地平缓释片 10mg,每日 1 次;氟伐他汀缓释片 80mg,每日 1 次;继用门冬胰岛素 30 注射液(诺和锐 30)皮下注射,早 18U,晚 12U。嘱患者控制饮食,戒烟酒。

二诊(2009 年 6 月 5 日):精神稍好,腹胀减轻,舌质淡红,舌体胖大,边有齿痕,苔白厚,脉沉弦。查体:BP 150/90mmHg,空腹血糖 7.3mmol/L,尿检:蛋白(+)。原方去白术,加炒苍术 15g,14 剂。其他药物同前。

三诊(2009 年 6 月 21 日):精神食欲明显增进,腹已不胀,大便通畅,每天走路 1 小时,无明显不适。BP 135/75mmHg,舌质暗红,舌体胖大,边有齿痕,苔白稍厚,脉弦。空腹血糖 6.3~7.0mmol/L,尿检蛋白(-)。原方去泽兰,继服 28 剂。诺和锐 30 皮下注射,早 14U,晚 10U。

四诊(2009 年 7 月 30 日):病情稳定,无明显症状。BP 135/75mmHg,体重增加 1.5kg,舌质暗红,舌体稍胖,边有齿痕,苔薄白,脉弦。尿检:正常。空腹血糖 6.3mmol/L,糖化血红蛋白测定 6.2%,尿蛋白 0.2g/24h,尿白蛋白排泄率 185mg/24h,内生肌酐清除率 31.0ml/min,Scr 125.2μmol/L,BUN 8.6mmol/L,总胆固醇 5.8mmol/L,三酰甘油 mmol/L,高密度脂蛋白 1.92mmol/L,低密度脂蛋白 3.12mmol/L。中药原方加减连服 6 个月。诺和锐 30 皮下注射,早 10U,晚 8U;停氟伐他汀。

五诊(2010 年 2 月 8 日):病情稳定,无症状。血压正常,舌质红,舌体胖嫩,苔薄白,脉弦。尿检正常。予补阳健肾胶囊,每次 6 粒,每日 3 次;降压药、降糖药继用。

六诊(2011 年 5 月 13 日):病情稳定,无症状。血压正常,舌质红,舌体胖嫩,苔薄白,脉弦。尿检正常。尿蛋白定量 0.12g/24h,尿白蛋白排泄率 78mg/24h。中药继服补阳健肾胶囊;西药降压药、降糖药继用。

按语:糖尿病肾病是糖尿病并发的微血管病变,其特征是微血管基底膜增厚,微血管瘤形成和微循环障碍,因此在整个糖尿病肾病治疗过程中,必须加强活血通络药物的应用,笔者常在辨证的基础上选加水蛭、地龙、三七、莪术、丹参、川芎、红花等活血化瘀药。所以,辨证准确,用药精当,既能减少西药用量,稳定血糖,控制血压,又能减少微量白蛋白尿和蛋白尿,延缓慢性肾脏病进展,减缓肾小球滤过率下降。

第四节　狼疮性肾炎

狼疮性肾炎(lupus nephritis,LN)是一种自身免疫相关性肾小球肾炎,是系统性红斑狼疮(systemic lupus erythematosus,SLE)常见和严重并发症。由于患者体内有大量致病性自身抗体和免疫复合物,造成组织损伤,临床可以出现各个系统和脏器损害的症状,以肾脏受累最为常见。SLE 的患病率在我国为 70/10 万人,其中 80%发展为狼疮性肾炎,10%~20%进展为慢性肾衰竭。本病女性高达 113/10 万人,常为育龄妇女。

一、病因病机

遗传因素与狼疮性肾炎的发生密切相关,自身抗体对其发病至关重要,包括抗 ds-DNA 抗体、抗 Sm 抗体、抗 C1q 抗体和抗核小体抗体等。其中抗 ds-DNA 抗体对狼疮性肾炎的发病尤为重要。新近发现,T 淋巴细胞亚群可能与狼疮性肾炎进展有关。

二、临床表现

(一)肾脏表现

狼疮性肾炎其肾脏受损与肾小球组织学改变相关,可表现为单纯性血尿或蛋白尿,血尿、蛋白尿伴水肿和/或高血压,即肾炎样表现;也可表现为大量蛋白尿、低蛋白血症、水肿,即肾病综合征样表现(发生率达 45%~65%);甚至有急进性肾炎样表现,表现为大量血尿、蛋白尿伴肾功能急剧减退(发生率达 10%~20%)。也可呈现小管间质病变,而肾小管性酸中毒较为少见。部分狼疮性肾炎患者可发展至慢性肾衰竭。

(二)肾外表现

SLE 病情活跃时常出现乏力、低热、食欲减退和消瘦的非特异性症状,可伴有脱发,口腔或鼻黏膜溃疡,关节痛和非变形性关节炎,皮肤改变如光过敏、雷诺现象、面部蝶形红斑等。血液系统损害常见,表现为自身免疫性溶血贫血、血小板和白细胞减少及血栓形成。累及神经系统时可表现为头痛、抽搐、神经麻痹、昏迷或精神病。此外 40%患者尚可出现胸膜炎、心包炎等浆膜腔炎;1/4 患者可出现脾脏和淋巴结肿大;易合并抗磷脂综合征,导致流产和血栓形成等表现。

三、狼疮肾炎的病理分型

狼疮性肾炎病理改变主要参照国际肾脏病学会(international society of nephrology,ISN)/肾脏病理学会(renal pathology society,RPS)标准,见表6-4-1。

表 6-4-1 ISN/RPS 2003 年狼疮性肾炎分型

分型	病理学改变
Ⅰ型	轻微系膜性狼疮性肾炎:光镜下肾小球正常,免疫荧光和电镜示系膜区免疫复合物沉积
Ⅱ型	系膜增生性狼疮性肾炎:系膜细胞增生伴系膜区免疫复合物沉积
Ⅲ型	局灶性狼疮性肾炎 Ⅲ(A)单纯活动性病变:局灶增生性狼疮性肾炎 Ⅲ(A/C)活动性和慢性病变:局灶增生和硬化性狼疮性肾炎 Ⅲ(C)慢性非活动性病变:局灶硬化性狼疮性肾炎
Ⅳ型	弥漫性狼疮性肾炎 Ⅳ-S(A)或Ⅳ-G(A)单纯活动性病变:弥漫阶段性或弥漫球性增生性狼疮性肾炎 Ⅳ-S(A/C)或Ⅳ-G(A/C)活动性和慢性病变:弥漫节段性或弥漫球性增生和硬化性狼疮性肾炎 Ⅳ-S(C)或Ⅳ-G(C)慢性非活动性病变伴硬化:弥漫节段性或弥漫球性硬化性狼疮性肾炎
Ⅴ型	膜性狼疮性肾炎
Ⅵ型	严重硬化性狼疮性肾炎 ≥90%的肾小球球性硬化,无活动性病变

注:A:活动性(active)C:慢性(chronic)G:球性(global) S:阶段性(segmental)

四、诊断

(一) 诊断标准

目前多参照美国风湿病学会(american college of rheumatology,

ACR)2012 年修订的诊断标准,LN 是指 SLE 患者合并蛋白尿持续>0.5g/d 或尿蛋白/尿肌酐比值(UPCR)>0.5 或尿蛋白 3+以上;或管型尿、尿白细胞>5 个/HP(无尿路感染情况下)。

SLE 的诊断标准是在下述 11 项症状、体征及实验室检查指标中,凡符合其中任何 4 项或 4 项以上者,即可诊断为 SLE,其敏感性及特异性达 96%以上。具体标准如下。

1. 颧部蝶形红斑 颧部扁平或高出皮肤的固定性红斑,常不累及鼻唇沟部位。

2. 盘状红斑 隆起红斑,表面附有角质性鳞屑和毛囊损害,陈旧病灶可见皮肤萎缩。

3. 光过敏 有光过敏史或检查时发现日光照射引起的皮损。

4. 口腔溃疡 口腔或鼻咽部无痛性溃疡。

5. 关节炎 非侵蚀性关节炎,累及 2 个或 2 个以上的周围关节,特征为关节肿、痛或积液。

6. 浆膜炎 ①胸膜炎:有胸痛史,体检可闻及胸膜摩擦音,发现胸腔积液;②心包炎:闻及心包摩擦音,或心电图、超声心动图证实有心包积液。

7. 肾损害 ①持续性蛋白尿>0.5g/dl;②细胞管型:为红细胞、血红蛋白、颗粒管型或混合性管型。

8. 神经系统病变 ①癫痫发作:排除药物和代谢紊乱,如尿毒症、酮血症或电解质紊乱;②精神障碍:排除药物和代谢紊乱所致的抽搐或精神病。

9. 血液学异常 ①溶血性贫血伴网织红细胞增多;或②白细胞减少,<4×10⁹/L;或③淋巴细胞减少,<1.5×10⁹/L;或④血小板减少,<100×10⁹/L。

10. 免疫学异常 ①抗 ds-DNA 抗体滴定度升高;或②抗 Sm 抗体阳性;或抗磷脂抗体阳性。

11. 免疫荧光 ANA 阳性。

（二）狼疮活动性的判断

目前尚无统一的标准,可用下面的简单积分法粗略地判断疾病活动情况。下面每项计 1 分:①发热;②关节炎;③浆膜炎;④典型皮疹;⑤神经精神症状;⑥脱发;⑦全身中毒症状;⑧尿常规异常;⑨红细胞沉降率>50mm/h;⑩贫血;⑪细胞减少;⑫血小板减少;⑬心电图显示心肌受损;⑭低补体血症;⑮狼疮细胞阳性;⑯ANA≥1:80;⑰抗 ds-DNA(+)。如总分低于 3 分,则没有活动;4~5 分为轻度活动;6~7 分为中度活动;≥9 分为重度活动。

五、鉴别诊断

由于本病临床表现复杂,不典型病例的误诊率较高,国内报道约为30%。临床上必须与原发性肾小球疾病、慢性活动性肝炎、痛风、感染性心内膜炎、特发性血小板减少性紫癜、混合性结缔组织病等相鉴别。

（一）类结缔组织病

类结缔组织病是患者存在自身免疫病,但其临床与实验室特点又不能归某一特定的疾病类型。本病具有几种自身免疫病的临床特征,如重叠综合征、混合性结缔组织病。

（二）类风湿性关节炎

类风湿性关节炎肾损害患者以关节侵蚀性损害为特点。肾组织活检病理以系膜增生性肾小球肾炎多见。而狼疮性肾炎则以非侵蚀性关节炎、肾小球大量免疫复合物沉积(常呈"满堂红")、血清 ANA、抗 ds-DNA 抗体及抗 Sm 抗体阳性为特征。

（三）原发性肾小球肾炎

狼疮性肾炎早期可以单纯肾脏损害为表现,可无明显其他系统受累。血清自身抗体也可以呈阴性,常导致误诊。特别是狼疮性肾炎中的 V 型,常误诊为"膜性肾病",或少数被误诊为"膜增生性肾炎"。定期检测自身抗体、补体等血清学指标的变化可资鉴别。

六、治疗

狼疮肾炎的治疗可在西药免疫抑制治疗的基础上结合中医辨证论治,不但能增强患者的体质,还可提高西药的疗效,降低 GC、细胞毒性药物的不良反应,并可减少其用量。

(一) 西医治疗

1. 根据不同病理类型的治疗方案

(1) Ⅰ和Ⅱ型的治疗:免疫抑制剂的使用取决于肾外狼疮的临床表现。对蛋白尿>3g/d 且病理表现为轻微病变或局灶增生硬化的Ⅱ型狼疮性肾炎患者,建议使用 GC 或 CNIs。

(2) 增殖性狼疮性肾炎的治疗:本类患者的治疗包括初始诱导治疗和维持治疗 2 个阶段。初始诱导治疗,疗程 3~6 个月,若病情稳定且达到部分缓解或完全缓解,则进入维持治疗;若治疗反应差,则选择其他初始诱导治疗的替代方案。维持治疗疗程 6~24 个月。对于完全缓解患者可逐渐在 1 年内减少甚至停止治疗,而部分缓解患者须继续维持治疗。

1) 初始诱导治疗:推荐联合应用 GC 和细胞毒性药物,如 CTX 或 MMF。

对于严重增生性肾小球肾炎,其可快速进展至肾功能不全,常有弥漫性(>50%)肾小球新月体形成或血管襻坏死,考虑采用足量间断 CTX 静脉冲击治疗;对既往曾接受 CTX 治疗且累计剂量接近或超过 36g 者,考虑使用 MMF。

初始诱导治疗方案

①GC[1mg/(Kg·d)] 联合 CTX 静脉冲击治疗,每月静脉滴注 CTX0.5~1g/m²,共 6 个月。

②GC 联合小剂量 CTX 静脉注射,每 2 周注射 CTX500mg,共 3

个月。

③GC 联合口服 CTX $1.0 \sim 1.5mg/(kg \cdot d)$，最大剂量 150mg/d，共 2~4 个月。

④GC 联合 MMF，MMF 最大剂量为 3g/d，共 6 个月。

2) 维持治疗: 推荐将小剂量 GC[（≤10mg/d 泼尼松或其他等量 GC）与 MMF（1~3g/d）、硫唑嘌呤 $1.5 \sim 2.5mg/(kg \cdot d)$] 或 CNIs（当不能耐受硫唑嘌呤及 MMF 时）联合使用。

维持治疗的疗程为: ①在完全缓解后，建议维持治疗至少持续 1 年以上，而后考虑减少免疫抑制剂剂量。②若在维持治疗减量时出现肾功能恶化和/或蛋白尿增加，建议将免疫抑制治疗剂量增加至初始控制狼疮性肾炎的剂量。③维持治疗 12 个月仍未达到完全缓解，在考虑转变治疗前应先进行重复肾活检。

（3）V 型狼疮性肾炎的治疗: 对于蛋白尿属非肾病综合征范围且肾功能稳定的单纯 V 型狼疮性肾炎患者，推荐使用羟氯喹、肾脏保护及控制肾外狼疮治疗。

对于持续存在肾病综合征范围蛋白尿的单纯 V 型狼疮性肾炎患者，建议除肾脏保护治疗外，加用适量 GC 及以下任 1 种免疫抑制剂治疗，即 MMF、硫唑嘌呤、CTX 或 CNIs。

（4）狼疮性肾炎复发与难治性狼疮性肾炎的治疗: 对于狼疮性肾炎复发患者，建议使用原治疗方案诱导缓解治疗。若重复使用原治疗方案将导致 CTX 过量，推荐使用不含 CTX 的初始治疗方案。对于 1 个疗程的初始方案治疗后，Scr 和/或尿蛋白水平仍继续升高者，可考虑重复肾活检，以鉴别原因是活动性病变还是瘢痕等慢性病变。若为活动性病变，换用其他初始治疗方案重新治疗。经多种常规方案治疗仍无效的狼疮性肾炎患者，可考虑静脉注射丙种球蛋白、CNIs、利妥昔单抗。

2. 非特异性治疗　严格控制血压和高脂血症。高血压是狼疮性肾炎非活动期肾功能恶化和肾储备能力丧失的一个重要因素。常用药物是 ACEI、ARB、醛固酮抑制剂，以及限制饮食中盐和蛋白质摄入、控制血脂、减轻体重、纠正代谢异常（如酸中毒）等方法，进行肾脏保护。

（二）中医辨证论治

1. 热毒炽盛证

主症：高热持续不退，烦躁不安，甚则神昏谵语，关节疼痛，肌肉疼痛，肢体水肿，面部对称性红斑，色泽鲜红，口舌生疮，舌质红或紫暗，苔黄而干，脉洪数。本证多见于狼疮活动期。

治法：清热解毒，凉血活血。

方药：清瘟败毒饮（《疫疹一得》）加减。水牛角 20g（先煎），生地黄 20g，黄芩 10g，黄连 10g，栀子 15g，牡丹皮 10g，赤芍 15g，知母 10g，玄参 10g，白花蛇舌草 30g。

加减：热盛加生石膏 30g（先煎）；血尿加小蓟 30g，藕节 15g；皮肤红斑加紫草 15g，茜草 15g；血瘀加丹参 20g，全蝎 15g；关节疼痛加青风藤 20g，鸡血藤 20g。

2. 阴虚内热证

主症：持续低热，手足心热，面颧潮红，自汗盗汗，口干咽燥，腰酸腿软，关节疼痛，尿黄便干，脱发，舌质红，苔少或镜面舌，脉细数。本证多见于狼疮轻度活动期。

治法：滋阴降火。

方药：知柏地黄丸（《医宗金鉴》）加减。生地黄 20g，山茱萸 15g，山药 15g，茯苓 15g，泽泻 15g，知母 10g，黄柏 10g。

加减：热盛者加金银花 30g，白花蛇舌草 30g；头晕耳鸣者加天麻 10g（先煎），钩藤 15g（后下）；关节疼痛加青风藤 20g，鸡血藤 20g。

3. 肝肾阴虚证

主症：偶有低热，两目干涩，腰酸腿痛，毛发脱落，月经不调或闭经，或头晕目眩，耳鸣，口干咽燥。舌红少津，脉沉细。本证多见于 SLE 的缓解期。

治法:滋补肝肾,养阴清热。

方药:大补阴丸(《丹溪心法》)加减。黄柏 10g,知母 10g,生地黄 20g,龟甲 30g(先煎),女贞子 15g,墨旱莲 15g,泽兰 15g。

加减:血尿、蛋白尿明显者加小蓟 20g,茜草 15g,山药 15g;若阴虚兼有气虚,表现神疲体倦,少气懒言者为气阴两虚证,加黄芪 30g,太子参 15g。

4. 脾肾气(阳)虚证

主症:面目四肢水肿,疲乏无力,腹胀纳差,腰酸腿软,尿少便溏,面色苍白,舌淡胖大,有齿印,苔白厚,脉沉细。本证多见于狼疮性肾炎或狼疮性肾炎临床表现为肾病综合征者。

治法:温补脾肾,利尿解毒。

方药:实脾饮(《济生方》)加减。茯苓 30g,炒白术 15g,木瓜 15g,大腹皮 15g,炙附子 15g(先煎),益母草 30g,车前草 30g,泽兰 15g,木香 10g,炮姜 10g。

加减:恶心呕吐者加藿香 15g,紫苏梗 10g,陈皮 10g;腰痛者加焦杜仲 15g,炒续断 15g。畏寒肢冷者,重用炙附子 30g(先煎)。

5. 气阴两虚证

主症:疲乏无力,少气懒言,自汗盗汗,头晕耳鸣,口干咽燥,五心烦热,舌红,少苔,脉细数。本证多见于狼疮性肾炎经长期 GC 治疗后的患者。

治法:益气滋阴。

方药:六味地黄汤合四君子汤加减。熟地黄 20g,山萸肉 15g,山药 20g,牡丹皮 15g,茯苓 15g,泽兰 15g,太子参 15g,炒白术 15g。

加减:易感冒者加黄芪 30g,防风 15g;自汗盗汗者,加糯稻根 15g,桑白皮 10g,地骨皮 15g。

七、临证经验

狼疮性肾炎是一种自身免疫相关性肾小球肾炎,病情千差万别,治疗十分棘手。近年来采用 GC 联合 CTX 冲击治疗,对控制狼疮的活动,诱导病情的缓解,起到了较好的治疗效果。但短期应用仍会复发,长期应用则不良反应很大。GC 和细胞毒性药物均可降低机体抵抗力,容易诱发感染,且细胞毒性药物引起白细胞下降和肝损害等,常使治疗方案不能顺利进行,导致缓解率下降,复发率增高。笔者认为在西医用药方案的基础上,配合中医分阶段进行辨证论治,对减少药物的不良反应、增强患者的体质和提高西药的疗效,均有满意的效果。

八、临床观察

笔者对 27 例符合狼疮肾炎,病理诊断为增殖性患者,采用中西医结合的方法治疗,并设有相应可比性的纯西药对照组 18 例。西药治疗组采用标准疗程的 GC 联合小剂量 CTX 冲击治疗,中西医结合组的治疗是在西药治疗组的基础上辨证论治,加用中药治疗,疗程 90 天。结果:中西医结合组 27 例中完全缓解 9 例(33.33%),显著缓解 13 例(48.14%),部分缓解 4 例(14.81%),无效 1 例(3.70%),总有效率96.30%。纯西药对照组 18 例中完全缓解 3 例(16.67%),显著缓解 8 例(44.44%),部分缓解 3 例(16.67%),无效 4 例(22.22%),总有效率 77.78%。中西医结合组总有效率高于对照组,两组比较,有明显差异($P<0.05$)。中西医结合组出现不良反应者 9 例(33.33%),主要是脱发,对治疗无影响。对照组有不良反应者 13 例(72.22%),其中 5 例需暂时停药,延长疗程。

九、验案举隅

王某,女,35 岁,营业员,住兰州市西固区。初诊日期:2005 年 7 月25 日。

患者于本次就诊前 6 月出现全身关节疼痛,尿中泡沫多,全身水肿,就诊于省某医院,检查:尿蛋白(+++),ANA(+)(颗粒型),抗

ds-DNA 抗体(+),肝、肾功能正常,低蛋白血症,高脂血症。住院诊断:狼疮性肾炎,给予泼尼松 60mg,晨顿服;双嘧达莫 50mg,每日 3 次;碳酸钙 D₃ 片(钙尔奇)1 片,每日 1 次;卡托普利 25mg,每日 3 次治疗。治疗 3 个月,症状减轻,但尿蛋白定性持续阳性出院。为请求中医治疗,遂来门诊。

就诊时患者全身水肿,脘腹胀满,尿少,潮热,汗多,近周咽喉部干痛。查体:BP 140/100mmHg,满月脸,水牛背,咽部充血,双下肢凹肿,舌质暗红,舌体胖大,边有齿痕,苔微黄厚,脉弦数。尿检:蛋白(+++),隐血(++),镜下红细胞 0~2 个/HP。中医辨证分析:病位在肺、肾,病性属湿热+血瘀。辨证:肺肾湿热蕴结,脉络瘀阻证。治则:清热利湿,活血通络。选方:清热健肾汤加减。药用:白花蛇舌草 30g,半枝莲 30g,金银花 30g,青风藤 15g,石韦 30g,白茅根 30g,龙葵 10g,玄参 15g,马勃 15g,丹参 15g,当归 15g,地龙 15g,莪术 15g。7 剂。蛭龙通络胶囊,每次 6 粒,每日 3 次;火把花根片,每次 5 片,每日 3 次;泼尼松 50mg,晨顿服;贝那普利 10mg,每日 1 次;氨氯地平缓释剂 10mg,每日 1 次;氟伐他汀缓释片 80mg,每晚 1 次;碳酸钙 D₃片,每日 1 片;双嘧达莫 25mg,每日 3 次。

二诊(2005 年 8 月 24 日):咽喉部已无不适,仍水肿,疲乏,脘腹胀满,尿少。双下肢凹陷性水肿,舌质暗红,舌体胖大,边有齿痕,苔白厚,脉弦数。中医辨证分析:肺经湿热已除,病位在脾、肾,病性属阳虚+水湿+血瘀。辨证:脾肾阳虚,水湿内停,脉络瘀阻。治则:温肾健脾,利水化湿,活血通络。选方:实脾饮合五苓散加减。药用:制附子 15g(先煎),桂枝 15g,茯苓 30g,猪苓 30g,泽泻 15g,炒白术 15g,干姜 10g,大腹皮 10g,丹参 30g,红花 10g,玉米须 30g。7 剂。其他药物同上。

三诊(2005 年 9 月 2 日):水肿明显减轻,尿量增多,脘腹胀满减轻,食欲增进,乏力,多汗,手发抖。满月脸,水牛背,胫前压迹,舌质红,舌体胖大,边有齿痕,苔微黄,脉细数。尿检:正常。上方减少茯苓、猪苓剂量为 15g,继服 7 剂。

四诊(2005 年 9 月 10 日):水肿完全消退,患者乏力、怕热、多汗、手抖。满月脸,水牛背,BP 130/80mmHg,舌质暗红,舌体胖嫩,稍有齿痕,苔薄白,脉细数。尿检:正常。中医辨证分析:病位在脾(气)、肾(阴),病性属虚+瘀。辨证:脾肾气阴两虚,脉络瘀阻证。治则:益气养阴,活血通络。选方:益气健肾汤(刘宝厚经验方)加减。药用:黄芪90g,太子参 15g,生地黄 30g,当归 15g,女贞子 15g,墨旱莲 15g,牡丹皮15g,莪术 15g,丹参 15g,益母草 15g,地龙 10g,石韦 30g。30 剂。火把花根片,每次 3 片,每日 3 次;其他用药同前。

五诊(2005 年 10 月 11 日):诸症悉减,病情稳定。胫前压迹,舌质红,苔薄白,脉细数。尿检:正常。继服上方加玉米须 30g,14 剂。其他用药同前。

六诊(2005 年 11 月 24 日):无明显不适,舌质红,苔薄白,脉细数,尿检正常已 8 周,复查 Scr 82.8μmol/L,BUN 6.1mmol/L,总蛋白57.5mmol/L,白蛋白 32.3mmol/L,球蛋白 25.2mmol/L,白蛋白/球蛋白比值 1.27,总胆固醇 7.17mmol/L,三酰甘油 3.1mmol/L,高密度脂蛋白 2.41mmol/L,低密度脂蛋白 3.99mmol/L。中药上方继服 3 月。泼尼松开始减量,每 2 周递减 5mg。停服火把花根片。

七诊(2006 年 7 月 16 日):经过 1 年的治疗,患者病情一直稳定,偶于感冒或劳累后下肢轻度水肿,尿检蛋白(±),隐血(+),镜检正常。泼尼松减至 15mg/d,连服 3 个月。其他西药同前。复查肝功能、肾功能、血脂均正常。辨证:脾肾气虚,脉络瘀阻。治则:温肾健脾,活血通络。采用补阳健肾汤加减。药用:黄芪 60g,白术 20g,防风 15g,淫羊藿 15g,肉苁蓉 15g,菟丝子 15g,女贞子 15g,山药 15g,炒苍术 15g,茯苓 15g,莪术 15g,丹参 15g。水煎服,嘱患者连服 3 个月。

八诊(2009 年 1 月 19 日):病情基本控制,GC 已撤完。复查尿、肝功能、肾功能、血浆蛋白、血脂均正常,自身抗体检测均为阴性。予以黄芪 60g,当归 15g,炒苍术 15g,莪术 15g,丹参 15g,川芎 15g。28 剂。巩固治疗。

九诊(2010 年 1 月 29 日):病情控制,血、尿、肝功能、肾功能、血浆蛋白、血脂均正常,自身抗体检查均为阴性。

随访(2011 年 8 月 29 日):无症状,病情控制,血、尿、肝功能、肾功能、血浆蛋白、血脂均正常,自身抗体检查均为阴性。

按语:中医虽无狼疮性肾炎的病名,但依据其临床表现可归属于"发热""蝴蝶疮""日晒疮""水肿""虚劳"等范畴。其病机要点为"脏腑衰败,热毒炽盛,血脉瘀阻"。因此在狼疮性肾炎的急性活动期多表现为热毒炽盛证;在亚急性期或轻度活动期多表现为阴虚内热证;在缓解期多呈肝肾阴虚证或气阴两虚证。脾肾阳虚证或气阴两虚证多呈肾病综合征类型。治疗时需在辨证论治的基础上,根据病邪的轻重和兼症,酌加清热解毒药,如白花蛇舌草、半枝莲;活血化瘀药如益母草、泽兰、水蛭、全蝎、蜈蚣等。出现白细胞减少时加用补气养血药,如当归、制何首乌、鸡血藤、枸杞子。出现肝功能损害者加养血柔肝药,如当归、白芍、枸杞子、黄精等。

第五节　类风湿关节炎肾损害

类风湿关节炎(rheumatoid arthritis,RA)是一种病因不明的自身免疫病。其特征性的症状为对称性、周围性多个关节慢性炎性病变,临床表现为受累关节疼痛、肿胀、功能下降,病变呈持续、反复发作过程。RA 可出现在任何年龄,高峰为 20~40 岁,男女之比为 1∶3,世界患病率为 1% 左右,我国为 0.32%~0.36%。类风湿关节炎引起肾损害的原因有多种,除其疾病本身所致肾损害外,长期服用青霉胺、非甾体类抗炎药等治疗药物也是主要原因之一。

一、病因病机

目前本病的病因尚不清楚,可能与某些感染因子、遗传因素和应激反应等有关。当抗原进入人体后,首先被巨噬细胞或巨噬细胞样细胞所吞噬,经消化、浓缩后与其细胞膜的组织相容性复合体Ⅱ类分子结合成复合物,若此复合物被其 T 淋巴细胞的受体所识别,则该 T 辅助淋巴细胞被激活,通过其所分泌的细胞因子、生长因子及各种介质,不仅使 B 淋巴细胞激活分化为浆细胞,分泌大量免疫球蛋白,其中有类风湿因子和其他抗体,同时使关节出现炎症反应和破坏。免疫球蛋白和类风湿因子形成的免疫复合物,经补体激活后可以诱发炎症。由此可见,类风湿关节炎是由免疫介导的反应所形成。类风湿关节炎基本病理改变是滑膜炎。在急性期滑膜表现为渗出性和细胞浸润性,当进入慢性期,滑膜变得肥厚,形成许多绒毛样突起,突向关节腔内或侵入到软骨和软骨下的组织。

血管炎可发生在患者关节外的任何组织,但很少累及肾脏,出现尿异常可能是抗风湿药引起的肾损害,也可能是长期的类风湿关节炎并发的淀粉样变所致。

二、临床表现与病理改变

国内外资料显示类风湿关节炎患者可发生多种肾损害,既可以与类风湿关节炎本身相关,也可为治疗药物的不良反应所致。伴发的肾小球肾炎包括系膜增生性肾小球肾炎、膜性肾病、继发性淀粉样变性病和小血管炎。其中系膜增生性肾小球肾炎最为常见,占 1/3 以上。目前认为该类型可能为类风湿关节炎的关节外的受累表现,而不是治疗药物所致。患者多表现为镜下血尿伴或不伴蛋白尿,肾功能不全较为少见。

膜性肾病多为类风湿关节炎的治疗药物所致,可引起膜性肾病的药物主要包括金制剂(发生率1%~3%)和青霉胺(发生率7%),临床上常表现为肾病综合征,但也可为非肾病范围的蛋白尿和/或血尿,肾功能不全少见。

继发性淀粉样变性病多表现为肾病综合征,为淀粉样蛋白A过度产生所致。淀粉样蛋白A为一种急性时相反应物质,5%~10%的慢性类风湿关节炎患者可发生继发性淀粉样变性。

三、诊断要点

根据美国风湿病学学会2012年修订的诊断标准,凡具备以下7项中的4项即可诊断为类风湿关节炎。

1. 晨僵持续至少1小时(每天),病程持续至少6周。

2. 有3个或3个以上关节肿胀,持续至少6周。

3. 腕、掌指关节或近端指间关节肿胀至少6周。

4. 对称性关节肿胀,持续至少6周。

5. 在骨突部位、伸肌表面或关节周围有皮下结节。

6. 手X线检查,有典型的类风湿关节炎改变,包括关节间隙狭窄和骨质疏松。

7. 类风湿因子阳性(滴度>1:20)。

在类风湿关节炎的基础上,出现肾损害者(蛋白尿、血尿、肾功能异常等)应考虑类风湿关节炎肾损害。

四、鉴别诊断

(一) 系统性红斑狼疮

某些系统性红斑狼疮临床表现酷似类风湿关节炎,若连续3次ANA阴性,支持类风湿关节炎诊断;若抗ds-DNA抗体阳性则支持系统性红斑狼疮诊断。

(二) 血清类风湿因子阴性关节炎

1. 强直性脊柱炎 本病多发生于青壮年男性,以非对称性的下肢大关节炎为主,极少累及手关节。骶髂关节炎具有典型的 X 线改变。有家族史,90%以上患者人类白细胞抗原 B27 呈阳性,血清类风湿因子阴性。

2. 银屑病关节炎 本病多发生于皮肤银屑病后若干年,其中 30%～50% 的患者表现为对称性多关节炎,与类风湿关节炎极为相似。其不同点为本病累及远端指关节处更明显,且表现为该关节的附着端炎和手指炎。除外周关节外可同时有骶髂关节炎和脊柱炎,血清类风湿因子阴性。

3. 反应性关节炎 以多关节炎、皮肤血管炎多见。

（三）风湿性关节炎

风湿性关节炎多见于青少年,以发热、咽痛为先,后有游走性关节肿痛,血清 ASO 及抗链球菌激酶阳性,间隙期无关节肿痛,反复发作,但无关节畸形。

（四）痛风性关节炎

痛风性关节炎多见于男性,常以夜间突发的趾关节肿痛起病,炎症关节红肿的皮色中略带紫色,剧痛难忍,如伴有痛风性结节,结合血尿酸升高可协助诊断。

五、治疗

（一）一般治疗
合理的营养,适当休息与功能锻炼相结合,理疗,心理护理等。

（二）药物治疗
1. 非甾体类抗炎药 通过抑制环氧酶以减少花生四烯酸代谢为前列腺素,达到控制关节肿痛的目的,作为一线药物治疗类风湿关节炎。这类药物具有消炎、消肿、退热的效应。起效快,可缓解症状,但不能控制病情发展,主要不良反应有胃肠道反应、皮疹、血小板功能异常、肾功能损害等,可视情况选择下列药物治疗。

（1）阿司匹林：每日 4~6g，分 3 次餐中或餐后口服。

（2）吲哚美辛（消炎痛）：每次 25mg，每日 2~4 次。

（3）舒林酸（奇诺力）：每次 200mg，每日 1~2 次。

（4）萘普生：每次 0.2~0.4g，每日 2~3 次。

（5）布洛芬（芬必得）：每次 0.2g，每日 2 次。

2. 奎宁类药　作为第二线药物治疗本病，起效慢，需 3~6 个月。

（1）羟氯喹：200~400mg/d。

（2）磷酸氯喹：25mg/d，每周仅用 5 天，6 个月后进行视网膜检查，防止不可逆损伤。

（3）硫代苹果酸钠：第 1 周肌注 10mg，第 2 周肌注 25mg，如无不良反应，以后每周肌注 50mg，累积量达 300~700mg 时，减药维持治疗。

（4）金诺芬：每次 3mg，每日 2 次，口服。

（5）青霉胺：开始剂量为 125mg，每日 2~3 次，无不良反应者每 2~4 周后加倍剂量，至每日达 500~750mg。待症状改善后减量维持。

（6）柳氮磺吡啶：每日 0.25g，逐步加量，最多用到每日 4g，一般 8 周后可见效。

3. GC　作为第三线药，一般主张早期、小剂量使用，间期不宜超过 1 年。泼尼松 10~30mg/d，适用于急性期伴有严重关节外表现者。对于重症和难治病例，可选择泼尼松龙冲击治疗，一旦病情好转，即应尽早减少用量。

4. 细胞毒性药物

（1）甲氨蝶呤：每次 7.5~20mg，每周 1 次，口服；或 5~10mg，肌内注射，每周 1 次，持续给予 6 个月或更长时间。不良反应有肝损害、胃肠道反应、骨髓抑制等，停药后多能恢复。

（2）CTX：每日 50~150mg，口服或冲击治疗，剂量为每平方米体表面积用药 0.75~1.0g，每月 1 次，症状控制后延长其间歇期，或用 200mg，静脉注射，隔日 1 次。

5. 中医辨证论治 中医认为,类风湿关节炎的发生,是由于素体正气亏虚,风寒湿热之邪乘虚袭入,引起人体气血运行不畅,经络阻滞,关节闭涩,或痰浊瘀血,阻于经隧,深入筋脉关节,久而久之,损伤肝肾阴血,筋骨失养,而形成痹证。而类风湿关节炎肾损害,乃是由于久痹不已,内伤脏腑,导致肝、脾、肾三脏受损,气血阴阳亏虚,风寒湿热之邪留滞所致。

(1)湿热阻络证

主症:四肢小关节对称性肿胀疼痛,发热,皮疹,口渴不欲饮,尿黄多泡沫,舌质红,苔黄腻,脉滑数。

治法:清热祛湿,宣痹通络。

方药:宣痹汤(《温病条辨》)合三妙散(《医学正传》)加减。防己10g,薏苡仁30g,蚕沙15g,苍术10g,黄柏10g,牛膝15g,黄芪30g,土茯苓30g,防风10g,萆薢30g,秦艽15g,地龙15g,川芎15g。

加减:大便秘结者,加生大黄10g(后下),以通腑泄浊;小便不畅者,加车前子15g(包煎),白茅根30g,以祛热通淋。

(2)瘀血阻络证

主症:肌肉、关节疼痛剧烈,多呈刺痛感,部位固定不移,痛处拒按,局部肿胀,可有硬结或瘀斑,或面色黧黑,肌肤干燥无光泽,口干不欲饮,肢体水肿,夜尿增多,舌质紫暗,有瘀斑,脉沉涩。

治法:活血祛瘀,祛风除湿。

方药:桃红四物汤(《太平惠民和剂局方》)加味。桃仁15g,红花15g,熟地黄10g,赤芍15g,当归15g,川芎15g,青风藤30g,地龙15g,秦艽15g,土茯苓30g,黄芪30g。

加减:水肿甚者,加猪苓30g,泽泻15g,以利水消肿;口干甚者,加天花粉10g,石斛15g,以养阴生津止渴。

(3)气阴两虚证

主症:肌肉、关节酸痛无力,活动后疼痛反而加重,肌肤无光泽,触之微热,或关节肿大变形,或肌肉萎缩,气短,困倦,口干不欲饮,低热,午后为著,小便泡沫,夜尿量多,舌质偏红,或舌有裂纹,少苔,脉沉细无力。

治法:补益肝肾,祛风除湿,活血通络。

方药:独活寄生汤(《备急千金要方》)加减。桑寄生 25g,独活 12g,秦艽 15g,川芎 15g,杜仲 15g,怀牛膝 15g,当归 15g,熟地黄 12g,赤芍 15g,茯苓 15g,巴戟天 20g,人参 10g,黄芪 30g。

加减:午后潮热明显者,加白薇 15g,地骨皮 15g,以滋阴清热;水肿者,加泽泻 15g,猪苓 30g,以利水消肿;血瘀重者,加桃仁 10g,红花 10g,以活血通络。

6. 中成药治疗

(1)雷公藤多苷片:为中药雷公藤的提取物,每次 10~30mg,每日 3 次,口服。有与非甾体抗炎药相似的抗炎作用,可降低血沉,又有免疫调节作用,可降低 RF 滴度,减低已增高的免疫球蛋白浓度。使用期间应定期复查血象、肝肾功能。

(2)火把花根片:主要成分为火把花根,有祛风除湿,舒筋活络,清热解毒的功效。适用于本病属湿热阻络证者。每次 5 片,每日 3 次,口服。

(3)瘀血痹冲剂:主要成分为当归、丹参、乳香、红花等,有活血化瘀,通络止痛的功效。适用于本病属瘀血阻络证者。每次 1~2 袋,每日 3 次,冲服。

六、验案举隅

范某,女,52 岁,工人,甘肃永登人。初诊日期:2003 年 11 月 12 日。

四肢小关节疼痛、变形已 7~8 年,经多家医院检查,均诊断为类风湿关节炎。曾用泼尼松、甲氨蝶呤、布洛芬缓释胶囊等药物治疗,关节疼痛虽能暂时缓解,但未能根治。现双手关节已变形,疼痛时轻时重,并有晨僵。近年来,尿中泡沫增多,化验尿中有蛋白,就诊于门诊。自诉双手小关节疼痛,屈伸不利,并有晨僵,腰膝酸软,头晕耳鸣,畏寒喜温,小便泡沫多,夜间尿量多。查体:BP 135/80mmHg,身体消瘦,面色萎黄,双手足指(趾)关节肿胀、变形,胫前压迹,舌质淡而暗,舌体稍胖,苔白厚,脉沉弦细。尿检:尿蛋白(+++),红细胞 3~5 个/HP。诊断:类风湿关节炎肾损害。中医辨证分析:病位在肝肾、气血,病性属风、寒、湿。辨证:肝肾阴虚,气血不足,风寒湿痹痛。治则:祛风湿,止痹痛,益肝肾,补气血。选方:独活寄生汤加减(《备急千金要方》)。药用:桑寄生 15g,独活 15g,秦艽 15g,防风 15g,杜仲 15g,怀牛膝 15g,细辛 10g,当归 15g,熟地黄 20g,赤芍 15g,茯苓 15g,党参 15g,制川乌 15g(先煎),制草乌 15g(先煎),地龙 15g。7 剂。雷公藤多苷片 30mg,每日 3 次;葡醛内酯 0.2g,每日 3 次。

二诊(2003 年 11 月 20 日):患者关节疼痛稍有减轻,余症同前。舌质淡而暗,舌体稍胖,苔白厚,脉沉弦细。查尿蛋白 2.64g/24h,类风湿因子阳性。继予上方 14 剂。

三诊(2003 年 12 月 5 日):关节疼痛明显减轻,晨僵亦有改善,小便泡沫减少。舌质淡而暗,舌体稍胖,苔白厚,脉沉弦细。尿检:蛋白(++),红细胞 0~3 个/HP。继予原方加黄芪 90g,21 剂。

四诊(2003 年 12 月 28 日):关节已不痛,精神食欲增进,虽天气寒冷,但尚能户外活动。舌质暗红,苔白厚,脉沉弦细。尿检:蛋白(±),红细胞 0~2 个/HP。原方去川乌、草乌,加杜仲 15g,续断 15g,青风藤 30g,鸡血藤 15g。30 剂。

五诊(2004 年 3 月 20 日):病情一直稳定,关节未再疼痛,受风寒后手指稍有僵硬。尿检:正常,蛋白 0.14g/24h,RF 阴性。停雷公藤多苷片,予独活寄生丸(浓缩丸)8 丸,每日 3 次,上方继服 30 剂。巩固治疗。

随访(2005 年 6 月 12 日):患者双手小关节虽已变形,但未再疼痛,复查血、尿常规、肾功能均正常。

按语:类风湿关节炎肾损害的临床表现为血尿、蛋白尿,其原因可能是由于类风湿关节炎导致肾淀粉样变,肾实质病变(肾小球和肾小管间质性)以及药物不良反应所致。本病早期诊断、及时治疗对控制病情发展和预后至关重要。对病程长,持续关节疼痛的患者,应选用无明显肾损害的中药或针灸疗法,以缓解病情,可减少金制剂、青霉胺和非甾体抗炎药的肾损害;对于病情危重,合并严重关节外表现者,如心包积液、严重眼疾、脑血管病变引起的中枢神经病变,严重贫血等,需中西医结合治疗。

中医认为类风湿关节炎的发生是由于素体正气虚弱,复感风寒湿邪,气血不行,关节闭涩;或风寒湿热之邪留滞筋骨关节,久而久之损伤肝肾阴血,筋骨失养所致。而类风湿关节炎肾损害则是由于久痹不已,内侵脏腑,导致肝、脾、肾三脏受损,进而使脏腑气血阴阳更亏,形成恶性循环。因此,治疗本病应辨明正虚与邪实的孰轻孰重,采取扶正祛邪或祛邪安正等法治疗。一般来说,本病发生于类风湿关节炎的晚期,患者肝、脾、肾三脏亏损为本虚的主证,治疗采用益肝肾、补气血,祛风湿,止痹痛的治疗方法,有助于病情的长期稳定。

中药祛风除湿药,如青风藤、秦艽、川乌、草乌、刺五加、薏苡仁、牛膝等。实验证明,上述药物对实验性动物炎症模型均有不同程度的抑制作用。其抗炎机制与提高垂体-肾上腺皮质系统功能,组胺及乙酰胆碱等过敏介质的释放,降低毛细血管通透性,扩张外周血管和改善微循环有关。本病病程长,多见有瘀证,治疗时必须加用活血化瘀药,方能提高疗效。笔者常用的活血化瘀药有丹参、川芎、桃仁、红花、当归、牛膝、鸡血藤、莪术、水蛭、地龙等,根据药理研究,活血化瘀药能改善血液循环与组织代谢,能降低血液黏滞性,增加氧运,消除水肿,吸收出血及渗出物,使结缔组织吸收,恢复正常状态,且能明显抑制抗原结合细胞数,对免疫的多个环节有作用。

第六节　原发性干燥综合征肾损害

干燥综合征(sjogren's syndrome,SS)是一种以慢性炎症细胞浸润唾液腺、泪腺等外分泌腺体,引起口干、眼干症状为特征的自身免疫病。部分患者可以出现全身多脏器包括肾、肺、消化道、甲状腺、神经系统损害的表现,肾脏为最常见的受累器官之一。

本病分为原发性和继发性 2 类,继发性干燥综合征可以出现于其他结缔组织病中,其中最为常见的是类风湿关节炎,其次是系统性红斑狼疮、硬皮病、多发性肌炎及混合性结缔组织病。本文主要叙述原发性干燥综合征。

干燥综合征的发病率为 0.1%~4.8%。多发于中年女性,男女之比约为 1:9。我国干燥综合征的患病率为 0.2%~0.77%。老年人患病率为 2%~4.8%。

一、病因与发病机制

原发性干燥综合征的发病机制目前尚不清楚,可能与遗传、环境、性激素水平等多种因素相关。研究表明,在同卵双胞胎中,原发性干燥综合征 的发病率明显上升,此外原发性干燥综合征患者亲属中有 30%患有各种自身免疫病,提示原发性干燥综合征的发病与遗传背景有关。组织相容性复合物的基因多态性与原发性干燥综合征的发病密切相关。大部分患者携带 *DQAI*0501* 等位基因,该基因可能与疾病易感性增加有关。2013 年一项大型的国际全基因组关联研究也发现,原发性干燥综合征的发病与一系列调节免疫系统稳态的基因如 *IRF5*、*STAT4* 等相关。

免疫功能紊乱为其发病及病变迁延的主要基础。由于唾液腺组织的管道上皮细胞起了抗原递呈细胞的作用,细胞识别后,通过细胞因子促使 T 淋巴细胞、B 淋巴细胞增殖,使后者分化为浆细胞,产生大量免疫球蛋白及自身抗体,同时自然杀伤细胞功能下降。

二、病理改变

本病主要累及由柱状上皮细胞构成的外分泌腺体。以唾液腺和泪腺的病变为代表,腺体间质有大量淋巴细胞浸润、腺体导管管腔扩张和狭窄等,小唾液腺的上皮细胞则有破坏和萎缩,功能受到严重伤害。类似病变涉及其他外分泌腺体,如肾小管、胆小管、胰腺管等。血管受损也是本病的一个基本病变,包括小血管壁或血管周围炎症细胞浸润,有时管腔出现栓塞,局部组织供血不足。

肾脏的病理改变:光镜下,中度到重度间质性肾炎,其中弥漫性或多灶状淋巴细胞和浆细胞浸润,肾小管萎缩,肾小球继发性节段性系膜增生及纤维化。电镜下,无特异性改变。免疫荧光下亦无特异性改变,在肾间质内有 IgG 沉积、肾小管基底膜可出现灶性 IgG、IgM 及 C3 沉积。

三、临床表现

原发性干燥综合征(pSS)的临床症状可以分为外分泌腺受累症状及非外分泌受累的症状 2 种。前者包括口、眼、呼吸道、消化道、生殖道及皮肤黏膜等腺体受累的表现,后者主要是由血管炎、非炎症血管病或炎症介质所导致的组织器官损伤。

干燥综合征的典型症状包括眼干、口干。眼干症状在起病早期往往不易被发现,患者可以自觉眼部沙粒感或灼烧感。持续的眼干可导致角膜溃疡、眼睑感染等。口干舌燥,角化性口炎,甚至在进食时必须喝水。

呼吸道腺体受累的症状包括鼻黏膜干燥、充血,鼻出血,反复发作的鼻窦炎,干咳,甚至呼吸困难。

消化道受累的症状包括恶心、吞咽困难、上腹部疼痛,这些症状往往与咽部、食管腺体分泌减少,食管运动障碍及萎缩性胃炎相关。

　　大约一半干燥综合征的患者可以出现皮肤腺体受累的表现，包括皮肤干燥、瘙痒、环状红斑、冻疮样狼疮及皮肤血管炎，如皮肤紫癜或荨麻疹样的血管炎等。阴道分泌物减少，可导致阴道干燥、瘙痒及性生活困难。

四、诊断标准

　　2002 年（表 6-6-1）及 2012 年（表 6-6-2）美国风湿病学会发布的干燥综合征国际诊断标准，其敏感性分别为 88.3%～89.5% 及 91.1%，特异性分别为 95.2%～97.8% 及 95.5%。

表 6-6-1　2002 年干燥综合征国际诊断标准

Ⅰ. 口腔症状:3 项中有 1 项或 1 项以上
　1. 每日感口干持续 3 个月以上
　2. 成年后腮腺反复或持续肿大
　3. 吞咽干性食物时需用水帮助
Ⅱ. 眼部症状:3 项中有 1 项或 1 项以上
　1. 每日感到不能忍受的眼干持续 3 个月以上
　2. 有反复的沙子进眼或砂磨感觉
　3. 每日需用人工泪液 3 次或 3 次以上
Ⅲ. 眼部体征:下述检查任 1 项或 1 项以上阳性
　1. Schirmer 试验(+)(≤5mm/5min)
　2. 角膜染色(+)(≥4 van Bijsterveld 计分法)
Ⅳ. 组织学检查:下唇腺病理淋巴细胞灶≥1 个(指 4mm^2 组织内至少有 50 个淋巴细胞聚集于唇腺间质为 1 个灶)
Ⅴ. 唾液腺受损:下述检查任 1 项或 1 项以上阳性
　1. 唾液流率(+)(≤1.5ml/15min)
　2. 腮腺造影(+)
　3. 唾液腺放射性核素检查(+)
Ⅵ. 自身抗体:抗干扰综合征 A 或抗干扰综合征 B(+)(双扩散法)
　1. 原发性干燥综合征在无任何潜在疾病的情况下,有下述 1 条则可诊断
　　(1)符合表 6-6-1 中 4 条或 4 条以上,但必须含有条目Ⅳ(组织学检查)和/或条目Ⅵ(自身抗体)
　　(2)符合条目Ⅲ、Ⅳ、Ⅴ、Ⅵ中任 3 条阳性
　2. 继发性干燥综合征患者有潜在的疾病(如任一结缔组织病),而符合表 6-6-1 中Ⅰ和Ⅱ中的任 1 条,同时符合条目Ⅲ、Ⅳ、Ⅴ中任 2 条
　3. 必须除外头颈面部放疗史、丙型肝炎病毒感染、艾滋病、淋巴瘤、结节病、移植物抗宿主病,抗乙酰胆碱药的应用(如阿托品、莨菪碱、溴丙胺太林、颠茄等)

表 6-6-2　2012 年干燥综合征国际诊断标准

具有干燥综合征相关症状/体征的患者,以下 3 项客观检查满足 2 项或 2 项以上,可诊断为干燥综合征

1. 血清抗 Ro/SSA 和/或抗 La/SSB 抗体(+),或类风湿因子阳性同时伴 ANA≥1∶320

2. 唇腺病理示淋巴细胞灶≥1 个/4mm²(4mm² 组织内至少有 50 个淋巴细胞聚集)

3. 干燥性角膜炎:染色评分≥3 分(患者当前未因青光眼而日常使用滴眼液,且近 5 年内无角膜手术及眼睑整形手术史)

必须除外:头颈面部放射史、丙型肝炎病毒感染、艾滋病、结节病、淀粉样变、移植物抗宿主病、IgG4 相关性疾病

五、鉴别诊断

(一)引起眼干、口干的其他原因

如老年性腺体功能下降,使用导致眼干、口干的药物,合并其他疾病,如糖尿病、丙型肝炎病毒感染、淋巴瘤、淀粉样变等。

(二)其他结缔组织病

1. 系统性红斑狼疮　患者出现蝶形红斑、光过敏等表现,血清 ANA 抗体、抗 ds-DNA 抗体、抗 SM 抗体阳性,补体下降。

2. 类风湿关节炎　关节破坏明显,可出现关节畸形、功能受限。血清类风湿因子、抗环瓜氨酸肽抗体阳性。

(三)药物及其他疾病导致的间质性肾炎

干燥综合征导致的间质性肾炎,需要与药物及其他疾病导致的间质性肾炎鉴别。药物导致的间质性肾炎往往在药物治疗后出现,急性起病,可伴有全身变态反应如发热、皮疹等,血及组织中嗜酸性粒细胞增多。血清抗 Ro/SSA、抗 La/SSB 抗体阴性。

六、治疗

干燥综合征的治疗需视受累器官的多少及严重程度而定。对于只有眼干、口干症状的患者,以对症治疗为主。对于合并有多系统脏器损

害的患者,需要使用改变病情的抗风湿药,包括 GC、抗疟药、免疫抑制剂及生物制剂等。中医辨证论治有一定长处,对改善症状有较好的疗效。

(一) 西医治疗

1. 干眼症的治疗包括非药物治疗和药物治疗两部分。非药物治疗主要是保护眼睛。药物治疗可以使用人工泪液,或自体血清滴眼。对于严重的或反复发作的角膜炎患者,局部使用非甾体抗炎药或 GC 可达到缓解疼痛及消炎作用,但不宜长期使用。

2. 口干的治疗,除多饮水,避免容易引起口腔干燥的因素如咖啡、乙醇、吸烟等外,可使用人工唾液,或增加唾液流速的药物如西维美林、毛果芸香碱等。

3. 关节痛、肌肉痛,可使用非甾体抗炎药,抗疟药对缓解干燥综合征患者疲劳、关节痛等症状有效。

4. 合并重要脏器损害者,需使用 GC、免疫抑制剂等治疗。

5. 干燥综合征伴肾小球肾炎者,应根据病理类型及蛋白尿程度来决定治疗方案,其治疗类似于系统性红斑狼疮。

(二) 中医辨证论治

1. 燥热伤肺证

主症:口、眼、鼻干燥少津,干咳无痰,或关节肌肉疼痛,溲黄便秘,舌质红,苔微黄,或舌干苔薄白,脉细数。

治法:清肺润燥。

方药:养阴清肺汤(《重楼玉钥》)加减。生地黄 20g,麦冬 15g,玄参 15g,白芍 12g,牡丹皮 15g,贝母 12g,乌梅 30g,薄荷 5g(后下),生甘草 6g,枇杷叶 15g。

2. 阴虚(肝肾)内燥证

主症:口、眼、鼻干燥少津,头昏眼花,心烦失眠,视物模糊,腰膝酸软,爪甲枯脆,舌质红,舌体瘦瘪,少苔少津,脉细数。

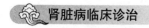

治法：滋阴清热。

方药：六味地黄丸（《小儿药证直诀》）合竹叶石膏汤（《伤寒论》）加减。生地黄 30g，山茱萸 15g，山药 30g，牡丹皮 15g，竹叶 10g，生石膏 30g（先煎），麦冬 15g，当归 15g，白芍 15g，天花粉 15g，石斛 15g，葛根 15g，甘草 6g。

加减：阴虚阳亢者，加鳖甲 30g（先煎），龟甲 30g（先煎），以养阴平肝；津枯肠燥便秘者，加郁李仁 30g，制何首乌 20g，酒大黄 10g，以润肠、泻热、通便。

3. 津枯血滞证

主症：口、眼、鼻干燥少津，头昏目眩，皮肤晦暗、粗糙，舌质暗红或有瘀斑，脉沉细。

治法：滋阴活血。

方药：生脉散（《内外伤辨惑论》）合桃红四物汤（《太平惠民和剂局方》）加减。太子参 15g，麦冬 30g，五味子 15g，桃仁 15g，红花 15g，当归 20g，川芎 15g，生地黄 30g，赤芍 15g。

加减：皮肤斑疹、镜下血尿，加小蓟 20g，生藕节 15g，以凉血止血、活血止血。

4. 气阴（肝肾）两虚证

主症：口、眼、鼻干燥少津，腰膝酸软，神疲乏力，爪甲不荣，手足抽搐，舌质淡暗，少苔，脉沉细无力。

治法：益气养阴。

方药：益气健肾汤（刘宝厚经验方）加减。黄芪 30g，太子参 15g，生地黄 30g，山茱萸 15g，山药 20g，麦冬 15g，五味子 15g，当归 15g，牡丹皮 15g。

加减：尿量过多，加海螵蛸 15g、益智仁 15g，以固摄缩尿。

七、验案举隅

谭某，女，46 岁，干部，住甘肃天水。初诊日期：2009 年 1 月 22 日。

口、眼、鼻腔干燥已 3 年,近年来明显加重,双眼干涩,吃面包不用水咽不下,伴头昏眼花,心烦失眠,视物模糊,食欲不振,腰酸腿软,夜尿频多。BP 120/75mmHg,舌质红,舌体瘦瘪少津,无苔,脉细数。眼科检查:干燥性角膜结膜炎。尿检:pH 7.0,尿比重 1.005,尿渗透压 358mOsm/(kg·H_2O),尿 β2-微球蛋白 565ng/ml,免疫学检查均正常。西医诊断:干燥综合征肾损害。中医辨证分析:病位在肝、肾,病性属阴虚(肝肾)、燥热。辨证:肝肾阴虚,燥热内盛。治则:补肝肾,清燥热。选方:六味地黄丸合竹叶石膏汤加减。用药:生地黄 30g,山茱萸 15g,山药 30g,牡丹皮 15g,竹叶 10g,生石膏 20g(先煎),麦冬 15g,当归 15g,白芍 15g,天花粉 20g,石斛 15g,酸枣仁 30g,甘草 6g。14 剂。

二诊(2009 年 2 月 5 日):口、眼、鼻干燥减轻,食欲增加,睡眠好转,舌脉同前。上方去生石膏继服 14 剂。

三诊(2009 年 3 月 1 日):患者服药 1 个月余,口、眼、鼻腔干燥症状明显减轻,夜尿减少,仍感乏力,工作稍忙,精力不支,舌质红,舌体嫩,少苔,脉沉细。尿检:pH 6.5,尿比重 1.015,尿渗透压 535mOsm/(kg·H_2O),尿 β2-微球蛋白 380ng/ml。辨证分析:气阴两虚证。治宜益气养阴。方用益气健肾汤加减。用药:黄芪 60g,太子参 15g,生地黄 30g,山茱萸 15g,山药 20g,麦冬 15g,五味子 15g,当归 15g,牡丹皮 15g,酸枣仁 30g,益智仁 15g。连续服用半年。

四诊(2009 年 9 月 5 日):按上方加减继续治疗半年后,患者精神食欲俱增,口、眼、鼻已不觉干燥,复查尿常规、尿渗透压、肾功能均正常。改服麦味地黄丸,巩固治疗。

四诊(2010 年 5 月 20 日):精神饮食均正常,睡眠好,口、眼、鼻不干燥,体重亦增加,复查尿常规、尿渗透压、肾功能均正常。

按语:中医学认为人体津液的生成、输布与排泄,与肺、脾、肝、肾四脏的关系至关重要,此四脏功能失调,就会引起津液代谢紊乱,产生伤津、脱液等津液不足而出现燥证,或水湿、痰饮输布障碍,而发生水肿等病证。所以调理肺、脾、肝、肾四脏的功能,对治疗本病有较好的疗效。本例患者辨证为肝肾阴虚,燥热内盛证。采用补肝肾,清燥热的六味地黄丸合竹叶石膏汤加减治疗,取得了明显的效果。

第七节　乙型肝炎相关性肾小球肾炎

乙型肝炎相关性肾小球肾炎(hepatitis B associated glomerulonephritis, HBV-GN)是由慢性乙型肝炎病毒感染导致的免疫复合物性肾小球疾病,乙型肝炎病毒感染后激发人体一系列免疫反应,产生免疫复合物沉积于肾脏,导致肾小球损伤。

我国是乙型肝炎病毒感染高发地区,很多人在儿童时期即已感染乙型肝炎病毒。2006年全国乙型肝炎血清流行病学调查表明,我国1~59岁一般人群HBsAg携带率为7.18%。据此推算,我国有慢性乙型肝炎病毒感染者约9 300万人,其中慢性乙型肝炎患者约2 000万。

一、病因病机

乙型肝炎相关性肾小球肾炎确切的发病机制目前尚不完全清楚,一般认为其基本病因分别是由乙型肝炎表面抗原(hepatitis B surface antigen,HbsAg)、乙型肝炎 e 抗原 (hepatitis B e antigen,HBeAg)、乙型肝炎核心抗原(hepatitis B core antigen,HBcAg)刺激机体产生抗体,形成免疫复合物沉积介导的免疫损伤。

二、病理类型

乙型肝炎相关性肾小球肾炎最常见的病理类型是膜性肾病,其次为系膜增生性肾炎或 IgAN。系膜增生性肾炎是成年乙型肝炎病毒携带者最常见的肾小球病变。

三、临床表现

（一）证候表现

乙型肝炎相关性肾小球肾炎多见于儿童及青壮年,其临床表现以肝炎症状为主,如肝区钝痛、食欲减退、恶心、呕吐、黄疸等,许多患者肝大,典型的蜘蛛痣提示肝脏病变慢性化程度较重。肾脏损害可表现为无症状尿检异常,多表现为大量蛋白尿,可伴镜下血尿甚至肉眼血尿,病变严重时可出现高血压或肾功能减退。

（二）实验室检查

丙氨酸氨基转移酶升高是肝脏病变活动的敏感指标,可准确反映肝脏病变的活动性;血清白蛋白、胆固醇和凝血酶原水平下降,提示肝脏合成功能受损。

四、诊断要点

乙型肝炎相关性肾小球肾炎目前国际上尚无统一诊断标准,国内主要依据 1989 年"北京乙型肝炎相关性肾小球肾炎座谈会"拟订的诊断标准:①血清乙型肝炎病毒抗原阳性;②肾小球肾炎并可除外狼疮肾炎等继发性肾小球疾病;③肾活检切片中找到乙型肝炎病毒抗原或肾组织洗液中发现乙型肝炎病毒抗原成分。符合①②③即可确诊。不论肾组织为何种改变,其中③为基本条件,缺此不能诊断。

五、鉴别诊断

1. 特发性膜性肾病　特发性膜性肾病与乙型肝炎相关性肾炎病理表现为膜性肾病者相似,但患者无肉眼血尿,血清补体 C3 正常,HBsAg 阴性,尤其肾脏病理不一样,肾活检系膜区和内皮下无免疫复合物沉积,可资鉴别。

2. 狼疮性肾炎　本病以育龄女性多见,常有发热、皮疹及关节痛等多系统受损表现,血清 ANA、抗 ds-DNA 和抗 Sm 抗体阳性。

六、治疗

大量临床研究表明,抑制乙型肝炎病毒复制和清除 HBeAg 有助于减少乙型肝炎相关性肾小球肾炎患者蛋白尿和改善肾功能。

(一)中医辨证论治

乙型肝炎相关性肾小球肾炎多由于正气不足,禀赋虚弱,加之饮食不洁,或劳累过度,或情志内伤,极易感受湿热疫毒之邪。湿热疫毒乘虚而入,内阻中焦,导致脾失健运,运化失司,症见神疲乏力,口苦纳差,大便稀溏;湿热内蕴于肝胆,导致肝失疏泄,胆汁不循常道而外溢,症见胸胁胀痛,脘闷纳呆,腹胀乏力,口苦口黏,尿色黄赤等。肝肾精血同源,肝脏有病易累及肾脏,导致肝肾同病,出现肝失疏泄,肾失封藏,脾失健运等多脏功能失常。

总之,本病病因为正气不足,外感湿热疫毒,病位主要在肝、脾、肾,病性为疫毒,病机为疫毒内留、肝失疏泄、脾失健运、肾失封藏等多脏功能失常。病之初期,正气尚充,多表现为邪实为主;病程日久,正气渐衰,邪气滞留,虚实夹杂,病势缠绵。故治疗前期以祛邪为主,后期则应祛邪扶正。祛邪以清热解毒,行气利水,祛湿化瘀为主;扶正以益气健脾,滋补肝肾为大法。总之应谨守病机,治病求本,祛邪不伤正,扶正不留邪。病性不同,治疗有别,或先攻后补,或攻补兼施,或先补后攻,可一法单用,也可数法合用,依法立方,以平为期。综合来看,辨证论治对改善症状及肝功能有较好疗效,但对病毒的作用尚未肯定。

1. 肝郁脾虚,湿热蕴结证

主症:胸胁胀痛,脘闷纳呆,腹胀乏力,口苦口黏,或见黄疸,小便黄赤,舌质暗红,苔厚腻,脉弦滑。

治法:疏肝健脾,清化湿热。

方药:柴胡疏肝散合黄连解毒汤加减。柴胡 15g,白芍 12g,枳壳

10g,黄连 10g,黄柏 10g,栀子 10g,茵陈 15g,白花蛇舌草 30g,半枝莲 30g,虎杖 15g,益母草 15g,茯苓 15g,生薏苡仁 30g。

加减:肝胃不和,恶心欲吐加竹茹 12g,半夏 10g;肝郁化火,烦热口苦加牡丹皮 10g,栀子 10g;尿少黄赤加白茅根 30g,蒲公英 30g;湿阻较重加白术 10g,山药 15g,车前子 15g(包煎)。

2. 脾肾气(阳)虚,水湿泛滥证

主症:神疲乏力,腰膝酸软,面肢水肿,按之凹陷,尿少带泡沫,面色发白,舌体淡胖,苔白腻,脉沉细。

治法:益气健脾,温肾利水。

方药:补阳健肾汤加减。红景天 15g,淫羊藿 10g,菟丝子 10g,女贞子 10g,山药 15g,茯苓 20g,猪苓 20g,泽泻 15g,益母草 30g,水蛭 6g(研细粉,分 3 次冲服)。

加减:肾阳虚加桂枝 10g,炙附子 15g(先煎);肿甚而喘加车前子 15g(包煎),葶苈子 10g(包煎);血瘀加三七粉 6g(分 3 次冲服)。

3. 肝肾阴虚,湿热留恋证

主症:头晕耳鸣,腰酸腿软,五心烦热,口干咽燥,或有水肿,小便黄赤,大便秘结,舌暗红少津,苔薄黄,脉弦细数。

治法:滋补肝肾,清利湿热。

方药:养阴健肾汤加减。知母 15g,黄柏 10g,生地黄 30g,女贞子 15g,墨旱莲 15g,牡丹皮 15g,地骨皮 15g,石韦 30g,白茅根 30g。

加减:气虚加黄芪 30g,太子参 15g;肝阳上亢加生石决明 30g(先煎),龟甲 30g(先煎);水肿加马鞭草 15g,车前草 15g。

4. 湿热留恋,瘀血阻络证

主症:久病迁延,面色暗黑,形体消瘦,乏力腰酸,胁痛腹胀,尿色黄赤或夹泡沫,舌暗红,或有瘀斑,脉细涩。

治法:活血化瘀,清利湿热。

方药:复元活血汤加减。柴胡 15g,当归 15g,白芍 12g,桃仁 10g,

红花 10g,皂角刺 15g,炙大黄 10g(后下),白花蛇舌草 30g,半枝莲 30g,虎杖 30g。

加减:气虚加黄芪 30g,党参 10g;阳虚加巴戟天 10g,淫羊藿 10g;血虚加何首乌 15g,鸡血藤 20g;阴虚加女贞子 15g,墨旱莲 12g。

(二)西医治疗

抗病毒治疗是乙型肝炎病毒相关性肾炎的主要治疗手段,存在病毒复制是抗病毒治疗的适应证。应用免疫抑制剂具有风险,一般仅用于肝脏损害较轻或无明显乙型肝炎病毒复制者。目的在于阻断肾脏炎症反应,减少蛋白尿,保护肾功能。

1. 抗病毒治疗

(1)干扰素:可抑制乙型肝炎病毒的复制。近年来不少医生用重组人白细胞干扰素-α(interferon alpha,IFN-α)可抑制乙型肝炎病毒复制,肾损害也随之缓解。其作用机制是:①抗病毒作用;②免疫调节作用;③替补作用。因乙型肝炎患者内源性干扰素的能力下降,故可用 IFN-α 代替。具体用法是:IFN-α,每次 500 万 U(300 万~500 万 U),肌内注射,每日 1 次,或隔日肌内注射 1 次,疗程为 8 周~6 个月,一般为 16 周。有 30%~50% 的患者可获得较持久的效果,患者 DNA 聚合酶活力和 HBeAg 及 HBV-DNA 可相继转阴,转氨酶趋于正常。干扰素的不良反应可有发热、寒战、全身不适、恶心、呕吐、腹泻、低血压、头痛、肌肉痛、脱发、骨髓抑制等。

(2)核苷类药物:拉米夫定、阿德福韦酯、恩替卡韦、替比夫定和替诺福韦等,能通过抑制 DNA 多聚酶而阻滞乙型肝炎病毒复制。口服拉米夫定 100mg/d,2~4 周,血清 HBV-DNA 水平可明显下降,服药 12 周,HBV-DNA 阴转率可达 90% 以上。与干扰素相比,核苷类药物具有给药方便和耐受性好的优点。

(3)胸腺刺激素联合阿糖腺苷:近年有用胸腺五肽联合阿糖腺苷、伐昔洛韦(无环鸟苷)治疗本病,使用方法是胸腺五肽每次 2mg,每日或隔日 1 次,肌内注射,共 6 个月(当乙型肝炎病毒抗原转阴时停用);阿糖腺苷(Vira-A)每日 7.5～15mg/kg,用 10%葡萄糖注射液稀释后静脉滴注 8～12 小时,共 2 周。伐昔洛韦 500mg,每日 3 次,溶于适量溶液中静脉滴注,连续 30 天。

2. GC 和细胞毒性药物的使用　GC 有促使乙型肝炎病毒在细胞内复制的危险。若肝炎活动或乙型肝炎病毒仍在复制时不宜使用 GC 或细胞毒性药物。若乙型肝炎相关性肾炎病理表现为膜性肾病或临床表现为肾病综合征者,且肝病病情平稳或乙型肝炎病毒复制指标(HBV-DNA、HBV-DNA 多聚酶、HBeAg 及高效价抗 HBcIgM)阴性时,可使用泼尼松每日 1mg/kg,分 2 次口服,6 周为 1 个疗程,部分病例可获缓解。如单纯用泼尼松效果不佳,可加用 CTX 每日 3mg/kg,隔日 1 次,加入 10%葡萄糖注射液 250ml 中静脉冲击,6 周为 1 个疗程。但要慎重用药,并密切监测肝病变化,若血清中丙氨酸氨基转移酶、HBeAg 及 HBV-DNA 浓度明显增高,尽管无肝炎活动的临床表现,但已提示体内有病毒复制,即应停用。

七、验案举隅

胡某,男,38 岁,干部,甘肃平凉人。初诊日期:2005 年 7 月 25 日。

患者于 1 年前,因疲乏纳差,胁肋胀痛,小便黄,在西安市某医院检查,诊断为乙型肝炎(大三阳),予拉米夫定口服。就诊时,仍感疲乏无力,食欲不振,脘腹胀闷,口苦口黏,腰酸,小便黄,尿中泡沫多。BP 125/75mmHg,胫前压迹,舌质暗红,苔微黄厚腻,脉弦滑。尿检:蛋白(+++),红细胞 2～3 个/HP,蛋白定量 3.44g/24h,总蛋白 53g/L,白蛋白 30.5g/L,血清乙型肝炎病毒抗原阳性,HBV-DNA 阴性。B 超:右肾 10.8cm×5.3cm×2.1cm,左肾 10.6cm×5.1cm×2.0cm。肾活检病理检查:乙型肝炎病毒相关性肾炎(膜型)。中医辨证分析:病位在肝、肾,病性属湿热。辨证:肝郁脾虚,湿热蕴结证。治法:疏肝健脾,清化湿热。选方:柴胡疏肝散合黄连解毒汤加减。用药:茵陈 30g,柴胡 15g,白芍 15g,炒枳壳 12g,焦栀子 15g,白花蛇舌草 30g,半枝莲 30g,虎杖 30g,益母草 15g,茯苓 15g,薏苡仁 30g。14 剂。蛭龙通络胶囊,每次 6 粒,每日 3 次;停服拉米夫定。

二诊(2005 年 8 月 24 日):患者服药后感觉有效,按原方又服半月,自觉精神食欲增加,脘腹已不胀满,入睡难,口干,尿量增多,尿中泡沫减少,下肢肿消,舌质暗红,苔微黄厚腻,脉弦滑。尿检:蛋白(+++),红细胞 0~2 个/HP。上方去栀子、薏苡仁,加黄芪 90g,穿山龙 30g,金樱子 30g。30 剂。蛭龙通络胶囊,每次 6 粒,每日 3 次。

三诊(2005 年 9 月 23 日):精神食欲俱增,头晕,腰酸,五心烦热,口干。BP 130/75mmHg,舌质暗红少津,苔薄黄,脉弦微数。尿检:蛋白(++),红细胞 0~2 个/HP。辨证分析:病位在肝肾,病性属阴虚+湿热。辨证:肝肾阴虚,湿热未净。治宜:滋补肝肾,清利湿热。选方:养阴健肾汤加减。药用:黄芪 90g,太子参 15g,生地黄 30g,女贞子 15g,佩兰 15g,白豆蔻 15g,代代花 10g,牡丹皮 15g,地骨皮 15g,虎杖 30g,石韦 30g,穿山龙 30g。14 剂。蛭龙通络胶囊,每次 6 粒,每日 3 次。

四诊(2005 年 10 月 7 日):除头晕、腰酸、睡眠差、乏力外,他无不适,尿中泡沫明显减少,舌质暗红,苔薄白,脉弦微数。尿检:蛋白(+)。给予益气健肾汤(刘宝厚经验方)加减治疗,30 剂。蛭龙通络胶囊,每次 6 粒,每日 3 次。

五诊(2005 年 11 月 16 日):服药已 4 个月,病情稳定,精神食欲正常,精力充足,睡眠亦好,舌暗红,苔薄白,脉弦微数。尿检:正常。蛋白定量 0.18g/24h,总蛋白 61g/L,白蛋白 35.5g/L,血清 乙型肝炎病毒抗原阳性。因煎药不方便,改用益气健肾胶囊,每次 6 粒,每日 3 次,口服;蛭龙通络胶囊,每次 6 粒,每日 3 次。

五诊(2006 年 10 月 20 日):无症状。尿检:正常。尿蛋白 0.08g/24h。

按语：肝脏与肾脏有着密切的关系，中医学早就有"肝肾同源"的理论。根据中医"治病必求于本"的原则，乙型肝炎病毒相关性肾炎的辨证论治，肝病为原发，肾病为继发，原发为本，继发为标，故治疗上应以肝病为主，这是治疗乙型肝炎病毒相关性肾炎的重要步骤。乙型肝炎病毒相关性肾炎的病因病机为乙型肝炎病毒（疫毒）侵入于肝，入于血分，形成湿热瘀毒互结，下侵于肾，损及肾络，伤及肾气，导致肾失封藏而出现蛋白尿和血尿。因此，湿热瘀毒蕴结肝肾是本病的基本病机，治疗上清热解毒，化瘀祛湿应贯穿整个病程的始终。笔者常用的清热解毒药有白花蛇舌草、半枝莲、茵陈、栀子、虎杖等；化瘀祛湿药常用龙葵、马鞭草、车前草、益母草。培补正气也是本病治疗中不可忽视的方面，西医学也认为，细胞免疫功能低下能使乙型肝炎病毒在体内持续存在。故在本病的治疗上应始终不忘扶助正气，采取扶正祛邪，标本兼治的方法。现代中药药理研究发现，黄芪、女贞子、淫羊藿、红景天等益气、养阴、补益肝肾类药物具有提高细胞免疫功能的作用。

第八节　多发性骨髓瘤肾损害

　　多发性骨髓瘤（multiple myeloma，MM）是一种浆细胞异常增生的恶性疾病。浆细胞异常增生能产生异常的单克隆免疫球蛋白，引起骨骼破坏、贫血、肾功能损害和免疫功能异常。我国多发性骨髓瘤发病率有逐渐增高的趋势，中位发病年龄为56.3岁，发病高峰为50~65岁，男女之比2.4∶1。由于大量轻链从肾脏排泄，合并高血钙、高尿酸、高黏滞综合征等因素，易累及肾脏，就诊时50%以上患者已存在肾功能不全。

一、病因病机

　　多发性骨髓瘤发生的病因尚不明确。可能与职业、辐射接触、慢性抗原刺激、遗传因素、病毒感染等危险因素有关。近年来研究发现

C-myc 基因重组,部分有高水平的 *N-ras* 基因蛋白质表达。被激活的癌基因蛋白质产物可能促使一株浆细胞无节制地增殖。淋巴因子中 IL-6 是促进 B 细胞分化成浆细胞的调节因子。

二、肾脏病理改变

(一)多发性骨髓瘤肾小管间质病变主要有 2 种类型

1. 特征性改变 光镜下肾小管中大量骨髓瘤管型伴周围多核巨细胞反应,多见于远曲小管和集合管。管型色泽鲜亮,折光分层中有裂隙。电镜下可见管型由丝状或菱形结晶组成。

2. 仅表现为急性肾小管坏死而无管型 肾小管上皮细胞变性坏死,胞浆与基膜分离,间质水肿,炎细胞浸润,很少见浆细胞浸润。免疫荧光无特异性,部分有免疫球蛋白及补体沉积。管型中可有 κ 或 λ 轻链,白蛋白沉积,但与多发性骨髓瘤类型无关。若存在小管萎缩和间质纤维化则为慢性病变。

(二)多发性骨髓瘤肾小球病变

1. 轻链型淀粉样变 轻链型淀粉样变发生在轻链型多发性骨髓瘤(占 10%~20%)或 IgD 型多发性骨髓瘤中,多为轻链 λ 型。

2. 轻链沉淀病 轻链沉淀病系膜增厚,基质增宽;系膜结节性硬化,如同糖尿病 K-W 结节改变。

三、临床表现

肾脏受累最常见,表现多样化。大部分多发性骨髓瘤(60%~90%)患者有蛋白尿,可以微量至每日 1g 以上,很少伴有血尿、水肿、高血压,临床常易误诊为膜性肾小球肾炎。达到肾病综合征范围的尿蛋白不常见。有 40%~70% 的患者可出现慢性肾衰竭,其特点为贫血出现早,与肾功能受损程度不平行。临床上多无高血压,有时甚至血压偏低。常因脱水(呕吐、腹泻、利尿剂等)、感染、高尿酸血症、高血钙、肾毒性药

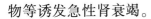

物等诱发急性肾衰竭。

四、诊断标准

多发性骨髓瘤的诊断标准有多种,尚未统一。实践中可采用国内标准:①骨髓涂片浆细胞数>15%且存在畸形浆细胞;②血M蛋白IgG>35g/L,或IgA>20g/L,或IgD>2.0g/L,或IgE>2.0g/L,尿中出现轻链蛋白(M蛋白)>1.0g/24h;③溶骨性病变或广泛的骨质疏松。典型MM诊断需要满足以上3点。如果只有①、③条,考虑为未分泌型骨髓瘤。

临床上出现以下几种情况需考虑MM:①年龄40岁以上不明原因的肾功能不全或蛋白尿;②贫血和肾功能损害程度不成正比;③肾病综合征无血尿、高血压、早期伴贫血和肾衰竭;④早期肾功能不全伴高钙血症;⑤血沉增快高免疫球蛋白血症且易感染;⑥原因不明的成年人范科尼综合征等。

五、鉴别诊断

应注意与原因不明的高丙种球蛋白血症、转移癌的溶骨病变、反应性浆细胞增多症相鉴别。

六、治疗

多发性骨髓瘤肾损害的治疗,仅能采取对症治疗。如能早期治疗骨髓瘤,则有助于肾损害的改善。配合中医药治疗,对改善临床症状颇有好处。

(一)中医辨证论治

1. 阴虚夹瘀证

主症:头晕耳鸣,胸胁疼痛,骨痛剧烈,固定不移,肢体屈伸不利,咽干口渴,全身乏力,五心烦热,大便干结,尿少色黄,舌暗红或有瘀斑,苔少,脉细数。

治法:滋补肝肾,活血化瘀。

方药:六味地黄汤合桃红四物汤加减。生地黄 30g,山茱萸 15g,牡丹皮 10g,山药 15g,枸杞子 15g,野菊花 10g,桃仁 15g,红花 10g,当归 15g,赤芍 15g,川芎 10g。加减:骨痛剧烈者,加乳香 10g,没药 10g,延胡索 15g,全蝎 10g,蜈蚣 2 条以活血化瘀,通络止痛;潮热多汗者,加煅牡蛎 30g(先煎),煅龙骨 30g(先煎),地骨皮 15g 以潜阳固涩;烦躁失眠者,加酸枣仁 30g,知母 15g。

2. 阳虚痰阻证

主症:疲乏无力,食欲不振,脘腹胀满,腰酸腿软,肢体麻木,抬举无力,骨痛有包块,面色苍白,形寒肢冷,大便溏稀,小便清长或夜尿多,舌质淡,舌体胖大有齿印,脉沉细或沉迟。

治法:温补脾肾,化痰通络。

方药:实脾饮合消瘰丸加减。茯苓 30g,白术 15g,草果 10g,厚朴 10g,木香 10g,制附子 10g(先煎),党参 15g,枸杞子 10g,牡蛎 30g(先煎),昆布 30g,浙贝母 30g,夏枯草 15g。

加减:恶心呕吐者,加姜半夏 10g,竹茹 10g,灶心土 30g;纳差腹胀严重者,加大腹皮 10g,砂仁 10g,焦山楂、焦麦芽、焦神曲各 10g。

3. 气阴两虚证

主症:面色少华,气短乏力,腰膝酸软,口干不欲饮,伴手足心发热,大便干,尿色黄,夜尿多,舌淡有齿印,脉沉细。

治法:益气养阴。

方药:参芪地黄汤加减。黄芪 30g,太子参 20g,生地黄 15g,山茱萸 15g,山药 20g,茯苓 15g,牡丹皮 15g,枸杞子 15g,当归 15g,桃仁 15g,红花 10g,水蛭 6g(研细粉,分 3 次冲服)。

加减:骨痛者,加全蝎 10g,蜈蚣 2 条,乳香 10g,没药 10g;贫血严重者,加阿胶 10g,鹿角胶 10g。

4. 热毒炽热证

主症:除骨痛和贫血症状外,伴高热、谵语、狂躁、干呕、腰痛,吐血衄血、咯血尿血,斑疹紫黑或鲜红,舌深绛紫暗,苔焦黄或遍起芒刺,脉细数。

治法:清热解毒,凉血化瘀。

方药:清瘟败毒饮加减。水牛角 60g(先煎),生地黄 30g,生石膏 30g(先煎),栀子 10g,黄芩 10g,知母 15g,连翘 10g,玄参 15g,赤芍 15g,桔梗 10g,生甘草 6g。

加减:血尿加小蓟 30g,白茅根 30g,藕节 30g;神昏谵语者,加石菖蒲 30g,郁金 15g,病情重者,加服安宫牛黄丸。

(二) 对加重肾损害的防治措施

1. 在发生肾功能损害之前,应鼓励饮水,防止脱水,保证尿量在 3L/d。服用碱性药物以碱化尿液,防止异常蛋白质沉积于肾小管。

2. 避免进行肾盂静脉造影和使用肾毒性药物。

3. 纠正高钙血症,可静脉滴注氯化钠注射液,并口服泼尼松 25mg,每日 3 次,大多数患者可缓解。一旦血钙正常,GC 应尽早减量和撤药。

4. 定期做尿细菌培养计数,及时治疗并发的尿路感染,可减轻肾脏损害。

5. 骨髓瘤所致的肾损害,仅能对症治疗,如肾病综合征时,可用 GC、利尿药等。呋塞米对维持一定尿量(100ml/h)有帮助。

(三) 化学疗法

虽然骨髓瘤不能治愈,但大部分患者经过化疗可控制潜在的病灶而改善临床症状和延长生存期。目前化疗药物在快速发展,已从传统治疗向靶向治疗发展。目前多推荐使用化疗方案,应请血液专科医生协助处理。

七、验案举隅

穆某,男,51 岁,干部,江西人。初诊日期:2009 年 7 月 18 日。

　　患者腰痛 5～6 年,服镇痛药、钙片开始有点效果,后来效果全无,身体越来越差,疲乏,尿中泡沫多,遂就诊于多家医院,诊断不明确。于 2008 年 5 月就诊于北京某医院,住院经骨穿和骨髓活检,结果显示浆细胞占 24%,确诊为多发性骨髓瘤,并有肾损害、贫血。采用注射用硼替佐米(万珂)+地塞米松治疗 2 个疗程,腰痛明显减轻,尿蛋白由开始时的(+++)减至(+),但肾功能无改善,遂出院回兰州,出院带药:甲泼尼龙每日 3 片,晨顿服,骨化三醇胶丸(罗盖全)每日 2 片,碳酸钙片每日 1 片。就诊时患者自觉疲乏,腰膝酸软,口干不欲饮,伴手足心发热,大便干,尿色黄,夜尿多,失眠,尿中泡沫多。BP 110/70mmHg,面色少华,舌淡胖嫩,有齿印,舌苔白厚,脉沉细微数。尿检:比重 1.005,蛋白(++),糖(++)。血常规:血红蛋白 98g/L,红细胞比容 0.26L/L,肾功能:Scr 245.6μmol/L,BUN 13.6mmol/L,尿酸 526μmol/L,血钙 3.8mmol/L,尿凝溶蛋白阳性,血浆球蛋白升高,血浆蛋白电泳有 M 球蛋白峰。B 超:双肾体积增大。西医诊断:多发性骨髓瘤肾损害。中医辨证分析:病位在肾(阴)、脾(气),病性属虚。辨证:脾肾气阴两虚证。治则:益气养阴。选方:益气健肾汤(刘宝厚经验方)加减。用药:黄芪 90g,当归 15g,生地黄 20g,女贞子 15g,墨旱莲 15g,莪术 15g,山药 20g,金樱子 30g,芡实 30g,川芎 15g,丹参 15g,煅牡蛎 50g(先煎),14 剂。蛭龙通络胶囊,每次 5 粒,每日 3 次。西药继服甲泼尼龙每日 3 片,晨顿服;葡萄糖酸亚铁 0.3g,每日 3 次;叶酸 10mg,每日 3 次。

　　二诊(2009 年 8 月 2 日):精神稍好,手足心发热减轻,大便通畅,夜尿减少。舌淡胖嫩,苔白稍厚,脉沉细。尿检:比重 1.010,蛋白(+),糖(+)。原方加焦杜仲 15g,川续断 15g,14 剂。其他药物同前。

　　三诊(2009 年 8 月 16 日):精神增进,食欲增加,手足心已不发热,睡眠改善,唯腰酸腿软。舌淡红,胖大,苔薄白,脉沉细。尿检:比重 1.013,蛋白(±),糖(-)。原方改生地黄为熟地黄,加党参 15g,14 剂。甲泼尼龙减为每日 2 片,晨顿服;余药同前。

四诊(2009 年 9 月 2 日):病情一直稳定,精神食欲俱增,腰部酸困。舌淡红,稍胖大,苔薄白,脉沉细。复查:尿检正常,血常规:血红蛋白 130g/L,红细胞比容 0.36L/L,肾功能明显改善:Scr 136.5μmol/L,BUN 9.6mmol/L,尿酸 465μmol/L,血钙 2.9mmol/L。患者因长期煎药不便,遂改为益气健肾胶囊,每次 6 粒,每日 3 次;蛭龙通络胶囊,每次 5 粒,每日 3 次。甲泼尼龙每日 2 片,晨顿服;葡萄糖酸亚铁 0.3g,每日 3 次;叶酸 10mg,每日 3 次。

按语:多发性骨髓瘤系恶性浆细胞瘤,如能早期发现,早期治疗,可使肾脏不受损害或少受损害。本例患者病程已有 5~6 年之久,确诊时肾功能已明显损害,所以治疗除西医对症治疗外,配合中医治疗也只能达到减轻症状、稳定病情的作用。在中医治疗上,笔者认为不论是阴虚还是阳虚,或气阴两虚,或热毒炽盛,必须重用活血化瘀药物,尤其是虫类药物,如水蛭、土鳖虫等,可提高疗效。经验方"蛭龙通络胶囊"就是由水蛭等组成的方剂。

第九节 常染色体显性遗传多囊性肾病

常染色体显性遗传多囊性肾病(autosomal dominant polycystic kidney disease,ADPKD)是最常见的单基因遗传性肾脏病,发病率为 1/1 000~1/400。ADPKD 可发生于任何年龄,60 岁以上老人 ADPKD 发病率约 57.3/100 000,本病临床表现为双侧肾脏发生多个囊肿,囊肿进行性长大,导致肾脏结构和功能逐渐损害。本病可累及多个系统,如肝囊肿、颅内动脉瘤、心脏瓣膜异常及结肠憩室等器官损害,因此,其也是一种系统性疾病。

一、病因及发病机制

本病为常染色体显性遗传病,约 60%患者遗传了父代的致病基因,也约有40%患者为自身基因突变所致。本病的发病机制至今仍不明确,主要有以下几种假说:①螺旋区-螺旋区相互作用假说;②"二次打击"学说;③终止信号假说。具体可归纳为囊肿基因在毒素、感染等环境因素作用下,发生"二次打击",使多囊蛋白功能丧失,引起细胞周期调控和细胞内代谢异常,上皮细胞增殖,形成微小息肉,阻塞肾小管管腔,液体积聚。基底膜成分异常,顺应性差,易扩张形成囊肿。同时新生血管形成,为不断增殖的细胞提供营养。囊肿衬里上皮细胞不断增殖,囊肿进行性增大,最终导致疾病进展和肾功能丧失。

二、病理改变

肾脏肿大、变形,肾脏体积大小与肾脏功能及并发症显著相关。当肾脏超过500g时可出现临床症状,超过1 000g可出现肾功能不全。本病病变囊肿好发于髓襻和集合小管,可分为近端囊肿和远端囊肿。光镜下,肾小管上皮细胞异常增殖,小管管腔局限性扩张,囊肿与囊肿之间存在多少不等的正常肾组织结构。电镜下,可发现囊肿绝大多数衬里上皮细胞表现出分化不良的原始细胞形态,只有极少部分具有类似正常小管的上皮细胞形态。

三、临床表现

常染色体显性遗传多囊性肾病患者随着囊肿的增大出现症状,包括腹部疼痛、血尿、高血压与肾功能不全,严重者可引起邻近脏器和下腔静脉受压,出现呼吸困难与下肢水肿。30%~50%的患者可有肉眼血尿或镜下血尿,多为自发性,也可发生于剧烈运动或创伤后。持续性轻度蛋白尿见于20%~40%非尿毒症患者,在合并肾衰竭中达80%,是促进肾功能恶化的一个重要的危险因素。常染色体显性遗传多囊性肾病患者易发生尿路感染,包括膀胱炎、肾盂肾炎、肾囊肿感染和肾周围囊肿。

四、诊断要点

1. 有明确的常染色体显性遗传多囊性肾病家族史。

2. 基因连锁分析结果阳性。

3. B 型超声检查双侧肾脏皮质、髓质有多个液性囊肿。

4. 可有蛋白尿、血尿和白细胞尿,肾功能可有不同程度损害。

5. 常兼有多囊肝、胰腺囊肿、颅内动脉瘤。

6. 近年来,随着分子遗传学技术的进展,常染色体显性遗传多囊性肾病的诊断已达到症状前和产前诊断水平。

五、治疗

目前常染色体显性遗传多囊性肾病尚无有效干预措施阻断囊肿增大或消除囊肿。早期诊断、有效治疗常染色体显性遗传多囊性肾病并发症及对症支持为主要治疗原则。主要目的是预防靶器官损害、降低患者发病率和死亡率及提高患者生活质量。

(一) 一般治疗

低盐、低脂、高纤维、正常或略低于正常的蛋白质摄入。不食巧克力,不饮咖啡,避免应用非甾体抗炎药。避免剧烈体力活动,以防止囊肿破裂出血。

(二) 对症治疗

常染色体显性遗传多囊性肾病常有腰痛、囊肿出血、感染、结石、高血压和颅内动脉瘤等并发症。这些并发症以对症治疗为主。

1. **止痛** 如疼痛持续或较重时常由囊肿出血、感染或结石所致,应首先进行病因治疗。疼痛持续或较重时,首选非阿片类镇痛药,剧烈疼痛者可选择麻醉性镇痛药。

2. **止血** 常染色体显性遗传多囊性肾病患者的肉眼血尿或囊肿出血多为自限性,一般患者通过卧床休息、止痛、适当饮水、碱化尿液等处理,症状可得到有效控制。有报道用醋酸去氧加压素和抑肽酶能有效控制严重出血。极少数出血量大的患者需要输血治疗。一些血透患者有反复发作的血尿,应选用小分子肝素或无肝素透析。

3. 感染 尿路感染可口服磺胺类或喹诺酮类抗生素。对于急性发作期尿路感染伴全身感染性中毒症状和囊肿感染者,应首选抗生素静脉滴注。

4. 结石 鼓励患者多饮水,结石如有症状可采用震波碎石,内镜取石或手术取石。

(三)控制高血压

高血压作为肾功能损害因素之一,应给予有效监控。药物治疗首选 ACEI,如依那普利 5~10mg,每日 2 次;贝那普利 10~20mg,每日 1 次;培哚普利 4~8mg,每日 1 次。如有咳嗽可换为 ARB,如缬沙坦 80mg,每日 1 次,氯沙坦钾片 25~50mg,每日 1 次,或厄贝沙坦 150mg,每日 1 次。其他降压药如:CCB、β 受体阻滞药、中枢性降压药和利尿药可选择配合使用。对于药物不能控制的高血压,可考虑肾囊肿减压术、肾动脉栓塞术或肾脏切除术。

(四)囊肿穿刺抽液术

在 B 超的导引下,对直径大于 5cm 的囊肿行穿刺抽液术,并注入硬化剂,如无水乙醇、四环素等,可消除部分症状;对单发性肾囊肿大于 8cm 以上伴有症状者,囊肿小于 5cm 或囊肿位于肾盂旁,不宜行囊肿穿刺抽液术。

(五)肾脏替代治疗

控制促进肾功能恶化的因素至关重要。当肾衰竭进展至终末期,需采取替代治疗。透析首选血液透析。

(六)中医治疗

采用中医辨证论治作为辅助治疗,可延缓病程进展,改善常染色体显性遗传多囊性肾病患者的预后。中医认为,多囊肾病是由瘀积所致,早期多见痰瘀内结的实证,若郁而化热,伤阴动血,便形成虚中夹实之证,疾病后期阴损及阳,气血俱虚而为虚劳。

1. 湿热下注证

主症:发热或不发热,口干口苦,不欲饮水,腰部疼痛,小便频数,淋沥不尽,或涩而痛,舌苔黄腻,脉滑数。多见于 ADPKD 伴有感染。

治法:清热利湿。

方药:清热通淋汤加减。半枝莲 30g,金银花 30g,龙葵 15g,石韦 30g,地榆 30g,柴胡 15g,海金沙 15g(包煎),乌药 10g,益智仁 10g,滑石 18g(包煎),甘草 6g。

加减:发热重者,加黄柏 10g,黄芩 10g,连翘 20g;血尿加小蓟 30g,藕节 15g,白茅根 30g;小便量少加泽泻 15g,车前草 30g。

2. 阴虚内热证

主症:腰部肿块,尿赤夹血,浑浊如淋,形体消瘦,五心烦热,口干咽燥,或尿时涩痛,小便频数,舌红少苔,脉细数。多见于 ADPKD 伴血尿者。

治法:滋阴清火,凉血止血。

方药:知柏地黄丸加减。知母 10g,黄柏 10g,生地黄 15g,山茱萸 10g,山药 12g,泽泻 12g,土茯苓 30g,牡丹皮 10g。

加减:伴湿热下注加半枝莲 30g,龙葵 15g,柴胡 15g;血尿明显者,加小蓟 30g,藕节 15g,白茅根 30g;尿色浑浊者,加萆薢 15g;五心烦热,口干咽燥者,加玄参 12g,天花粉 30g,栀子 10g。

3. 阴虚阳亢证

主症:头晕目眩,或头痛,耳鸣,视力减退,烦躁失眠,面色潮红,四肢麻木,甚至突然昏倒、抽搐,舌淡红,苔少,脉细数。多见于 ADPKD 伴高血压者。

治法:滋阴潜阳,平肝息风。

方药:杞菊地黄丸加减。枸杞子 12g,菊花 10g,生地黄 15g,山茱萸

10g,山药 12g,泽泻 12g,土茯苓 30g,牡丹皮 10g。

加减:如肝阳上亢,肝风内动之象明显,出现头晕目眩,视物昏花者,加钩藤 15g(后下),夏枯草 12g,生石决明 30g(先煎),珍珠母 30g(先煎);如头晕目眩,或头痛,耳鸣,烦躁失眠,面色潮红等阴虚阳亢证候明显者,加生龟甲 30g(先煎),生鳖甲 30g(先煎),酸枣仁 30g(捣碎);若见头晕、抽搐、四肢麻木者,加生龙骨 30g(先煎),生牡蛎 30g(先煎)。

4. 脾肾阳虚证

主症:腰部肿块增大,面色发白,小便短少,全身水肿,畏寒肢冷,脘腹胀满,舌淡体胖,苔白厚,脉沉细。多见于 ADPKD 晚期。

治法:温补脾肾。

方药:实脾饮加减。厚朴 10g,白术 20g,木瓜 15g,木香 10g,草果 10g,大腹皮 15g,制附子 15g(先煎),白茯苓 30g,炮姜 10g,益母草 30g。

加减:水肿甚者,加白牵牛子 10g,黑牵牛子 10g,车前子 15g(包煎);腹中疼痛者,加延胡索 10g,川楝子 10g。

六、验案举隅

马某,女,31 岁,工人,回族,兰州市人。初诊日期:2005 年 3 月 12 日。

患者疲乏无力,食欲不振,腰部胀痛,水肿已 1 年余,平日畏寒肢冷,脘腹胀满。家族史:母亲因多囊肾,尿毒症,拒绝透析治疗,于 1 年前病逝,年 62 岁。兄长年 36 岁,亦患有多囊肾。查体:BP 115/75mmHg,胫前压迹,舌质淡红,舌体胖大,苔白厚,脉弦细。尿检:蛋白(+),红细胞 3~5 个/HP,尿蛋白定量 0.98g/24h,血 Scr 152μmol/L,BUN 10.6mmol/L。B 超:双肾多发性囊肿,肝囊肿。西医诊断:常染色体显性遗传多囊性肾病。中医辨证分析:病位在脾肾,病性属阳虚+痰饮。辨证:脾肾阳虚,痰饮凝聚证。治法:温补脾肾,除湿化饮。选方:

实脾饮加减。药用:厚朴 10g,炒白术 20g,木瓜 15g,木香 10g,草果 10g,大腹皮 15g,附子 15g(先煎),茯苓 30g,炮姜 10g,穿山甲 15g,皂角刺 15g,益母草 15g。14 剂。蛭龙通络胶囊,每次 6 粒,每日 3 次。

二诊(2005 年 3 月 25 日):服药后尿量增多,水肿消退,腹胀明显减轻,乏力,食欲欠佳。舌质淡红,舌体稍胖,苔白厚,脉弦细。原方去大腹皮,减茯苓为 15g,加黄芪 60g 当归 15g。14 剂。

三诊(2005 年 4 月 11 日):患者精神食欲俱增,口干,不多饮,不感怕冷。舌质淡红,舌体胖嫩,苔薄白,脉弦细。尿检:正常。中医辨证:脾肾气虚证。选方:芪参地黄汤加减。药用:黄芪 60g,太子参 15g,当归 15g,熟地黄 30g,女贞子 15g,墨旱莲 15g,茯苓 15g,炒白术 15g,穿山甲 15g,皂角刺 15g,益母草 15g。连服 2 月。

四诊(2007 年 9 月 20 日):患者坚持按上方调治 2 年半,病情稳定,肾功能恢复正常。B 超复查:双肾囊肿无变化。遂改用益气健肾胶囊、蛭龙通络胶囊内服。

随访(2011 年 6 月 28 日):患者一直坚持服药治疗,6 年多来精神食欲一直正常,多次复查肾功能均正常。并诉说家住宁夏的哥哥已开始血透治疗,准备做肾移植。

按语:中医认为常染色体显性遗传多囊肾是由于先天不足,肾精亏虚,经脉气血阻滞不畅,瘀血留滞,结于肾脏形成癥积,随着疾病的发展而见腹部囊肿逐渐增大,出现腰部疼痛。其病机是肾虚为本,气滞血瘀为病变的主要病机,故治疗上可分早、中、末三期。采用扶正祛邪,攻补兼施的原则,结合患者的具体情况进行辨证论治。

发病初期,正气未衰,邪气未盛,尚可以活血通络,温化水湿为主,佐以益气扶正之品。病久不愈,正气渐衰,邪气渐盛,常因复感外邪或饮食不节,情志抑郁而表现为正虚邪实,治疗上应标本兼顾,权衡利弊,攻邪而不伤正,扶正而又不碍邪,攻补兼施,切勿操之过急,犯虚虚实实之戒。病至晚期,正气衰败,邪气肆虐,病机错综复杂,或因邪气壅塞三焦,脏腑功能衰竭而演变为关格等重症危候,此时宜采取中西医结合措施,挽救患者生命。由于肾气不足,脉络瘀阻贯穿于 ADPKD 的整个发病过程中,所以益气通络,活血化瘀又可作为本病的治疗大法。笔者的经验是在中医辨证的基础上,加用蛭龙通络胶囊(水蛭粉、地龙粉各等份),每次 6 粒,每日 3 次冲服,三七粉 4.5g,分 3 次冲服,既能活血化瘀,软坚散结,又能止血。

第十节　尿　路　结　石

尿路结石(urinary tract stone)是指发生于肾盏、肾盂以及输尿管、膀胱等部位的结石。是我国临床常见病和多发病。主要是由于尿液中一些与结石相关的离子过度饱和而形成。因各种原因沉淀、潴留于肾盏、肾盂以及输尿管、膀胱等部位,持续增长形成结石。尿路结石的严重程度取决于发病机制和结石的类型、大小和位置。如小结石可以无症状,而鹿角形结石可以引起梗阻性肾病,导致肾功能损害。

一、发病机制

结石形成的机制尚不明确,有以下几种学说。

1. 尿中晶体物过饱和　尿内晶体物质如钙、草酸、尿酸、胱氨酸含量过多,或由于肾重吸收水分过多,导致尿过于浓缩,均会引起晶体物质在尿中浓度过分饱和,导致形成晶体核心,并继续增大或与其他晶体聚合,逐渐形成结石。

2. 蛋白基质　大多数结石含有蛋白基质,其作用可能是:①形成晶体核心;②初形成的晶体核于肾盂中不断吸附尿中晶体,从而促进晶体核的生长。

3. 抑制晶体核形成及聚集的物质减少　正常尿内含有抑制晶体核形成及聚集的物质,包括某些肽类、焦磷酸盐、黏多糖、二磷酸盐、某些离子(如枸橼酸、镁等)、核糖核酸、Tamm-Horsfall 蛋白等。尿中这些抑制物质减少,则易于形成结石。

4. 晶体附着　晶体附着这一过程在结石形成中起了重要作用,结晶体需附着在尿路表面,才能停留足够长的时间形成结石,细胞损伤,暴露附着点可能是晶体附着的先决条件。

5. 晶体共生　某种晶体可在另一种晶体上共同生长,但必需 2 种晶体的面网大小相类似,面网上原子排列也相类似。如草酸盐在尿酸晶体核或磷酸盐晶体上沉积,磷酸盐在草酸晶体核上生长等。这就是临床多数结石含 1 种以上晶体成分的原因。

导致结石形成的其他原因有:①尿的 pH 可影响结石的形成,酸性尿有助于尿酸和胱氨酸沉积,碱性尿有助于磷酸钙和磷酸铵镁的沉积;②各种原因引起的尿流淤积,也会导致结石形成;③尿路感染:分解尿素的细菌所致之尿路感染,在磷酸铵镁结石形成上有重要作用。

二、结石的类型及其特征

钙盐、尿酸、胱氨酸和磷酸铵镁是主要的结石类型。尿路结石很少由单纯 1 种晶体组成,但常以其中 1 种为主体。草酸钙结石和磷酸钙结石,两者常在同一结石内混合存在。

1. 钙结石　在尿路结石中,以钙结石最为常见,约占全部结石的 85%,其中又以草酸钙结石较常见。发病年龄多为青壮年,以男性多见。多有家族史。结石多不透过 X 线,边缘不规则,尿沉渣内可有草酸钙结晶。草酸钙结石常与磷酸钙结石同在一结石内混合存在。

2. 尿酸结石　尿酸结石占结石的 5%~10%,能透过 X 线,以中年男性较多见,在痛风患者中常见。多有家族史。尿沉渣内有时可见尿酸结晶。结石为圆形、长棱形或立方形,光滑或粗糙,黄或黄褐色,坚实。酸性尿(pH<5.5)易形成,常为多发性结石,多有排石史。

3. 胱氨酸结石　较罕见,占结石的 1% 左右,为遗传学疾病,常染色体隐性遗传,虽可在任何年龄起病,但多发生于 20~30 岁。由于含硫,中等度不透过 X 线,而密度均匀。尿沉渣中可见胱氨酸结晶。结石为不定形,亦可为六角形结晶,光滑,淡黄色,柔软,酸性尿易形成。

4. 磷酸镁铵结石　亦称"感染结石"或"三磷酸结石",占结石的 10%~15%,危害性较大。以女性居多,多见于尿路感染患者。其致病菌具有尿素分解酶者(通常是变形杆菌),结石可增长至很大,填塞了整个肾盂和肾盏,呈"鹿角形"表现。中等度不透过 X 线,且其密度不均匀。尿 pH>7.0 时,尿沉渣中可见磷酸铵镁结晶。结石灰白色,质脆。

三、临床表现

尿路结石 2 个最具特征性的临床表现是疼痛和血尿。其他临床表现包括尿路感染和急性肾损伤。

(一) 疼痛

肾结石患者典型的疼痛是输尿管绞痛。疼痛突然发作,沿腹部放射,当结石移至输尿管膀胱联合处时,疼痛放射至腹股沟、睾丸或会阴部。同时可发生大量血尿、尿急、尿频、恶心和呕吐。当结石小于 5mm 时,通常可随着水化自行通过,但较大的结石通常需要泌尿外科干预。

(二) 血尿

结石是引起血尿的常见原因。肉眼血尿常见于大结石和尿路感染、肾绞痛。但应注意肾结石引起的镜下血尿也可以是无痛性的,所以,血尿的临床鉴别诊断非常重要。

四、诊断要点

1. 发生急性梗阻或结石移动时,可有肾绞痛出现。

2. 肉眼或镜下血尿。

3. 如果并发尿路感染,可有膀胱刺激症状。

4. 偶有急性梗阻性少尿、无尿。

5. X 线检查　临床上怀疑有结石的可能,首先应做 X 线腹部平片或 CT 尿路造影,对诊断很有帮助。结石透过 X 线的程度,主要与结石的化学成分、大小、厚度和密度有关。含钙结石、磷酸铵镁结石及胱氨酸结石,均不同程度地不透 X 线。尿酸结石可透过 X 线,腹部平片检查呈阴性。静脉肾盂造影可以明确有无结石存在,并能确定其位置和尿路有无梗阻及整个泌尿系情况。

6. B 超检查　B 超检查主要是探测输尿管有无梗阻。如有梗阻,常见肾盂积液,须外科处理。当患者因种种原因不能做 IVP 时,B 超对结石的诊断亦有帮助。

五、治疗

(一) 一般疗法

1. 多饮水　一天进水量需 3L,睡前宜饮一大杯水,维持尿量在2 000~3 000ml 以上。尿量多,尿比重<1. 010 时,能降低尿结石盐类的饱和度;而且大量尿液对尿路的冲刷作用也可防止小结石的滞留,适用于各种类型结石的预防。需强调的是钙结石患者不宜以饮果汁、茶、含糖碳酸饮料等代替饮水,因果汁、茶含草酸盐,而糖有促钙排泄的作用。

2. 饮食治疗　根据结石类型采用恰当的饮食治疗。如钙结石,应避免高钙和高草酸盐饮食,适当减少钠和蛋白的摄入量。但也不可过分限制钙的摄入,因过低的钙摄入可导致草酸盐的吸收增加。尿酸结石采用低嘌呤饮食。胱氨酸结石采用低蛋氨酸饮食。

3. 体育活动　结石小而健康状况好者,可采用体育活动法,如跳跃、跑步、体操、弯腰时叩击肾区及大量饮水等,以增加结石的活动度,有利于结石的排出。由于多数肾结石位于下盏,故体位的变化有利于增加结石排出的可能。大多数发生肾绞痛的患者可能正经历输尿管小

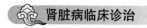

结石自行外排的过程。

（二）泌尿系感染

控制尿路感染及纠正尿路梗阻和畸形。

（三）体外冲击波碎石术（extracorporeal shock wave lithotripsy，ESWL）

凡结石≥0.7cm者，可用ESWL治疗肾盂、输尿管上段结石。本法利用冲击波将结石崩裂成碎片，并发症少，成功率高（肾结石达95%，输尿管上段结石达75%）。常见并发症有：①由结石崩裂的碎片导致输尿管梗阻；②疼痛；③碎石术后败血症，多并发于脓尿、菌尿感染性结石的ESWL患者，故主张这类患者及有尿路感染病史者于ESWL前2周预防性使用抗生素；④术后镜下血尿相当常见，但严重的肾实质出血及明显肾周血肿较罕见。①和②2种并发症与结石的大小有关。对过度肥胖、全身出血性疾病、妊娠、肾功能不全（Scr>117μmol/L）者，不宜行ESWL。

（四）手术治疗

适用于不宜做ESWL或ESWL失败的病例。可采取经皮肾镜取石、输尿管镜取石等。

（五）中医治疗

中医认为引起尿路结石的病因病机有：①多由气候湿热，或涉水淋雨，或居处潮湿等外在湿热之邪过盛，侵袭人体所致；或因下阴不洁，秽浊之邪侵入膀胱，化生湿热。或因嗜食肥甘酒醴之品，损伤脾胃，湿从内生。凡此种种湿热之邪，侵入人体，蕴结于下焦，尿液受其煎熬，结为砂石，阻塞尿路，损伤脉络，故见腰痛、石淋或血淋。②气滞、血瘀既是结石形成的原因，又是主要的病理产物。③肾气不足，膀胱气化不利；肾阴亏虚，阴虚火旺是发病的内因。因此，治疗本病宜从清热化湿，理气活血，滋补肝肾施治。

1. 下焦湿热证

主症：小便短赤，灼热刺痛，淋沥不畅，腰腹疼痛，下牵少腹，或有寒热,恶心呕吐,或伴有血尿,舌红苔黄厚腻,脉滑数。多见于结石活动伴感染者。

治法:清热利湿,通淋排石。

方药:清热通淋汤加减。金钱草50g,龙葵15g,石韦30g,冬葵子30g,海金沙15g(包煎),乌药10g,益智仁10g,滑石18g,甘草6g。

加减:若发热恶寒,加金银花30g,半枝莲30g,柴胡15g,以清热解毒;若腰腹疼痛,恶心呕吐,加白芍12g,炒枳壳12g,竹沥10g,以解痉止呕,缓解疼痛。

2. 气滞血瘀证

主症:小便急迫,排尿不畅,少腹坠胀,或结石嵌顿造成尿路局部充血、水肿、炎症粘连,肾积水,腰痛固定如刺,尿色深红或夹有血块,舌暗红或有瘀斑,脉沉涩。多见于结石粘连伴肾积水。

治法:利气行滞,化瘀排石。

方药:少腹逐瘀汤合沉香散加减。当归15g,赤芍15g,生地黄15g,桃仁10g,红花10g,牛膝10g,沉香6g,陈皮10g,冬葵子10g,王不留行30g,小蓟30g,蒲黄10g(包煎)。

加减:若兼有气虚者,加黄芪30g,党参15g,以补气行滞;血尿明显者,加三七粉1.5g,琥珀粉1.5g,冲服,以化瘀止血;肾积水者,加穿山甲20g(先煎),皂角刺15g,车前子15g(包煎),以散结利水。

3. 肾阴不足证

主症:腰部酸痛,头晕耳鸣,五心烦热,口干咽燥,小便灼热,舌红少苔,脉细数。多见于结石静止期。

治法:滋阴清热,补肾排石。

方药:知柏地黄丸加味。知母12g,黄柏10g,生地黄15g,山茱萸12g,山药12g,牡丹皮10g,茯苓15g,泽泻15g,女贞子12g,墨旱莲12g,海金沙15g(包煎)。

加减:伴血尿加小蓟30g,白茅根30g,藕节15g,以凉血止血;若尿少不畅加猪苓 15g,金钱草 30g,以利尿排石。

4. 脾肾气虚证

主症:病程日久,疲乏无力,排尿不爽,腰酸隐痛,时作时止,遇劳即发,或尿中细砂排出,舌质淡红,苔白厚,脉细弱。多见于结石活动间歇发作。

治法:健脾益肾,补气消石。

方药:无比山药丸加减。怀山药 12g,党参 15g,茯苓 12g,泽泻 15g,熟地黄 15g,山茱萸 12g,菟丝子 10g,杜仲 10g,牛膝 10g,金钱草 30g,冬葵子 10g。

加减:腰酸隐痛者,加枸杞子 10g,巴戟天 10g,以补肾壮腰;疲乏无力,食欲不振者,加炒白术 12g,鸡内金 10g,以补气健脾,兼能消石。

六、验案举隅

董某,男,46 岁,干部,甘肃庆阳人。初诊日期:2003 年 4 月 12 日。

患者于上班时突觉左侧腰腹疼痛剧烈,下牵小腹及睾丸部,欲尿但尿不下,辗转不安,痛苦难忍,遂来就诊,见其症状为典型肾绞痛,诊断为输尿管结石,立即予以足三里注射消旋山莨菪碱无效,又注射黄体酮,疼痛仍不减轻,并伴有恶心,遂针刺公孙穴、阴陵泉穴,疼痛逐渐缓解,欲解小便,见尿色呈深红色带有血丝。舌质暗红,苔黄厚腻,脉滑数。辨证分析:病位在肾,病性属湿热+气滞血瘀。辨证:下焦湿热血瘀证。治则:清热通淋,行气活血。选方:清热通淋汤加减。药用:金钱草 50g,龙葵 15g,石韦 30g,冬葵子 30g,海金沙 30g(包煎),乌药 10g,益智仁 10g,川楝子 15g,延胡索 15g,滑石粉 20g(包煎),杭白芍 15g,甘草 6g。3 剂。嘱回家即煎服,多饮水,多跳动。服药后若疼痛发作不止,速到医院就诊。

二诊(2003 年 4 月 16 日):患者回家即刻煎服中药,虽有疼痛但能忍受,并按医嘱执行,于当晚疼痛即消失,次日又服 1 剂,尿量增多,色淡黄,腹部 X 线平片:肾脏输尿管未见结石影。B 超检查:未见异常。

按语:尿路结石是临床的常见病、多发病。对结石横径在 0.8cm 以下的小结石,尤其是位于输尿管下段的结石,采用中药配合针灸治疗,每能收到较好的疗效,患者董某就属于此种类型。对于结石横径>1.0cm 且不规则的结石,或并发严重尿路感染、尿路梗阻、肾积水、肾功能不全的患者,应采取抗感染、碎石或外科手术治疗。

本例患者临床表现为典型的肾绞痛,给予针刺公孙穴、阴陵泉穴,疼痛立即缓解,说明针刺止痛的效果非常明显。绞痛控制后,接着服用清热通淋汤加减治疗,取得了明显的效果。其用药方法是:血尿明显者,加白茅根 30g,藕节 15g,三七粉 6g(分 3 次冲服),琥珀粉 4.5g(分 3 次冲服);结石固定不移者,加皂角刺 30g,王不留行 30g。并配合针刺公孙穴、阴陵泉穴,多饮水,适当跳动。笔者采用本方治疗输尿管结石(横径在 0.8cm 以下)56 例,平均疗程 1 周,有效率达 91.07%。

第十一节 梗阻性肾病

梗阻性肾病(obstructive nephropathy)是一类由于泌尿系统管腔受阻引起排尿障碍,梗阻上方压力增高,尿液逆流入肾内,引起一侧或双侧肾组织结构受损及肾功能障碍,甚至导致肾积水及肾衰竭的疾病。它是急性或慢性肾衰竭的常见原因之一,也是难治性或反复发作的尿路感染的常见诱发因素。

一、病因

梗阻性肾病的病因多种多样,有先天性及后天获得性,以后天性疾病所致的梗阻占多数,梗阻的病因除泌尿系统本身的梗阻性病变以外,也可由其他系统的疾病造成。梗阻性肾病可分为动力性和机械性 2 种,其中以机械性的梗阻占大多数。不同年龄和性别的患者梗阻的病因也有一定的区别,在儿童中以先天畸形多见;成人常见的病因包括泌尿系统结石、创伤、炎症、结核和肿瘤,老年男性患者以前列腺肥大、前列腺癌多见。梗阻性肾脏病在 60 岁以上老人中的发病率高达 80%。

1. 先天性畸形　尿道狭窄、后尿道瓣膜、先天性膀胱颈挛缩、膀胱输尿管反流、输尿管口囊肿、先天性巨输尿管、肾盂输尿管连接部畸形、肾血管畸形等。

2. 结石　肾、输尿管、膀胱、前列腺或尿道结石。

3. 肿瘤　膀胱癌、前列腺肥大或前列腺癌,病变直接引起前列腺出口处梗阻;原发性输尿管肿瘤;子宫颈癌或盆腔恶性肿瘤直接浸润或转移压迫输尿管。

4. 炎症　输尿管结核、外伤性或淋巴性尿道狭窄。

5. 神经源性　各种原因的神经源性膀胱可继发于脊柱创伤、糖尿病、多发性硬化症及阿尔茨海默病。

6. 其他　原发性腹膜后纤维化;邻近器官病变压迫尿路。

二、尿路梗阻的临床后果

(一) 肾积水的后果

正常肾盏及肾盂各含 5~10ml 尿液,当尿路梗阻持续存在时,梗阻部位的上端发生尿液积聚,尿路开始扩张。输尿管扩张称为输尿管积水,阻塞部位如发生在肾盂输尿管交接处,引起肾盂肾盏积水及扩张,称为肾积水。严重肾积水时该肾明显肿大,触诊可扪及巨大肾脏。肾盂及肾盏显著扩张,可容纳 2 000~3 000ml 尿液,髓质几乎完全破坏,皮质变薄而成为硬化环。急性完全性梗阻,尤其在儿童,肾实质可迅速萎缩,而成固缩肾,肾盂肾盏轻度扩张。

梗阻肾镜检可见肾小管扩张而萎缩,间质慢性炎症,肾小球透明变性,结果与肾硬化相似。引起这些功能组织破坏的机制具体阐述如下。

1. 肾内逆流　尿液或造影剂在膀胱内可沿输尿管逆流至肾盂,尤其在排尿动作时肾盂、肾盏内压增高,则尿液或造影剂进入肾实质。与膀胱输尿管逆流所引起的逆流性肾病相似,可逆流到肾皮质,结果发生梗阻性萎缩肾。

2. 尿路感染 尿路感染是尿路梗阻最常见的并发症。由于感染可加速肾实质破坏,使梗阻上方尿路扩张更为明显。

3. 肾缺血 慢性尿路梗阻不仅因为肾血管收缩而造成慢性肾缺血,肾盂肾盏扩张压迫肾的动静脉,也可使肾血流量减少。长期肾血流量减少可引起梗阻肾缺血性萎缩。

4. 压力性萎缩 肾盂及肾盏因梗阻而扩张,内压增高(由正常的 0~1.33kPa 增高至 2.67~4.00kPa,当膀胱或输尿管收缩时可达 9.33kPa)直接压迫髓质,使肾乳头变平,髓质萎缩。此时常存在肾小管对水和钠重吸收障碍及尿酸化障碍,出现肾性尿崩症及肾小管性酸中度。

(二) 两侧尿路梗阻并发肾衰竭

两侧尿路梗阻可引起急性或慢性肾衰竭。两侧完全性梗阻可突然发生尿闭,出现急性肾衰竭,常伴有肾区钝痛或输尿管绞痛,血清 Scr 及 BUN 升高,部分患者可出现无尿与多尿交替的特征。两侧不完全性尿路梗阻多无特殊的症状,但呈慢性进行性肾功能减退,最后发生慢性尿毒症。

(三) 单侧或两侧梗阻并发尿路感染

膀胱及其以下部位的尿路梗阻极易继发感染,因为:①膀胱内残余尿量增多,膀胱防御机制障碍,细菌易在膀胱内滋长;②因膀胱输尿管逆流及肾盏小管逆流的存在,一旦感染便发生肾盂肾炎,使肾髓质严重损害。尿路梗阻并发感染后,常较难控制,有时需待梗阻解除后,才能控制感染。

(四) 尿路梗阻引起高血压

梗阻性肾病和其他肾脏病变相似,在急性梗阻时多有肾素分泌增多,而慢性梗阻的肾损害产生的高血压多为容量依赖性。单侧急性梗

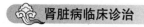

阻性肾病约 30% 的患者发生高血压,慢性双侧性梗阻则高血压的发生率更高。

（五）红细胞增多症

实质性肾损害使肾功能明显障碍,患者多伴有贫血。慢性梗阻性肾病患者亦如此。但有少数患者却相反,出现红细胞增多症。这是由于梗阻肾产生过多的红细胞生成酶所致。如将梗阻肾切除后红细胞增多症就很快消失。

（六）梗阻后利尿

梗阻后利尿有生理性机制和病理性机制。前者是将梗阻期间滞留在体内的电解质、尿素、其他溶质和水排出,导致胞外液容量不足及低血压、低血钠或低血钾等症状。

三、诊断要点

梗阻性肾病因梗阻发生的部位、程度与持续时间的不同而表现为不同的症状和体征。

1. 有些患者可有引起梗阻的原发病表现;有些患者可有梗阻表现,如腰腹部胀痛、肾脏肿大;有些患者可完全没有症状,直至出现尿毒症。

2. 并发尿路感染时,可有膀胱刺激症状,多为顽固性,反复发作。

3. 急性梗阻可引起急性肾衰竭。

4. 慢性不完全性梗阻,可有多尿、夜尿、远端肾小管性酸中毒,晚期可发生尿毒症。

5. X 线、B 超及同位素肾检查对诊断很有帮助。

四、治疗

梗阻性肾病的治疗原则是解除尿路梗阻,使尿路通畅;或减轻梗阻症状;防止尿路感染;保存肾功能。

（一）解除尿路梗阻

1. 解除上尿路梗阻 单侧急性梗阻如急性输尿管结石或血块梗阻，通常是暂时性的，约 90% 可自行缓解。对估计结石可自行排出，肾功能又良好者，可给予对症治疗并定期复查。如结石引起严重肾积液或结石较大（直径>0.8cm）出现嵌顿现象者，应手术取石，排除积液，保护肾功能免受损害；双侧同时梗阻可同时手术或先做一侧手术。对一侧手术者应做好监测工作，一旦发现对侧感染积脓，应立即施行治疗。

2. 解除下尿路梗阻 若病情允许可立即行手术解除，若全身状况不佳或出现尿毒症时，应先插导尿管或造瘘引流尿液减压，待全身状况改善后能耐受手术时，再行手术纠正。

（二）防止尿路感染

解除尿路梗阻有利于控制感染。尿路感染易并发败血症，因此对未并发感染者，应尽快解除梗阻；已发生或反复发生尿路感染的梗阻患者，应根据尿细菌培养和药敏试验选用敏感抗生素，并同时采取措施保证尿路通畅。控制感染应彻底，一般主张抗菌治疗尿培养转阴后应坚持 6 周左右的小剂量抗生素治疗，以达到根除感染灶的目的。

（三）梗阻解除后的治疗

梗阻解除后数小时至 1 日内开始出现多尿，每日尿量可达 4～5L 或更多，一般经过 4 天后便可自行减轻。但若尿量过多，可引起脱水及电解质紊乱，治疗时应适当补充液体，防止低血压、低血容量、低血钠及低血钾的发生。

（四）中医治疗

1. 清热通淋汤加减。金钱草 50g，龙葵 15g，石韦 30g，冬葵子 30g，海金沙 15g（包煎），乌药 10g，益智仁 10g，滑石 18g，甘草 6g。水煎 2 次兑匀，分 3 次服。适用于尿路感染合并结石所致的梗阻。若有发热恶寒，加金银花 30g，半枝莲 30g，柴胡 15g，黄芩 15g，以清热解毒；若腰腹疼痛，恶心呕吐，加白芍 15g，炒延胡索 12g，竹沥 10g，以解痉止呕，缓解疼痛。本方有清热利湿,通利小便之功效。

2. 桂枝茯苓丸(《金匮要略》)加减。桂枝 10g,赤芍 30g,土茯苓 30g,牡丹皮 15g,桃仁 12g,红花 10g,炮山甲 10g,皂角刺 10g,牛膝 15g。水煎 2 次兑匀,分 3 次服。适用于前列腺增生肥大所致的尿路梗阻。若气虚加黄芪 30g,红景天 15g;若肾虚加仙茅 12g,仙灵脾 12g,巴戟天 12g;若大便秘结者加大黄 10g(后下)。本方有活血化瘀,软坚散结之功效。

五、验案举隅

岳某,男,38 岁,干部,浙江人。初诊时间:2009 年 5 月 12 日。

尿频、排尿不利、腰痛,反复发作已 2 个多月,症状明显时自服消炎药,或三金片后可缓解,近 1 周来又复发,腰痛逐日加重,遂来院就诊。查体:舌红,舌体胖大,边有齿痕,舌苔微黄厚腻,脉弦滑。尿检:蛋白(++),红细胞 5~8 个/HP,白细胞 5~9 个/HP。B 超:左肾盂积液,膀胱后壁回声增强。诊断:左肾结石伴肾盂积水,梗阻性肾病。中医辨证分析:病位在肾,病性属湿热+气滞血瘀。辨证:湿热蕴结,气滞血瘀证。治宜清热利湿,行气活血。选方:清热通淋汤加减。药用:金钱草 50g,龙葵 15g,石韦 30g,冬葵子 30g,海金沙 15g(包煎),乌药 10g,益智仁 10g,延胡索 15g,川楝子 15g,滑石 18g(包煎),甘草 6g。3 剂。嘱多饮水,多活动。如服药后疼痛加剧,足三里注射消旋山莨菪碱,如仍不缓解,速来医院就诊。

二诊(2009 年 5 月 16 日):患者按医嘱执行,服药 2 剂后出现腰部和腹部疼痛,遂足三里注射消旋山莨菪碱,半小时后排出深红色尿液,疼痛缓解,继续服完中药,继续上方 3 剂。

三诊(2009 年 5 月 20 日):排尿已无任何不适,自觉乏力,腰部作胀,湿热已除。上方去龙葵,加黄芪 60g,当归 15g。14 剂。

四诊(2009 年 6 月 23 日):1 个月后复查:尿检正常,B 超:左肾盂积液完全消失。

按语：梗阻性肾病是由多种原因引起的尿路梗阻发展而来，本例患者是由肾结石引起的尿路梗阻，若不及时解除梗阻，就会导致不可逆性肾脏功能损害和肾实质破坏。因此，一定要尽快找出梗阻的原因，采取有效措施，积极治疗引起尿路梗阻的原发疾病，特别是及时去除结石、肿瘤、尿路畸形等病因，使尿流保持通畅，使肾脏不要继续受到压迫和损害。本例患者由于结石较小，服用清热、利湿、排石的中药后顺利将结石排出，肾盂积水随之排除。若结石较大(直径>0.8cm)，出现嵌顿现象者，应尽早手术取石，排除积液，保护肾功能免受损害。

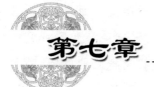

尿路感染性疾病

尿路感染（urinary tract infection）简称尿感，是指病原体侵入尿路黏膜或组织引起的尿路炎症。多种病原体如细菌、真菌、支原体、衣原体、病毒、寄生虫等均可以引起尿路感染。尿路感染是临床常见病和多发病是所有微生物感染中最常见的临床类型之一。

根据流行病学资料显示，普通人群尿感的发生率约为0.91%，女性人群中发生率约为2.05%，40%~50%的女性一生中有过尿路感染的病史，其中尤以生育期女性多见，约为5%，妊娠期妇女的发生率更高，约为10.2%。根据发生的部位，可分为上尿路感染和下尿路感染，前者为肾盂肾炎，后者主要为膀胱炎。肾盂肾炎又分为急性和慢性两种。

尿路感染通常是上行感染引起，即细菌沿尿道上行至膀胱、输尿管乃至肾盂引起感染。当机体抗病能力下降时，尿路抵抗力削弱，容易发生尿路感染。或尿路的完全或不完全阻塞、尿流不畅引起尿液潴留，均有利于细菌感染、繁殖；导尿、膀胱镜检查等对尿路感染的发生有重要作用。急性膀胱炎多见于已婚女性和老年女性，常见于性生活后、妇科手术和月经后。

第一节　急性膀胱炎

膀胱炎根据微生物的不同，分为细菌性和真菌性，以前者最为多见。根据发病的缓急，有急性和慢性之分。急性膀胱炎在年轻女性中发生率约 0.5 人次/年。

一、病因病机

许多微生物侵入尿路均可引起泌尿系感染，最常见的致病菌是肠道革兰阴性杆菌，其中以大肠杆菌最为常见，占急性尿路感染的 80%~90%。其他依次是副大肠杆菌、变形杆菌、产气杆菌、沙雷杆菌、产碱杆菌、粪链球菌、铜绿假单胞菌和葡萄球菌。其中铜绿假单胞菌常发生于尿路器械检查后。变形杆菌、克雷伯菌常见于尿路结石病患者；至于凝固酶阴性的葡萄球菌（柠檬色和白色葡萄球菌）则多见于性生活活跃的妇女。致病菌常为 1 种，极少数为 2 种以上细菌混合感染。厌氧菌感染罕见，偶可发生于复杂性尿路感染。

尿路感染通常是上行感染引起，即细菌沿尿道上行至膀胱、输尿管乃至肾盂引起感染。当机体抗病能力下降时，尿路抵抗力削弱，容易发生尿路感染。或尿路的完全或不完全阻塞、尿流不畅引起尿液潴留，均有利于细菌感染、繁殖；导尿、膀胱镜检查等对尿路感染的发生有重要作用。急性膀胱炎多见于已婚女性和老年女性，常见于性生活后、妇科手术和月经后。

二、临床表现

尿频、尿急、尿痛等膀胱刺激症状是常见的临床表现，一般无全身症状。排尿时尿道烧灼感及膀胱区不适感，是下尿路感染的特征。少数患者有腰痛、低热，偶尔有肉眼血尿。

三、诊断要点

1. 真性细菌尿

（1）膀胱穿刺尿细菌定性培养，有细菌生长。

（2）导尿细菌定量培养,细菌数≥10^3/ml。

（3）正规清洁中段尿(保证尿液在膀胱存留4~6小时以上)细菌定量培养,细菌数≥10^3/ml,如临床上无膀胱刺激症状者,则要求二次中段尿培养。细菌数≥10^3/ml,且为同一菌种。

有上述情况之一,即为真性细菌尿。凡有真性细菌尿者均可诊断为尿路感染。

2. 膀胱刺激症状　尿频、尿急、尿痛,膀胱区不适,白细胞尿,偶有血尿。

3. 有明显膀胱刺激症状,尿中有较多白细胞,但中段尿(保证尿液在膀胱存留4~6小时以上)细菌定量培养,细菌数≥10^2/ml,也可诊断为尿路感染。

四、鉴别诊断

（一）上下尿路感染的鉴别

确定为真性细菌尿,只表明有尿路感染,但细菌究竟是在上尿路(肾盂肾炎)还是下尿路(膀胱炎),需要进一步确定,即进行尿路感染的定位诊断。尿路感染的定位诊断方法有多种,但比较准确的是以下几种。

1. 膀胱灭菌后的尿培养　这种方法费时、昂贵。目前仅用于科学研究。

2. 抗体包裹细菌检查　肾盂肾炎为肾实质感染,机体可产生抗体将致病菌包裹,而膀胱炎为黏膜浅表层感染,细菌无抗体包裹,故抗体包裹细菌检查阳性者多为肾盂肾炎,阴性者多为膀胱炎。根据国内外报道,其敏感性约80%,特异性约90%。

但应注意,抗体包裹细菌检查也有假阳性和假阴性。出现假阳性的原因有:①细菌性前列腺炎;②尿标本被白带或粪便污染;③严重出血性膀胱炎。

假阴性可见于：①肾盂肾炎初期，抗体尚未产生；②小儿患者的结果不可靠。抗体包裹细菌检查的阳性标准目前尚不统一，Jones 认为200 个高倍视野下至少见到 2 个荧光均匀的细菌为阳性。Thomas 等则认为至少有>25%的细菌带有荧光才为阳性。

3. 尿溶菌酶和 β2-微球蛋白测定 尿溶菌酶和 β2-微球蛋白测定对定位诊断有一定帮助，但阳性率不高。

从临床表现定位：临床上如有寒战、发热（>38℃）、腰痛、肾区叩痛和/或压痛等症状，尿中有白细胞管型者，多为急性肾盂肾炎（上尿路感染）。若仅有尿频、尿急、尿痛或排尿不适者，多为膀胱炎。若临床治愈后 6 周后又出现症状，且与前次致病菌不同者，为重新感染。经治疗后细菌尿消失，但于停药 6 周内复发，且致病菌与前次相同者为复发。

（二）尿道综合征

尿道综合征仅有尿频、排尿不适的症状，而无真性细菌尿，可资鉴别。

（三）肾结核

有些尿路感染以血尿为主要表现者易误诊为肾结核，但肾结核膀胱刺激症状更为突出，晨尿培养结核杆菌阳性，尿沉渣可找到抗酸杆菌，而尿普通细菌培养为阴性。IVP 可发现肾结核病灶 X 线征。部分患者可有肺、附睾等肾外结核，可资鉴别。

五、治疗

中西药有机结合治疗，将西药的杀菌、抑菌作用和中药的扶正祛邪药物结合起来，取长补短，不仅可迅速改善临床症状，而且可提高患者免疫功能，减少复发，有望彻底治愈。

（一）西医治疗

1. 急性膀胱炎 急性膀胱炎仅表现为尿频、尿急、尿痛，而其他方面健康的妇女，可先不做尿细菌培养，暂按急性膀胱炎治疗。美国传染病学会（IDSA）强调在选择治疗方案时，需考虑抗菌药物对微生态的影响，即须警惕多重耐药风险。短程疗法被推荐作为急性非复杂性膀胱炎的一线治疗，因其疗效与长程治疗相当，并具有依从性好、成本低、不良反应少等优点。如采用复方磺胺甲噁唑片（复方新诺明）1.0g 加碳酸氢钠 1.0g，每日 2 次；或氧氟沙星 0.2g，每日 2 次；或阿莫西林0.5g，每日 4 次，均连用 3 天。停药 7 天后复查，若无症状，尿培养阴性，即已治愈，无需再进行治疗；如仍有真性菌尿，则为隐匿型肾盂肾炎，应进行尿培养及药敏试验，根据细菌对药物敏感试验结果，选择敏感抗生素治疗 14 天；如复查时仍有尿频、尿急、尿痛等症状，则需做尿细菌定量培养和尿常规，如皆为阴性，很可能是非微生物所致的尿频、排尿不适综合征；如仅有脓尿而无菌尿，可按衣原体所致之尿频、排尿不适治疗。如为老年妇女，可在上述治疗方案基础上加用雌激素治疗，可恢复绝经后妇女泌尿生殖道黏膜的萎缩，使阴道菌丛重现乳酸杆菌，降低阴道 pH，有利于预防尿路感染再发。

2. 再发性尿路感染　女性再发性尿路感染很常见，其中 80% 是重新感染。再发的尿路感染，应进行尿路 X 线检查，必要时需要做其他泌尿系统有关的检查，以确定尿路有无畸形、梗阻或膀胱输尿管反流等可引起尿流不畅的易感因素。如有畸形或梗阻等应给予纠正，否则尿路感染易于再发。对再发性尿路感染应分清是复发还是重新感染。

（1）复发：经治疗症状消失、尿细菌阴转后，在 6 周内又出现尿路感染症状，尿细菌培养与原先的致病菌相同。复发原因主要由于抗菌药使用不妥、肾内浓度不足、细胞壁缺陷细菌形成或尿路结石等因素所致。常见于肾盂肾炎，特别是复杂性肾盂肾炎。治疗应按药敏试验结果，选择敏感抗生素，进行高剂量 6 周疗法。同时尽一切可能纠正尿路解剖上或功能上的异常，否则尿路感染不易彻底治愈。

（2）重新感染：尿路感染经治疗后症状消失，尿菌阴转，在 6 周后又出现尿路感染症状，尿菌培养与原先的致病菌不同，即为重新感染。提示患者机体防御功能障碍。治疗方法与首次发作相同。药物预防应选用低剂量时就有效、不良反应少、对大肠内菌丛的构成和对抗菌药物敏感性影响甚少的药物。为了避免抗生素的不良反应和提高患者的免疫功能,亦可采用中药治疗。

3. 妊娠期尿路感染 治疗上与一般尿路感染相近,但宜选用毒性较小的抗菌药物。一般下尿路感染(膀胱炎)及无症状性细菌尿常选用呋喃妥因、复方磺胺甲噁唑片和第 1 代头孢菌素。初发者或单纯性尿路感染,采用 3 日疗法。复发性尿路感染应给予敏感抗生素治疗 6 周。急性肾盂肾炎孕妇可选用第 2、第 3 代头孢菌素静脉使用,并应住院治疗观察。

4. 男性尿路感染 年轻男性,引起尿路感染的病原体往往是经性传播的微生物,如沙眼支原体;而大于 35 岁的男性,尿路感染的致病菌主要是各种球菌。50 岁以前男性尿路感染常伴有慢性细菌性前列腺炎,可用复方磺胺甲噁唑片 12~18 周疗程治疗,也可采用环丙沙星 0.25g,每日 2 次。50 岁以后,由于前列腺增生,易发生尿路感染,其治疗方法与复杂性尿路感染相同。

5. 留置导尿管的尿路感染 由于使用导尿管而引起的尿路感染是医院内获得性感染最常见的原因。如患者有尿路感染症状,应立即给予强有力的抗生素治疗,并及时更换导尿管。如患者没有尿路感染症状,而仅有无症状性细菌尿,暂不宜治疗,直至导尿管拔除后再给予治疗。

6. 无症状性细菌尿 成人无症状性细菌尿中,只有孕妇需积极治疗,这对保护母亲和胎儿均有益处。如有真性细菌尿,不论有无症状,都应给予 14 天抗生素疗程,用药与妊娠期尿路感染相同。

(二) 中医辨证论治

急性膀胱炎属中医学"淋证"范畴,其病因为湿热,病位在膀胱,病机为机体虚弱时湿热之邪乘虚而侵入膀胱,导致湿热蕴结于膀胱,实证居多。根据急则治其标的原则,治疗以清热解毒,利湿通淋为主。对反复发作者,应扶正祛邪。

1. 膀胱湿热证

主症:尿频、尿急、尿痛,小腹拘急,小便浑浊或短赤,舌质暗红,苔黄厚腻,脉滑数。

治法:清热解毒,利湿通淋。

方药:清热通淋汤加减。金银花 30g,龙葵 15g,石韦 30g,地榆 30g,海金沙 15g(包煎),乌药 10g,益智仁 10g,滑石 18g(包煎),甘草 6g。

加减:有恶寒、发热者,加柴胡 15g,黄芩 10g,连翘 20g;血尿加小蓟 30g,藕节 15g;脓尿加败酱草 30g,生薏苡仁 30g;反复发作者加黄芪 60~90g。

2. 气虚湿热证

主症:膀胱刺激症状时作时止,遇劳即发或加重,疲乏无力,食欲不振,舌淡胖大,苔白厚,脉沉细。

治法:益气健脾,利湿化瘀。

方药:补中益气汤加减。黄芪 30g,党参 15g,白术 15g,当归 10g,柴胡 15g,半枝莲 30g,土茯苓 20g,益母草 20g,地榆 20g,泽兰 15g,甘草 6g。

加减:腰痛者加焦杜仲 15g,炒续断 15g;血尿加白茅根 30g,紫珠草 30g;如有阳虚表现,如畏寒肢冷、舌质淡、舌体胖大、有齿痕,苔白厚者,加制附子 15g(先煎),桂枝 10g。

3. 阴虚湿热证

主症:尿频、尿急、尿痛,尿色黄赤,手足心热,腰酸腿软,咽干唇燥,舌红少苔,脉细数。

治法:滋阴补肾,清热利湿。

方药:知柏地黄丸加减。知母 10g,黄柏 10g,生地黄 15g,茯苓 15g,泽泻 15g,牡丹皮 10g,石韦 30g,车前草 30g,地榆 20g。

加减:兼有气虚者加黄芪 20g,太子参 15g;湿热重者加土茯苓 20g,苍术 10g;血尿加藕节 15g,茜草 15g。

(三)中成药

1. 肾舒颗粒 肾舒颗粒有清热解毒,利水通淋的功效,适用于急性膀胱炎、急性肾盂肾炎、慢性肾盂肾炎急性发作。每次 10g,每日 3 次,冲服。

2. 清淋冲剂 清淋冲剂有清热泻火,利水通淋的功效,适用于膀胱湿热,尿频涩痛,淋沥不畅,癃闭不通,小腹胀满,口干咽燥等症。每次 10g,每日 2 次,冲服。

六、验案举隅

赵某,女,28 岁,干部,浙江人。初诊时间:2011 年 8 月 20 日。

尿频、尿急、尿痛 4 天,尿灼热,小腹部痛,无腰痛,伴有恶心。2 周前有类似发作,就诊于社区医院,诊断为尿路感染,予氧氟沙星服药 3 天,症状即消失。此次发病后自服氧氟沙星已 3 天,症状不见好转,遂来就诊。检查:肾区无叩击痛,输尿管无压痛。舌质红,苔黄厚腻,脉滑数。尿检:镜下白细胞 6~13 个/HP。诊断:急性膀胱炎。中医辨证分析:病位在膀胱,病性属湿热。辨证:膀胱湿热证。治则:清热解毒,利湿通淋。选方:清热通淋汤加减。用药:金银花 30g,龙葵 15g,马齿苋 30g,生地榆 30g,海金沙 15g(包煎),乌药 10g,益智仁 10g,滑石 18g(包煎),甘草 6g。3 剂。嘱多饮水,勿食辛辣食物。

二诊(2011 年 8 月 24 日):服完 2 剂后症状明显减轻,除排尿时尿道有灼热感外,余无不适,舌质红,苔微黄厚,脉微数。上方去海金沙、乌药,加黄芪 30g,当归 15g,红景天 15g。7 剂。

三诊(2011 年 9 月 2 日):服完 7 剂药后,排尿完全正常,再未犯病。此次就诊是因为月经不调、痛经而来。

按语:尿路感染是临床上很常见的一类疾病,多数患者在就医时已自行服用抗生素等药物,当症状未能得到控制时才来就诊,因此诊断属哪类病型至关重要,这关系着采用哪一种治疗方案。所以一定要全面了解病史和用药情况,首先确定患者属上尿路感染,还是下尿路感染,病原菌可能是哪一种,然后采取相应的治疗方案给予治疗,待症状缓解后,停药 3 天,再做检查。中药治疗尿路感染有一定的优势,特别是对抗生素过敏或产生耐药性的患者尤为适宜。根据笔者多年的经验,治疗急性膀胱炎的疗效,中药起效虽不如抗生素快,但不良反应小而少,治疗的整体性强。特别是反复再发的尿路感染,采用扶正祛邪的方法治疗,既能清热解毒,利湿通淋,又可提高机体的免疫功能,减少再发。

清热通淋颗粒(刘宝厚经验方清热通淋汤医院颗粒制剂,下同)是刘宝厚教授数十年的经验方,本方是根据尿路感染急性阶段湿热蕴结下焦,膀胱气化不利的病机特点,采用清热解毒,利湿通淋的中药所组成。刘宝厚等临床观察 52 例急性膀胱炎患者,清洁中段尿培养阳性,菌株以大肠杆菌最多见,占 87%,其次是变形杆菌,占 11%,产气杆菌占 2%。临床表现均有膀胱刺激症状,并经尿抗体包裹细菌、尿 $\beta2$-微球蛋白检查排除上尿路感染后,采用清热通淋颗粒治疗,每次 1 包(5g),每日 3 次,冲服。连服 3 天。结果:52 例急性膀胱炎全部近期治愈,停药 1 个月,均无复发。治疗期间有 5 例出现反酸,3 例大便稀,但均不影响继续服药。说明中医中药治疗急性膀胱炎有较好的疗效,且不良反应小。

第二节　急性肾盂肾炎

急性肾盂肾炎(acute pyelonephritis),是由细菌侵入肾小管、肾盂和肾间质所引起的急性炎症。可发生于任何年龄,多见于育龄妇女。

一、病因和病机

急性肾盂肾炎主要致病菌是革兰阴性杆菌,最常见的是大肠埃希菌和变形杆菌。当机体防御功能下降;或尿路的完全或不完全梗阻、尿流不畅引起尿液潴留,有利于细菌感染、繁殖;或膀胱输尿管反流;导尿、膀胱镜检查和其他尿道手术、器械操作等医源性因素对肾盂肾炎的发生有重要作用。感染多由下尿路上行引起,可累及一侧或两侧肾脏。

二、临床表现

急性肾盂肾炎常表现为寒战、发热(体温≥38℃)、腰痛、恶心和呕吐、肋脊角触痛,伴或不伴尿路刺激症状。尿沉渣革兰染色有助于区分革兰阳性或阴性菌感染,进而有助于抗菌药物的经验性选择。

三、诊断要点

1. 起病急,尿频、尿急、尿痛和排尿时尿道口灼热感,腰痛,肋脊角压痛和叩击痛。

2. 重者常有中度或重度发热、寒战、全身不适、头痛、恶心、呕吐。轻者无明显全身症状。

3. 如有真性细菌尿,定位诊断支持上尿路感染(尿抗体包裹细菌阳性,尿溶菌 酶升高,尿 β2-微球蛋白升高,尿白细胞、红细胞管型可见)。

4. 单剂或 3 日疗法无效。

5. B 超、腹部 X 线平片、静脉肾盂造影 检查肾脏常无形态学变化。

四、治疗

(一) 西医治疗

尽量在治疗前行尿培养细菌学检查和药敏试验。在获得药敏结果前,首选对革兰阴性杆菌有效的抗生素。

1. 轻型急性肾盂肾炎 可口服有效抗生素,疗程 2 周,常用药包括复方磺胺甲噁唑片、喹诺酮类、青霉素类和头孢菌素类抗生素。

2. 中等程度的肾盂肾炎　可肌内或静脉注射抗生素,如喹诺酮类、青霉素类和头孢菌素类抗生素。如出现败血症,可联合使用 2 种或 2 种以上抗生素。治疗数天后如病情好转,可以在体温正常后,续用相应口服抗生素,疗程 2 周。如无效,应按药敏试验结果更换抗生素。

3. 重症肾盂肾炎　可联合使用 2 种以上抗生素静脉注射,必要时做相关的影像学检查除外尿路梗阻等复杂情况。有寒战、高热,血白细胞显著升高、核左移等严重的全身感染中毒症状,甚至出现低血压、呼吸性碱中毒,疑为革兰阴性细菌败血症者,在未获得致病菌的药物敏感试验结果之前,可先选用下述抗菌药物联合治疗:①半合成的广谱青霉素,如哌拉西林 3g,每 6 小时静脉滴注 1 次;②氨基糖苷类抗生素,如妥布霉素或庆大霉素,剂量均为 1.7mg/kg,每 8 小时静脉滴注 1 次;③第 3 代头孢菌素类,如头孢曲松钠静脉滴注,每次 1g,每 12 小时 1 次;或头孢哌酮钠静脉滴注,每次 2g,每 8 小时 1 次。通常使用 1 种氨基糖苷类,再加 1 种半合成广谱青霉素或第 3 代头孢菌素类。后两者与氨基糖苷类联用,有协同作用。如未能排除革兰阳性球菌感染,可加用氨苄西林 30mg/kg,每 6 小时静脉滴注 1 次。配合中药治疗,对改善症状和提高机体免疫力有一定的作用。

(二) 中医辨证论治

急性肾盂肾炎属中医学"淋证"范畴,其病因为湿热,病位在肾与膀胱,病机为肾气虚损,膀胱气化失常,湿热之邪乘虚而入侵膀胱,波及于肾,导致湿热蕴结于肾,实证居多。根据急则治其标的原则,治疗以清热解毒,利湿通淋为主。对反复发作者,应扶正祛邪。

1. 膀胱湿热证

主症:尿频、尿急、尿痛,小腹拘急,小便浑浊或短赤,舌质暗红,苔黄厚腻,脉滑数。

治法:清热解毒,利湿通淋。

方药:清热通淋汤加减。金银花 30g,龙葵 15g,石韦 30g,地榆

30g,海金沙 15g(布包),乌药 10g,益智仁 10g,滑石 18g,甘草 6g。

加减:有恶寒、发热者,加柴胡 15g,黄芩 15g,连翘 20g;血尿加小蓟 30g,藕节 15g。

2. 肝胆湿热证

主症:发热恶寒,寒热往来,尿频、尿急、尿痛,腰痛拒按,恶心呕吐,舌质暗红,苔黄厚腻,脉弦数。

治法:清利肝胆,利湿通淋。

方药:龙胆泻肝汤加减。龙胆草 6g,栀子 10g,黄芩 10g,柴胡 10g,生地黄 15g,泽泻 10g,车前草 30g,地榆 20g,忍冬藤 30g。

加减:湿热重者加土茯苓 30g,连翘 15g;恶心呕吐者加竹茹 10g,陈皮 10g;血尿加小蓟 30g,紫珠草 30g。

3. 气虚湿热证

主症:尿路感染症状时作时止,遇劳即发或加重,疲乏无力,食欲不振,舌淡胖大,苔白厚,脉沉细。

治法:益气健脾,利湿化瘀。

方药:补中益气汤加减。黄芪 30g,党参 15g,白术 15g,当归 10g,柴胡 6g,土茯苓 20g,益母草 20g,地榆 20g,泽兰 15g,甘草 6g。

加减:腰痛者加焦杜仲 15g,炒续断 15g;血尿加白茅根 30g,紫珠草 30g。

4. 阴虚湿热证

主症:尿频、尿急、尿痛,尿色黄赤,手足心热,腰酸腿软,咽干唇燥,舌红少苔,脉细数。

治法:滋阴补肾,清热利湿。

方药:知柏地黄丸加减。知母 10g,黄柏 10g,生地黄 15g,茯苓 15g,泽泻 15g,牡丹皮 10g,石韦 30g,车前草 30g,地榆 20g。

加减:兼有气虚者加黄芪 20g,太子参 15g;湿热重者加土茯苓 20g,苍术 10g;血尿加藕节 15g,茜草 15g。

五、临证经验

经验一　菌毒并治

急性肾盂肾炎,采用敏感抗生素配合中药治疗,对解除全身中毒症状、提高尿菌阴转率和减少复发,均有显著的疗效。抗生素的杀菌、抑菌作用虽强,但对细菌产生的毒素缺乏清除作用,即缺乏解毒作用。所以应用抗生素的同时,配合使用解毒的药物,"菌毒并治"效果尤佳。对产生耐药性和对抗生素过敏的患者,中药治疗尤为必要。

经验二　急性肾盂肾炎的诊断

临床上如有下述情况,便可诊断为急性肾盂肾炎。

1. 尿急、尿频或/和尿痛的患者,如同时发热超过 38℃,有明显的肋脊角疼痛、叩击痛和/或压痛。

2. 以尿频、尿急、尿痛为主诉,而无全身症状,外表上看起来是"健康"的妇女,可先予 3 日抗菌疗法,如复方磺胺甲噁唑片 1g,每日 2 次,口服,共 3 日,如能治愈,则为膀胱炎,如在停止治疗后 1 周至 1 个月内复发(大多数在 1 周时复查中段尿定量培养和尿常规时,发现复发),则为肾盂肾炎。

经验三　清热通淋汤临证应用

清热通淋汤是刘宝厚教授根据尿路感染急性期湿热蕴结下焦,膀胱气化不利的病机特点,采用清热解毒,利湿通淋的中药所组成。刘宝厚等曾对 18 例清洁中段尿培养阳性,尿菌计数 $\geq 10^3/ml$,尿抗体包裹细菌阳性和尿 β2-微球蛋白升高,符合急性肾盂肾炎诊断标准的患者采用清热解毒,利湿通淋法治疗,清热通淋颗粒,每次 1 包(6g),每日 3 次,冲服,连服 14 天。结果:18 例急性肾盂肾炎近期治愈 16 例(88.89%),治疗失败 2 例(11.11%),此 2 例均有复杂因素。治疗期间有 4 例出现反酸,2 例大便稀,但均不影响继续服药。说明中医中药治疗急性肾盂肾炎有较好的疗效,且不良反应小。

六、验案举隅

马某,女,38 岁,农民,甘肃临夏人。初诊时间:2010 年 3 月 1 日。

尿频、尿急、尿痛、腰痛 1 周,发热发冷,在当地医院输液(据说是环丙沙星)3 天无效,来兰州就医。T 38.6℃,急性病容,肋脊角叩击痛,舌红少津,苔黄厚,脉滑数。尿检:隐血(+++),镜下:红细胞 10~15 个/HP,白细胞 13~18 个/HP,清洁中段尿培养为大肠杆菌,尿菌计数≥10^5/ml,尿抗体包裹细菌阳性和尿 β2-微球蛋白 15ng/ml。诊断:急性肾盂肾炎。中医辨证分析:病位在肾、膀胱,病性属湿热。辨证:下焦湿热蕴结,膀胱气化不利。治则:清热解毒,利湿通淋。选方:清热通淋汤加减。用药:金银花 30g,柴胡 15g,黄芩 15g,连翘 20g,龙葵 30g,地榆 30g,海金沙 15g(布包),乌药 10g,益智仁 15g,滑石 30g(布包),小蓟 30g,生藕节 15g,甘草 6g。3 剂。嘱多饮水。

二诊(2010 年 3 月 4 日):热退,尿频、尿急、尿痛减轻,腰痛,大便稀,每日 2 次,舌红,苔黄厚,脉滑数。原方去连翘,龙葵减量为 15g,加炒白术 15g。3 剂。

三诊(2010 年 3 月 7 日):尿频、尿急、尿痛消失,腰痛明显减轻,大便正常,乏力纳差,舌红,苔微黄,脉弦细微数。下焦湿热十去其八,正气虚弱,治宜益气健脾,兼清湿热(即扶正祛邪)。选方:补中益气汤加减。用药:黄芪 30g,党参 15g,炒白术 15g,当归 10g,柴胡 15g,土茯苓 20g,生薏苡仁 30g,败酱草 15g,益母草 15g,地榆 20g,甘草 6g。7 剂。

四诊(2010 年 3 月 15 日):精神食欲俱增,排尿无不适,腰酸。舌红,苔微黄,脉弦细。尿检正常,清洁中段尿培养阴性。予通淋健肾胶囊,每次 5 粒,每日 3 次;金水宝,每次 3 粒,每日 3 次,以善后,疗程2 周。

五诊(2010 年 5 月 23 日):无任何不适,停药 1 个月余,再未复发,已能做田间劳动。

按语：急性肾盂肾炎中医辨证属下焦湿热证，一般治疗原则是清热解毒，利湿通淋。对控制单纯性上尿路感染急性期症状疗效较好，但对正气虚弱，免疫功能低下，反复发作的患者，单纯祛邪的治法，往往达不到根治目的，必须采取扶正祛邪的方法，才能彻底治愈。本例患者的治疗，就是在急性尿路感染症状控制后，即采取扶正祛邪的方法治疗，所以停药1个月余再未复发，并能做田间劳动。

第三节　慢性肾盂肾炎

慢性肾盂肾炎（chronic pyelonephritis）是指发生于肾盂和肾盏的炎症，大多由细菌感染所致，最常见的致病菌为大肠埃希菌等革兰阴性杆菌。慢性肾盂肾炎通常是指病程超过半年或1年的肾盂肾炎。由于慢性肾盂肾炎常常隐匿发展，导致疾病迁延不愈，最终有一部分患者可发展至慢性肾功能不全，据报道由慢性肾盂肾炎所致者可达20%左右。

一、病因及发病机制

革兰阴性杆菌为尿路感染最为常见的致病菌，其中尤以大肠埃希菌最常见，占全部尿路感染的80%~90%，其次为变形杆菌和克雷伯菌。5%~10%的尿路感染由革兰阳性球菌引起，主要为粪链球菌和凝固酶阴性的葡萄球菌。慢性肾盂肾炎的发病机制与急性膀胱炎和急性肾盂肾炎等普通尿路感染的机制一致，但普通尿路感染最终发展至慢性肾盂肾炎，有其一定的特殊性，主要是尿路存在复杂情况，如泌尿系结石、输尿管狭窄或周围脏器压迫导致尿路梗阻，细菌残留泌尿道所致。

二、临床表现

慢性肾盂肾炎起病往往隐匿，临床表现较复杂且病程经过较隐蔽，全身及泌尿系统局部表现均可不典型。

1. 尿路感染的表现　虽然有一半以上患者可有急性肾盂肾炎病史,但尿路感染的表现不明显,除非在急性发作时可表现为典型的畏寒、高热、头痛及肌肉酸痛等全身症状及尿频、尿急、下腹部疼痛等尿路刺激症状,绝大多数患者往往平时没有特殊不适,偶尔表现为间歇性无症状性细菌尿或间歇性尿路刺激症状及低热。

2. 肾小管间质受损的表现　慢性肾盂肾炎除有尿路感染的表现外,最重要的一点是其到了后期可出现不同程度肾小管间质功能受损的表现,如高血压、尿浓缩稀释功能障碍导致夜尿增多及低比重尿等;肾小管重吸收功能异常可导致电解质紊乱,如低钠血症、低钾或高钾血症、肾血管性酸中毒等;小管间质损害还可导致促红素的生成障碍,患者出现与肾衰竭程度不成比例的贫血,病情进一步发展可使患者最终进入终末期肾脏病。

3. 常见的并发症有肾乳头坏死、肾周围脓肿。

三、诊断要点

除反复发作泌尿系感染的病史之外,慢性肾盂肾炎的诊断必须结合影像学检查及肾功能检查。

1. 影像学检查　肾脏外形凹凸不平,且双肾大小不等。

2. 静脉肾盂造影可见肾盂肾盏变形,狭窄。

3. 持续性肾小管功能损害。

具备上述 1、2 项的任何 1 项,再加第 3 项即可诊断为慢性肾盂肾炎。

四、治疗

慢性肾盂肾炎的治疗,关键在于积极寻找并治疗导致感染长期不愈的易感因素。如解除尿路复杂情况;积极提高患者的免疫力;在感染存在时选用敏感的抗生素,按疗程治疗,避免感染的复发及重新感染。

(一)西医治疗

慢性肾盂肾炎急性发作时,需按急性肾盂肾炎方案治疗。由于尿路感染的致病菌80%~90%是由大肠埃希菌所引起,可在留取尿液标本行细菌培养和药敏试验后立即予以针对革兰阴性菌的抗生素治疗,72小时显效者无须更换药物,否则需根据药敏结果选择抗生素。

对于病情较轻者可采用口服抗生素,如喹诺酮类,半合成青霉素类及头孢菌素类,疗程一般10~14天,疗程结束后若尿菌仍阳性,应根据药物敏感试验选用敏感抗生素治疗4~6周。对于病情较重,全身中毒症状明显者,宜采取静脉给药方式,必要时可联合用药。

如治疗无效,或反复频发者,宜采用长疗程、低剂量抑菌疗法,方法是每晚睡前排尿后,口服1次单剂量的抗生素(如复方磺胺甲噁唑片、诺氟沙星)。剂量一般是每天剂量的1/3~1/2,治疗1周后复查尿培养。长疗程抑菌法可用1年或更长时间。如有尿路复杂因素(如梗阻、反流),应及早纠正。控制和清除体内感染病灶(如前列腺炎、慢性妇科炎症等)。

(二)中医辨证论治

慢性肾盂肾炎的中医病机是正气虚弱,湿热留恋,系正虚标实之证,治疗原则是扶正祛邪,通过提高患者的免疫力以祛除病邪。

1. 气阴两虚,湿热留恋证

主症:尿频、排尿不适或小便淋沥不畅,时有发作,间歇性低热或手足心热,口干舌燥,腰部酸痛,食欲减退,倦怠乏力,舌质暗红,舌体胖嫩,苔白或根部黄厚,脉细弱或细数无力。

治法:益气养阴,清热利湿。

方药:参芪地黄汤加减。黄芪50g,太子参15g,生地黄15g,山茱萸10g,山药15g,牡丹皮10g,土茯苓20g,地榆30g,益母草20g,忍冬藤20g,乌药10g。加减:腰部酸痛加桑寄生15g,续断15g;低热加鳖甲

15g(先煎),知母 10g,黄柏 10g;血尿加小蓟 30g,生藕节 30g。

2. 肝肾阴虚,湿热稽留证

主症:尿频、排尿不适或小便淋沥不畅,时有发作,头晕耳鸣,视物模糊,腰部酸痛,低热或五心烦热,口干舌燥,或有血尿,舌红苔少,脉细数。

治法:滋补肝肾,清热化湿。

方药:知柏地黄丸加减。知母 10g,黄柏 10g,生地黄 15g,山茱萸 10g,山药 15g,牡丹皮 10g,地骨皮 15g,土茯苓 20g,地榆 20g,龙葵 15g,益母草 20g。

加减:眩晕耳鸣加野菊花 10g,钩藤 10g(后下);血尿加小蓟 30g,生藕节 30g。

3. 脾肾气虚,湿浊缠绵证

主症:每因劳累则见尿频、排尿不适或小便淋沥不畅,腰部酸痛,食少神疲,少腹坠胀,甚则畏寒肢冷,夜尿增多,面浮肢肿,舌淡苔白,脉沉细。

治法:健脾益肾,清利湿浊。

方药:无比山药丸加减。山药 30g,茯苓 15g,生地黄 15g,菟丝子 15g,沙苑子 12g,生薏苡仁 15g,蒲公英 15g,怀牛膝 10g,焦杜仲 12g,泽泻 12g。

加减:水肿加车前子 15g(包煎);畏寒肢冷加炙附子 10g(先煎),桂枝 10g;少腹坠胀加黄芪 15g,党参 15g,升麻 6g。

4. 肝胆郁热,湿热内蕴证

主症:尿频、尿急、尿痛或小便淋沥不畅,反复发作,发热寒战,腰部胀痛,恶心纳呆,舌红苔黄腻,脉滑数。

治法:疏肝利胆,清热利湿。

方药:大柴胡汤合猪苓汤加减。大黄 10g(后下),柴胡 15g,黄芩 12g,白芍 12g,清半夏 10g,枳壳 12g,猪苓 15g,土茯苓 20g,地榆 20g,滑石粉 20g(包),甘草 5g。

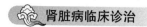

加减:恶心呕吐加竹茹10g,生姜10g;发热寒战加金银花30g,连翘20g;腰痛加焦杜仲15g,穿山甲15g(先煎),川芎10g。

五、临证经验

经验一 慢性肾盂肾炎的诊断要点

以往临床上按急性肾盂肾炎病史的长短(超过半年或1年)来诊断慢性肾盂肾炎,这是不正确的。慢性肾盂肾炎的诊断要点应是:①有慢性间质性肾炎的临床表现;②影像学检查有肾盂、肾盏纤维化和变形;③有确切的尿路感染病史和真性细菌尿。本病的临床表现差异很大,有以反复发作的尿路感染为主要表现;有以反复发作的低热为主要表现;有以多尿、夜尿增多或酸中毒为主要表现;亦有以高血压为主要表现,因此,临床上一定要详细了解病情,如有可疑,应做进一步检查。

经验二 慢性肾盂肾炎的肾脏病理改变

慢性肾盂肾炎的肾脏病理改变为肾间质瘢痕形成,肾盂、肾盏纤维化和变形,这种改变符合中医学的"血瘀癥积",因此,笔者主张在辨证论治的基础上加入活血化瘀、软坚散结的中药,如桃仁、红花、穿山甲、皂角刺、三棱、莪术、水蛭、蟅虫等。促进肾脏血液循环,减少纤维组织形成,提高治疗效果。

六、验案举隅

章某,女,46岁,工人,甘肃天水人。初诊时间:2008年6月8日。

疲乏,腰酸痛,偶感尿频、尿涩,夜尿多已5~6年,反复发作,症状明显时服诺氟沙星数天后症状即减轻,但未进行系统检查和治疗。近期因劳累后,腰部酸痛,尿频、排尿不适,少腹坠胀,疲乏纳差,来门诊求治。查体:颜面虚浮,肋脊角叩击痛及输尿管上段压痛,舌淡胖大,苔白厚,脉沉细。尿检:白细胞5~8个/HP。初步诊断:慢性肾盂肾炎。中医辨证分析:病位在脾、肾,病性属虚(脾肾气虚)+湿浊。辨证:脾肾气虚,湿浊缠绵。治则:健脾益肾,清利湿浊。选方:无比山药丸加减。用药:山药 30g,土茯苓 30g,生地黄 15g,菟丝子 15g,沙苑子 12g,生薏苡仁 15g,地榆 30g,牛膝 10g,焦杜仲 12g,泽泻 12g。7 剂。嘱明日做尿培养及肾功能检查之后,再开始服药。

二诊(2008 年 6 月 15 日):尿频、尿涩减轻,尿量增多,水肿消退,尿培养为变形杆菌,尿细菌计数 $\geq 10^5/ml$;尿溶菌酶升高(21U/L),尿 β2-微球蛋白升高(418ng/ml)。静脉肾盂造影示:肾盂肾盏变形,狭窄。确诊为慢性肾盂肾炎。上方继服 7 剂。

三诊(2008 年 6 月 25 日):精神食欲增进,排尿无不适,夜尿多,舌淡红稍胖大,苔白根部稍厚,脉沉细。辨证分析:病位在脾、肾,病性属虚+湿浊。辨证:脾肾气阴两虚,湿浊未净。治则:益气健肾,兼除湿浊。选方:益气健肾汤加减。用药:黄芪 60g,当归 15g,生地黄 20g,女贞子 15g,墨旱莲 15g,土茯苓 30g,地榆 30g,焦杜仲 15g,金樱子 15g,芡实 20g。14 剂。金水宝 5 粒,每日 3 次。

四诊(2008 年 7 月 5 日):无明显不适,夜尿减少为 2~3 次,劳累后腰部酸痛,舌淡红,苔薄白,脉沉细。尿检正常。予补阳健肾胶囊,6 粒,每日 3 次;蛭龙通络胶囊 6 粒,每日 3 次。连服 3 个月后复查。

五诊(2008 年 10 月 20 日):无症状,尿培养阴性;尿溶菌酶、尿 β2-微球蛋白均正常。

按语:慢性肾盂肾炎常有反复发作、遇劳即发的特点,中医病机多为正气虚弱,湿热留恋,系正虚邪实,虚实夹杂之证。临床上早期多见气阴两虚,膀胱湿热证,患病日久则以脾肾气虚,湿浊缠绵证为多。急性发作时以肝胆郁热,湿热内蕴证多见,病情控制后又以肝肾阴虚,湿热稽留证多见。说明中医"同病异治"的道理就在于此。本例患者病程已有五六年之久,反复发作,脾肾阳气大伤,表现为脾肾气虚,湿浊缠绵之证。经健脾益肾,清利湿浊的方药治疗,半个月之后病情明显好转,体力也有增强,随着证型的变化,后经益气健肾,兼除湿浊法治疗,取得了痊愈。

第四节　尿道综合征

尿道综合征又称无菌性尿频、排尿不适综合征,是指仅有尿频、尿急和/或尿痛的症状,而中段尿细菌定量培养阴性,并排除结核菌、真菌和厌氧菌等感染者。

尿道综合征又可分为:①感染性尿道综合征:是由微生物引起的感染,如支原体和衣原体感染;②非感染性尿道综合征:经检查确切排除微生物引起的感染。本节主要介绍非感染性尿道综合征。

引起本病的原因不明,可能与下列因素有关:①焦虑性神经官能症;②尿流动力学的异常,如逼尿肌和括约肌功能失调;③过敏或化学激惹,如尼龙内裤、外用避孕工具、洗洁液、除臭喷雾剂等;④非特异性膀胱三角炎。

一、诊断要点

1. 多见于中年妇女。

2. 有尿频、排尿不适的症状。

3. 确切排除尿路细菌、真菌、衣原体感染。

4. 有长期使用抗生素而无效的病史。

二、治疗

本病预后虽无大碍,但病情缠绵,甚是痛苦,中医治疗本病有独特的疗效,是首选的治疗方法。

(一) 中医辨证论治

1. 肝郁气滞证

主症:尿频、排尿不适,少腹胀满,胸闷不舒,烦躁失眠,情绪激动,月经不调,舌红苔白,脉弦细。

治法:疏肝解郁,安神清淋。

方药:丹栀逍遥散加减。牡丹皮 10g,栀子 10g,当归 15g,白芍 12g,柴胡 10g,茯神 15g,白术 15g,地榆 15g,龙齿 30g,滑石 15g(包),甘草 6g。

加减:少腹胀满甚者加乌药 10g,小茴香 10g;烦躁失眠甚加酸枣仁 30g(捣碎),合欢皮 20g;闭经,舌有瘀点者加桃仁 10g,红花 10g,益母草 20g。

2. 冲任不调证

主症:尿频、排尿不适,精神抑郁,情绪不宁,面部潮热,背部畏寒,月经不调,舌红苔白,脉弦细。

治法:调理冲任,安神清淋。

方药:二仙汤加减。仙茅 10g,淫羊藿 10g,巴戟天 10g,全当归 15g,知母 10g,黄柏 10g,龙齿 30g(先煎),合欢皮 20g,益母草 20g,地榆 15g。

加减:烦躁失眠加酸枣仁 30g(捣碎),丹参 15g;血压高加钩藤 15g(后下),地龙 10g。

(二) 辅助治疗

地西泮 2.5mg,每日 3 次;谷维素 20mg,每日 3 次。

三、临证经验

经验一　尿道综合征的中医诊治思路

无菌性尿频、排尿不适综合征,多见于中年妇女,尿频较排尿不适的症状更为突出,有长期使用抗生素治疗而无效的病史。这些患者多有明显的心理因素,当注意力分散时尿频、排尿不适的症状可明显减轻。中医认为本病多由情志抑郁,肝气不疏,肝郁化火,或思虑过度,耗伤心营,水火失济,心肾不交,冲任不调,致使三焦决渎失职,膀胱气化失调所致。采用疏肝解郁,或调理冲任,佐以调理膀胱气化,兼清湿热的治法,每能收到很好的疗效。

经验二　二仙汤的应用经验

调理冲任的二仙汤是治疗更年期综合征及更年期高血压的经验方(《中医方剂临床手册》),具有温肾阳、补肾精、泻肾火、调理冲任的功效。笔者采用本方加减治疗 18 例冲任不调型尿道综合征收到了很好的疗效。1 个月后完全缓解 6 例,2 个月后完全缓解 9 例,3 个月后完全缓解 3 例。停药后 6 个月,随访到 12 例患者,均未复发。

四、验案举隅

俞某,女,52 岁,家庭妇女,甘肃皋兰人。初诊时间:2011 年 3 月 28 日。

尿频、排尿不适,少腹部隐痛,时轻时重 2 年余,平日情绪易激动,胸闷不舒,烦躁失眠,绝经已 5 年,舌红,苔薄白,脉弦细。多次尿培养均为阴性。诊断:尿道综合征。中医辨证分析:病位在肝气、膀胱,病性属滞。辨证:肝郁气滞,膀胱气化不利证。采用疏肝解郁,安神清心法。选方:丹栀逍遥散加减。用药:牡丹皮 10g,栀子 10g,当归 15g,白芍 12g,柴胡 15g,茯神 15g,白术 15g,炒酸枣仁 30g(捣碎),合欢皮 20g,龙齿 30g(先煎),仙茅 10g,淫羊藿 10g,甘草 6g。7 剂。谷维素 20mg,每日 3 次。

二诊(2011 年 4 月 5 日):泌尿系症状明显减轻,情绪较稳定,睡眠亦有好转,舌红,苔薄白,脉弦细。上方栀子减量为 6g,继服 7 剂。

三诊(2011 年 4 月 18 日):诸症悉除,多年顽疾治愈,患者非常高兴,特来门诊感谢。嘱服用谷维素、维生素 E 一段时间即可。

按语:中医学认为,尿道综合征多由情志抑郁,肝气不疏,肝郁化火,或思虑过度,耗伤心营,水火失济,心肾不交,冲任不调,致使三焦决渎失职,膀胱气化失调所致。本例患者平日情绪易激动,胸闷不舒,烦躁失眠,绝经已 5 年,尿频、排尿不适,少腹部隐痛,时轻时重 2 年余,明显是由于肝郁气滞,膀胱气化失调所引起的病症,采用疏肝解郁,安神清心法治疗,而不采用清热利湿法治疗,这就是中医所讲的"治病必求于本"的原则。

第五节　真菌性尿路感染

真菌性尿路感染是由真菌所引起,健康人罕见,体质虚弱、免疫功能极低,或长期使用广谱抗生素、免疫抑制剂者常可发生,是尿路感染的第3位病因。研究表明,念珠菌感染在住院患者中占10%,是真菌性尿路感染最常见的类型。多数念珠菌性尿路感染患者无症状,仅表现为膀胱或留置导管内菌体种植,尚缺乏标准化实验室检查以鉴别是单纯性菌体种植或存在感染,对感染来源也较难确定。

真菌感染患者尿液分离菌体发现,白念珠菌占50%～70%,假丝酵母菌占20%,其他菌株较为少见。糖尿病、恶性肿瘤、免疫功能障碍和自身免疫病患者,尤易继发本病。

一、临床表现

多数真菌尿患者无临床表现,不足5%念珠菌尿患者出现尿路感染临床表现,需与细菌感染的膀胱炎或肾盂肾炎鉴别。膀胱炎表现为尿痛、尿频、尿急和耻骨上不适感;肾盂肾炎表现为发热、畏寒及腰部疼痛。

二、诊断要点

1. 存在有真菌感染的易感因素,如长期使用抗生素或免疫抑制剂、患糖尿病等。

2. 有尿路感染症状或尿中白细胞增多。

3. 诊断需通过重复尿培养,以确定真菌尿是否存在。血清念珠菌

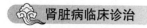

抗体测定有助于诊断。

4. 本病临床表现差异很大,轻者可无症状或仅有尿路感染的表现,重者甚至发生肾衰竭。常见的临床类型如下。

(1)肾盂肾炎型:临床表现与细菌性肾盂肾炎相似。

(2)膀胱炎型:常继发于细菌性膀胱炎治愈后,有时在膀胱内可见真菌球。

(3)输尿管梗阻型:真菌球移行至输尿管,可发生肾绞痛,若双侧完全梗阻则出现无尿、肾盂积水等。

(4)肾乳头坏死型:急性肾乳头坏死时,可出现寒战、高热,肉眼血尿,尿频、尿急、尿痛,甚至出现肾绞痛及少尿。

三、治疗

早期诊断,恰当治疗,效果较好。

(一)祛除不利因素

治疗或控制基础疾病,除去医源性因素,均有助于真菌性尿路感染的痊愈。

(二)药物治疗

1. 氟康唑　初始可给予400mg负荷剂量,后以200mg/d维持14天。

2. 两性霉素B　为广谱抗真菌药,主要用于上尿路感染者或氟康唑治疗失败者及光滑念珠菌感染患者。由于静脉用两性霉素B存在肾毒性,因此,肾功能不全者应慎用。推荐剂量为0.3～0.7mg/(kg·d),维持1～7天。对复杂尿路感染者可延长至2周,其剂量取决于患者肾功能和治疗时间。下尿路感染可用50mg/L溶液,冲洗膀胱。连用7～10天。

3. 氟胞嘧啶　是一种经尿液排泄的活性药物,仅用于氟康唑不耐受患者或氟康唑耐药者。常规剂量是25mg,每6小时1次,口服,维持7～10天。本药的严重不良反应是骨髓抑制和肝毒性,肾功能不全者应减少剂量。

4. 万古霉素(trichomycin) 5 万~10 万 U,每日 4 次,口服。

5. 大蒜素 0.15%注射液 40~100ml 加入 5%葡萄糖注射液中静脉滴注,连用 10~14 天。

6. 对下尿路感染采用两性霉素 B 溶入 1L 无菌水中,通过三腔导管连接膀胱输注,治疗念珠菌所致膀胱感染。膀胱冲洗清除念珠菌比全身用药快,但效果短暂,1~2 周内感染可再次复发。本方法不作为常规治疗方法,可用于氟康唑类药物耐药的克柔念珠菌或光滑念珠菌所致的下尿路感染。

(三) 碱化尿液

适量服用苏打片碱化尿液,可抑制真菌在尿中的繁殖。

(四) 中医治疗

清热通淋汤加减。金银花 30g,龙葵 15g,石韦 30g,地榆 30g,海金沙 15g(包),土茯苓 30g,苦参 10g,乌药 10g,益智仁 10g,滑石 18g(包),甘草 6g。

加减:有恶寒、发热者,加柴胡 15g,黄芩 15g,连翘 20g;血尿加小蓟 30g,藕节 15g。

四、验案举隅

孙某,女,28 岁,干部,甘肃人。初诊时间:2012 年 10 月 12 日。

尿频、尿急、尿灼热、反复发作 1 年,服诺氟沙星、三金片等药,症状稍有减轻但不彻底,每因感冒或工作劳累即犯病。平素身体较弱,乏力,纳差,怕冷,易于感冒。求中医调治。舌质淡红,胖嫩,苔白根厚,脉沉细。尿常规检查:白细胞 6~12 个/HP,2 次尿培养均为阴性。初步诊断:真菌性尿路感染,建议做尿真菌镜检及培养。

二诊(2012 年 10 月 20 日):尿真菌镜检阳性,培养阴性,仍考虑为真菌性尿路感染。中医辨证分析:病位在脾、肾(膀胱),病性属虚寒+

湿热。辨证:脾肾阳虚,湿热留恋证。治则:温补脾肾,兼清湿热。选方:真武汤加味。用药:制附子 15g(先煎),土茯苓 20g,炒白术 30g,白芍 10g,肉桂 10g,干姜 15g,黄芪 60g,当归 15g,地榆 30g,龙葵 15g,益智仁 15g,柴胡 15g,苦参 10g。7 剂。苏打片 1.0g,每日 3 次。

三诊(2012 年 10 月 28 日):精神增进,排尿无不适,舌质淡红,胖嫩,苔白稍厚,脉沉细。尿常规检查:正常。守原方 7 剂。

四诊(2012 年 11 月 5 日):精神、食欲俱增,不太怕冷,喜热,排尿无不适,舌质淡红,胖嫩,苔白,脉沉细,尿检正常,未检出真菌。原方去龙葵、地榆,14 剂。

五诊(2012 年 11 月 21 日):患者治疗 1 个月,排尿无不适,精神、食欲俱增,不太怕冷,舌质红,苔白,脉沉细。尿常规检查:正常。予八味地黄丸、金水宝。

按语:真菌性尿路感染多见于体质虚弱,免疫功能低下之人,或长期滥用广谱抗生素之人。本例患者素体羸弱,尿路感染症状时轻时重,反复发作 1 年有余,导致机体气血虚弱,脾肾阳气不足,湿热留恋不去,疾病迁延不愈。治疗尿路感染,一般多采取清热通淋之法,本案则采取温补肾阳治本,兼清湿热治标的方法,1 个月内,病即痊愈,足见中医“整体观”在指导疾病防治中的重要性。

第六节 滴虫性尿路感染

滴虫性尿路感染(urinary tract infection caused by trichomonad)主要的病原体是阴道滴虫,它能寄生在女性的阴道、尿道和男性的尿道、前列腺内,引起尿道炎、膀胱炎、阴道炎和前列腺炎等,偶可由膀胱感染上行感染侵犯肾脏,甚至引起肾周围脓肿。

一、诊断要点

1. 有尿路刺激症状,如尿频、尿急、尿痛和终末血尿。

2. 尿道瘙痒感及排尿后少量乳白色分泌物。

3. 本人(或配偶)有滴虫性阴道炎。

4. 新鲜尿或尿道口分泌物涂片,可找到滴虫,而尿细菌检查阴性。

二、治疗

1. 甲硝唑 为杀滴虫的特效药,常用量 0.2g,每日 3 次,口服,7~10 天为 1 个疗程,间隔 1 个月可重复 1 个疗程。

2. 曲古霉素 有抗滴虫和真菌的作用,每次 10U,每日 2 次,口服,5~7 天为 1 个疗程。

3. 金霉素或土霉素 一般认为滴虫侵犯尿路,都存在尿路细菌感染,本类药对细菌和滴虫均有效,可与甲硝唑合用或交替使用。每次 0.5g,每日 2 次,共用 10 天。

4. 清热通淋汤加减 忍冬藤 30g,龙葵 15g,石韦 30g,地榆 30g,海金沙 15g(包),土茯苓 30g,苦参 10g,乌药 10g,益智仁 10g,滑石 18g(包),甘草 6g。水煎 2 次兑匀,分 3 次服。临证加减:有恶寒、发热者,加柴胡 10g,黄芩 10g,连翘 20g;血尿加小蓟 30g,藕节 15g。

三、验案举隅

曹某,女,35 岁,工人。初诊时间:2011 年 6 月 13 日。

尿频、尿急、尿痛反复发作 3~4 个月,诸治不愈,平日白带多,阴部瘙痒,妇科检查诊断为滴虫性阴道炎。舌质红,苔黄厚腻,脉弦微数。中医辨证分析:病位在膀胱,病性属湿热。辨证:膀胱湿热证。治则:清热解毒,利湿通淋。选方:清热通淋汤加减。用药:金银花 30g,龙葵 15g,马齿苋 30g,地榆 30g,土茯苓 30g,海金沙 15g(包煎),萹蓄 15g,瞿麦 15g,益智仁 10g,甘草 6g。7 剂。另用:苦参 60g,蛇床子 30g,五倍子 30g,黄柏 30g,花椒 15g,枯矾 30g。水煎半小时,用浸出液熏洗阴部,每日 2 次。嘱多饮水,忌食辛辣食物。

二诊(2011年6月20日):尿频、尿急、尿痛症状明显减轻,白带也减少,舌质红,苔微黄,脉弦微数。守原方7剂,继续外用药。

三诊(2011年6月28日):治疗2周排尿无任何不适,白带正常。患者配偶平日尿道发痒,偶感尿急,要求给予治疗。

按语:凡膀胱湿热证出现尿频、尿急、尿痛症状时,采用清热通淋汤加减治疗,一般3~7天就会收到显著的疗效。本例患者系滴虫性阴道炎并发尿路感染,故用药除口服药外,兼以外用药治疗,2周后不仅尿路感染控制,滴虫性阴道炎也取得显著效果,说明中药治疗滴虫性感染性疾病有良好的效果。

第七节 尿路支原体感染

尿路支原体感染(Mycoplasma infection of urinary tract,MIUT)是支原体引起的尿路感染,又称泌尿及生殖道支原体感染或支原体尿路感染。均属性传播疾病。迄今为止,分离的泌尿生殖道支原体有7种,主要是人型支原体和解脲支原体。8%~22%的女性携带有支原体。

非淋病性尿道炎主要由不洁性交传播,新生儿在分娩时,通过受感染的母体的阴道而患病。本病好发于中、青年性旺盛期,25岁以下患者占60%。

一、临床表现

支原体引起的尿路感染,其临床表现与细菌性尿路感染相似,可有发热、腰痛、膀胱刺激征等急性肾盂肾炎表现,也可表现为下尿路感染症状。典型表现为尿道刺痒及轻重不等的尿痛和烧灼感,尿道口轻度红肿,常有浆液性或浆液脓性分泌物。部分患者可无尿路感染症状和体征,因此临床上常易漏诊。

二、诊断要点

1. 有不洁性接触史。

2. 有典型临床表现。①潜伏期 1~3 周。②局部表现:男性同淋菌性尿道炎,唯程度较轻。部分可并发前列腺炎、附睾炎及睾丸炎。女性表现为妇科疾病,以黏液脓性宫颈炎最明显,也常伴前庭大腺炎、阴道炎,甚至盆腔炎。

3. 全身表现　①结膜炎,视力下降;②多发性关节炎或赖特综合征。

4. 支原体血清学检查及培养阳性。

5. 淋菌镜检和培养阴性。

6. 疾病后期血清补体结合抗体滴度比初期升高 4 倍或以上,具有诊断意义。

三、治疗

本病用敏感抗生素治疗,但疗程要长,治疗期间禁止性生活,其配偶也需相应治疗。可选用如下药物。

1. 四环素　四环素每次 0.5g,每日 4 次,连服 7 天,然后减至每次 0.25g,每日 4 次,服 14 天。

2. 盐酸多西环素　多西环素每次 0.1g,每日 2 次,连服 7 天。

3. 红霉素　如四环素类药物不能耐受或疗效不佳,可用红霉素或阿奇霉素,亦可应用氧氟沙星。

4. 中药治疗　清热通淋汤加减。忍冬藤 30g,龙葵 15g,石韦 30g,地榆 30g,苦参 10g,海金沙 15g(包),土茯苓 30g,乌药 10g,益智仁 10g,滑石 18g(包),甘草 6g。临证加减:有恶寒、发热者,加柴胡 10g,黄芩 10g,连翘 20g;血尿加小蓟 30g,藕节 15g。

外用药:土茯苓 60g,苦参 30g,蛇床子 30g,黄柏 15g,花椒 15g,枯矾 15g。煎水,泡洗尿道口,每日 2 次。

四、验案举隅

郎某,男,28 岁,干部。初诊时间:2010 年 4 月 8 日。

半年前出差时洗盆浴澡后,不久自觉尿道刺痒不适,晨起排尿时尿液分叉,并有烧灼感,未做任何治疗,回到兰州后病情逐渐加重,就诊医院均诊断为"尿路感染",服用多种抗生素治疗效果不大。1 个月前出差北京,就诊于某大医院,经单克隆荧光抗体染色检查,诊断为"衣原体尿道炎",予多西环素治疗,患者怕不良反应大而未用,回到兰州后来就诊,要求中医治疗。

就诊时患者自觉尿道灼热刺痛,尿急、尿频,晨起尿道口有少许分泌物,舌红,苔微黄厚,脉弦数。病位在膀胱,病性属湿热。辨证:膀胱湿热证。治则:清热利湿。选方:清热通淋汤加减。用药:金银花 30g,土茯苓 30g,龙葵 15g,地榆 30g,海金沙 15g(包),乌药 10g,益智仁 15g,滑石 18g(包),甘草 6g。7 剂。同时外用:土茯苓 60g,苦参 30g,蛇床子 30g,黄柏 15g,花椒 15g,枯矾 15g。煎水,泡洗尿道口,每日 2 次。

二诊(2010 年 4 月 16 日):诸症悉减,排尿已无不适,晨起第 1 次排尿无分叉,舌红,苔微黄,脉弦微数。原方加黄芪 30g,继服 7 剂。停用外用药。

三诊(2010 年 4 月 26 日):排尿无任何不适,胃部胀满,纳差,舌红,苔白厚,脉弦。患者连服 2 周清热利湿药,药性寒凉,损伤脾胃,故胃胀不适,食欲不振,苔白厚,病位在脾胃,病性属虚寒,辨证属脾胃虚寒证。予附子理中汤加味调治。

按语:衣原体及支原体尿道炎为非淋病性尿道炎,临床症状一般较淋病性尿道炎为轻,但仍表现为膀胱湿热证,笔者采用具有清热利湿功效的清热通淋汤加减,配合外用药治疗 2 周,临床症状全部消失,尿道口亦无分泌物,说明中药对衣原体感染有很好的作用。

第八章

肾间质疾病

肾间质疾病(interstitial nephropathy)又称间质性肾炎(interstitial nephritis),是一组临床病理综合征,其临床主要表现为肾功能不全,病理损害主要累及肾间质和肾小管,因此目前肾间质疾病又可称为肾小管间质病或肾小管间质性肾炎(tubulointerstitial nephritis,TIN)。肾间质疾病临床相当常见,以临床起病的急缓、伴随的症状和体征,以及肾间质纤维化的程度,分为急性和慢性间质性肾炎。

第一节 急性间质性肾炎

急性间质性肾炎(acute interstitial nephritis,AIN)是由多种病因引起的急性、可逆性、以肾间质炎症浸润为特征的疾病,通常肾小球、肾血管不受累或受累相对轻微。急性间质性肾炎虽是急性肾损害的一个少见病因,但不容忽视。

一、病因病机

导致急性间质性肾炎的病因有多种,包括药物过敏、感染相关、系统性疾病及肾移植急性排异反应等。近年来,随着抗生素等药物的广泛应用,药物已成为导致急性间质性肾炎的重要病因,特别在老年患者中,70%～90% AIN 系因药物所致,特别是抗生素和质子泵抑制剂等。

1. 药物过敏性急性间质性肾炎　抗生素以青霉素族、头孢菌素族最为常见。非甾体类抗炎药、利尿药、抗结核药、磺胺类以及某些肾毒性中药等亦可引起急性间质性肾炎。

2. 急性全身感染所致变态反应性间质性肾炎　常见于金黄色葡萄球菌、链球菌、肺炎球菌所致败血症;钩端螺旋体病;流行性出血热;白喉、猩红热、弓形虫病、伤寒、感染性单核细胞增多症、麻疹、布氏菌病、军团菌病、结核菌感染、疱疹病毒感染、人类免疫缺陷病毒感染等所致的急性间质性肾炎。

3. 免疫性疾病　常见于系统性红斑狼疮、干燥综合征等。

4. 恶性细胞的浸润　见于多发性骨髓瘤、淋巴瘤、急性白血病等。

5. 继发于感染　继发于感染的急性间质性肾炎与肾盂肾炎不同,其肾间质缺乏中性粒细胞浸润、肾实质未能分离出感染源,提示它可能是一种免疫性疾病。

急性间质性肾炎由药物过敏引起者的发病机制为免疫机制,药物作为半抗原与体内蛋白质(载体)结合,引起机体超敏反应(包括细胞免疫及体液免疫 2 个方面),导致肾间质及肾小管病变,但其具体机制尚不完全清楚。

二、病理改变

急性间质性肾炎的光镜下的典型病变为肾间质水肿,肾间质内弥漫性或多灶状淋巴细胞及单核细胞浸润(主要为 T 淋巴细胞和单核巨噬细胞),可伴有数量不等嗜酸性粒细胞或浆细胞浸润,少数情况下还可见中性粒细胞,有时可见肾间质的上皮细胞性肉芽肿。肾小管上皮细胞通常呈退行性变,有时可见 T 淋巴细胞穿过肾小管基底膜进入肾小管细胞,即出现"肾小管炎"的征象。电镜下可见肾小球脏层上皮细胞足突融合,与肾小球微小病变的病理所见相似;免疫荧光检查一般均为阴性,但有时可见 IgG 及 C3 沿肾小球基底膜呈线样或颗粒样沉积。

三、临床表现

(一)肾脏损伤表现

急性间质性肾炎的临床表现缺乏特异性,其症状一般在用药几天或几周,甚至数月后出现。常表现为迅速发生的少尿型或非少尿型急性肾衰竭,20%~30%患者呈少尿型,老年患者更多见。急性间质性肾炎的典型表现是突然出现腰痛、肾功能损害、少量蛋白尿($<1g/d$)、尿检异常,50%的患者可出现血尿和脓尿;血压多正常,无水肿。肾功能损害程度不等,其1/3的患者需要透析治疗。

(二)全身表现

有时可出现过敏反应,包括药物性发热、药疹、轻度关节痛和嗜酸性粒细胞增多等。

(三)药物相关临床表现

甲氧西林诱导的急性间质性肾炎,其临床表现以肾外症状、尿检异常为突出,肾功能可正常;由利福平所致的急性间质性肾炎常发生在利福平再次给药或间歇用药数个月后。患者出现肾衰竭,伴发热、胃肠道症状(恶心、呕吐、腹泻和腹痛)和肌肉酸痛。

非甾体类抗炎药是引发急性间质性肾炎的常见药物,3/4病例伴随肾病综合征。

四、诊断要点

药物相关性急性间质性肾炎的临床诊断至今尚无统一标准,以下几点可供参考。

1. 有原发病或者诱因,如致病微生物感染、服用药物及接触毒物史等。

2. 起病急,突然出现血尿、白细胞尿、蛋白尿及肾功能降低,高血压不明显。

3. 部分患者伴有发热、皮疹、关节痛及周围血嗜酸性粒细胞增高，尤以药物所致者显著。

4. 肾小管功能损害为主，尿蛋白定量<2.0g/24h，为小分子蛋白质，晨尿渗透压<667mOsm/（kg·H_2O），尿 β2-微球蛋白、视黄醇结合蛋白、溶菌酶升高，尿钠排泄分数>2，并可出现糖尿、氨基酸尿及高氯性代谢性酸中毒。

5. 肾组织活检显示肾小管-间质以充血、水肿、白细胞浸润及肾小管坏死、再生为主，肾小球病变轻微。

五、治疗

（一）西医治疗

1. 一般治疗　及时祛除病因。药物过敏引起者，应立即停药；感染引起者，尽早通过血培养，明确病原菌并及时消除致病病原菌。临床实践显示许多 AIN 患者在停用致病药物数日后，肾功能可以有所改善，无需给予特殊治疗。

2. 抗过敏治疗　对少数去除病因后恢复不理想的患者，可加用泼尼松口服，其剂量醋酸泼尼松为 1mg/（kg·d），1 个月内逐渐减量。急性肾衰竭者，如常规治疗 1~2 周效果不佳，可试用小剂量 MP 冲击治疗。

3. 免疫抑制剂治疗　肾活检病理学检查无间质纤维化或仅有轻度、灶状间质纤维化，对 GC 治疗反应较差，或抵抗者，或依赖的患者，可于 GC 治疗的 2 周内加 CTX 或 CsA。用药时间不宜过长，以免引起药物的并发症。

4. 急性肾衰竭的治疗　按急性肾衰竭治疗原则处理。

（二）中医辨证论治

急性间质性肾炎的中医病因病机主要是感受湿热、毒热之邪，蕴结三焦,伤及脏腑,阻滞气机,致使肾失开合,膀胱气化失司,脾胃升降失调而致病。亦有因素体虚弱,误用有毒之物中毒,损伤脾肾所致。本病可分为4个证型辨证论治。

1. 热毒炽盛证

主症:头痛身热,或寒战高热,腰部疼痛,小便黄赤,咽干口燥,胸闷腹胀,或伴尿少,尿闭,口中尿臭,或伴皮肤斑疹隐隐,或伴皮肤黄染,或伴恶心、呕吐,腹痛便秘,关节疼痛,舌质绛,苔黄燥,脉滑数。

治法:清热解毒,凉血化瘀。

方药:清瘟败毒饮加减。水牛角 60g(先煎),生石膏 30g(先煎),知母 10g,栀子 10g,黄芩 10g,黄连 10g,赤芍 15g,牡丹皮 10g,玄参 10g,连翘 12g,猪苓 30g,甘草 6g。

加减:尿少或尿闭患者,同时服用降氮胶囊每次 4~5 粒,每日 4 次。皮肤出斑疹者,加紫草 15g,小蓟 30g;恶心呕吐、腹胀者,加姜半夏 10g,陈皮 10g,竹茹 10g,厚朴 10g。

2. 湿热下注证

主症:小便黄赤,灼热或涩痛不利,腰痛腹痛,口干不欲饮,大便不爽,或伴发热恶寒,口苦呕恶,舌质暗红,苔黄腻,脉滑数。

治法:清热利湿通淋。

方药:清热通淋汤加减。草薢 30g,石韦 30g,龙葵 15g,生地榆 30g,海金沙 10g(包煎),滑石 30g(包煎),乌药 10g,益智仁 10g。

加减:发热恶寒者,加柴胡 30g,栀子 10g,黄芩 10g;口苦呕恶者,加姜半夏 10g,竹茹 10g,陈皮 10g,灶心土 60g(先煎)。

3. 肝肾阴虚证

主症:头晕耳鸣,五心烦热,腰部酸痛,尿频,尿黄,或尿血,口干欲饮,舌质暗红,苔薄黄,脉细数。

治法:滋补肝肾,凉血止血。

方药:养阴健肾汤加减。生地黄 20g,玄参 15g,牡丹皮 10g,地骨皮

15g,女贞子 15g,墨旱莲 15g,知母 15g,黄柏 10g,白茅根 30g,地龙 15g。

加减:潮热盗汗者,加龟甲 30g(先煎);心烦失眠者,加炒酸枣仁 30g(捣碎),夜交藤 15g,远志 10g,丹参 20g。

4. 脾肾气虚证

主症:面色萎黄,神疲乏力,腰酸腿软,头晕耳鸣,腹胀纳差,多尿,夜尿,舌质淡,苔白,脉沉细。

治法:益气健脾,补肾活血。

方药:补阳健肾汤加减。红景天 15g,山药 20g,锁阳 15g,肉苁蓉 15g,菟丝子 10g,女贞子 10g,益母草 30g,当归 15g,莪术 10g。

加减:神疲乏力明显者,加黄芪 30g,潞党参 15g;腹胀纳差者,加厚朴 10g,砂仁 10g,炒麦芽 15g;夜尿明显者,加金樱子 15g,芡实 15g。

六、验案举隅

谢某,男,41 岁,干部。初诊日期:2010 年 3 月 12 日。

患者于就诊前 1 月,因感冒发热,咳嗽,痰多,在某区医院诊断为急性支气管炎,静脉输注头孢拉定后,突然出现发热,寒战,体温达 39℃,全身关节酸痛,腰背痛,尿少,涩痛不利,呈深褐色。急查血、尿常规,血嗜酸性粒细胞 1.23×10^9/L,尿蛋白(++),红细胞满视野/HP,Scr 512μmol/L,BUN11.5mmol/L。急转某省级医院住院,经检查诊断为急性间质性肾炎,急性肾衰竭,立即进行血液透析治疗,口服泼尼松每日 30mg,2 周后病情明显好转,停透析治疗后出院,要求中医治疗。

就诊时患者自述疲乏无力,食欲不振,腰酸腿软,头昏耳鸣,夜尿多。查体:BP135/75mmHg,面色萎黄,舌质淡红,苔白根厚,脉沉细。尿检:蛋白(+),红细胞 3~5 个/HP,尿白蛋白 85.5mg/L,β2-微球蛋白 435.0μg/L,尿比重 1.008,尿渗透压 285mOsm/(kg·H_2O),Scr165μmol/L。中医辨证分析:病位在脾气、肾气,病性属虚。辨证:脾肾气虚,精气不固。治则:益气健脾,补肾固摄。选方:补阳健肾汤加减。用药:黄芪 90g,当归 15g,潞党参 15g,山药 30g,锁阳 15g,巴戟天 15g,菟丝子 15g,女贞子 15g,芡实 30g,金樱子 30g,莪术 15g。14 剂。蛭龙通脉胶囊,每次 6 粒,每日 3 次;金水宝,每次 5 粒,每日 3 次。泼尼松 2 周递减 5mg。

二诊(2010 年 3 月 27 日):精神食欲俱增,腰酸腿软、头昏耳鸣、夜尿多均有减轻,面色稍带红润,舌质淡红,苔白稍厚,脉沉细。尿检正常。继以原方连服 30 剂。

三诊(2010 年 5 月 30 日):诸症悉减,夜尿 1~2 次,复查血常规、尿常规、肾功能,白蛋白、β2-微球蛋白均恢复至正常范围。泼尼松减至 1 片。予补阳健肾胶囊,每次 6 粒,每日 3 次;金水宝,每次 5 粒,每日 3 次,巩固治疗。

按语:急性间质性肾炎起病急骤,病情危重,在祛除病因的前提下,西医学的血液透析是非常先进的急救措施。本例患者是由于静脉输注头孢拉定过敏引起的急性肾小管功能损害为主的疾病,通过及时血透和抗过敏治疗,病情得以控制,肾小管功能得到修复。但由于急性肾损伤所导致的全身脏腑功能衰弱尚没有得到修复,患者还有许多症状没有解除,笔者强调的中西医结合的"结合点"正在于此。调理脾肾,恢复元气,正是中医的强项。两者强强结合,正是中西医结合的优势所在。

第二节 慢性间质性肾炎

慢性间质性肾炎(chronic interstitial nephritis,CIN),又称慢性肾小管-间质性肾炎,是一组由多种病因引起的慢性肾小管间质疾病,以肾小管萎缩和肾间质纤维化为主要表现的疾病。

一、病因病机

慢性间质性肾炎的病因多种多样,说明它可通过不同机制致病,常见病因有：①微生物感染，如细菌、病毒、真菌等感染；②理化因素损伤，如药物（两性霉素 B、镇痛药、非甾体类抗炎药以及含有马兜铃酸的中草药等）、重金属或放射线照射；③免疫性疾病，如系统性红斑狼疮、干燥综合征等；④代谢性疾病，如高尿酸血症、高草酸血症或高钙血症等；⑤病因不明，如巴尔干肾病等。近年来发现含马兜铃酸的中药，如关木通、木防己及马兜铃可引起慢性间质性肾炎。在我国以伴有尿路梗阻的复杂性慢性肾盂肾炎为多见。

慢性间质性肾炎的发病机制目前认为：①肾毒性损害：药物毒性代谢产物聚集，进而产生氧化或烷化代谢产物，直接造成组织损伤。②缺血性损害：如解热镇痛类药物抑制花生四烯酸—前列腺素类物质代谢途径中的不同类型环氧化酶，导致前列腺素类活性代谢产物中的扩血管活性物质产生减少，从而致使肾髓质缺血。③免疫性损伤：某些免疫机制导致以细胞免疫为主的急性间质性肾炎，由于病变不能完全恢复，最终转变为慢性间质性肾炎。

二、病理改变

主要是双肾缩小，肾实质萎缩。光镜下弥漫性肾间质纤维化伴炎细胞（淋巴细胞及单核细胞）浸润，肾小管萎缩，严重时尚可见到肾小球周围纤维化及肾小球缺血性硬化。

三、临床表现

慢性间质性肾炎肾功能受损的表现通常很隐匿，其早期表现为肾小管功能障碍。尿蛋白通常少于 1g/d，尿检有时可仅有白细胞，血尿不常见。肾小管受损若是近端小管缺陷，可出现氨基酸尿、高磷酸盐尿；远端小管缺陷可与远端肾小管性酸中毒有关。髓质功能障碍时可出现尿浓缩功能减退，出现尿频和夜尿增多，严重时可导致肾源性尿崩症。由于慢性间质性肾炎时 EPO 减少，贫血出现相对较早，且贫血程度往往重于肾功能损害程度;常见低钙血症、肾性骨病和高血压。

四、诊断要点

1. 起病隐匿,进展缓慢,多有原发病及诱因。如伴有膀胱输尿管反流或尿路梗阻的慢性肾盂肾炎;或长期服用镇痛药、非甾体类抗炎药、两性霉素 B、镇痛药、重金属以及含有马兜铃酸的中药等药物史。

2. 早期表现为肾小管功能损害。近端肾小管重吸收功能障碍,可导致肾性糖尿;远端肾小管浓缩功能障碍,可导致夜尿多,尿比重及渗透压减低;肾小管酸化功能障碍,可导致肾小管性酸中毒。

3. 尿液检查表现为严重小管功能受损,少量小分子蛋白尿(<2.0g/24h)、尿视黄醇结合蛋白、尿 β2-微球蛋白和尿溶菌酶均升高。

4. 影像学检查　双肾大小不等,外形不规则(瘢痕形成),肾盂、肾盏变形。

5. 肾活检显示肾小管弥漫性萎缩,间质中淋巴细胞、单核细胞浸润及多灶或弥漫性纤维化,晚期呈肾小球硬化。

五、鉴别诊断

1. 慢性肾小球疾病　慢性肾小球疾病早期常有水肿和高血压,而慢性间质性肾炎早期多无水肿和高血压;前者尿蛋白以中分子、大分子等肾小球性蛋白尿为主,且常伴有各种管型尿,24 小时尿蛋白定量多>1.5g;后者以肾小管性小分子蛋白尿为主,24 小时尿蛋白定量多<1.5g,且常在 0.5g 以下,尿沉渣仅有少量白细胞,管型少见;前者以肾小球功能损害显著,至晚期才出现肾小管功能不全;而后者以肾小管功能损害为主,且其发生早于氮质血症。

2. 慢性肾盂肾炎　慢性肾盂肾炎常有尿路刺激症状,细菌学上有确凿的尿路感染证据,且很少引起慢性肾功能减退;而慢性间质性肾炎多伴有尿路梗阻,或膀胱输尿管反流,且常伴有肾小管功能进行性减退。

六、治疗

（一）西医治疗

1. 控制和去除病因　如及时解除尿路梗阻；停止药物（镇痛药）应用；积极控制感染；系统性疾病的治疗。

2. 对症支持疗法　如肾小管功能不全为主者，应及时纠正水、电解质和酸碱平衡紊乱。防止因脱水、低血压等使肾功能进一步减退。

3. 针对肾衰竭　对发展成慢性肾衰竭者，按尿毒症处理，进行必要的血液透析疗法和异体肾移植。

（二）中医辨证论治

根据慢性间质性肾炎的临床表现，其病因病机是由于感受湿热之邪，湿热蕴结下焦，损伤肾络而致病；有因久服肾毒性药物或接触环境毒物，损伤肾阴，肾阴亏虚，虚火内生，热移膀胱而致病；有因情志不畅，肝郁气滞，气郁化火，灼伤津液，损伤肺气，使水津不布，影响膀胱气化而致病。

1. 湿热蕴结证

主症：尿频、尿急、尿痛，小便黄赤或血尿，腰痛，或伴发热恶寒，口苦呕恶，或伴大便秘结，舌质红，苔黄腻，脉弦滑。

治法：清热利湿通淋。

方药：清热通淋汤加减。忍冬藤 30g，石韦 30g，益母草 30g，龙葵 15g，地榆 20g，冬葵子 15g，乌药 10g，益智仁 10g。加减：若大便秘结、腹胀者，加生大黄 10g（后下），枳实 10g，以通腑泻热。若伴有发热恶寒，口苦呕恶者，加柴胡 12g，黄芩 10g，姜半夏 10g，以和解少阳。若有感染性疾患，加连翘 12g，白花蛇舌草 30g，半枝莲 15g，以清热解毒。若血尿明显，加小蓟 30g，白茅根 30g，以凉血止血。若腰痛甚者，加焦杜仲 15g，续断 15g，以壮腰强肾。有血瘀者，加桃仁 10g，红花 10g，丹参 20g，以活血化瘀止痛。若肾功能不全者，加金水宝。

2. 阴虚火旺证

主症:腰酸腿软,头晕耳鸣,手足心热,心烦失眠,小便短赤带血,舌质红,少苔,脉细数。

治法:滋阴降火。

方药:知柏地黄丸合二至丸加减。知母 15g,黄柏 10g,生地黄 15g,山茱萸 10g,牡丹皮 12g,茯苓 15g,女贞子 15g,墨旱莲 15g,白茅根 30g,藕节 15g,小蓟 20g,地榆 15g,淡竹叶 10g。

加减:若潮热盗汗者,加龟甲 30g(先煎),青蒿 12g,鳖甲 30g(先煎),以滋阴清虚热;若手足心热,口干者,加沙参 15g,麦冬 15g,五味子 10g,以滋阴降火;若失眠多梦明显者,加炒酸枣仁 30g,合欢皮 15g,以宁心安神。

3. 肺胃热盛证

主症:烦热多饮,多尿,咽干口燥,大便干,舌边尖红,苔薄黄,脉洪数。

治法:清热润肺,生津止渴。

方药:消渴方加减。黄连 10g,天花粉 30g,生地黄 30g,藕汁 10ml,生石膏 30g,知母 10g,太子参 15g,甘草 6g。

加减:烦躁失眠,小便频数者,加麦冬 15g,五味子 10g,炒酸枣仁 30g(捣碎),以润肺而清热;若大便干结者,加郁李仁 10g,何首乌 15g,以润肠通便。

4. 肾气虚弱证

主症:面色苍白,神疲乏力,腰酸腿软,头晕耳鸣,小便不畅,或点滴不爽,排出无力,舌质淡,舌体胖大,苔白,脉沉细。

治法:补肾益气。

方药:肾气丸加减。制附子 10g(先煎),肉桂 3g(研末冲服),熟地黄 15g,山茱萸 10g,山药 15g,牡丹皮 10g,茯苓 15g,泽泻 15g,牛膝 10g,车前子 30g(包煎)。

加减:若小便少甚至无尿者,加当归 15g,桃仁 10g,红花 10g,以活血化瘀,改善肾血循环;若恶心呕吐,烦躁不安者,加用大黄灌肠煎[生大黄 30g(后下),附子 15g(先煎),龙骨 30g(先煎),牡蛎 30g(先煎),蒲公英 30g。水煎 2 次兑匀,浓缩至 200ml,保留灌肠,每日 1~2 次]。

七、验案举隅

贾某,女,45 岁,营业员。初诊日期:2008 年 11 月 8 日。

尿频、尿急、尿不利反复发作已有 6~7 年,近月来疲乏无力,腰酸腿软,头晕耳鸣,腹胀纳差,夜尿多。查体:BP 150/90mmHg,面色萎黄,胫前压迹,舌质淡,舌体胖大,边有齿痕,苔白厚,脉沉细。血常规:血红蛋白 92g/L。尿检:尿蛋白(+),红细胞 3~5 个/HP,白细胞 5~9 个/HP,尿 β2-微球蛋白 458ng/ml,尿比重降低,尿渗透压降低[215mOsm/(kg·H₂O)]。尿培养:大肠杆菌,细菌计数 > 10⁵。双肾 B 超:左肾 8.9cm×4.8cm×1.6cm,右肾 10.2cm×5.3cm×2.8cm,回声粗。诊断:慢性间质性肾炎。中医辨证分析:病位在脾、肾,病性属阳虚+血瘀。辨证:脾肾阳虚,脉络瘀阻证。治则:温肾健脾,疏通脉络。选方:八味肾气丸加减。用药:制附子 15g(先煎),肉桂 10g,熟地黄 15g,山茱萸 15g,炒山药 15g,牡丹皮 10g,茯苓 15g,泽泻 15g,炒白术 15g,怀牛膝 15g,地榆 20g,莪术 15g,益母草 15g。14 剂。蛭龙通脉胶囊,每次 6 粒,每日 3 次;金水宝每次 5 粒,每日 3 次。西药控制血压,纠正贫血。

二诊(2008 年 11 月 23 日):精神食欲增进,水肿消退。查体:BP 140/85mmHg,面色萎黄,舌质淡红,舌体胖大,边有齿痕,苔白稍厚,脉沉细。继予上方加黄芪 90g,当归 15g。14 剂。

三诊(2008 年 12 月 8 日):精神食欲俱增,腰腿有力,夜尿减少。舌质淡红,舌体稍胖,苔白,脉沉细。血红蛋白 106g/L,尿检:正常,尿比重 1.015。继续原方加减治疗。

复诊(2010 年 6 月 18 日):患者无不适,并已上班工作,舌质淡红,舌体稍胖,苔白稍厚,脉沉细。予补阳健肾胶囊、金水宝,西药控制血压,纠正贫血。嘱预防感冒,定期复查。

按语:慢性间质性肾炎的治疗,西医强调病因治疗,纠正水、电解质及酸碱平衡,对维持内环境平衡起重要作用,但疗效难以持久;中医重在整体调节,扶正祛邪,或祛邪安正,或攻补兼施,作用缓和而持久,对恢复和改善肾小管-间质功能有较好的效果,不良反应小,可长期服用。中西药有机结合,取长补短,是提高疗效的最佳措施。

冬虫夏草及其制剂(如金水宝、百令胶囊)对治疗间质性肾炎有较好的效果,研究证明,它有促进原代肾小管上皮细胞的生长,促进受损细胞的修复,提高细胞膜的稳定性,增强肾小管上皮细胞耐受缺氧的能力。

第三节 高尿酸血症肾病

高尿酸血症肾病(hyperuricemic nephropathy,HUN)是由于血尿酸产生过多或尿酸排泄障碍,引起高尿酸血症所致的肾损害。临床上主要有以下 3 种形式:①慢性高尿酸血症肾病(尿酸盐肾病、痛风肾病、痛风性间质性肾炎);②尿酸性肾结石;或两者可同时并存;③急性高尿酸血症肾病(肾小管尿酸沉积、尿酸性急性肾衰竭)。近年来国内报道高尿酸血症肾病有增多趋势,而且许多病例确诊时已进入肾衰竭期。本病以男性中、老年多见,男女之比为 20∶1。患者多为肥胖、伴高脂血症、高嘌呤饮食和/或酗酒者。多伴发高血压、冠心病、糖尿病等。

一、病因病机

尿酸是嘌呤代谢的终末产物,正常情况下人体合成的尿酸 2/3 由肾脏排泄。嘌呤代谢紊乱或尿酸排泄障碍均可引起高尿酸血症。我国男性血尿酸正常值为 148.7~416.4μmol/L,女性为 89.2~356.9μmol/L。若男性>416.4μmol/L,女性>356.9μmol/L,可诊断为高尿酸血症。肾脏是排泄尿酸的主要器官,人体每日产生的尿酸,2/3 由肾脏排泄,1/3 由消化道排泄。所以,高尿酸血症是产生高尿酸血症肾病的基础,其严重程度与血尿酸升高的幅度和持续的时间成正比。

高尿酸血症肾损害通常表现为 3 个类型:①急性尿酸性肾病:尿酸短时间内增高,尿酸盐晶体在肾小管、集合管及肾盂等处沉积导致肾小管堵塞,可发生急性肾衰竭。②慢性尿酸性肾病:长期高尿酸血症导致肾小管损伤,光镜下可发现以尿酸盐为核心的肉芽肿性改变,晚期表现出肾小管萎缩、肾间质纤维化及肾小球硬化。③尿酸结石及梗阻性肾病:痛风患者的结石中尿酸结石的比例大于 80%,一般是 X 线可穿透的。尿酸结石可位于肾脏集合管、肾盂、肾间质,甚至在肾实质中形成尿酸盐结晶。较大的尿酸结石可导致慢性梗阻性肾病,导致反复尿路感染,晚期出现肾功能不全。

高尿酸血症时,当尿 pH<5.5 和/或体内脱水可引起尿酸盐沉积在肾髓质,引起间质性肾炎,也可在远端小管及集合管中形成结晶而阻塞泌尿道。至晚期可导致间质纤维化及肾萎缩。较大的结石可致尿液引流不畅,导致继发性肾盂肾炎而进一步加重肾功能的损害。

二、临床表现

1. 痛风　急性痛风性关节炎发病前没有任何先兆症状。轻度外伤、暴食高嘌呤食物或过度饮酒、疲劳、内科急诊(如感染、血管阻塞)均可诱发痛风性关节炎急性发作。夜间发作的急性单关节或多关节疼痛常是首发症状。疼痛进行性加重,呈剧痛。大趾的跖骨关节累及最常见(足痛风),足弓、踝、膝、腕和肘关节等也是常发部位。全身表现包括发热、寒战、心悸和白细胞增多。

2. 肾结石　尿酸在尿路的结晶可引起结晶尿、结石和梗阻。患者有排尿困难和血尿。

3. 无症状高尿酸血症　临床上,一些患者尿酸水平持续性或波动性增高,却没有发展形成组织器官的临床病变(如肾结石、关节炎等),因而不表现出临床症状,尤其在高尿酸血症初期。但其危害性是潜在、持续的,长期危害性更大。《无症状高尿酸血症合并心血管疾病诊治建议专家共识》指出:长期高尿酸血症可导致肾功能进行性损害、糖耐量异常和糖尿病发病;高尿酸是冠心病死亡、心血管事件的独立危险因素、是慢性心力衰竭患者独立预后不良的指标、是动脉粥样硬化进展的因素之一。所以,无症状高尿酸血症仍有治疗的意义。

三、临床分期

高尿酸血症肾病根据肌酐清除率(creatinine clearance rate,Ccr)水平分如下四期。

(一)无症状痛风性肾病

Ccr>50%,Scr<133μmol/L,本期患者一般没有痛风性关节炎发作,尿检及肾功能指标在正常范围,只有肾穿刺活检才能明确诊断。

(二)早期痛风性肾病

Ccr25%~50%,Scr133~220μmol/L,本期患者临床表现亦不明显,尿常规检查多呈间歇性蛋白尿,部分患者夜尿增多、尿比重低。

(三)中期痛风性肾病

Ccr10%~25%,Scr221~442μmol/L,本期患者呈持续性蛋白尿,可伴有血尿或管型,部分患者出现水肿及低蛋白血症,甚至出现高血压症状,肾功能检查出现轻至中度损害。

(四)晚期痛风性肾病

Ccr<10%,Scr>442μmol/L,部分出现水肿、高血压、低蛋白血症及贫血,逐渐进入明显氮质血症期,尿量逐渐减少,甚至发展为尿毒症。

四、诊断要点

1. 常有痛风性关节炎或痛风结节、尿酸性尿路结石。

2. 痛风诊断的金标准是关节滑液或体表痛风石在偏振光显微镜下发现单钠尿酸盐晶体形成,表现为负性双折光性的针状晶体。长约 $1 \sim 20 \mu m$。

3. 尿和肾功能检查呈慢性间质性肾炎表现。

4. 高尿酸血症(男 $>416.4 \mu mol/L$,女 $>356.9 \mu mol/L$),尿尿酸 $>1.0g/24h$。

5. 急性高尿酸血症肾病见于恶性肿瘤化疗中,常表现为急性肾衰竭。

6. 排除慢性肾衰竭所致的继发性高尿酸血症。其特点是:①发病年龄较早,多见于 $30 \sim 50$ 岁;②男女发病率无显著性差异;③血尿酸的水平较高,多 $>595 \mu mol/L$;④尿尿酸排泄较少,多 $<400 \mu mol/L$;⑤病史中痛风少见。

五、治疗

高尿酸血症肾病重在预防,治疗应采取中西药有机结合,西药的主要作用是抑制尿酸合成和促进尿酸排泄,配合中药主要是保护肾脏功能。

(一) 一般治疗

1. 调整饮食和生活习惯　生活方式的管理是痛风管理的关键环节,包括避免进食富含嘌呤和高蛋白质的饮食,如动物的心、肝、肾、脑、海鲜,果仁,扁豆,菠菜等高嘌呤食物,以减少尿酸的来源。多食蔬菜、水果、鸡蛋、牛奶等不含或少含嘌呤的食物。避免劳累、饮酒和受凉等。

2. 饮水　大量饮水非常必要,如每日尿量维持在 2 000 ~ 3 000ml,有利于通过肾脏排泄尿酸。

3. 碱化尿液　碳酸氢钠 1.5 ~ 3.0g/d,分 3 次服,或枸橼酸钠合剂 30 ~ 60ml,每日 3 次,使尿 pH 保持在 6.2 ~ 6.8。

（二）西医治疗

1. 促进尿酸排泄　丙磺舒是促尿酸排泄药物的首选,可单用或联合黄嘌呤氧化酶抑制剂。苯溴马隆是更强效的促尿酸排泄药,有肾功能损害的患者同样有效,但 eGFR<30ml/($min \cdot 1.73m^2$) 时效果降低,但苯溴马隆有肝毒性,要慎重应用。丙磺舒开始剂量为 0.25g/d,每日 2 次,2 周后增至 0.5g/d,每日 3 次。已有肾结石和肾功能不全者慎用。磺吡酮从 50mg,每日 2 次,逐渐增至 100~200mg,每日 2~3 次。上述 2 种药不良反应较多,目前多采用苯溴马隆,25~100mg/d,作用强,不良反应小,不影响肝、肾功能。

2. 抑制尿酸合成　别嘌醇 100mg/d,分 3 次口服。对肾小球滤过率<50ml/min 的高尿酸血症肾病患者,可减至 50mg/d,长期使用别嘌醇维持治疗。恶性肿瘤化疗、放疗时,预防性使用别嘌醇 0.2~0.6g/d,可预防急性高尿酸血症肾病的发生。

3. 急性肾衰竭的处理　除应用大剂量别嘌醇 600~800mg/d 及一般肾衰竭处理措施外,宜及早进行透析治疗。

4. 2012 年美国风湿病学发布的《痛风治疗指南》推荐所有痛风患者的降尿酸目标是<360μmol/L(6mg/dl),长期将尿酸降低至此截断值以下可以使尿酸晶体溶解,减少急性发作及痛风石的形成。

（三）中医辨证论治

1. 湿热下注证

主症:四肢关节疼痛,小便灼热不畅,口苦咽干,尿中有时夹有砂石,甚至腰痛尿血,寒热起伏,口苦咽干,尿少色深,舌质红,苔黄厚,脉滑数。多见于痛风石伴发感染者。

治法:清热利湿,通淋排石。

方药:八正散合石韦散加减。车前草 30g,萹蓄 15g,瞿麦 15g,金钱草 30g,石韦 30g,土茯苓 30g,海金沙 15g(布包),益母草 30g,苍术 10g,黄柏 10g。

加减:若寒热起伏者加金银花 30g,紫花地丁 30g,蒲公英 30g,以清热解毒;肉眼血尿加小蓟 30g,白茅根 30g,藕节 15g,茜草 15g,以凉血止血;身体强壮者,加大黄 10g(后下),以导尿酸由肠道排出;若尿血不止,耗伤正气,出现面色萎黄,舌质发淡,脉细数,加黄芪 30g,当归 15g,制何首乌 15g,以调补气血,标本兼治。

2. 瘀血阻络证

主症:关节疼痛,痛有定处,局部有灼热红肿,可有蛋白尿、血尿、轻微水肿,舌质暗红,或有瘀点,脉弦数。多见于痛风性关节炎伴轻度肾损害。

治法:活血祛瘀,通络止痛。

方药:桃红四物汤合三妙丸加减。桃仁 10g,红花 10g,当归 15g,生地黄 15g,赤芍 15g,川芎 10g,苍术 12g,黄柏 10g,川牛膝 12g,益母草 30g,莱菔子 15g。

加减:若关节疼痛甚者,加青风藤 30g,海风藤 15g,络石藤 15g,威灵仙 15g,秦艽 10g,乳香 10g,没药 10g,以通络止痛;血尿加小蓟 30g,白茅根 30g,藕节 15g,以凉血止血。

3. 脾肾气虚,水湿不化证

主症:关节疼痛,面色萎黄,疲乏无力,腰酸腿软,夜尿清长,面浮肢肿,舌质淡胖,苔白厚或白腻,脉沉缓。常见于慢性高尿酸血症肾病伴轻度肾功能损害。

治法:健脾补肾,行气利水。

方药:参苓白术散合济生肾气丸加减。黄芪 30g,党参 20g,茯苓 15g,炒白术 15g,山药 15g,砂仁 6g,薏苡仁 30g,车前子 15~30g(布包),牛膝 12g,熟地黄 15g,威灵仙 15g,草决明 15g,益母草 30g。

加减:关节疼痛明显者加当归 20g,海风藤 15g,络石藤 15g,以养血祛风止痛。

4. 脾肾阳虚,湿浊留滞证

主症:畏寒肢冷,精神疲惫,脘腹胀满,食欲不振,恶心呕吐,面浮肢肿,舌质淡胖,苔白厚或白腻,脉沉细。常见于慢性高尿酸血症肾病伴肾衰竭。

治法:温补脾肾,利湿泄浊。

方药:温脾汤合真武汤加减。制附子10g(先煎),党参20g,炒白术15g,茯苓15g,生大黄10g(后下),陈皮10g,姜半夏10g,藿香10g,紫苏梗10g。

加减:若频繁呕吐,不能进药,可用中药大黄排毒汤灌肠[生大黄30g(后下),制附子15g(先煎),牡蛎30g(先煎),红花10g,红景天15g],或进行血液透析治疗。

六、验案举隅

钱某,男,45岁,干部。初诊日期:2009年3月18日。

痛风性关节炎间歇性发作已有3年,血尿酸检查一直增高(520~680μmol/L),经常服用别嘌醇、苯溴马隆等药,但饮食稍不注意,痛风即发作。近1年来,痛风反复发作,水肿,腰痛,夜间尿量增多。查体:BP 160/90mmHg,体胖,胫前压迹,舌暗红,苔微黄厚腻,脉弦。尿检:蛋白(+),血尿酸658μmol/L,BUN9.8mmol/L,Scr 106μmol/L,尿β2-微球蛋白425ng/ml,尿比重1.005,尿渗透压215mOsm/(kg·H₂O)。西医诊断:高尿酸血症肾病。中医辨证分析:病位在脾肾,病性属虚+湿浊。辨证:脾肾气虚,湿浊不化证。治则:补肾健脾,祛风胜湿。选方:补阳健肾汤加减。用药:黄芪90g,当归20g,土茯苓30g,炒苍术30g,山药15g,川牛膝15g,熟地黄15g,青风藤30g,海风藤15g,没药15g,益母草30g,桃仁15g,红花10g,车前草30g。14剂。缬沙坦80mg,每日1次。停服别嘌醇、苯溴马隆等药。

二诊(2009年4月8日):关节疼痛明显减轻,水肿消退,胫前压迹(-),舌质暗红,苔微黄厚,脉弦。原方减苍术至15g,14剂。金水宝5粒,每日3次。

三诊(2009年4月25日):无明显症状,BP 140/80mmHg,尿检:蛋白阴性。原方去山药,加威灵仙15g。30剂。

四诊(2009年6月23日):近3个月来,痛风未再犯,腰痛明显减轻,夜尿减少,复查:血尿酸450μmol/L,BUN正常(7.2mmol/L),尿β2-微球蛋白315ng/ml,尿比重1.025,尿渗透压580mOsm/(kg·H₂O),均较治疗前明显改善。继续按原方加减治疗1月。

复诊(2009年11月23日):痛风再未复发,体重由治疗前的85kg减为76kg,复查血尿酸已正常(386μmol/L)。改用补阳健肾胶囊、蛭龙通络胶囊、金水宝巩固治疗。

随访(2010年5月12日):无任何不适,痛风未再复发,腰已不痛,夜间小便1~2次,复查血尿酸、尿β2-微球蛋白均正常。

按语:痛风与饮食不节的关系很大,有研究发现高尿酸血症、高三酰甘油血症与肥胖测定的各项指标均成正相关。中医认为"肥人多痰",故痛风的发病大多与"痰湿"有关。平素过食大鱼大肉(膏粱厚味)、酗酒,使脾胃经常处于超负荷运转状态,久而久之,脾胃功能受损,运化水谷精微的功能失调,造成脾胃虚弱。中医认为,脾主升清,胃主降浊,升清是将营养物质输送于全身,降浊是把代谢产物和糟粕排出体外。脾胃受损,清浊升降之机紊乱,水湿内停,湿积为浊,便成湿浊。结合西医学来看,中医所说的湿浊即相当于西医学所说的尿酸等代谢产物,湿浊积于脉中则为血尿酸浓度升高,形成高尿酸血症;湿浊沉积于关节、滑囊,蕴结化热,而成痛风性关节炎;湿浊沉积于皮下,可形成痛风结节;湿浊沉积于肾脏,可致高尿酸血症肾病和/或肾结石。湿浊浸淫日久,可致关节畸形、骨质缺损,甚至引起肾衰竭。因此,笔者治疗痛风以清除湿浊,活血通络为大法。后期以调理脾肾为主,巩固治疗。

在用药方面,笔者在急性发作期以祛除湿浊为主,在辨证分型的基础上,重用土茯苓、益母草、车前草、桃仁、红花、苍术、黄柏。身强体壮者用大黄导下,使尿酸从肠道排出。脾肾虚弱者选加黄芪、党参、红景天、威灵仙、女贞子、墨旱莲等。方中尽可能不用酸性药物,如吴茱萸、五味子、金樱子等。如非用不可时,必须配伍碱性药物如煅牡蛎以碱化药性。

第四节　肾小管性酸中毒

肾小管性酸中毒(renal tubular acidosis,RTA)是指由肾小管碳酸氢根重吸收障碍或氢离子分泌障碍或两者同时存在所致的一组转移缺陷综合征,表现为血浆阴离子间隙正常的高氯性代谢性酸中毒。

肾脏对尿液的酸化作用由肾小管完成,简单地说,近曲小管主要负责重吸收滤过的碳酸氢根,而远端肾单位则主要通过生成铵根离子和可滴定酸的形式泌氢,从而达到酸化尿液的效果。

一、病因病机

参照肾小管性酸中毒的临床表现与其生理基础,一般将其分为四大类。

1. 远端肾小管性酸中毒(Ⅰ型 RTA),是由于远端肾小管泌氢障碍所致。按病因分原发性和继发性两大类。前者与遗传有关。后者与各种免疫性疾病有关,如慢性间质性肾炎、干燥综合征等。

2. 近端肾小管性酸中毒(Ⅱ型 RTA),是由于近端肾小管重吸收 HCO_3^- 障碍引起。按病因分为原发性(与遗传相关)和继发性(如继发于肾小管-间质疾病、重金属或药物中毒等)。

3. 混合肾小管性酸中毒(Ⅲ型 RTA),具有近端和远端肾小管性酸中毒的特点,临床较少见。

4. 合并高血钾的肾小管性酸中毒(Ⅳ型 RTA),又称高血钾型远端肾小管性酸中毒,是由于醛固酮不足或对醛固酮拮抗,远端肾小管对钾、氯、氢离子的排除障碍,引起的高氯性酸中毒和高钾血症。病因多样,包括各种肾小管-间质疾病、糖尿病肾病、高血压肾硬化、假性醛固酮缺乏症、梗阻性肾病以及醛固酮分泌不足的疾病等。

二、诊断要点

1. Ⅰ型 RTA　①多见于 20~40 岁的女性;②高氯性代谢性酸中毒,尿 pH>6.0,血 pH 下降,血氯升高,阴离子间隙(anion gap,AG)常正常;③临床表现为食欲缺乏、乏力、深长呼吸;低钾血症(肌无力甚至心律失常);高钙尿症、低钙血症,肾结石,甚至出现小儿佝偻病、成人骨软化症。

2. Ⅱ型 RTA　①多见于男性儿童;②高氯性代谢性酸中毒,低钾血症,尿 pH 常<5.5,尿 HCO_3^- 排泄率>15%;③临床出现烦渴、多饮、多尿、肌无力的表现。

3. Ⅲ型 RTA　①有 Ⅰ型 RTA 的特点;②高氯性代谢性酸中毒,尿 HCO_3^- 排泄率>15%;③症状较重。

4. Ⅳ型 RTA　①高钾高氯性代谢性酸中毒;②尿 HCO_3^- 排泄率>15%;尿铵排出减少;③多数患者可有原发病表现或伴肾功能不全。

三、治疗

(一) 西医治疗

1. Ⅰ型 RTA

(1)积极治疗原发病,如慢性肾盂肾炎、干燥综合征。

(2)纠正代谢性酸中毒与电解质紊乱,补充碱性药物如碳酸氢钠,根据病情轻重可服 4~10g/d,分 4 次服用(1g 碳酸氢钠约等于 12mmol HCO_3^-)。或用复方枸橼酸溶液(Shohl 溶液,1 000ml 内含枸橼酸钾 140g、枸橼酸钠 98g,1ml 约等于 1mmol HCO_3^-)30~120ml,每日 4 次,宜用尿 pH 和二氧化碳结合力及高钙尿症作为指标来调整剂量。如能充分地治疗,可改善骨病,降低尿钙排泄至小于 12mmol/(kg·d)。

（3）纠正电解质紊乱：有低钾血症者补钾，可用 10% 枸橼酸钾 10ml，每日 3 次，口服。氯化钾会加重高氯血症，不宜应用。有低钙血症者则补充钙剂，骨化三醇胶丸 0.25μg，每日 1 次。

（4）骨病的治疗：可试用维生素 D_2 30 万~60 万 U/d 或 1α-羟基维生素 D_3，以配合碱性药物治疗。

2. Ⅱ型 RTA　原发性Ⅱ型 RTA 的治疗，一种治疗方法是用大剂量的碳酸氢钠补碱，其剂量常需大于 4~10mmol/（kg·d）[4~10mEq/（kg·d）]，这是因为碳酸氢盐在尿中迅速排出。亦可用 Shohl 溶液。补碱后，可加重低血钾症，因有部分 HCO_3^- 以钾盐的形式从尿中排出，应予注意。另一种治疗方法是使用噻嗪类利尿药，再加上低盐饮食，但可引起轻度体液容量缺乏，从而增加近曲小管重吸收碳酸氢钠，因此可减少碳酸氢钠的用量。若为继发者，首先应针对原发病的治疗及对症治疗。

3. Ⅲ型 RTA　本型的治疗与Ⅰ、Ⅱ型 RTA 相同。

4. Ⅳ型 RTA

（1）降低血钾：限制钾的摄入（食物含钾宜小于 30mmol/d）或避免用含钾药物（如青霉素 G 钾盐，每百万 U 含钾 1.6mmol）；使用排钾利尿药，如氢氯噻嗪或呋塞米；或用阳离子交换树脂，如聚苯乙烯磺酸钠能在肠道吸附钾而释放钠。

（2）补碱：补充碳酸氢钠 1.5~2mmol/（kg·d），即可纠正酸中毒，也有助于降低高钾血症。

（3）对低肾素血症性低醛固酮血症或肾小管对醛固酮反应性低的患者，使用 GC，如 9α-氢化可的松，常需用超过生理剂量才有效。GC 可使肾小管产生氨增加，肾小管排酸增加，并增加钾的排泄，可纠正酸中毒和高钾血症。

（4）积极治疗原发病。

（二）中医辨证论治

根据临床表现，肾小管性酸中毒归属于中医"消渴""五软五迟"的范畴。其病因病机多因先天禀赋不足,或后天脾胃失调所致。肾为先天之本,胎儿在母体孕育中濡养不足或母体受邪,以致肾气不足,先天亏损。肾虚则膀胱气化不利,开合失常,酸碱代谢失衡,人体五脏之阴阳皆源于肾,即所谓"五脏之阴非此不能滋,五脏之阳非此不能发"。所以肾气虚弱,可直接导致其他脏腑功能不足。肾藏精主骨,为作强之官;肝藏血主筋,为罢极之本。肝肾同源,精血充盛,则筋骨坚强,活动正常。肝肾不足,气血亏虚,筋骨经脉得不到先天精血之灌溉,故出现手足无力瘫软或搐搦等症。脾为后天之本,藏营主运化,脾虚失运,水谷精微不能化生,外泄失度,导致低钠、低钙等电解质紊乱。本病以虚证为主,当邪气乘虚而入时,也有湿热下注或热毒与燥矢相结者。

1. 湿浊中阻,胃失和降证

主症:恶心呕吐,食欲不振,疲乏无力,舌质淡红,苔白腻或黄腻,脉细滑。

治法:健脾祛湿,和胃降浊。

方药:香砂六君子汤加味。砂仁 10g,木香 10g,党参 15g,炒白术 10g,茯苓 20g,陈皮 10g,姜半夏 10g,生姜 10g,大枣 3 枚。

加减:恶心呕吐甚者,加灶心土 30g,藿香 10g,以和胃止呕;腹胀纳差者,加厚朴 10g,黄连 6g,以宽中健胃;若湿盛者,加炒薏苡仁 30g,泽泻 15g,佩兰 10g,益母草 30g,以利湿化瘀。

2. 脾胃湿热证

主症:烦渴多饮,小便频数而量多,大便秘结,恶心呕吐,腹胀腹痛,舌红苔黄,脉数有力。

治法:清胃热,生津液。

方药:白虎汤加味。生石膏 30g(先煎),知母 10g,粳米 10g,沙参 15g,麦冬 15g,天花粉 15g,甘草 10g。

加减:若大便秘结者,加大黄 10g(后下),枳实 10g,厚朴 10g,以泻热通便;若烦渴多饮,脉数有力者,沙参增至 30g,加黄芩 10g,黄连 10g,

以清热生津。

3. 肾阴不足,下焦湿热证

主症:疲乏无力,腰酸腿软,尿频涩痛,口干口苦,头晕耳鸣,遗精盗汗,舌质红,苔薄黄或腻,脉细数。

治法:滋阴补肾,清热利湿。

方药:知柏地黄丸加减。知母12g,黄柏10g,生地黄15g,山茱萸12g,山药15g,茯苓15g,泽泻15g,牡丹皮10g,枸杞子10g。

加减:若阴虚较甚者,加女贞子15g,墨旱莲15g,龟甲30g(先煎),以滋阴清热;湿热较甚者,加车前子15g(布包),滑石15g(布包)。

4. 脾肾阳虚,水湿逗留证

主症:多尿、夜间为甚,腰酸腿软,形寒肢冷,面色白或晦暗,四肢无力,痿软不仁,甚至瘫废,腹胀,恶心呕吐,舌淡红,苔白或黑,脉细弱。

治法:温补脾肾,健脾利水。

方药:右归丸加味。熟地黄20g,山茱萸10g,山药30g,枸杞子10g,制附子10g(先煎),肉桂4g(研细冲服),杜仲10g,黄芪15g,党参15g,炙甘草5g。

加减:若形寒肢冷,四肢不仁,可合用黄芪桂枝五物汤加减;瘫废者可合用补阳还五汤加减;若四肢疼痛较甚,可加骨碎补30g,续断20g,以补肾养骨;恶心呕吐者,加陈皮10g,姜半夏10g,生姜10g,以降逆止呕。

5. 肝肾亏损,髓枯筋痿证

主症:发育迟缓,身材矮小,鸡胸,手足抽搐,或骨骼畸形,或伴目眩发脱,咽干耳鸣,遗精,甚至步履全废,腿胫大肉渐脱,舌淡暗,苔薄白,脉细弱。

治法:补益肝肾。

方药:虎潜丸加味。熟地黄20g,龟甲30g(先煎),鹿角胶10g,人参10g,知母10g,黄柏10g,牛膝15g,锁阳10g,当归15g,白芍12g。

加减:若肾气不足,可加鹿茸 3g(锉细粉冲服);髓海不足,可加阿胶 10g(烊化);手足抽搐者,白芍改为 30g;四肢疼痛,骨骼畸形,加骨碎补 30g,续断 20g;阴虚内热者,加牡丹皮 15g,地骨皮 15g;若兼见面色萎黄不华,心悸,怔忡,加黄芪 30g,鸡血藤 30g,以补养气血。

四、验案举隅

冯某,女,47 岁,干部。初诊日期:2010 年 4 月 20 日。

患慢性肾盂肾炎已 8 年余,曾住院治疗数次,近 2 个月来明显疲乏无力,不思饮食,腹胀恶心,四肢酸痛,怕冷,腰酸腿软,有时心慌气短,夜尿 4~5 次,近 1 周来,卧床不起。查体:BP 150/90mmHg,面色萎黄,胫前压迹,舌质淡,舌体胖大,边有齿痕,苔白厚腻,脉弦细微数。检查:尿比重 1.010,pH 5.0,尿蛋白(+)。血红蛋白 108g/L,BUN 9.8mmol/L,Scr 158.2μmol/L,血尿酸 538μmol/L,二氧化碳结合力 15.3mmol/L,血氯 148mmol/L,血钙 1.95mmol/L,血钾 6.85mmol/L,尿 β2-微球蛋白 458ng/ml。西医诊断:慢性肾盂肾炎,Ⅳ型肾小管性酸中毒。中医辨证分析:病位在脾、肾,病性属水毒湿浊。辨证:脾肾阳虚,水毒蕴结证。治法:温肾健脾,利湿化浊。选方:右归丸加味。用药:熟地黄 20g,山茱萸 10g,山药 30g,炒白术 15g,茯苓 30g,炮附子 15g(先煎),肉桂 5g(研细冲服),陈皮 10g,姜半夏 10g,生姜 15g,煅牡蛎 50g(先煎)。7 剂。

西药:5%碳酸氢钠 150ml 静脉滴注,每日 1 次,连续 3 天;缬沙坦 80mg,每日 1 次,口服;骨化三醇胶丸 0.25μg,每日 1 次,口服。

二诊(2010 年 4 月 27 日):精神食欲增进,已不恶心,全身困痛减轻,白日尿量增多。查体:BP 140/70mmHg,面色萎黄,下肢无水肿,舌质淡,舌体胖大,边有齿痕,苔白厚腻,脉弦细微数。原方去陈皮、姜半夏,减茯苓为 15g,继服 7 剂。口服大黄苏打片,每次 3 片,每日 3 次。

三诊(2010年4月15日):精神食欲增进,已能下地活动。查体:BP 135/70mmHg,面色稍带红色,舌质淡红,舌体稍胖,苔白稍厚,脉弦细。复查尿比重 1.015,pH 6.0,尿蛋白(+),二氧化碳结合力20.5mmol/L,血氯 98mmol/L,血钙 2.0mmol/L,血钾 4.75mmol/L。原方加黄芪 90g,当归 15g,炮附子 20g(先煎),14剂。金水宝 5粒,每日3次。

四诊(2010年4月28日):患者已上班工作,精神尚好,食欲正常,夜尿 1~2次。查体:BP 120/70mmHg,舌质淡红,舌体稍胖,苔白,脉弦细。复查:尿检正常,BUN 5.8mmol/L,Scr 128.0μmol/L,血尿酸 456μmol/L,二氧化碳结合力 21.5mmol/L,血氯 102mmol/L,血钙 2.15mmol/L,血钾3.85mmol/L,尿 β2-微球蛋白 315ng/ml。上方 14剂。金水宝 5粒,每日3次。停服大黄苏打片。

按语: 治疗肾小管性酸中毒中西医结合的"结合点"是西药降血钾,纠正酸中毒治标,中药调理脾肾治本。本例为Ⅳ型肾小管性酸中毒,患者的原发病为慢性肾盂肾炎,慢性肾功能不全,故在治疗方法上采取了西药补碱、降压,中药温肾健脾,利湿化浊的中西药有机结合的方法,进行整体调理,经过2周的治疗,患者酸中毒和高钾血症即得到纠正,精神食欲明显增加,肾功能亦有改善,充分显示了中西医结合治疗的优势。

第五节 反流性肾病

反流性肾病(reflux nephropathy,RN)是由于膀胱-输尿管反流(vesicoureteral reflux,VUR)和肾内反流(intrarenal reflux,IRR)引起的肾实质性疾病。Bailey 1986年统计了世界上大量资料,估计学龄儿童中膀胱-输尿管反流发病率为 0.4%~1.8%。成人尿道感染中膀胱-输尿管反流发生率不太清楚,据原中山医科大学第一附属医院研究资料显示,56

例成人尿道感染患者中,膀胱-输尿管反流者占 30.4%。反流性肾病是相当常见的疾病,是慢性间质性肾炎的常见病因,占慢性肾衰竭病因的 10%。

一、病因病机

反流性肾病的确切发病机制目前尚不完全清楚,可能与尿液反流关系极大。引起尿液反流的因素与尿路感染、尿流动力学改变、免疫损伤和间质血管病变有关。

(一)膀胱-输尿管反流

正常排尿时,膀胱肌肉收缩压迫膀胱壁内输尿管斜行段而使其关闭,从而防止由于排尿时膀胱内压力增高而引起尿液反流,起到单向性瓣膜作用。当此机制有缺陷时,便可发生膀胱-输尿管反流。

1. 原发性膀胱-输尿管反流,最为常见,多见于小儿,为膀胱黏膜下-输尿管段的先天性异常。

2. 继发性膀胱-输尿管反流,是继发于多种原因所致的膀胱颈或尿道梗阻。

(二)膀胱-输尿管反流与肾瘢痕的关系

膀胱-输尿管反流引起肾内反流的部位即为后来瘢痕形成的部位。这一病变的形成可受一些因素影响,如年龄、尿路感染、膀胱-输尿管反流的严重程度、肾乳头类型及有旧瘢痕者易形成新瘢痕。

(三)遗传

原发性膀胱-输尿管反流常有家族性倾向,患者家属中本病发生率约为 15%,而嫡系亲属患反流性肾病的人群中 52% 在排尿性尿路造影时可见 膀胱-输尿管反流。国外研究表明,携带 HLA AW19 和 AW29 抗原者,可能是本病发生的高危人群。有学者认为显性单基因遗传及环境因素综合所致可能性大。

二、临床表现

反流性肾病的临床表现多种多样,其中包括复杂性尿路感染、蛋白尿、高血压、夜尿、多尿等表现。

1. 尿路感染 是本病患者最常见的临床表现。尿路感染发生在新生儿常表现为发热和生长发育缓慢。儿童及成年人常有尿频、尿急、尿痛等。严重者可表现为典型的急性肾盂肾炎。

2. 蛋白尿 可为本病患者的首发症状,可呈微量蛋白尿,或持续性蛋白尿,但较少出现肾病性蛋白尿;也是预测本病患者预后的最重要因素。蛋白尿的出现,提示可能有继发性局灶节段性肾小球硬化的组织学改变,蛋白尿通常为中等程度(0.5~4g/d),且常与高血压和肾功能不全相关。

3. 高血压 为本病患者后期的常见并发症,亦是儿童恶性高血压的常见病因。在患有本病的儿童及青少年中,高血压的发生率为10%~30%。

4. 夜尿、多尿 尿液浓缩试验是反映远端小管功能的敏感指标。据原中山医科大学第一附属医院研究资料显示,膀胱-输尿管反流患者尿浓缩功能障碍者明显多于无反流患者(94%比38.7%,$P<0.05$);而血 Scr 在两组患者之间的差异无显著意义。

三、诊断要点

1. 多见于小儿和青年女性。

2. 尿路感染是本病最常见的临床表现,占反流性肾病的34.5%~54.7%。

3. 蛋白尿为本病的首发表现,随之出现高血压、氮质血症。

4. 大剂量静脉肾盂造影并 X 线断层摄片显示:①肾盏杵状变形及相应部位的皮质瘢痕;②肾皮质变薄常发生于肾两极,单侧或双侧肾体积缩小或形态上不相称(两肾长度相差 1.5cm);③肾盂、肾盏、输尿管扩张,而无器质性梗阻。

5. 排尿期膀胱尿道造影(voiding cystourethrography,VCUG) 半数成人可发现不同程度的膀胱-输尿管反流,小儿发现率则更高。本法的缺点是需插导尿管,有引起尿路感染的可能。

6. 氨甲酰甲胆碱-VCUG 法 对静脉肾盂造影及膀胱镜检查高度怀疑有膀胱-输尿管反流的患者,常规 VCUG 检查的发现率仅为 33%,而服胆碱能药物氨甲酰甲胆碱 30 分钟后,再行 VCUG 检查的发现率高达 100%。故认为氨甲酰甲胆碱-VCUG 法可明显提高膀胱-输尿管反流的检出率。

7. 同位素 99mTcDAPA 间接法膀胱造影检查的符合率可达 71.4%。

8. 排除继发性膀胱-输尿管反流。

四、治疗

(一)西医治疗

膀胱-输尿管反流内科治疗的适应证是轻度反流而无输尿管扩张。

1. 注意个人卫生,摄入足量水分,避免便秘。

2. 防治尿路感染 ①定期排空膀胱,以减轻膀胱内压力及减少残余尿。最重要的是 2 次排尿(5 分钟内第 2 次排尿、睡前排尿)。②长程低剂量抑菌疗法治疗,最常用的是每晚睡前排尿后服复方磺胺甲噁唑半片,连用 6 个月,然后停药观察,如尿路感染又复发,则重新开始治疗,疗程为 1~2 年。对磺胺过敏者,单用甲氧苄啶 50~100mg,每晚服。亦可用喹诺酮类药物,如氧氟沙星,每晚服 0.1g。

3. 控制血压。

(二)中医治疗

1. 膀胱湿热证

主症:小便频数、点滴而下,灼热刺痛,小便黄赤或浑浊,或尿中有血,急迫不爽,少腹拘急胀痛,痛至脐中,或伴腰痛拒按,或发热恶寒,口苦呕恶,或伴大便秘结,舌质红,苔黄腻,脉弦滑。

治法:清热解毒,利湿通淋。

方药:清热通淋汤加减。忍冬藤 30g,石韦 30g,益母草 30g,龙葵 15g,地榆 20g,海金沙 15g(包煎),乌药 10g,益智仁 10g。

加减:若大便秘结、腹胀者,加生大黄 10g(后下),枳实 10g,以通腑泻热。若伴有发热恶寒,口苦呕恶者,加柴胡 12g,黄芩 10g,姜半夏 10g,以和解少阳。若有感染性病灶,加连翘 12g,白花蛇舌草 30g,半枝莲 15g,以清热解毒。若血尿明显,加小蓟 30g,白茅根 30g,藕节 15g,以凉血止血。若腰痛甚者,加焦杜仲 15g,续断 15g,以壮腰强肾。有血瘀者,加桃仁 10g,红花 10g,丹参 20g,以活血化瘀止痛。若肾功能不全者,加金水宝。

2. 肝肾阴虚,湿热留恋证

主症:低热或手足心热,头晕耳鸣,口干少津,小便短涩,淋沥不爽,腰膝酸痛,或有头晕头痛,舌质偏红,苔薄黄,脉弦细或滑数。

治法:滋补肝肾,兼清湿热。

方药:知柏地黄汤加减。知母 10g,黄柏 10g,生地黄 15g,吴茱萸 12g,山药 15g,茯苓 15g,泽泻 12g,牡丹皮 12g,车前子 15g(包煎),益母草 30g,半枝莲 30g,柴胡 12g。

加减:头晕头痛,血压升高,加天麻 12g(先煎),钩藤 12g(后下),野菊花 10g,夏枯草 15g,以平肝清热;小便短涩,淋沥不爽,加萹蓄 30g,瞿麦 30g,海金沙 12g(包煎),以利湿通淋;大便干结,加生大黄 10g(后下),以泻热通便。

3. 气阴两虚,湿热未尽证

主症:小便频数,小腹胀痛,腰膝酸痛,疲乏无力,或劳累后尿频、尿急加重,头晕耳鸣,舌质红,苔少,脉细弱。

治法:益气养阴,兼清湿热。

方药:参芪地黄汤加减。黄芪 20g,太子参 15g,生地黄 15g,吴茱萸

12g,山药 15g,土茯苓 15g,泽泻 12g,牡丹皮 12g,车前子 15g(包煎),白茅根 30g,益母草 30g,半枝莲 30g。

加减:小便频数,小腹胀痛者,加萹蓄 30g,瞿麦 30g,海金沙 12g(包煎),以利湿通淋;头晕耳鸣者,加天麻 12g(先煎),钩藤 12g(后下),野菊花 10g,以平肝清热;腰膝酸痛者,加杜仲 10g,牛膝 10g,以壮腰健肾。

4. 气虚血瘀,湿热下注证

主症:反复发作尿频、尿急,或有尿痛,多由疲劳诱发或加重,口唇及眼周发青,面色黧黑,妇女月经不调,量少色暗,或有血块。舌质暗红,或有瘀斑,脉沉涩。血液流变学检查,血液呈高黏状态。

治法:补气活血,兼清湿热。

方药:补阳还五汤加减。黄芪 30g,当归 15g,赤芍 15g,川芎 10g,地龙 10g,红花 10g,益母草 30g,车前子 15g(包煎),白花蛇舌草 30g,半枝莲 30g。

加减:由疲劳诱发或加重明显者,加太子参 15g,麦冬 10g,以补气而不助热;夜尿多而清长者,加金樱子 15g,芡实 15g,以补肾固涩;尿频、尿急或有尿痛,反复发作频繁者,加萹蓄 30g,瞿麦 30g,海金沙 12g(包煎),以利湿通淋。

五、验案举隅

盛某,女,25 岁,营业员。初诊日期:2009 年 9 月 2 日。

发热、尿频、尿急反复发作已 10 余年,经常服用复方磺胺甲噁唑片治疗,疗效越来越差,今年年初经北京某医院静脉肾盂造影、VCUG 检查,诊断为膀胱-输尿管反流,双侧输尿管扩张。就诊时患者发热恶寒,口干口苦,小便频数、灼热刺痛,尿浑浊,少腹胀痛,腰痛,大便秘结。查体:BP158/95mmHg,T 38.5℃,舌质暗红,苔黄厚腻,脉弦数。西医诊断:膀胱-输尿管反流,双侧输尿管扩张。中医辨证分析:病位在肾、膀胱,病性属湿热。辨证:膀胱湿热证。治法:清热解毒,利湿通淋。选方:清热通淋汤加减。用药:忍冬藤 30g,龙葵 15g,石韦 30g,柴胡 20g,半枝莲 30g,益母草 30g,地榆 30g,海金沙 15g(包煎),乌药 10g,益智仁 10g。7 剂。氨氯地平缓释片 10mg,每日 1 次。

二诊(2009 年 9 月 8 日):热退,尿频、尿灼热明显减轻,大便通畅,呈稀便。查体:BP 135/85mmHg,T 36.5℃,舌质暗红,苔微黄厚,脉细数。尿检:蛋白(++)。血红蛋白 125g/L,BUN 9.0mmol/L,Scr 162.2μmol/L,血尿酸 450μmol/L,二氧化碳结合力 19.5mmol/L,血氯 110mmol/L,血钙 1.65mmol/L,血钾 5.45mmol/L,尿 β2-微球蛋白 416ng/ml,尿白蛋白 51.8mg/L。证属湿热未净。上方去忍冬藤,加土茯苓 30g,佩兰 15g,白豆蔻 15g。7 剂。蛭龙通络胶囊 5 粒,每日 3 次,口服。

三诊(2009 年 9 月 14 日):排尿无不适,小腹部已无胀痛,疲乏,食欲欠佳,口干舌燥,夜尿 3~4 次。舌质暗红,舌体胖嫩,苔薄白,脉细数。中医辨证分析:病位在脾气、肾阴,病性属虚、瘀。辨证:脾肾气阴两虚,脉络瘀阻证。治法:益气养阴,活血通络。选方:益气健肾汤加减。用药:黄芪 60g,当归 15g,太子参 15g,生地黄 20g,女贞子 15g,墨旱莲 15g,益母草 15g,红花 10g,莪术 15g,地榆 20g,鸡内金 15g,石韦 30g,金樱子 30g,煅牡蛎 50g(先煎)。14 剂。骨化三醇 0.25μg,每日 1 次;金水宝 5 粒,每日 3 次。继服蛭龙通络胶囊、氨氯地平缓释片。

四诊(2009 年 9 月 28 日):患者精神食欲俱增,夜尿减少,口不干渴,腰部困痛。舌质暗红,舌体稍胖,苔薄白,脉细数。原方加杜仲 15g,续断 15g,继服 14 剂。

五诊(2009 年 10 月 5 日):病情一直平稳,将近 2 个月,再未出现尿频、尿急、尿痛和发热等症状,自觉怕冷,喜热。查体:BP 130/75mmHg,舌质暗红,舌体稍胖,苔薄白,脉沉细。复查:蛋白(±),血红蛋白 130g/L,BUN 7.50mmol/L,Scr 136.0μmol/L,血尿酸 396μmol/L,二氧化碳结合力 19.5mmol/L,血氯 110mmol/L,血钙 2.15mmol/L,血钾 5.45mmol/L,尿 β2-微球蛋白 325ng/ml,尿白蛋白 25.0mg/L。证由气阴两虚转变为脾肾阳虚兼血瘀证。因患者煎药不方便,改用中成药补阳健肾胶囊(刘宝厚中成药补阳健肾汤院内颗粒制剂,下同),每次 6 粒,每日 3 次;金水宝,每次 5 粒,每日 3 次;蛭龙通络胶囊,每次 6 粒,每日 3 次;骨化三醇,每次 0.25μg,每日 1 次。

随访(2011 年 11 月 20 日):患者一直服用上述药物,2 年多来病情一直稳定,精神食欲均好,排尿无不适,腰困,夜尿 1~2 次,血压正常,尿常规检查正常。

按语:反流性肾病的中医病机主要是本虚标实。从病位来看本虚主要在脾、肾,标实主要在膀胱。从病性来看,急性发作时以湿热为主,湿热解除后以脉络瘀阻为主。本例患者的发病规律正符合这一病机特点。患者 10 余年间,反复发热、尿频、尿急,经抗生素治疗虽有暂时效果,但易于反复,这是由于患者久病体虚,膀胱湿热之邪留恋不净之故。此次发病,先采用清热解毒,利湿通淋法,清除湿热后,紧接着采取益气养阴,活血通络法,进行标本兼治,2 年多来病情一直保持稳定,各项指标均有改善,说明中医辨证论治的优越性。

从用药规律来看,笔者治疗肾脏病的 3 个经验方中均寓有活血通络,消积化癥之品,如益母草、莪术、红花、水蛭、地龙等,这对减少肾间质纤维化,减轻肾瘢痕,具有一定的治疗作用。

第九章

药物性肾损害

随着现代医药学的发展,临床用药非常广泛,但与此同时,药物及其代谢产物经肾脏排泄时,其毒性作用引起了或潜在地增加了肾脏的急性和慢性损害。人们已经开始注意到各种治疗药物所引起的肾脏损害。近年来国内外在临床及实验研究方面对药物引起的肾脏损害做了大量的研究,取得了一定的进展,阐明了一些机制,总结出了一部分药物所致肾脏损害的理论和防治经验。应该指出,药物性肾损害是一组可以避免的肾脏疾病,只要了解药物的性质及其代谢途径,掌握其临床特征,做到早期诊断,早期治疗,就可以大大降低其发病率,其中绝大多数可以通过停药而完全或逐渐得到改善,肾功能得到恢复。

第一节　西药引起的肾损害

一、药物性肾损害的生理及解剖基础

1. 人体将体内大部分药物及其代谢产物经肾脏排出体外,其过程不仅要通过肾小球滤过,而且还要通过肾小管的重吸收及分泌,这样药物及其毒素可直接接触肾单位的各个部分。

2. 肾脏血流量很大,血浆滤过量也较大,占心脏每搏输出量的

20%～25%,而肾脏的重量仅占体重的 0.4%,每 100g 肾组织的血流量约 300ml/min。因而大量与蛋白结合或未结合的药物以及药物衍化物,都随血流进入肾脏。

3. 肾小球毛细血管、肾小管有很大的内皮表面总面积,与血浆中药物直接接触机会多,容易发生抗原抗体沉积,如药物成分与蛋白结合形成抗原或半抗原,发生基膜的免疫损害。

4. 肾组织代谢活性较高,含有很多重要的酶,特别容易受代谢抑制物损害,尤其是能与巯基结合的毒性物质。

5. 肾脏的逆流倍增系统,使肾脏的髓质和乳头部位的药物浓度升高,可直接损害肾脏。

6. 尿中 pH 的变化,有利于某些药物、毒物发生化学反应,并沉积下来,阻塞通路,易于直接损伤肾脏。

7. 需要应用药物治疗的患者,本身已患有一定的原发病,尤其是当合并感染、循环系统疾病时,通常出现异常性肾血流量或肾前性疾病,此外电解质平衡失调、酸碱紊乱和血浆蛋白异常等,都会引起及加重肾脏的损害。

二、药物性肾损害的发病机制

药物性肾损害的发病机制是多方面的,近年来,不仅从细胞水平,而且从分子生物学水平进行了广泛的研究,阐明了一部分机制。由于肾脏损害的病因较多,所引起的药物不同,肾毒性机制也各有所异。总之,可以归纳为以下几种类型。

1. 直接肾毒性作用　药物及其有关的物质及毒素,直接作用于肾组织、细胞。包括肾小管上皮细胞、肾间质、肾血管及肾小球。这常常与药物的毒性、剂量、接触时间及受累细胞的功能有关。部分药物进入循环后,具有高度的脂溶性,易于穿过细胞膜,具有较大的面积分布;而另部分药物可与一些蛋白质结合,不易进入细胞,也不通过肾小球滤过,容积分布较低。但当肾功能稍有波动时,自由的、未结合的药物成分增加,药物的分解速度改变,在肾内易于集聚,增加了毒性损害。这种肾毒性作用包括细胞酶系统受损,DNA 生物合成受抑制,细胞膜电位破坏、屏障作用丧失等。一般来讲,由肾小球滤过的药物 20% 达细胞间隙,80% 到达细胞膜,与此同时,转运系统在与其相对应的细胞腔内转运流经肾脏的血浆成分。而药物的毒性损害就是因为这种药物及毒素导致了肾组织细胞内有机离子浓度分布的改变而使转运系统异常,在缺乏对抗异常的转运系统的情况下,最终导致了肾脏损害。肾脏主要的转运系统为对氨马尿酸转运系统。总之,药物直接损伤肾脏取决于肾小管上皮细胞内药物的浓度。其中转运系统起到了重要作用。在临床上,几乎所有的药物性肾损害均有此机制参与。

国外在细胞水平的研究上取得了一定的进展。研究证明,细胞内钙离子超负荷可能参与了肾脏损害。这种钙离子使细胞内线粒体和其他细胞器及其结构发生改变。在研究庆大霉素致肾损害中发现,线粒体内钙明显增高,线粒体的细胞呼吸功能降低,较对照组有明显的异常。推测钙来源于细胞外,并随血流进入损伤的膜部位。

2. 免疫机制 动物实验表明,在药物引起的急性间质性肾炎中,沿肾小管基膜有 IgG 和 C3 沉积,间质内见单核细胞、巨噬细胞积聚,肾小管明显损伤。循环血中可查到抗基膜抗体。在人类,新青霉素 I 所致的急性间质性肾炎出现了与上述同样的病理改变。因此,可以认为,药物或其衍生物作为抗原或半抗原进入机体内,刺激机体产生抗体,发生免疫反应,导致肾脏损伤。包括:①抗原抗体反应,药物可以半抗原形式与肾组织蛋白成分结合,引起抗体反应而损伤肾脏。碳氢化合物可以引起产生抗肾小球基膜抗体,产生肺出血-肾炎综合征。②也可有循环免疫复合物或原位免疫复合物的形成。

3. 细胞介导的免疫反应　药物性肾损害在体液免疫存在的同时，也包含有细胞介导的免疫损伤，这些可通过特殊细胞的单克隆技术进一步确定所侵入肾间质的具体的细胞，从而可以检测增多的、具有不同功能的 T 淋巴细胞。细胞介导的免疫损伤有 2 种主要途径，T 淋巴细胞依赖型高敏反应和 T 淋巴细胞直接细胞毒作用。查血及组织中淋巴细胞亚群及分类，即所知的 CD4$^+$、CD8$^+$等，以及两者的比例，可以判断细胞免疫的类型。一般来讲，在药物引起的急性间质性肾炎中，T 淋巴细胞依赖型高敏反应起了主要作用。CD4$^+$、CD^8 比值是增高的。另外一些细胞因子，尤其是 IL-1、IL-2、IL-4、IL-6 和 γ 干扰素（interferon-γ，IFN-γ）及多种细胞因子等均可参与此反应。

4. 除体液和细胞免疫之外的免疫机制　有人在受损的肾间质中，偶然发现了补体，因而提示，补体反应可参与药物性肾损害。此外，由于淋巴因子的作用，肾小管上皮细胞能够表达 HLA-Ⅰ 和 HLA-Ⅱ 抗原系统。这就提示了肾脏对外源性抗原的免疫源性，使肾脏对各种药物及毒物的刺激更加敏感。总之，药物性肾损害的免疫机制是多途径共同作用的结果。

5. 梗阻　药物的代谢产物选择性地在肾内聚集，在排泄过程中形成结晶，阻塞肾小管或输尿管而引起梗阻性肾损害，这也是药物所致可逆性肾衰竭的一个原因。如抗癌药物所引起的高尿酸血症，磺胺药物引起的肾小管内磺胺结晶等。

三、药物性肾损害的临床表现

药物引起的肾损害可以表现为各种不同的临床表现，具体阐述如下。

（一）以损害肾小管及肾间质为主

1. 急性肾小管坏死和急性间质性肾炎　这两种病变在临床上常一起出现，但也可以 1 种病变为主。急性肾小管坏死（acute tubular necrosis，ATN）是药物引起肾损害中发病率最高的一种，几乎占药源性急性肾衰竭的一半以上。其特点为肾功能突然异常,伴有突出的急性肾小管坏死,间质明显的水肿及细胞浸润。电镜下病变处可有细胞内线粒体、微粒体及其他细胞器肿胀、溶解,细胞明显坏死,核变形,小管细胞基膜变薄、断裂,并可分裂成丝状。大体上看,肾脏是肿大的,有水肿,皮质肿胀色苍白,髓质色深充血,有时伴有小的出血点。ATN 病变程度可为轻度改变,也可为肾小管广泛坏死。一般与不同的药物和患者的状况有关。重金属制剂肾损害较重,出现广泛的肾小管坏死,主要为汞、铬、砷、铋、铅、铜等,其次为有机溶剂,如甲醇、甲苯、乙二醇等,磺胺类、氨基糖苷类抗生素,两性霉素 B,造影剂,CsA,对乙酰氨基酚(扑热息痛),保泰松,巴比妥等也常引起肾小管坏死。

急性间质性肾炎的临床特征为突发性的肾功能异常,明显的肾间质内炎细胞浸润,而多数肾小球及血管是正常的。部分患者肾外表现出过敏或高敏现象,一般临床上不具特异性。如患者出现突然的无法解释的肾功能损害,轻者肾小球滤过率降低,重者有明显少尿,此时临床上很像原发性肾小球肾炎或急性肾小管坏死;如果患者出现了明显的肾外症状,可有发热、皮疹、末梢血嗜酸性粒细胞增多、关节痛等,结合上述改变及患者的病史,对诊断具有非常重要的意义。但必须指出,许多患者未提示"过敏性反应"的存在,很多情况下没有任何症状表现。因此,无明确病因的急性肾衰竭患者,医生应该首先考虑是否为药物引起的 AIN。引起 AIN 最常见的药物,国内以青霉素、头孢类抗生素、利福平、利尿药、非甾体类抗炎药等常见;国外常见的还有噻嗪类及一些细胞毒性药物。有资料显示,药源性 AIN 占临床上急性肾衰竭的 $0.8\% \sim 8\%$。尿检异常是 AIN 较早的表现,由新青霉素 I、利福平或别嘌醇等引起的 AIN 通常带有镜下血尿,而且有无菌性脓尿及尿中见白细胞管型。而红细胞管型被认为是原发性肾小球肾炎中的特征性改变,在 AIN 时也常可以出现。多数患者可以有中等量蛋白尿。此外,由非甾体类抗炎药引起的 AIN,经常表现为较重的蛋白尿及肾病综合征。

肾脏形态基本正常或稍有增大。对这些患者做肾活检检查，呈典型的微小病变性肾小球疾病，常有间质的炎细胞浸润。这种类型损伤也可见于干扰素及氨苄青霉素治疗时。对 AIN 实验室检查，除 Scr、BUN 升高及尿检异常外，有些患者还表现为肾小管功能异常的一组症候群，这与 AIN 时组织学改变是相一致的。如范科尼综合征，包括近曲小管性酸中毒、葡萄糖尿、氨基酸尿和磷重吸收功能不全等。此外，还有一部分患者可以出现尿酸化功能异常，尿渗量改变，钠钾分泌及排泄异常，提示远曲肾小管功能的减退。如果临床上发现患者有电解质失衡，应仔细检查肾小管的功能。有些患者，尤其年轻人，肾小管功能障碍表现很不明显，仅肾小球滤过率轻度降低，那么可以通过检查肾小管重吸收的功能，如低分子蛋白尿，来寻找对诊断有价值的早期改变。尿中嗜酸性粒细胞的异常，被认为有助于药物引起的 AIN 诊断。但临床上尿中嗜酸性粒细胞常常很难查到，特别是在另一些疾病如感染、移植排异、膀胱癌时，嗜酸性粒细胞在尿中也可呈阳性。所以，嗜酸性粒细胞对AIN 的诊断，既不敏感，也不特异。目前国外采用 Hansel 染色法查尿中嗜酸性粒细胞，阳性率大大提高。AIN 准确的诊断要依靠肾活检，其组织学特点为弥漫的单核细胞浸润，合并肾间质水肿，还有其他炎性细胞如淋巴细胞和浆细胞成分，亦可见嗜酸性粒细胞，偶见肉芽肿样变。病变从肾髓质中心部向皮质扩散，严重时肾小管基膜也被波及，出现小管炎。AIN 合并肾小管损伤是常见的，可见肾小管不同程度的变性、萎缩、坏死，肾小球正常或仅有轻度的系膜细胞增生。常见 AIN 免疫荧光是阴性的，但有时也可见到免疫复合物及补体沿小管基膜沉积，如新青霉素 I、苯妥英钠和利福平引起的 AIN 时，肾小球基膜可见 IgG 和 C3沉积，有时还可见到抗基膜抗体，到晚期可出现间质纤维化等。AIN 预后较好，停用药物后，肾脏损伤多可停止发展或痊愈。

2. 慢性肾小管间质性肾病（chronic tubulointerstitial nephropathy，CTN） CTN 也是主要发生在肾小管间质的病变。但由于发病隐匿，在肾功能尚未出现异常前,易被忽视。引起 CTN 的药物包括镇痛药、细胞毒性药物、铅中毒、锂中毒、CsA、卡托普利和亚硝脲等。CTN 病变早期主要以肾小管间质的病变明显,到了晚期肾小球及血管均发生重要改变,临床可出现重度蛋白尿及高血压。CTN 一般的发病过程为亚急性或慢性,多数患者就诊的主诉为各种程度不同的肾衰竭。国外报道,由 CTN 引起的终末期肾衰竭占 30%,而患者出现进行性肾功能损害时,往往是那种临床起病较缓慢,肾脏体积已缩小的患者。CTN 主要的临床表现是:①肾小管功能不全,尿浓缩功能、尿酸化功能、保钠排钾功能等均出现障碍;②肾乳头坏死;③慢性肾衰竭;④与一些慢性肾炎尿检异常相似的情况;⑤患者也可有头痛、腰背痛,可有胃溃疡、贫血,偶见脾大,夜尿增多等。

CTN 组织学改变主要为:肾间质不同程度的淋巴细胞、浆细胞浸润,可见水肿及纤维化,间质结构占肾实质比例明显增加,皮质内间质可见成纤维细胞和单核细胞,在较深的髓质亦可见到,并有脂滴出现。肾小管萎缩,严重者肾乳头坏死、硬化,皮髓质囊性变,甚至可见肾小球全球硬化。国内一组资料显示,滥用镇痛药的患者,27.7%出现明显的蛋白尿。且认为单一成分的镇痛药发生肾损害者较少,即使有肾损害也比较轻,而肾损害主要发生在使用合剂的患者,如复方阿司匹林片,其中非那西汀为主要的致肾脏损害成分。非那西汀代谢产物醋酚从肾脏排泄时,通过逆流倍增机制,在髓质乳头部位浓度最高,产生毒性,引起乳头坏死,当阿司匹林同时存在时,抑制了前列环素,使肾髓质血管收缩,血流量减少,导致药物损害了肾组织细胞,此机制与临床上 CTN 表现的肾脏损害现象完全符合。

(二) 以肾小球损害为主

1. 肾炎综合征　一般均为急性肾炎综合征,其原因主要与免疫复合物形成及细胞免疫异常有关。停药后多会自行缓解。临床见一些药物引起典型肾脏病理改变,如青霉胺可引起局灶增生性肾炎、新月体性肾小球肾炎或坏死性肾炎;甲氧苯青霉素可致增生性肾炎;利福平可引起新月体性肾小球肾炎;肼苯达嗪可致伴有新月体形成的局灶增生性肾炎;青霉素、磺胺类以及苯丙胺等均可引起局灶坏死性肾炎。

2. 溶血性尿毒症综合征　多很快进展至急性肾衰竭。

3. 蛋白尿和肾病综合征　比较典型的是由丝裂霉素引起的,一般预后较差,应用金制剂、青霉胺、卡托普利片、海洛因、非甾体类抗炎药等,可引起肾小球的各种病理改变而出现大量蛋白尿(一般 24 小时定量>3.5g),以致肾病综合征。这一类型的肾脏损害其病理改变与原发性肾小球疾病相似。多数患者具有下列类型之一的表现。

(1)微小病变型肾病:多由非甾体类抗炎药引起,以非诺洛芬最常见。临床上以 60 岁以上患者,既往有肾损害及应用利尿药病史者,更易发生这种肾脏损害。这类肾脏损害,一般在停药后蛋白尿逐渐消失,肾功能有改变者可以恢复,但恢复至正常需要数周,特别是组织学恢复正常很慢。可以适当选用 GC 促进恢复。一部分患者转变为慢性肾衰竭。再重复用药或接触同类药物时肾病综合征则可复发。

(2)膜性肾病:临床上这类病变最常见的是用金属盐和青霉胺治疗的患者。金属盐应用后约 3%的患者发生蛋白尿,在近端肾小管可见到金属盐,有时可能损害较轻,不累及肾功能。发病多于用药后 1~9 个月,停用药物后,蛋白尿消失很慢,需要 6~12 个月,同时金属盐从肾中消除亦很慢。使用青霉胺约 7%患者出现蛋白尿,发生高峰在用药后 6~12 个月期间,停药后 6~12 个月蛋白尿消失,再用药时症状复发。蛋白尿与药物剂量有关,但与浓度无关,在巯甲丙脯酸引起的肾损害中,2.3%也表现为膜性肾病。药物引起的膜性肾病可能由免疫反应所介导,药物既可作为半抗原产生原位免疫复合物,也可以直接激活补体,改变免疫调节作用。

(3)局灶节段硬化性肾小球病变:这类病变以海洛因肾脏损害最常见,基本表现同原发性肾脏病变,可有大量蛋白尿合并不同程度的肾衰竭,也可出现高血压,预后较差,几乎75%的患者可发展至慢性肾衰竭,需血液净化治疗。

(4)肾病综合征合并急性间质性肾炎:布洛芬、吲哚美辛、苯妥英钠、氨苄青霉素、利福平等多种药物导致的肾小球改变类似微小病变。预后差,需要血液净化治疗。

(5)狼疮样综合征:药物引起典型的系统性红斑狼疮的肾脏改变很轻,但偶有发生,如异烟肼、普鲁卡因胺、肼屈嗪、甲基多巴、苯妥英钠、青霉胺、别嘌醇和奎尼丁等,引起的肾脏损伤从膜的病变到增殖性病变,停药后均可恢复。临床表现为:皮疹、关节痛、发热、血沉快、贫血、血白细胞减少,有的可发生急、慢性肾衰竭。

(三)以血管损害为主

两性霉素B可直接收缩肾血管,减少肾血流量,降低肾功能;麦角新碱可引起小动脉和毛细血管闭塞与血栓;CsA亦可引起血管损害,急性中毒时主要引起肾血管改变。

(四)以梗阻性肾脏损害为主

各种盐类结晶,在肾小管内沉积,可导致肾小管内梗阻。如磺胺类药物,90%以原型由尿排出,药物或其不溶性代谢物沉积于远曲小管内,引起肾小管内梗阻。近年来,全身性或生殖系统的疱疹病毒感染,大量应用阿昔洛韦,在静脉给药时,因其明显的不溶性,可发生肾小管内梗阻,引起急性肾衰竭。

(五)急性肾功能不全综合征

CsA、ACEI及非甾体类抗炎药,常会引起急性肾衰竭。目前越来越引起人们的重视,其临床和实验已阐明了一些机制。普遍认为:输送至肾小球的血容量和压力减低是发生肾损害的基础和实质。血管的张力变化控制灌注压是维持肾内平衡的决定性因素。而输入小动脉张力主要由扩张血管的前列腺素系统控制,在RAS控制下,当肾血流量减少(如心力衰竭等)时,局部血管紧张素释放,并被ACE活化,引起输出小动脉收缩,协助维持肾小球的灌注压和滤过率。此控制机制在药物作用下,影响了前列腺素合成或影响血管紧张素Ⅱ的产生,都会改变肾小球内灌注和滤过,发生肾缺血,导致急性肾功能不全。在低血容量、血白蛋白减少、肝功能不良、血管性疾病时,应用利尿药及CsA的患者,尤其老年患者,都具有引起这种急性肾衰竭的危险,用药时应特别注意。而非甾体类抗炎药是引起此类病变的最常见药物,它抑制了前列腺素的合成,使肾功能恶化。

(六)慢性肾功能不全综合征

药物引起的慢性肾功能不全见于所有的药物,但以镇痛药最常见。表现为慢性肾乳头坏死及间质性炎症。临床上表现为肾功能缓慢进行性下降,因乳头病变常常造成泌尿通道梗阻。妇女比男性发病率高5倍,因病史可以很长,因而50岁左右为高发年龄。临床上除慢性肾功能不全症状外,常表现为盐丢失、代谢性酸中毒、各种高血压。

四、药物性肾损害的诊断

药物性肾损害的早期发现具有重要意义,因为许多肾脏损害在停药以后可以好转或不再恶化。一般来说,药物性肾损害的诊断多不困难,首先根据病史,特别是用药史,用药的类别,接触用药的时间,机体是否存在着致病的一些危险因素,既往是否有过肾脏疾病等,并通过特征性的系统性的临床表现,借助于肾脏活检,诊断基本可以明确。

(一)尿液检查

尿比重、尿渗透压测定、尿液浓缩实验等,初步可以检测有无肾小管损害及功能异常。尿沉渣检查具有一定的价值,如果患者有用药史,有关节痛、发热、皮疹、中等量蛋白尿及肾功能有改变,尿检见红细胞、白细胞或白细胞管型,尿中又查到嗜酸性粒细胞及脱落的上皮细胞,诊断基本可以确定。尿蛋白测定:小管性蛋白尿一般每24小时不超过2g。进一步检查,尿蛋白电泳,尤其是盘状电泳可以显示低分子蛋白尿或混合性蛋白尿。典型的小管损害,主要表现为低分子蛋白尿。当累及肾小球时,可出现混合性蛋白尿。由于单纯的低分子蛋白尿较少见,如果发现了并结合病史,对诊断很有意义。

如临床表现为急性肾衰竭,尿沉渣可见颗粒及上皮管型,多提示急性间质性肾炎。如为血尿则应考虑血管炎及尿路梗阻类疾病。如患者临床表现为急性病变,应考虑是否为肾前性损害、尿路梗阻、慢性间质性肾炎所导致的肾小球硬化。

(二)尿蛋白中特殊成分的测定

近年来,国内外已广泛开展了对尿蛋白中特殊成分的测定,对诊断很有意义。

1. 尿氨基酸测定　药物直接损害肾小管,使近曲肾小管重吸收功能发生改变,出现氨基酸尿。

2. 尿酶测定　尿酶来源基本有 4 种:①血清低分子酶(分子量<40 000道尔顿)可以经肾小球滤过,不能被肾小管完全重吸收,因而尿中可以少量出现。②泌尿道上皮细胞可以分泌少量酶,均为分子量较小的物质,上皮细胞损伤后可在尿中出现这种酶。③泌尿道分泌这种酶很多,且男女不一样,在男性尿中查出这类酶意义比女性大。④肾小管细胞内含有大量的碱性磷酸酶。NAG 酶是一种近曲肾小管细胞内的酶,这种酶的测定在药物性肾小管损伤的诊断中占有重要位置。特别是对其同工酶 NAG-B 的测定,更能早期诊断相应部位的肾脏损害,这已经在动物实验中得到了证实。还有 β2-微球蛋白及一些大分子蛋白等都可较早地反映损伤的存在。

五、药物性肾损害的防治

在药物引起的肾损害治疗中,最重要的是及时停药,即使患者依赖其药物,也应尽早停用,改用其他替代疗法治疗。停药后肾损害轻者可逐渐恢复及改善。如镇痛药性肾病的预后就与停药时机关系密切。据观察,停药后 Scr 在 229.8～309.4μmol/L,肾功能多可恢复正常,如＞309.4μmol/L,则肾脏损害难以停止。因此,及时停药是治疗药物性肾损害的关键。

(一) 西医治疗

1. 以中毒为主的肾损害的治疗　关键是早期、快速排除体内的药物及毒物,常用的方法是:①利尿:例如大剂量造影剂引起的肾损害,在密切关注血压、脉搏和中心静脉压的同时,静脉注射呋塞米,并在 30～60 分钟内静脉滴注林格液 500ml,保持尿量＞500ml/h。尿量不足时可重复上法治疗。如有少尿性肾炎时,应注意调节液体量。②血液净化治疗:包括血液透析、吸附、血浆置换等。即使肾功能损害不重,也应该积极采取血液透析,以除去体内药物。如 Scr＞707μmol/L,伴有心力衰竭、高钾血症、恶心、呕吐、中枢神经系统症状等,具备其一者,均为透析指征。当药物与体内血浆及组织蛋白结合率较高不宜透析时,应选择吸附疗法。苯妥英钠、甲氨蝶呤等引起的肾损害就需要这种治疗。

2. 以过敏为主的肾损害的治疗　过敏性肾损害是细胞或体液免疫所致,因此除了停药外,GC 治疗是十分必要的。对慢性和轻症患者可以口服泼尼松 20～40mg/d 治疗;而对一些重症或伴急性肾功能不全者,宜采用冲击治疗,用甲泼尼龙 100mg 加入 250ml 液体中,1 小时内静脉滴注,连续 3 天后改用口服法继续治疗。另外,还可根据肾组织中或外周血液中淋巴细胞亚群的分类,即 CD^4 与 CD^8 比例,来确定是辅助 T 细胞亚群或抑制性 T 细胞为主的反应,选择不同的免疫抑制剂加以治疗。笔者特别强调,预防药物性肾损害,需要注意的是,原来就有肾脏疾病的患者,在药物的使用和选择上要格外慎重,应注意以下几点。

(1)对已有肾脏疾病的患者,抗生素的选择应首选青霉素,其肾损害极少见。如无效时可考虑加用头孢菌素类,但应选择第 2、第 3 代的药物。即使如此,每日用量也应＜4g。原则上讲,肾功能低下的患者,不用头孢菌素类抗生素,必须使用也应减量,延长间隔,同时监测 Scr 和 Ccr。还应注意这类药物与呋塞米合用时会增加头孢菌素类药物的肾毒性。对肾功能正常者,也应避免头孢菌素类抗生素与氨基糖苷类抗生素的联合应用。

(2)ACEI 的应用:临床上常用此类药物降低血压、减少蛋白尿、改善肾功能。但当 Scr>350μmol/L 时使用此类药物,可引起肾功能急剧恶化。因此,肾功能不全时,应禁用此类药物。

(3)有些以肾病综合征为主要表现的药物性肾损害,选用 CsA 治疗,用于抑制免疫反应。但应注意该药的不良反应有血压升高、Scr 升高,停药后多可改善,如果用药时间长、用药量大,可引起肾间质甚至肾皮质的纤维化。所以,用药时最好选用最小有效剂量。总之,药物性肾损害是比较常见的,只要稍加注意,临床上不难预防。

(二) 中医辨证论治

中医认为药物性肾损害是由于使用了对肾脏有害的药物或用药时间长、用药剂量大,引起药毒损伤肾脏所致。治疗上早期以解毒、利尿为主;中期以益气补肾,升清化浊为先;后期以健脾补肾,化瘀降浊为本。

1. 药毒伤肾,气化不利证

主症:腰膝酸楚,尿频尿急,淋沥不尽,口干口苦,大便偏干,舌质红绛,苔色黄腻,脉滑数。尿中蛋白或管型。

治法:解毒利尿,化湿泄浊。

方药:八正散加减。萹蓄 15g,瞿麦 15g,滑石 12g(包),车前草 30g,生甘草 10g。

加减:小便灼痛者,加海金沙 15g(包),冬葵子 15g,以通淋止痛;尿中蛋白或管型,加玉米须 30g,穿山龙 30g,以祛风化湿;血尿加小蓟 30g,藕节 15g,凉血止血;腰膝酸楚加杜仲 15g,怀牛膝 10g,以补肾强腰止痛。

2. 毒浊伤肾,清浊不分证

主症:腰膝酸痛,倦怠乏力,尿出白浊如脓或夹瘀片,或腰腹急痛欲尿,面浮肢肿,心悸气短,头晕耳鸣,血压偏高,舌红苔腻,脉弦滑。

治法:益气补肾,分清化浊。

方药:清心莲子饮加减。太子参15g,黄芪30g,茯苓15g,石莲子30g,麦冬10g,地骨皮15g,车前子10g(包),山药15g,芡实18g,萆薢15g,玉米须30g,生甘草6g。

加减:兼肾结石者,加金钱草30g,鸡内金10g,以化石通淋;血压升高者,加天麻10g(先煎),钩藤10g,牛膝10g,以平肝潜阳;面浮肢肿,加泽泻15g,大腹皮15g,益母草15g,以利尿消肿;腰腹急痛欲尿者,加延胡索10g,郁金10g,枳壳10g,以理气活血止痛。

3. 心肾虚衰,湿阻血瘀证

主症:尿浊年久不愈,腰膝酸痛,倦怠乏力,面色苍黄或黧黑,面浮肢肿,或胃脘疼痛,吐血便血,心悸头晕,精神恍惚,或口中尿味,恶心呕吐,舌质暗红,舌苔白浊,脉细滑。

治法:补益心肾,化浊活血。

方药:真武汤合济生肾气汤加减。制附子10g(先煎),白术15g,茯苓15g,赤芍15g,车前子10g(包),熟地黄15g,泽泻15g,牛膝10g,黄芪30g,桂枝10g,丹参15g。

加减:水肿明显者,加猪苓30g,大腹皮15g,以化湿利水;Scr、BUN升高者,加生大黄10g(后下),益母草15g,冬虫夏草10g,以补益肾气,通便泄浊;恶心呕吐者,加紫苏梗10g,藿香10g,黄连5g,以化湿止呕;腰膝酸痛,加杜仲15g,牛膝10g,以补肾强腰止痛;血压升高者,加天麻10g(先煎),钩藤10g(后下),牛膝10g,以平肝潜阳;胃脘疼痛,加延胡索10g,枳壳10g,以理气活血止痛;双肾萎缩者,加红花10g,川芎10g,莪术10g,以活血化瘀。

第二节　中草药引起的肾损害

近年来,中草药引起的不良反应,特别是对肾脏的损害屡有报道,已引起国内外学者的高度重视。目前报道较多的是含有马兜铃酸中草药造成的肾脏损害。因此,可以将这类肾病称为"马兜铃酸肾病"。

一、有关含有马兜铃酸中草药的研究

在我国传统中草药中,有数十种植物类药材含有马兜铃酸类及马兜铃内酰胺类成分,其中被《中国药典》收录或由原卫生部、原国家食品药品监督管理局批准药用的药材包括马兜铃、关木通、广防己、青木香、天仙藤、寻骨风、朱砂莲等,分别具有清热利湿、解毒消肿、清肺降气、行气活血、祛风止痛等不同作用。此外,个别非马兜铃科马兜铃属植物类药材中也发现含有少量马兜铃酸类成分,如北细辛和华细辛。近年来有学者研究发现细辛也含有一定量的马兜铃酸,故也应引起注意。由这些药材配伍制成的中成药品种多样,广泛用于治疗慢性疾病,如消化系统、泌尿系统、呼吸系统、心血管系统等疾病。

以往国内报道的马兜铃酸肾病以急性肾小管坏死为主,这类临床事件多为短期内大剂量使用的结果。但实际上含有马兜铃酸中药引起的肾损害,更多的是长期用药所致,损害以肾小管-间质病变为主。

二、马兜铃酸肾病的发病机制

马兜铃酸肾病的发病机制目前尚不十分清楚,大多数学者从临床病理结果推测以马兜铃酸的细胞毒作用为主。可能因其药物成分具有"胞浆毒"特性,长期滞留于细胞内,使急性中毒发展为慢性中毒。马兜铃酸的细胞毒作用可分3条途径致病:①肾小管上皮细胞的坏死、程序化死亡(即细胞凋亡),或小管上皮细胞变性、萎缩,这些均促使肾间质

成纤维细胞活化,进而肾间质细胞基质过多蓄积,最终导致肾间质的纤维化。②直接启动或促进肾间质成纤维细胞活化,肾间质细胞外基质产生过多,致肾间质的纤维化。③肾小管上皮细胞的活化可促进肾间质成纤维细胞的活化,而小管上皮细胞的转分化则可直接促进肾间质细胞外基质的增多。两者最终皆导致肾间质的纤维化。

除马兜铃酸的细胞毒直接作用外,马兜铃酸的 DNA 加合物可以促进肾间质纤维化过程的发生,而其他原因引起的肾病中未发现有 DNA 加合物。此外,肾小血管壁缺血损伤和近端肾小管刷状缘内中性肽链内切酶含量减少或肾组织血清素增高,均有可能与肾间质纤维化有关。

三、马兜铃酸肾病的临床及病理表现

马兜铃酸肾病的临床表现多种多样,根据临床及病理表现特点,谌贻璞教授等将其分为急性型、肾小管功能障碍型和慢性型 3 类。

1. 急性马兜铃酸肾病　患者多在短期内大剂量或一次性服用含有马兜铃酸的中药后发生。临床表现为少尿或非少尿性急性肾衰竭,可伴有近端及远端肾小管功能障碍,如肾性糖尿、低渗透压尿,且尿酶明显升高。尿常规显示轻度蛋白尿,少量红细胞、白细胞及管型。肾外表现可出现恶心、呕吐、上腹部不适等消化系统症状;贫血、血小板减少、肝功能异常等血液系统症状;以及视力、听力障碍、震颤等神经系统症状。其病理表现为急性肾小管坏死。光镜下肾小管上皮细胞重度变性、坏死、崩解,部分仅残留裸露基底膜,肾间质水肿,偶见散在淋巴细胞浸润,肾小球无明显病变或轻度系膜增生,小动脉内皮细胞肿胀。免疫荧光检查阴性。电镜下肾小管上皮细胞微绒毛脱落,线粒体小脊消失,部分细胞器崩解,基底膜裸露,肾间质水肿,肾小球系膜基质轻度增多,无电子致密物沉积。

2. 肾小管功能障碍型马兜铃酸肾病　患者常间断小剂量服用含有马兜铃酸的中药数周至数月,出现乏力、口渴、多饮、多尿、夜尿增多等

症状。实验室检查提示肾小管性酸中毒和/或范科尼综合征,同时伴肾小管浓缩功能障碍,而 Scr 及 BUN 基本正常。病理表现为肾小管变性及萎缩。光镜下肾小管上皮细胞变性、扁平,部分崩解、脱落和管腔扩张,部分萎缩。肾间质无明显病变,有时可见轻度水肿或轻度灶状纤维化,肾小球无明显病变,或轻度系膜增生,小动脉内皮细胞肿胀。免疫荧光检查阴性。电镜下肾小管上皮细胞微绒毛脱落,线粒体肿胀,部分细胞器崩解及脱落,肾小球无明显病变或轻度系膜增生。

3. 慢性马兜铃酸肾病　患者多在持续小剂量服用含有马兜铃酸药物后出现肾功能损害,但也可由重症急性马兜铃酸肾病不愈发展而来,肾功能损害常隐袭进展,速度不一,有的需数年才进入肾衰竭,但是不少病例半年至 1 年即可达尿毒症。肾功能损害出现后及时停服含马兜铃酸药物,也不能制止病变进展,肾功能仍持续恶化。患者出现肾功能损害后,首先出现夜尿增多,而后逐渐出现各种肾衰竭的症状。尿化验常发现肾性糖尿、低渗透压尿,轻度蛋白尿,少量红细胞、白细胞及管型,肾功能化验早期肾小管功能损伤更明显(如尿 β2-微球蛋白测定等近端肾小管功能检查,及尿浓缩试验等远端肾小管功能检查等),后期出现氮质血症,直至尿毒症,常伴轻-中度高血压,贫血出现早。B 超可见肾脏体积缩小,且两肾大小可不对称。病理表现为分布不均一的寡细胞性肾间质纤维化。光镜下肾间质多灶状或大片状纤维化,偶有少量散在或小灶状淋巴及单核细胞浸润;肾小管多灶状或大片状萎缩或消失。肾小球无明显病变或呈缺血性基底膜皱缩及硬化,小动脉管壁增厚,管腔狭窄。免疫荧光检查阴性。电镜下肾间质病变区有大量束状胶原纤维,肾小管基底膜增厚、分层,部分肾小球基底膜缺血性皱缩、硬化。值得注意的是长期小剂量服用含有马兜铃酸的药物,不但可以导致慢性马兜铃酸肾病,而且还可以致癌,尤其是泌尿系统及消化系统癌症,如膀胱癌、肾盂及输尿管癌等。

四、马兜铃酸肾病的诊断

诊断马兜铃酸所引起的进行性肾小管-间质损害应符合以下几点。

1. 有确切的含马兜铃酸中药服用史。

2. 无近期或长期使用抗生素、镇痛药、利尿药的历史,无全身过敏表现。

3. 尿常规多正常或轻度异常,如低比重尿、尿糖增多、无菌性白细胞尿等。

4. 肾小管性蛋白尿,低分子(分子量<20 000 道尔顿以下)的小管性蛋白尿,如中性肽链内切酶的减少和视黄醇结合蛋白、α1-微球蛋白、β2-微球蛋白的升高。其中以中性肽链内切酶的减少和视黄醇结合蛋白的升高临床意义最大。

5. 贫血、高血压和肾功能损害。贫血的发生与肾功能不相平行,往往早于、重于肾功能损害,这与肾小管-间质损害使促红细胞生成素减少有关;80%患者有轻度高血压;肾功能损害,主要表现为急性肾衰竭,特别是进行性肾小管-间质损害。

6. 临床可除外肾小球疾病及系统性疾病伴随的肾小管-间质病变,感染相关间质性肾炎。

7. 肾小管-间质损害的病理变化　急性马兜铃酸肾病以急性肾小管坏死为主;肾小管功能障碍型马兜铃酸肾病,主要为肾小管变性及萎缩;慢性马兜铃酸肾病以肾间质纤维化为主。

五、马兜铃酸肾病防治

笔者认为,对使用含有马兜铃酸成分的中药应当高度慎重,一般以不用为好,如必须应用,也应从最小剂量开始,短期应用为宜。对个别过敏体质的患者,更应提高警惕,确保安全。

目前尚无成熟的治疗方法,GC 在延缓慢性马兜铃酸肾病进展上有一定疗效。具体方案如初始量多少,如何减量,维持多久,目前尚无定论,仍需摸索规律。其治疗机制也不完全清楚,可能与其强大的抑制细胞因子作用及抗纤维化作用密切相关。对酸中毒、高血压、肾衰竭等应采取对症治疗措施。对于进入终末期肾衰竭的患者,应采取替代治疗,即透析或肾移植。

中药冬虫夏草能促进肾小管上皮细胞再生,可能对急性马兜铃酸肾病的治疗有益。另有报道应用滋补脾肾、益气养阴、养血活血法,以当归芍药散合知柏地黄汤,加黄芪、太子参、金水宝(虫草制剂)治疗关木通引起的急性肾衰竭取得了良好疗效。

第十章

急、慢性肾衰竭和慢性肾脏疾病

第一节 急性肾损伤和急性肾衰竭

急性肾损伤网络工作组(acute kidney injury network,AKIN)在2005年召开的急性肾衰竭国际研讨会上,将急性肾衰竭(acute renal failure,ARF)更名为急性肾损伤(acute kidney injury,AKI)。将轻度的急性肾功能减低纳入了AKI范畴。AKI是指病程不超过3个月的肾脏结构或功能的异常,包括血、尿、组织的检测或影像学方面的肾损伤标志物的异常或肾小球滤过率小于60ml/(min·1.73m²),同时伴氮质产物如肌酐、尿素氮等潴留,水、电解质和酸碱平衡紊乱。

AKI是涉及各科的常见危重临床综合征,危重AKI病死率高达30%~80%,存活患者约50%遗留永久性肾功能减退,部分需要终生透析,防治形势十分严峻。虽然ARF的发生时间短,但肾功能的减退仍有一个渐进的过程。所以,早识别、早干预可导致AKI的各种因素,如出血、体液丢失、过度利尿等引起的血容量不足,各种心脏疾病所致的心排量下降,及全身性疾病、肾血管病变或药物等引起的肾血流量低灌注及各种引起尿路梗阻的病变等;对防止ARF的发生及发生后的处理、预后等至关重要。近年来,随着医疗水平的提高,特别是血液净化疗法的广泛应用,ARF的死亡率有所下降,但仍是肾病内科的急危重症。

一、病因

AKI 的病因有广义和狭义之分,广义 AKI 可分为肾前性、肾性和肾后性三类,狭义 AKI 仅指急性肾小管坏死,是 AKI 最常见类型,占全部 AKI 的 75%~80%,通常由缺血或肾毒性因素所致。

1. 肾前性 AKI 病因　肾前性 AKI 指各种原因引起的肾脏血流灌注降低所致的缺血性肾损伤,约占 AKI 的 55%,是急性肾小管坏死最常见病因。

2. 肾性 AKI 病因　肾性 AKI 是由各种原因导致的肾单位和间质、血管损伤所致。以肾缺血和肾毒性物质导致肾小管上皮细胞损伤(如急性肾小管坏死)最为常见,其他还包括急性间质性肾炎、肾小球疾病、血管疾病和肾移植排异反应等五大类,约占 AKI 的 40%。

3. 肾后性 AKI 病因　肾后性 AKI 是指急性尿路梗阻,双侧尿路梗阻或孤立肾单侧尿路梗阻均可致肾后性 AKI,约占 AKI 的 5%。常见原因包括结石、肿瘤、肾乳头坏死、血凝块及腹膜后疾病等。

二、临床表现

AKI 的临床表现不一,与病因和所处病程不同阶段有关,包括原发疾病、AKI 所致代谢紊乱及并发症 3 个方面。

急性肾小管坏死是肾实质性 AKI 最常见类型,其临床病程可分为三期。

1. 起始期　患者遭受缺血或毒性物质等病因,但尚未发生明显的肾实质损伤。临床上常无明显症状。本阶段如能及时采取有效措施,常可阻止病情进展。本阶段一般持续数小时到数天。

2. 维持期　本阶段肾实质损伤已经形成,肾小球滤过率降至 5~10ml/(min·1.73m^2)以下,一般持续 1~2 周,也可长达数月。尿量逐渐减少伴氮质血症,尿量<400ml/d 称为少尿,<100ml/d 称为无尿,尿

量始终在 500ml/d 以上者,称为非少尿型 AKI。Scr 和 BUN 进行性升高,临床上出现一系列尿毒症表现,如食欲不振、恶心、呕吐、腹胀、腹泻等,严重时可发生消化道出血;呼吸系统表现主要是容量过多导致的急性肺水肿和感染;循环系统由于尿量减少及水钠潴留出现高血压及心力衰竭、肺水肿等表现,电解质紊乱、贫血及酸中毒引起心律失常及心肌病变;神经系统受累可出现意识障碍、躁动、谵妄、抽搐、昏迷等尿毒症脑病症状;血液系统受累可有出血倾向及贫血。

3. 恢复期　本阶段小管细胞再生、修复,肾小管完整性恢复,肾小球滤过率逐渐恢复正常或接近正常范围。进行性尿量增多是肾功能开始恢复的标志,达 2.5L/d 或以上称多尿。肾功能逐渐恢复,BUN、Scr 降至正常范围。

三、AKI 的 KDIGO 分期标准

Ⅰ期:Scr 绝对升高≥26.5μmol/L,(≥0.3mg/dl),或相对升高≥50%,但<1 倍。尿量<0.5ml/(kg·h)(持续时间≥6 小时,但<12 小时)。

Ⅱ期:Scr 相对升高≥1 倍,但<2 倍。尿量<0.5ml/(kg·h)(持续时间≥12 小时,但<24 小时)。

Ⅲ期:Scr 升高至≥354μmol/L,或相对升高≥2 倍。尿量<0.3ml/(kg·h)(持续时间≥24 小时)。

四、诊断要点

AKI 的诊断根据原发病因、肾功能急性减退(Scr 和尿量)结合相应临床表现、实验室与影像学检查,一般不难做出诊断。

KDIGO 指南提出 AKI 临床诊断标准为:48 小时内 Scr 升高≥0.3mg/dl(≥26.5μmol/L),或者 7 天内 Scr 较基础值升高≥50%,或者尿量减少[尿量<0.5ml/(kg·h)持续时间≥6 小时]。

五、治疗

急性肾损伤的治疗原则是尽早识别并纠正可逆病因,及时采取干预措施避免肾脏受到进一步损伤,维持水、电解质和酸碱平衡,积极防治并发症,适时进行血液净化治疗。

(一) 病因治疗

对于各种严重外伤、急性失血、心力衰竭、休克等都应积极治疗,包括扩容、纠正血容量。

1. 肾前性 AKI 的治疗 肾前性 AKI 主要是血容量减少,导致肾脏血液灌注不足,引起少尿、氮质血症,呈现低尿钠(<40mmol/L),且尿渗透压>450mOsm/(kg·H$_2$O)时,应及时补充液体,扩充血容量,这对预防发生器质性肾损伤有重要意义。补充液体常用晶体溶液(平衡盐溶液、林格液),根据病情可辅以胶体液(白蛋白、血浆等)。补液时应监测血钾和酸碱度,及时予以纠正。老年人和心肺功能不全者,补液速度要慢,严密观察心率、呼吸、肺部啰音,以防扩容过快诱发心力衰竭。在肝硬化并大量腹水时,常有血管内容量不足,此时补液应缓慢,并适当补充胶体,补液不当可增加腹水,适量腹腔穿刺放液和补充白蛋白,可减轻腹水而不引起肾功能恶化。对顽固病例,做腹水-颈静脉回流术也是一种选择。

2. 肾性 AKI 的治疗

(1)急性肾小管坏死致 ARF 的病因治疗:急性肾小管坏死在 ARF 发病中比例最高,亦最常见。急性肾小管坏死病因多种,应尽早明确诊断,积极进行病因治疗。总体原则应注重以下几点:①抗感染治疗。感染是急性肾小管坏死的常见原因和并发症。感染部位常见胆道感染、腹膜炎、胰腺炎、呼吸道感染、皮肤脓肿、肠道感染、败血症等。根据感染病原体,准确选择敏感抗生素,并且避免肾毒性抗生素的应用。②抗休克治疗。寻找引起休克的原因,做相应处理。如出血性休克要及时输血补液,纠正血容量缺失,并积极止血,包括药物止血和手术止血。③清除病灶。若有明确的感染灶,必须积极早期手术清除。④其他如矫正酸碱失衡、代谢紊乱及营养支持等。

（2）急性间质性肾炎致 ARF 的病因治疗:①停用过敏的药物:对确定或疑为过敏的药物,立即停用。②使用 GC:若诊断明确,且伴少尿和/或皮疹、发热、嗜酸性粒细胞增多等,可用泼尼松 $20 \sim 30mg/d$,用 $2 \sim 3$ 周逐渐减量撤药。若发热、皮疹明显者,可静脉滴注地塞米松或甲泼尼龙。

（3）急进性肾小球肾炎致 ARF 的治疗:急进性肾炎的病理改变较重,累及双侧肾脏,有新月体形成,一旦确诊,应尽早采用甲泼尼龙冲击治疗,细胞毒性药物常规治疗和抗凝治疗(详见"第五章第二节急进性肾小球肾炎"),以制止新月体毁坏肾小球,挽救患者的生命。

3. 肾后性 AKI 的治疗　多由梗阻引起,治疗主要是解除梗阻和预防感染,改善并尽可能恢复肾功能。

（二）西医药物治疗

目前药物治疗 ARF 虽然尚无特效方法,根据笔者经验,可从以下 4 个方面治疗:①治疗引起 ARF 的原发病(前已述及);②预防 ARF 的发生;③减轻 ARF 的严重性,降低死亡率;④缩短 ARF 的病程。因此,准确用药是治疗 ARF 成功的关键。目前常用的 ARF 治疗药物有以下几种。

1. 多巴胺　本药可通过兴奋多巴胺受体,舒张肾血管而提高肾血流量及肾小球滤过率;兴奋心脏受体而增加心输出量;抑制 Na^+-K^+-ATP 酶,从而起到利钠、利尿作用。剂量 $60 \sim 80mg$,或酚妥拉明 $20 \sim 40mg$ 加入 5% 葡萄糖注射液 500ml 中静脉滴注,有解除肾血管痉挛作用。与呋塞米合用有改善肾功能作用。

2. 心钠素是一种强有力的肾血管扩张药物。能持续改善缺血性或肾毒性肾损害的肾小球滤过率。但心钠素不能减轻肾小管坏死程度。

3. 利尿药 利尿药适用于 ARF 的早期。血容量正常的情况下，使用方法是：先静脉注射甘露醇 60~120ml，如 2 小时后无利尿作用，再重复上述剂量的甘露醇加呋塞米 240ml 静脉滴注，如 2 小时后尿量仍不增加，则说明已进入少尿期。两药联合使用的机制可能是：①刺激肾髓质产生前列环素，使肾血管扩张。②肾小管阻塞使肾血管呈持续收缩状态，而利尿药可祛除管型，减轻肾血管收缩状态。③抑制管球反馈，改善肾血流。

（三）对症治疗

1. 严格限制入液量 ARF 少尿期必须控制液体的摄入量，防止体液过多发生肺水肿。输液公式为：每日入量＝前一天液体排除量＋基础补液量。基础补液量为不显性失水减去代谢内生水，每日为 500~600ml。

判断入液量是否正确，以下临床指标可以参考：①每日测体重，体重每日应减轻 $0.3~0.5kg$。②使血钠保持在 $130~140mmol/L$。③如有水肿、血压升高和颈静脉怒张等，应立刻纠正。

2. 饮食疗法 ARF 合理的饮食治疗可以维持患者营养，增强抵抗力，降低机体的分解代谢。胃肠道反应轻且无高代谢者，应低蛋白饮食，每日蛋白质量宜在 $0.5g/kg$ 以下，应予以优质蛋白质，保持足够热量以减少负氮平衡。如进行透析疗法者，蛋白质可增至 $1g/kg$。高营养液因含有大量葡萄糖，使用时可加正规胰岛素，每 4g 糖加 1U 胰岛素，这样可以防止血糖过高和血液高黏状态。

3. 防治高血钾 高钾血症是临床危急症候，血钾 $>6.5mmol/L$，心电图表现为 QRS 波增宽等明显异常时应予以紧急处理，以血液透析或腹膜透析最为有效。或用 10% 葡萄糖酸钙注射液 10ml 静脉注射，以拮抗钾离子对心肌毒性作用。

4. 纠正酸中毒 ARF 由于大量酸性代谢产物在体内积聚，产生代谢性酸中毒。当临床出现明显酸中毒症状，血清 $HCO_3^- < 12mmol/L$、$CO_2\text{-}CP$（carbon dioxide combining power, $CO_2\text{-}CP$）$< 12mmol/L$ 或静脉血

pH<7.15 时,方可补碱。碳酸氢钠的补充量可按下列方法之一:①体重(kg)×0.026×(38-测得的 CO_2-CP 容积)=碳酸氢钠(g)。②(拟提高碳酸氢根浓度-测得的 CO_2-CP 容积)×0.2g=碳酸氢钠(mmol)。③简单的方法为初次量用 5%碳酸氢钠注射液每千克体重 5ml。

(四) 透析疗法

透析的适应证:①少尿或无尿(尿量<50~200ml/12h);②尿毒症症状明显,如恶心、呕吐、嗜睡;③有水钠潴留或充血性心力衰竭症状;④严重高血钾,血钾>6.5mmol/L,心电图出现明显的高钾表现;⑤Scr>580.4~707.2μmol/L,BUN>28.6mmol/L;⑥严重代谢性酸中毒,血碳酸氢盐浓度持续<10mmol/L,补碱后难以纠正。

早期透析,不但可减少心力衰竭、高钾血症、感染和消化道出血等并发症,而且有利于原发病的治疗和康复,是本病的最佳疗法。透析疗法还能简化治疗,无需严格限制饮食,可改善患者的一般状态。

(五) 中医辨证论治

ARF 少尿期,由于患者有恶心、呕吐,少尿,需要限制水分的摄入,不适宜内服中药治疗,可采用中药保留灌肠治疗。透析患者配合中药治疗的目的,主要是调整患者的阴阳气血平衡,调理脾胃功能,改善肾脏血流量,促进病情恢复。

1. 气脱津伤证

主症:尿量减少,精神疲惫,汗出黏冷,手足不温,烦躁不安,口干咽燥,血压偏低,舌红少津,脉细数或脉微欲绝。多见于急性肾衰竭的早期。

治法:益气养阴,生津固脱。

方药:生脉饮加味。人参 10g(另煎兑入),麦冬 15g,五味子 12g,龙骨 30g(先煎),牡蛎 30g(先煎),炙甘草 6g。加减:若瘀血明显,唇黑甲青者,加当归 15g,丹参 30g,以养血活血;若失血血虚者,加黄芪 30g,当归 15g,炙何首乌 15g,以补气养血;若汗出黏冷,手足不温,脉微欲绝者,加制附子 15g(先煎),以回阳救逆。

2. 热毒炽盛证

主症:尿少尿闭,身热头痛,纳呆食少,恶心呕吐,胸闷腹胀,口中尿臭,咽干口燥,烦躁不安,甚则神昏谵语,肢体抽搐,舌质绛红,舌苔浊腻,脉滑数。多见于急性肾衰竭少尿期。

治法:清热解毒,通腑泄浊。

方药:清瘟败毒饮加减。生石膏 30g(先煎),知母 10g,水牛角 30g(先煎),山栀 10g,黄芩 10g,黄柏 10g,赤芍 12g,牡丹皮 10g,玄参 10g,大黄 10g(后下)。适用于已经透析的患者,以清除体内毒素,缩短病程,促进恢复。

加减:若身热头痛加金银花 30g,连翘 15g,以清热解毒;若神昏谵语加郁金 10g,石菖蒲 10g,以清心开窍;若肢体抽搐者,加羚羊角 10g(先煎),钩藤 30g(后下),以平肝息风;呕血便血者,加地榆炭 30g,槐花 30g,以凉血止血。

3. 气阴两虚证

主症:全身疲乏,口干思饮,尿多清长,腰膝酸软,手足心热,舌红少津,脉细数。多见于急性肾衰竭多尿期。

治法:益气养阴,补肾固摄。

方药:益气健肾汤加减。黄芪 30g,太子参 15g,生地黄 15g,山茱萸 10g,女贞子 15g,墨旱莲 15g,当归 15g,益母草 30g,地榆 15g,石韦 30g。

加减:若以气虚为主,加人参 10g,白术 15g,山药 15g,以益气健脾;若阴虚明显者,加沙参 12g,枸杞子 10g,知母 10g,以滋阴清热;若余邪未尽,湿热留恋,午后低热者,加连翘 15g,黄芩 10g,藿香 10g,白豆蔻 10g,以清化湿热。

4. 脾肾气虚证

主症:疲乏无力,少气懒言,食欲不振,腰膝酸软,头晕耳鸣,舌质淡红,苔薄白,脉沉细。多见于急性肾衰竭恢复期。

治法:益气健脾补肾。

方药:补阳健肾汤加减。红景天 15g,淫羊藿 10g,肉苁蓉 15g,菟丝子 10g,女贞子 15g,山药 20g,炒白术 15g,益母草 15g,泽兰 15g。

加减:食欲不振者,加砂仁 6g(后下),焦山楂、焦麦芽、焦神曲各 10g,以化湿健脾;腰膝酸软,夜尿清长者,加杜仲 10g,续断 10g,金樱子 15g,芡实 15g,以补肾固摄。

(六)中药灌肠治疗

方药:生大黄 15~30g,附子 10g,牡蛎 30g,红花 10g,蒲公英 30g。以上药浓煎成 200~300ml,调至适温,通过肛管保留灌肠,保留时间以 30 分钟至 1 小时为宜,每日 2 次,3~7 天为 1 个疗程。主要用于急性肾衰竭少尿期。方中大黄用量以保持大便 2~3 次/d 为宜,不宜过度泻下,以防伤津脱液。

六、验案举隅

段某,女,59 岁,退休。初诊日期:2013 年 12 月 20 日。

患者于入院前 1 周因咽喉疼痛就诊于当地诊所,静脉滴注"盐酸克林霉素、清开灵、青霉素"后,出现尿少、肉眼血尿,伴发热、胸闷、气短、颜面水肿,就诊于张掖市人民医院,查尿常规:尿蛋白(+),红细胞满视野;肾功能:BUN12.78mmol/L, Scr 252μmol/L;血常规:白细胞计数 14.1×10^9/L,中性粒细胞比例 70.2%,淋巴细胞比例 17.2%,单核细胞比例 12.4%。因病情较重,立即至兰州来就诊,门诊以"药物性肾损害"收住入院。

就诊时患者自述腰部疼痛,疲乏无力,咽喉疼痛,咳嗽少痰,尿少色深,既往无肾脏病史。查体:T 36℃,P 70 次/min,R 20 次/min,BP 110/60mmHg,神清,精神欠佳,咽部微红,扁桃体无肿大及充血,颜面无水肿,心肺(-),肾区叩击痛(+),舌质暗红,苔薄白,脉沉细。中医辨证分析："腰为肾之府"，药毒侵犯肾脏，肾脏受损，故腰部疼痛，尿少色深，疲乏无力；风热犯肺，故出现咽喉疼痛，咳嗽少痰；舌质暗红，苔薄白，脉沉细，皆为脉络瘀阻。复查肾功能：BUN 12.15mmol/L，Scr 344μmol/L。诊断为克林霉素所致肾损害。中医辨证分析：病位在肺、肾；病性属风热+药毒。辨证：风热袭肺，药毒伤肾，脉络瘀阻证。治则：清热肃肺，排毒通络。选方：小柴胡汤加减。药用：金银花 15g，连翘 15g，柴胡 15g，黄芩 12g，玄参 15g，马勃 10g，防风 15g，芦根 15g，桔梗 15g，白茅根 30g，茜草 15g，益母草 15g，甘草 10g。3剂。同时予以金水宝口服，静脉输注黄芪注射液、肾康注射液。

二诊（2013年12月24日）：病情好转，腰痛减轻，精神增进，咽痛消失，咳嗽轻微，痰少，不易咳出，疲乏，口苦，舌质暗红，苔微黄厚腻，脉沉细。复查尿常规：阴性，肾功能：BUN 10.2mmol/L，Scr 257μmol/L。中医辨证分析：表证已解，肾脏损害亦明显好转，证候已由治疗前的风热袭肺证转变为湿浊壅滞，脉络瘀阻证，病位在脾、肾，病性属湿浊+血瘀，故治以祛湿化浊，活血通络。选方：桃红四物汤合三仁汤加减。用药：桃仁 15g，红花 10g，当归 15g，赤芍 15g，生地黄 20g，益母草 15g，生薏苡仁 30g，杏仁 15g，白豆蔻 15g，枳壳 15g，苍术 15g，厚朴 15g，枇杷叶 15g，通草 10g。3剂。其他治疗同前。

三诊（2013年12月27日）：病情稳定，复查尿常规：正常，肾功能：尿素 7.8mmol/L，Scr 201μmol/L。继服上方，3剂。

四诊（2013年12月31日）：诸症悉减，病情稳定，腰困、乏力明显减轻，咳嗽轻微，但咳痰不利，舌质淡红，苔白厚腻，脉沉细。复查尿常规：正常，肾功能：BUN 7.8mmol/L，Scr 171μmol/L。原方基础上加桔梗 15g，甘草 6g。7剂。

五诊（2014年1月8日）：乏力明显改善，患者诉腰困加重，偶有咳嗽，咳痰不利，舌质淡红，苔稍厚腻，脉濡细。复查尿常规：阴性，血常规：基本正常，肾功能：BUN 7.7mmol/L，Scr 146μmol/L。三诊处方去枇杷叶,加牛膝 15g,威灵仙 15g。7 剂。其他治疗同前。

六诊(2014 年 1 月 14 日):诸症明显减轻,精神增进,腰困缓解,不咳嗽,平素易生气,生气后胁胀脘闷,舌淡红,苔白稍厚,脉沉细。复查尿常规:正常,肾功能均已恢复正常(BUN 7.9mmol/L,Scr 128μmol/L)。患者病情已基本得到控制,症状明显缓解,病程处于瘥后恢复阶段,予六君子汤加柴胡、白芍调理。7 剂。

七诊(2014 年 1 月 23 日):患者精神、食欲俱佳。复查尿常规:阴性,肾功能正常(BUN 5.9mmol/L,Scr 108μmol/L),检查指标已完全恢复正常。

按语:据报道,静脉滴注盐酸克林霉素所致的 344 例严重不良反应中,急性肾功能损害者 48 例,血尿者 48 例,急性肾功能损害伴血尿者 18 例,累计 114 例,占全部严重不良反应病例的 33.1%。足见静脉滴注盐酸克林霉素易导致急性肾功能损伤。本例患者既往无肾脏病史,因上呼吸道感染而采用静脉滴注盐酸克林霉素后发生急性肾功能损害伴血尿,好在治疗及时,经中西医结合治疗 2 周,肾功能即完全恢复正常。笔者认为,起关键作用的治疗方法主要是祛湿化浊、排毒通络,湿浊去,脉络通,肾气自可恢复。

第二节　慢性肾脏病和慢性肾衰竭

慢性肾脏病(chronic kidney disease,CKD)是指肾损害(肾脏结构或功能异常)≥3 个月,伴有或不伴有 GFR 的降低,表现为下列异常之一:①有病理学检查异常;②有肾损害的指标,包括血、尿检查异常,或影像学检查异常;③GFR<60ml/min/1.73m² ≥3 个月,有或无肾损害。慢性肾衰竭(chronic renal failure,CRF)是一组肾功能进行性、不可逆损害,并伴有代谢废物和毒素潴留、水电解质和酸碱平衡紊乱以及肾脏内分泌功能减低等表现的临床综合征,一般是指慢性肾脏疾病的后期阶段

（CKD4～5 期）。

一、病因

　　各种慢性肾脏病，包括各种原发、继发或先天性的肾小球、肾小管以及肾血管性疾病，都可引起 CRF。我国以慢性肾小球肾炎多见，近年来糖尿病和高血压所致的肾损害有逐年增加的趋势。大约有 1. 119 5 亿的人口患有慢性肾脏病，总体发病率约为 10. 8%。

二、发病机制

　　1. 肾功能恶化的一般机制　　包括健存肾小球血流动力学的改变（高灌注、高滤过和肾小球微血管内高血压）、肾小球基膜通透性改变和尿蛋白排出增加、脂质代谢紊乱、肾小管的高代谢引起残余肾单位氧消耗增加、饮食中蛋白质负荷、尿素-血管紧张素醛固酮系统以及高血压等。

　　2. 尿毒症的发病机制　　尿毒症与尿毒症毒素有关，尿毒症毒素是由绝大部分肾实质破坏，不能排泄多种代谢废物和不能降解某些内分泌激素，致使其积蓄在体内而起毒性作用，引起某些尿毒症症状。尿毒症毒素包括小分子含氮物质，如胍类、尿素、尿酸、胺类和吲哚类等蛋白质的代谢废物；中分子毒性物质以及大分子毒性物质，引起尿毒症的各种症状。

三、临床表现

　　慢性肾脏病早期常无明显症状，而仅表现为基础疾病的表现，到了疾病发展至慢性肾脏病 4 期或慢性肾脏病 5 期时，肾衰竭症状才会逐渐表现出来，但此时患者发生并发症的风险和进展至 ESRD 的风险却显著增高，所以早期发现、早期干预，减缓其进展至关重要。K/DOQI 指南推荐对 65 岁以上的群体进行筛查非常必要。筛查项目包括：尿常规分析、ACR、eGFR。英国国家健康保健改进研究所（national institute for health and care excellence，NICE）于2015年发布的慢性肾病患者贫血管理指南（以下简称NICE指南）提出，对慢性肾脏病高风险人群应定期进行相关检测，比如患有糖尿病、高血压、心血管疾病、肾尿路结构异常疾病、肾结石、前列腺肥大、可能累及肾脏的多系统疾病（如系统性红斑狼疮等）、有慢性肾脏病5期或遗传性肾脏病家族史及曾检测到血尿或蛋白尿的人群。

随着肾功能恶化，逐渐出现代谢紊乱和全身各脏器功能异常，其表现如下。

1. 水、电解质紊乱 随着肾小球滤过率下降，肾浓缩和稀释尿液的功能受损，易出现脱水或水肿、高钾血症、高磷血症、低钙血症以及高尿酸血症等。

2. 酸碱平衡紊乱 代谢性酸中毒是由氢离子排泄障碍引起的，也可能是由有机酸蓄积和碳酸氢盐丢失所致，特别是合并肾间质疾病时。早期常无明显症状，但在慢性肾脏病5期，可能会出现呼吸深而长、嗜睡、神志不清，以至昏迷。

3. 消化系统 慢性肾脏病及接受肾脏替代治疗的患者常出现消化道症状或疾病，尿毒症患者伴有厌食、恶心、呕吐等症状。甚至可出现消化道黏膜水肿、出血和溃疡等。

4. 呼吸系统 引起尿毒症肺炎，代谢性酸中毒时可出现呼吸深而长。

5. 心血管系统 慢性肾脏病并发心血管疾病时，主要表现以全身血管病变为特点，表现为动脉血管疾病者，有动脉粥样硬化、动脉硬化和血管钙化；表现为心肌疾病者，有左心室肥厚、左心室扩张和心肌病变。

6. 神经系统 包括尿毒症脑病和周围神经病变。前者早期表现为注意力不集中、嗜睡、失眠，继之为轻度行为异常、记忆力减退伴神经肌肉兴奋症状，晚期表现为抑郁或躁狂、幻觉、精神错乱等精神症状。周围神经病变中,感觉神经受累早于运动神经,下肢早于上肢,肢体远端早于近端,其中以"不宁腿综合征"常见。

7. 血液系统 主要为贫血和出血倾向。贫血为正细胞、正色素、低增生性,主要由于肾脏产生促红细胞生成素减少。其他原因有缺铁、叶酸缺乏、甲状旁腺激素增高和红细胞寿命缩短等。出血倾向可见皮肤瘀斑、鼻出血、月经过多和消化道出血。

8. 内分泌系统 肾脏不仅是大量激素如促红细胞生成素、1,25-$(OH)_2D_3$ 及肾素等的合成场所,也是某些多肽类激素如胰岛素、胰高血糖素和甲状腺素等分解代谢的重要器官。当慢性肾脏病发展至慢性肾功能不全甚至 ESRD 阶段,由于肾脏本身功能的丧失,会引起代谢途径的失调,从而导致体内多种激素的代谢紊乱,如 1,25-$(OH)_2D_3$ 降低,性类固醇和生长激素减少,泌乳素升高和胰岛素半衰期延长,继发甲状旁腺功能亢进等。

9. 代谢紊乱 尿毒症患者常有高三酰甘油血症,高密度脂蛋白降低,低密度脂蛋白升高,而胆固醇水平正常。蛋白质代谢呈负氮平衡以及必需氨基酸减少等。

10. 肾性骨病 CRF 时因钙和磷紊乱、维生素 D 代谢异常以及继发性甲状旁腺功能亢进而致。包括骨软化、纤维性骨炎、骨硬化及骨质疏松等。可分为高转化性骨病、低转化性骨病以及混合性骨病。

11. 免疫功能失衡 慢性肾脏病患者存在免疫功能失衡的情况,且这种功能障碍在 ESRO 患者中表现尤为明显。据 2006 年美国一项研究显示,慢性肾脏病患者发生肺部感染、泌尿系感染、菌血症或败血症等感染的概率较正常人群高 3~4 倍。目前国内外的相关研究表明,这种免疫缺陷主要与患者体内的 T 淋巴细胞、抗原提呈细胞以及某些细胞因子功能异常有关。

四、临床分期

2002 年,由美国国家肾脏基金会"肾脏病预后质量倡议"(kidney

disease outcomes quality initiative,K/DOQI）工作组制定的慢性肾脏疾病评估、分期和分层临床实践指南,将 CKD 分为五期。2012 年,国际肾脏病组织"肾脏病:改善全球预后"（kidney disease:improving global outcomes,KDIGO）在 K/DOQI 指南基础上,将 CKD 分期细化为六期（G1～G5,其中 G3 又分为 G3a 和 G3b）。CKD 此分期的改进对提高全球 CKD 患者的诊断、治疗水平及改善预后具有重要意义。

1. 肾损害包括肾脏结构或功能异常,表现为肾脏病理形态学异常;或具备肾损害的指标,包括血、尿成分异常或肾脏影像学检查异常。

2. eGFR≤60ml/（min・1.73m^2）≥3 个月,有或无肾损害表现。

KDIGO 指南分期标准和治疗建议如表 10-2-1。

表 10-2-1　KDIGO 指南 CKD 分期标准和治疗建议

分期	特征	eGRF [ml/（min・1.73m^2）]	治疗目标-措施
1	肾损伤,GFR 正常或升高	≥90	CKD 病因的诊断和治疗;治疗合并疾病;延缓疾病进展
2	肾损伤,GFR 轻度降低	60～89	评估 CKD 是否会进展和进展速度
3	GFR 中重度降低	30～59	减慢 CKD 进展;评估、治疗并发症
	3a	45～59	
	3b	30～44	
4	GFR 严重降低	15～29	准备肾脏替代治疗
5	终末期肾病	<15 或透析	肾脏替代治疗

五、CKD 的诊断要求

包括以下几项内容:①肾脏病的诊断:如 IgA 肾病、药物过敏性间质性肾炎等。②肾功能的评估:如 CKD 3 期。③与肾功能水平相关的并发症,如肾性高血压、肾性贫血等。④合并症:如心血管疾病、糖尿病等。此外,还应针对肾功能丧失的危险因素、心血管并发症的危险因素做出评估。⑤KDIGO 指南推荐 ACR 作为早期 CKD 进展的检测方法。非早期的 CKD 则推荐尿蛋白/Scr 比值。

六、治疗

(一) 控制蛋白质摄入

在 CKD 早期即应控制蛋白质摄入,以延缓肾功能进一步恶化。主要在低蛋白饮食(low protcin diet,LPD)的基础上加必需氨基酸(essential amino acid,EAA)或酮酸氨基酸(ketoacid-amino acid,KAA)如 α-酮酸(α-keto acid,α-KA)。根据 GFR/Ccr 值适当调整,以不产生负氮平衡为原则。由于慢性肾衰竭患者普遍存在氨基酸代谢紊乱,应用此法不仅可以纠正氨基酸的代谢紊乱,还可以改善蛋白质的营养状况。

当 $eGFR<50ml/(min \cdot 1.73m^2)$ 时:①在低蛋白饮食的基础上加必需氨基酸,成人口服 9~23g/d;静脉滴注 250ml/d,每分钟<15 滴,10 天为 1 个疗程。根据病情休息 3 天后行下 1 个疗程。②口服复方 α-酮酸片,每次 4~6 粒,每日 3 次,进餐时服用。以促进机体利用尿素合成非必需氨基酸,继而与必需氨基酸合成人体蛋白质,达到降低 BUN、Scr、血磷的目的。具体见表 10-2-2。

表 10-2-2 合理的饮食+氨基酸疗法(LPD+EAA/KAA)

eGFR $[ml/(min \cdot 1.73m^2)]$	摄入蛋白质标准 $[g/(kg \cdot d)]$	α-KA
80~50	正常饮食或 1.0	
>20	0.7	不需补充
20~10	0.6	4~6 片,tid,进餐时
10~5	0.4	4~6 片,tid,进餐时
<5	0.3	4~8 片,tid,进餐时
血透者	1.0~1.2	4~8 片,tid,进餐时
腹透者	1.2~1.5	

KDIGO 指南推荐 CKD 伴 eGFR<30ml/(min·1.73m²) 的成人，蛋白摄入量应降低到每天 0.8g/kg，蛋白尿超过 1g/d 的患者，蛋白质摄入量应从普通水平的每天 1.0g/kg 减少至 0.7g/kg(低蛋白饮食)，这样不仅可以减缓 GFR 下降速度，而且还能减少蛋白尿。但过度限制蛋白摄入也会导致蛋白质-能量消耗。

（二）控制血压

根据 2020 国际高血压学会(International society of Hypertension，ISH)首次颁布的全球高血压实践指南，高血压合并 CKD 患者目标血压值<130/80mmHg(老年患者目标血压值 <140/90mmHg)。CKD 患者降压治疗措施包括生活方式的调整(特别重要的是低盐饮食)及降压药物的应用。降压药物首选 ACEI 或 ARB，为减少蛋白尿、延缓慢性肾脏病进展及降低心血管风险的一线治疗药物。即使不存在高血压，RAS 阻断剂也被推荐用于 CKD 患者。原因在于其具有肾脏和心血管保护作用，而这种保护作用在某种程度上独立于降压效应。当 CKD 患者 GFR 下降至 CKD4 期[15~29ml/(min·1.73m²)]时仍可继续使用。为了预防高血钾症，应当限制含钾食物摄入，必要时可同时使用呋塞米和碳酸氢钠。

RAS 阻断剂被推荐用于 CKD 患者，一般情况下 ACEI 和 ARB 剂量越大，其降压和减少蛋白尿的效应越强。近年，有应用一般剂量 3 倍以上的 ARB 用于 CKD 患者的安全性和疗效的研究报告。但不推荐 ACEI 和 ARB 联合用于 CKD 管理，尤其是对老年人。

临床常用 ACEI 制剂有贝那普利，每次 10mg，每日 1 次，口服。但 ACEI 类药物在 Ccr<30ml/min 或 Scr>265μmol/L 时要慎用；ARB 类，如氯沙坦钾片 50mg，每日 1 次，口服；缬沙坦 80mg，每日 1 次，口服。

CKD 患者合并冠心病和心律不齐时应当使用 β 受体阻滞剂。卡维地洛可同时阻滞 β 受体和 α₁ 受体，与 ACEI 联合时增加胰岛素抵抗的可能性小于美托洛尔。

阿利吉仑是一种肾素抑制剂,有很好的降压作用,而且已经被证实对糖尿病肾病和 IgA 肾病患者具有减少白蛋白尿的作用。对于那些既无法耐受 ACEI,也不能耐受 ARB 治疗的患者,阿利吉仑是 RAS 阻断剂中一种合适的替代选择。

(三) 治疗原发病,控制蛋白尿

对继发于糖尿病、高血压、系统性红斑狼疮、心血管疾病、肾尿路结构异常等疾病患者,要积极治疗原发病。积极控制蛋白尿,因为蛋白尿不仅是肾小球损伤的后果,还是病情进展的独立危险因素。

(四) 预防心血管风险

CKD 患者心血管疾病发病率增高,水钠潴留、高血压、贫血、代谢产物蓄积都是导致心力衰竭的原因。因此,对已合并心血管疾病患者,要特别提高警惕。对无明显心血管疾病的患者,KDIGO 指南建议把抗血小板药物作为预防动脉粥样硬化风险的一级预防。但是抗血小板药物有增加出血的风险。因此,若心血管事件发生的可能性不大,亦可以不用。

(五) 对症处理

1. 纠正贫血 贫血常见于 CKD3a～5 期,是由于促红细胞生成素相对缺乏所致。血红蛋白浓度低于 13.0g/dl 的成年男性和低于 12.0g/dl 的成年妇女,可以诊断为贫血。NICE 指南建议,血红蛋白水平为 11.0g/dl 或更低的 CKD 患者应考虑进行纠正贫血。血红蛋白浓度低于 10.0g/dl,即开始使用促红细胞生成素,每次 3 000～6 000U,每周 2～3 次,同时补充铁剂、叶酸、维生素 B_{12} 等。在纠正缺铁或改善其他潜在的贫血原因后,血红蛋白浓度仍低于 10.0g/dl,KDIGO 建议开始红系造血刺激剂治疗。

红系造血刺激剂的临床应用是肾性贫血治疗的一个里程碑,极大地改善了 CKD 患者的预后,其使用方法是:基因重组人促红细胞生成素(reconmbinant human erythropoietin. rHuEPO)初始剂量为 50～100IU/kg,

皮下或静脉给药,每周 3 次。CKD 非透析患者及 CKD5 期透析患者,初始剂量为 $0.6\mu g/kg$,皮下或静脉给药,每 2 周 1 次,使用 4 周后根据患者 Hb 水平开始调整剂量。

2. 纠正代谢性酸中毒　纠正代谢性酸中毒可以缓解肾脏疾病的进展。KDIGO 建议,当 CKD 患者血清碳酸氢盐的浓度低于 22mmol/L 时,应口服碳酸氢钠来维持血清碳酸氢盐在正常范围内。轻症[CO_2-CP 在 $20\sim15.7mmol/L(45\sim35vol/dl)$]可予碳酸氢钠片,每次 $1\sim2g$,每天 3 次,口服;若血钙低者,可用碳酸钙,$5\sim10g/d$,既可减轻酸中毒,又可提高血钙水平。重症[CO_2-CP 降至 $13.5mmol/L(45\sim35vol/dl)$]者,应静脉补碱,可选用 5% 碳酸氢钠注射液或 11.2% 乳酸钠注射液。对忌用钠盐的患者,可采用三羟甲基氨基甲烷。

3. 纠正水、电解质平衡失调　有明显脱水,又无严重高血压、心脏扩大及心力衰竭者,可补充 5% 葡萄糖氯化钠注射液 $1\,000\sim2\,000ml$,静脉滴注。有明显水肿、严重高血压、心力衰竭以及晚期少尿、无尿者,应限制液体入量(每日入量可按患者前 24 小时的尿量加 500ml 计算。发热患者体温每升高 1℃ 另加 100ml)。

多尿伴有失钾者应适当补充口服钾制剂,尽量不使用静脉补钾。少尿或无尿等因素引起高血钾时,常用 10% 葡萄糖注射液 300ml 加普通胰岛素 15U 和/或 5% 碳酸氢钠溶液 200ml,静脉滴注;若出现心律失常,采用 10% 葡萄糖酸钙注射液 $10\sim20ml$,静脉缓慢注入。

4. 降脂治疗　高脂血症是导致 CKD 进展的危险因素,降低血脂可降低周围血管阻力,增加心排血量,改善内皮细胞功能,从而提高 GFR。所以,在 CKD 早期应用他汀类药物治疗有助于减少心血管疾病的风险。KDIGO 指南推荐无论血脂水平如何,50 岁及以上的所有非 ESRD 阶段 CKD 患者,应服用小剂量他汀(如阿托伐他汀 20mg/d)类药物治疗。对成年非 ESRD 阶段 CKD 患者均应给予中等剂量或以上的他汀类药物治疗(如阿托伐他汀 40mg/d)。

5. 降尿酸治疗 别嘌醇作为 2 级推荐措施,合理应用于 CKD 合并高尿酸血症患者有助于减少心血管和 CKD 进展的风险。为了防止严重过敏反应,起始剂量应为 1.5mg×eGFR[ml/(min·1.75m²)]。若用 8 周后,患者可耐受此剂量,可逐渐加量直至尿酸水平达标(<7.0mg/dl)。治疗期间若患者出现皮疹、发热及其他过敏反应征象时应立即停药。非诺贝特适用于严重高尿酸血症(血尿酸>9.0mg/dl),无法耐受别嘌醇治疗的 CKD 患者。目前尚无临床试验证据表明非诺贝特对 CKD 合并高尿酸血症患者具有肾脏保护作用。

6. 控制血磷 血磷水平通常直到 CKD3 期或 CKD4 期才出现异常升高。当血磷持续超过 4.0mg/dl(1.3mmol/L)时,就应开始控制血磷。首要措施是减少含磷食物的摄入,同时应当警惕过分减少肉类及乳制品的摄入,可能导致蛋白质营养不良。谷物(如素食)中蛋白质比肉类或乳制品中的蛋白质含磷量低,以谷物替代肉类或乳制品可以更好地控制血磷水平。如饮食治疗无效,可使用含钙磷结合剂,如碳酸思维拉姆,每次 0.8~1.6g,每日 3 次,餐中服用,每隔 2~4 周根据患者血磷水平调整剂量。

7. 利尿疗法 常用襻利尿药如呋塞米,从一般剂量开始,可达 160~320mg/d,使每日尿量达到 1 500ml 以上,7~10 天后血中 BUN 有时可明显下降。但当 eGFR≤10ml/(min·1.73m²)时,对利尿药反应差,利尿疗法往往无效,可扩容后利尿。

8. 蛋白合成激素疗法 苯丙酸诺龙或丙酸睾丸酮 25~50mg,隔 2~3 天肌内注射 1 次,可促进蛋白质合成,减轻氮质血症,并有促进红细胞生成的作用,能改善贫血状态。

9. 纠正维生素 D 缺乏 维生素 D 的严重缺乏在 CKD 中相当常见。严重的维生素 D 缺乏(维生素 D 水平低于 15ng/ml)与心血管疾病、感染、血栓性疾病、糖尿病、骨病及 CKD 进展的风险增加均具有强相关性。对于维生素 D 水平低于 30ng/ml 的患者推荐补充维生素 D_3。一般每日补充维生素 $D_3$1 000IU 或 2 000IU 或每个月 5 000IU,可使维生素 D 水平恢复正常。

(六) 肾脏替代治疗

肾脏替代治疗是目前治疗 ESRD 的唯一有效的方法,其主要包括:腹膜透析、血液透析和肾移植等。

1. 腹膜透析腹膜透析(peritoneal dialysis,PD) 主要是通过腹膜毛细血管发挥其内生透析膜作用,废弃物可以通过腹膜弥散入透析液,而透析液中葡萄糖和其他透析剂产生透析压也能清除体内潴留的液体,此作用称为超滤。腹膜透析主要分为连续性和间歇性 2 种。目前,最常用的腹膜透析方式为持续不卧床腹膜透析(continuous ambulatory peritoneal dialysis,CAPD)。

适应证:具有慢性肾衰竭的一般透析指征,且有以下情况者:①伴血管通路困难者;②伴心、脑血管系统不稳定者;③伴出血倾向者;④糖尿病肾病导致的慢性肾衰竭;⑤婴幼儿及儿童、老年患者;⑥无法耐受血液透析者;⑦无血透医疗条件者;⑧eGFR<10.5ml/(min·1.73m²) 时应开始进行透析治疗。

禁忌证:①腹部皮肤感染而无法置管;②腹膜广泛粘连、纤维化;③严重腹胀或肠胀气;④腹腔肿瘤;⑤近期行腹部手术且吻合口未愈合或有引流者;⑥腹腔与胸腔有交通;⑦严重肺功能不全;⑧妊娠晚期;⑨多囊肾并多囊肝致腹腔容积和腹膜面积严重减少者;⑩严重高分解代谢。

标准的 CAPD 方式每日常规换液次数为 4 次,日间进行 3 次换液,每次透析液在腹腔内停留 6 小时左右给予排出,然后灌入新的腹透液,夜间最后一袋腹透液可留腹过夜,至次日晨排出,如此循环进行。目前常用的腹透液浓度分为 1.5%、2.5%、4.25% 3 种,标准容量有 1.0L、1.5L、2.0L 3 种,主要成分以葡萄糖作为渗透剂,乳酸盐作为缓冲碱,以及一些电解质成分。

2. 血液透析(hemodialysis,HD)　是目前肾脏替代治疗最常用的方法,当 GFR/Ccr≤10ml/min 左右即可开始血透治疗,糖尿病肾病患者更宜早期透析。其他指标如:①BUN≥28.6mmol/L,Scr≥707μmol/L;②有高钾血症;③严重代谢性酸中毒;④有尿毒症症状;⑤有水钠潴留,如水肿、血压升高、高容量性心力衰竭;⑥并发贫血、心包炎、高血压、消化道出血、骨病、周围神经病变及中枢神经系统症状。

血液透析的相对禁忌证有:休克或低血压;严重心律失常、心功能不全或冠心病;严重贫血;严重出血倾向;脑血管意外;晚期肿瘤或极度衰竭、临危患者;精神异常,不合作者。

一般常规的血液透析日程为每周 2~3 次,每次 4 小时,治疗中当注意营养不良的问题及其急性并发症,如低血压、肌肉阵挛、失衡综合征、透析器相关反应及技术意外等,需积极处理。

3. 肾移植　可提高 CRF 患者的生活质量。一般移植肾来源于尸体肾或活体肾,且需进行严格的组织配型,要求 ABO 血型一致,另有 HLA 配型、细胞毒试验等。对术后患者长期使用的抗排斥药物一般为三联:GC+硫唑嘌呤(或 MMF)+CsA(或 FK506);亦可加 CD3 单克隆抗体或 抗人胸腺淋巴细胞球蛋白成四联。

移植后常见的内科并发症有感染、高血压、肝功能损害及代谢并发症等,其中感染是最常见的并发症,也是导致患者死亡的主要原因。移植后若发生急性肾衰竭仍需透析过渡,若出现超急排异或慢性排斥,移植肾功能丧失,则再回到透析维持生命。

（七）中医辨证论治

中医药治疗慢性肾衰竭已有悠久的历史,积累了丰富的经验,辨证论治有其独特的疗效。本病涉及五脏六腑多个脏腑,病机变化复杂,整个病变过程中以正虚为主,邪实为标,属虚实夹杂之证,是本虚标实的重症。其病机之本是肾阳衰微,脾阳亏损;肾阴耗竭,肝阳上亢;真阳不足,真阴耗竭,阴阳俱虚,并可累及心、肝、肺等脏。邪实主要是湿浊壅盛,弥漫三焦,导致气血瘀滞为患。水毒湿浊是贯穿始终的病邪;脾肾阳虚,浊毒潴留为病机的关键;精血亏损,肾阳衰微是其主要的病理变化;而脾肾两脏则是损害的主要病位,湿浊血瘀则是主要病性。

1. 脾肾阳虚,脉络瘀阻证

主症:先有全身疲乏,气短懒言,容易感冒,纳呆腹胀,腰膝酸软,大便溏薄,小便清长,继则畏寒肢冷,面色白或晦滞,口淡不渴,舌偏淡体胖,有齿印,苔白或白腻,脉沉弱或沉弦。

治法:补气健脾,温肾通络。

方药:金匮肾气丸合香砂六君子汤加减。黄芪 60g,当归 15g,制附子 15g(先煎),肉桂 10g,熟地黄 20g,山茱萸 15g,山药 15g,土茯苓 30g,炒白术 15g,木香 10g,砂仁 10g(后下),益母草 15g,丹参 15g,莪术 15g,杜仲 15g,续断 15g,煅牡蛎 30g(先煎)。

加减:若偏阳虚,水肿明显者,加椒目 10g,车前子 15g(包煎);兼脾虚湿困者,加制苍术 10g,白豆蔻 10g,藿香 10g;脾虚腹泻者,加补骨脂 15g,干姜 15g。

2. 脾肾气阴两虚证

主症:面色少华,神疲乏力,动则气短,腰膝酸软,口干唇燥,或有手足心热,大便干燥,尿少色黄,夜尿清长,舌淡胖嫩,苔白,脉沉细。

治法:益气养阴,滋肾通络。

方药:参芪地黄汤合大补元煎加减。黄芪 50g,太子参 15g,熟地黄 20g,茯苓 15g,山药 15g,牡丹皮 15g,山茱萸 15g,枸杞子 15g,当归 15g,红花 10g,煅牡蛎 30g(先煎)。

加减:咽喉干痛者,加玄参 15g,麦冬 15g,桔梗 10g,生甘草 6g;心悸失眠者,加酸枣仁 30g(捣碎),五味子 15g,何首乌 15g;大便干结者,加生大黄 6~10g(后下);腰膝酸冷,夜尿频多者,加芡实 30g,金樱子 30g,益智仁 15g。

3. 湿热中阻,浊邪犯胃证

主症:恶心呕吐,纳呆腹胀,口苦口干,心烦失眠,或痰多,便秘,舌红,苔黄腻,脉弦数或弦滑。

治法:清热化湿,和胃止呕。

方药:黄连温胆汤加味。黄连 10g,姜半夏 15g,陈皮 15g,茯苓 15g,砂仁 10g,枳壳 10g,竹茹 10g,生姜 6g,伏龙肝 60g。

加减:大便秘结者,加生大黄 6~10g(后下);湿热酿痰,蒙蔽心包,症见神昏谵语者,加石菖蒲 10g,郁金 10g,以开窍醒神。

4. 脾肾阳虚,湿浊内蕴证

主症:面色委顿,神疲肢倦,恶心欲呕,腹胀纳呆,大便秘结,口中黏腻无味,舌淡胖,苔厚腻,脉沉细无力。

治法:温补脾阳,攻下浊邪。

方药:真武汤加味。制附子 15~30g(先煎),茯苓 15g,炒白术 20g,白芍 15g,干姜 15g,党参 15g,甘草 6g,生大黄 6~10g,煅牡蛎 50g(先煎)。

加减:恶心呕吐者,加姜半夏 15g,姜竹茹 15g,伏龙肝 60g;腹胀嗳气者,加大腹皮 10g,枳壳 10g,木香 10g。

(八) 中成药治疗

1. 口服中成药

(1)金水宝和百令胶囊:有补益肺肾的功能。适用于慢性肾衰竭肾阳虚弱者。常用剂量为每次 3~5 粒,每日 3 次。

(2)保肾康:中药川芎提取物。有活血化瘀的功效。适用于慢性肾衰竭血瘀证。每次 3~4 片,每日 3 次。

(3)尿毒清颗粒:有通腑降浊,健脾利湿,活血化瘀的功能。用于慢性肾衰竭,氮质血症期和尿毒症早期,中医辨证属脾虚湿浊证和脾虚血瘀证。每日 4 次,6、12、18 点各服 1 袋,22 点服 2 袋。

(4)肾衰宁胶囊:有益气健脾,活血化瘀,通腑泄浊的功能。用于慢性肾衰竭脾胃气虚,浊瘀内阻,升降失调所致的面色萎黄,腰痛倦怠,恶心呕吐,食欲不振,小便不利,大便黏滞。

2. 静脉滴注中成药

（1）川芎嗪注射液:有活血化瘀的功效。适用于慢性肾衰竭血瘀证。120~160ml 加入 5%葡萄糖注射液 250ml 中静脉滴注,每日 1 次,7~14 天为 1 个疗程。

（2）黄芪注射液:有补气固本的功效。适用于慢性肾衰竭气虚证。20~40ml 加入 5%葡萄糖注射液 250ml 稀释后静脉滴注,每日 1 次,7~14 天为 1 个疗程。

（3）脉络宁注射液:由石斛、玄参、牛膝等药物提取制成的复方制剂。有清利化湿,活血通络的功效。适用于慢性肾衰竭湿瘀内蕴证。120~160ml 加入 5%葡萄糖注射液 250ml 中静脉滴注,每日 1 次,7~14 天为 1 个疗程。

（九）外治法

1. 中药灌肠(结肠透析)　中药灌肠可分为机器弥散灌肠和人工插管灌肠。功效为活血清利,泄浊排毒。常用方剂有:①生大黄 30~60g (如后下则用 15g 左右),川芎 20g,党参 20g,枳壳 10g,煅牡蛎 30g;②生大黄 15~30g,附子 15g,土茯苓 30g,煅牡蛎 30~60g,槐花 10g;③熟附子 10g,肉桂 10g,生大黄 15g,桃仁 10g,煅牡蛎 30g。保留灌肠,肛管插入深度为 30~50cm,以每分钟 80~100 滴的速度滴入,灌肠完毕取平卧位,臀部抬高 10~15cm,药液尽量保留 60 分钟以上,每日 1 次,10~15 天为 1 个疗程。每次疗程结束后休息 3~5 天,继续下一疗程治疗;机器弥散灌肠原理与人工插管灌肠相同,但其通过机器将药液自肛门输入,荡涤肠道,药液与肠道接触面积较大,更有利于从肠道排出毒素,每周 3 次。

总之,肠道清除尿毒症毒素是一种经济、无创伤的慢性肾衰竭替代治疗,通过对方法和药物的不断改进和完善,将为慢性肾衰竭的治疗开辟新的途径。

2. 中药洗浴　是治疗 CRF 有效的辅助方法。主方为麻黄、桂枝、细辛、羌活、独活、苍术、白术、红花各 30g。上药布袋包好后置于汽疗仪内,每次蒸洗 30~45 分钟,达到出汗目的,以不疲劳为最佳时间,每周 3~7 次,可进一步排除毒素,纠正氮质血症。

3. 针灸

(1)针灸疗法:针刺以下几组穴位以从经络循行角度调节慢性肾衰竭患者的整体功能。补益常选用中脘、气海、足三里、三阴交、肾俞、三焦俞、心俞等穴位;促进排尿常用关元、中极、阴廉、肾俞、三焦俞等穴位。隔药饼(附子、肉桂、黄芪、当归、补骨脂、仙茅、生大黄、干地龙等研粉制成)灸,取大椎、命门、肾俞、脾俞、中脘、中极、足三里、三阴交等穴,以补益脾肾。

(2)穴位外敷:将药物(生附片、桂枝、益母草、川芎、红花、透骨草、白芷、丹参等各 30g)用水浸湿,置于布袋中,用蒸锅蒸 20~30 分钟,然后将药袋取出直接热敷于双肾俞及关元穴,外加热水袋保温,每日 1~2 次,3 个月为 1 个疗程,可达和营活血,温阳利水之功。亦可将上方研末调制后外敷于双肾俞及关元穴处。

(3)中药熏蒸:将药物(生附子、益母草、川芎、桃仁、红花、透骨草、续断、丹参等各 30g)用水浸泡 30 分钟,置于特制煎药锅中,煎沸 20 分钟后,直接热熏于双肾俞等处,每次 30~60 分钟,每日 1~2 次,15 日为 1 个疗程。

七、预后与调养

(一) 休养

对肾功能不全代偿期的患者,应积极治疗原发病,防止病情进展;在氮质血症期除积极治疗原发病外,要减少工作量,避免受寒和过劳,防止感冒;对已出现尿毒症症状者,应注意休息;进入透析者,酌情设定自身活动量,以提高生活质量。谨记禁用损害肾脏的药物,及时去除加剧肾衰竭的可逆因素(如感染、发热、出血、高血压等),防止肾功能的进一步损害。

(二) 饮食

1. 以优质低蛋白饮食为主,饮食中蛋白质的摄入量取决于肾功能损害的程度,对于一个 70kg 的患者,50g 蛋白质就已经达到每天每公斤理想体重 0.7g 的饮食目标。以动物蛋白(如鲜奶、蛋清、瘦肉、鲫鱼等)为主,限制植物蛋白(如豆制品、花生等)的摄入。近年来,有证据表明红肉及红肉加工制品与死亡、癌症及心血管疾病风险增加相关,减少这类蛋白质摄入也是控制蛋白质摄入的重要组成部分。

2. 忌食海味(如带鱼、蟹、虾)、动物内脏以及肉汤等高磷、高嘌呤食物。尤其是少尿者应严格限制含磷食物(<600mg/d);尿量<1 000ml/d 者限制高钾(蘑菇、香蕉、红枣、橘子等)食物的摄入,但腹膜透析患者一般不需要特别限制钾的摄入。

3. 高热量摄入 依靠食用植物油和食糖来保证热量供给 125.6～167.4kJ/(kg·d),即 30～40kcal/kg。

4. 饮水量 视具体情况而定,水肿、少尿、高血压、心力衰竭者应限制钠盐的摄入并严格控制入水量;尿量每日在 1 000ml 以上,又无水肿者不应限水。

5. 食物中应富含 B 族维生素尤其是维生素 B_6、叶酸等,对于病情重、消耗多的患者可静脉补充。

八、临床观察

笔者选择符合 CKD1～3 期诊断标准的患者 70 例,随机分为两组,治疗组 40 例采用肾复康Ⅲ号合降氮胶囊治疗,对照组 30 例用尿毒清颗粒(广东康臣药业有限公司生产),疗程为 3 个月。结果:治疗组与对照组的显效率分别为 42.50%、33.33%;总有效率分别为 82.50%、73.33%,有显著性差异($P<0.05$,$P<0.01$),治疗组治疗后 Scr、BUN 显著下降($P<0.01$),Ccr 显著上升($P<0.05$);对照组治疗后 Scr、BUN 也显著下降($P<0.05$,$P<0.01$),但 Ccr 无明显改善($P>0.05$)。提示治疗组疗效明显优于对照组。

2000—2002 年笔者又选择了 CKD 1～3 期的患者 104 例,分组采用

LPD+EAA/KAA+肾复康Ⅲ号+固肾排毒汤高位结肠透析的中西药综合治疗组74例(其中治疗Ⅰ组采用LPD+EAA/KAA+肾复康Ⅲ号者32例;Ⅱ组采用LPD+EAA/KAA+肾复康Ⅲ号+中药灌肠者42例),并与单纯西药LPD+EAA/KAA对照观察30例。结果:①治疗组的显效率为43.24%,总有效率为87.84%,明显优于对照组的23.33%和63.33%($P<0.01$)。②治疗Ⅱ组的显效率为47.62%,总有效率为92.86%,明显高于治疗Ⅰ组的37.50%和81.25%($P<0.01$)。③治疗组治疗后Scr、BUN较治疗前显著下降($P<0.01$),Ccr、Hb显著上升($P<0.05$);对照组Scr、BUN亦显著下降($P<0.05$),但Ccr、Hb上升不明显($P>0.05$)。提示中西药综合治疗CRF不论在降低Scr、BUN,还是提高Ccr、Hb方面均有较好的效果。

九、验案举隅

案例1

张某,男,52岁,工人,张掖人。初诊日期:2006年3月15日。

因疲乏无力,纳差腹胀,腿肿,在当地医院检查发现肾功能异常已半年余,在当地治疗无明显效果,来我处门诊求治。就诊时患者疲乏无力,纳差腹胀,恶心但不呕吐,尿少腿肿,畏寒肢冷。BP 158/90mmHg,面色萎黄少华,双下肢凹陷性水肿,舌质淡红,舌体胖大,边有齿痕,苔根部白厚,脉沉弦。尿检:蛋白(++),Scr 373μmol/L,BUN 27.06mmol/L,血红蛋白94.0g/L,红细胞比容23%。彩超示:双肾体积缩小,右肾96mm×58mm,左肾93mm×54mm。西医诊断:慢性肾炎,慢性肾脏病3期。中医辨证分析:病位在脾、肾,病性属阳虚+湿浊。辨证:脾肾阳虚,水毒湿浊。治则:温肾健脾,泄浊通络。选方:真武汤加味。药用:黑附片30g(先煎),茯苓30g,白芍20g,炒白术30g,桂枝15g,生姜30g,泽兰20g,当归15g,大腹皮15g,红花15g,煅牡蛎50g(先煎)。14剂。蛭龙通络胶囊,每次6粒,每日3次,冲服。配合西药降压、纠正贫血、补钙。

二诊(2006年3月29日):服药后尿量增多,水肿明显减轻,腹部已不胀,精神稍振,食欲增进。BP 140/80mmHg,双下肢胫前压迹,舌淡红,舌体胖大,边有齿痕,苔白厚,脉沉弦细。尿检:蛋白(++)。原方去大腹皮,加黄芪60g,继服14剂。

三诊(2006年4月15日):水肿全消,精神、食欲俱增。BP 135/75mmHg,舌淡红,舌体稍胖,苔根部稍厚,脉沉弦。尿检:蛋白(+)。原方去桂枝,减茯苓为15g,加肉桂10g,继服14剂。加蛭龙通络胶囊,每次6粒,每日3次,冲服。

四诊(2006年4月28日):精神、食欲俱正常,能做一些日常工作。BP 135/75mmHg,舌淡红,苔薄白,脉沉弦。尿检:蛋白(-),Scr 186μmol/L,BUN12.9mmol/L,血红蛋白112g/L,红细胞比容38%。继续上方服用2月,以巩固疗效。

随访(2007年5月13日):一直服用原方加减治疗1年多,病情逐渐好转,精神、食欲俱正常,能从事日常工作,复查尿检:蛋白(-),Scr102μmol/L,BUN8.5mmol/L。

按语:本例患者系慢性肾炎导致的肾衰竭,(CKD3期),中医辨证为脾肾阳虚,水毒湿浊。肾元衰微是发病之本,水毒湿浊是疾病之标,为本虚标实之证。经用温阳利水的真武汤加活血通络治疗1年多,病情明显好转,体质显著改善,并能从事日常工作,肾功能基本恢复正常。说明通过真武汤温补脾肾,活血通络改善肾脏微循环的综合作用,不仅能改善肾脏功能,而且还能改善机体的整体状态,提高患者的生活质量。

案例2

冯某,男,46岁,干部,榆中人。初诊日期:2008年5月23日。

患慢性肾炎已5多年,未进行系统治疗,就诊时体倦乏力,食欲不振,稍受风寒即感冒,怕冷,夜尿多。BP 148/90mmHg,面色萎黄少华,但面部及下肢无水肿,舌淡红,舌体胖大,边有齿痕,苔根部白厚,脉沉弦细。尿检:蛋白(++),Scr 216μmol/L,BUN 18.5mmol/L,血红蛋白98.0g/L,红细胞比容25%,Ccr 46ml/min。彩超示:右肾 98mm×61mm,左肾 96mm×58mm。西医诊断:慢性肾炎,CKD 3 期。中医辨证分析:病位在脾、肾,病性属水毒湿浊。辨证:脾肾阳虚,水毒湿浊。治则:温补脾肾,泄浊通络。选方:真武汤加味。药用:制附子 15g(先煎),茯苓 15g,白芍 15g,炒白术 20g,肉桂 10g,生姜 15g,莪术 15g,黄芪60g,当归 15g,酒大黄 10g,红花 15g,煅牡蛎 50g(先煎)。14 剂。蛭龙通络胶囊,每次 6 粒,每日 3 次,冲服。配合西药降压、纠正贫血、补钙。

二诊(2008 年 6 月 2 日):精神、食欲俱增,怕冷,夜尿次数也有减少。BP 140/85mmHg,舌质淡红,舌体胖大,边有齿痕,苔根部白厚,脉沉弦细。尿检:蛋白(++)。原方制附子用量增至 30g(先煎 1 小时),黄芪 90g。14 剂。金水宝每次 5 粒,每日 3 次。

三诊(2008 年 6 月 17 日):精神、食欲均好,治疗以来未发生感冒。BP 135/76mmHg,舌淡红,舌体稍胖大,苔白,脉沉弦细。尿检:蛋白(+),Scr156μmol/L,BUN 10.5mmol/L,血红蛋白 102.0g/L,红细胞比容 35%。继服真武汤加减。药用:制附子 30g(先煎),肉桂 10g,茯苓15g,白芍 15g,炒白术 20g,生姜 15g,莪术 15g,黄芪 90g,当归 15g,酒大黄 10g,红花 15g,煅牡蛎 50g(先煎)。28 剂。蛭龙通络胶囊,每次 6粒,每日 3 次,冲服。

随访(2010 年 10 月 26 日):治疗 2 年半,患者病情一直稳定,冬季亦不易感冒,一直上班,复查尿蛋白(-),Scr101μmol/L,BUN 7.5mmol/L,血红蛋白 112.0g/L,红细胞比容 45%。

按语:本例患者辨证也属脾肾阳虚,水毒湿浊证,经真武汤加减治疗 2 年半,病情逐渐好转,能上班工作,肾功能也基本恢复正常,说明中医调理脾肾的功效。

通过上述 2 例慢性肾衰竭 CKD 3~4 期的诊治来看,患者临床表现均为脾肾阳虚,水毒湿浊潴留或兼有血瘀的证候。笔者采用《伤寒论》中的真武汤加减治疗,病情逐渐得到改善,特别是 CKD 3 期的患者,疗效更为明显。说明中医温补脾肾,利湿化浊,活血通络的方法对治疗慢性肾衰竭有较好的疗效。

十、临证经验

关于真武汤在慢性肾脏病中应用的体会

1. 真武汤的适应证　　根据《伤寒论》82 条:太阳病发汗,汗出不解,其人仍发热,心下悸,头眩身动,振振欲擗地者,真武汤主之。本条的病机是阳虚不能制水,水气内动,所以用真武汤壮肾中之阳以散水气,起温阳化水之功效。又 316 条:少阴病,二三日不已,至四五日,腹痛,小便不利,四肢沉重疼痛,自下利者,此为有水气,其人或咳,或小便利,或下利,或呕者,真武汤主之。本条的病机是肾阳衰微,水气内渍,与阴寒之气互相搏结而成,所以治疗上需用真武汤温阳祛寒以散水气。由此可见,真武汤的适应证是肾阳虚衰,水湿内停证。

2. 药用剂量问题　　真武汤原方剂量是:茯苓 3 两,芍药 3 两,生姜 3 两,白术 2 两,炮附子 1 枚(破,8 片)。以水 8 升,煮取 3 升,去滓,温服 7 合,日三服。明代李时珍谓"古之一两,今用一钱"。《千金要方》《本草纲目》皆以古 3 两为今 1 两,古 3 升为今 1 升。我国 1979 年统一中药剂量采用"公制",规定 1 钱为 3g,《中国药典》并把附子的用量规定在 3~15g。近年来医学界对《医典》以及中医教材规定的中草药用量问题争议颇多,普遍认为用量偏小,严重制约了中医临床疗效。故有学者提出,汉代 1 两合今之 15.625g,以 16 两计,1 市斤则为 250g。汉代 1 升合今之 200ml,1 合为 20ml。那么真武汤方剂的剂量应该是:茯苓 47g,芍药 47g,生姜 47g,白术 31g,炮附子 1 枚(15~20g)。以水 1 600ml,煮取 600ml,去滓,温服 140ml,日三服。笔者认为药物的剂量应根据药物的性味、质地、患者的病情、体质和年龄来确定,特别是含有毒性的药物,更应谨慎应用。笔者应用炮附子的剂量是:轻度阳虚,表现舌淡、胖嫩、苔白者,附子用小剂量 10~15g;中度阳虚,表现舌淡胖大,边有齿痕、苔白者,附子用中等剂量 15~30g;重度阳虚者,表现畏寒肢冷、舌淡胖大,边有齿痕,苔白厚腻,脉沉细无力者,附子用大剂量 30~45g。附子以黑附片,即加工炮制后的附子为好。据文献报道,生附子的半数致死量为 9.16g±0.84g,而炮附子的半数致死量为 52.84g±3.59g,经过炮制毒性降低了 4.77 倍。所以煎药时必须先用开水浸泡 1 小时(其他药物用凉水浸泡),先煎附子半小时至 1 小时后,再与其他药物合煎 2 次,每次半小时,兑匀分 3 次温服即可。无需煎煮 3 小时,也不需要配合 2 倍于附子量的炙甘草以监炙附子的毒性。因为甘草中含有甘草次酸,它能促进水和钠盐在体内潴留,并排出钾离子,所以用量过大或长期使用,有引起水肿、高血压等不良反应,并可以增加心脏的负荷,对心力衰竭患者极为不利,应予注意。

3. 附子的毒性问题　附子的毒性成分是脂溶性二萜类生物碱,其中主要是乌头碱、中乌头碱和新乌头碱等。这类成分的毒性极强,3~4mg 可致人死亡。附子中毒的主要临床表现是:①兴奋迷走神经,表现为出汗、流涎、恶心、呕吐、腹痛、腹泻、心动过缓、血压下降、瞳孔缩小、大小便失禁及肺水肿等。②对周围神经的损害,临床表现为口、舌及全身麻木、紧束感,痛、温觉减退或过敏,严重者运动失灵。③通过兴奋迷走神经降低窦房结自律性,引起异位起搏点的自律性升高而导致各种心律失常。④直接损害心肌,严重者可出现心律失常或循环呼吸衰竭。但附子有无蓄积作用而导致慢性中毒,目前尚不完全清楚。

4. 配伍　温肾阳配肉桂;利水配桂枝;强心阳配人参;泻湿浊配大黄;改善微循环配红花、丹参、川芎。

5. 禁忌证　附子刚燥,能伤津劫阴。故凡属阴虚阳盛,或假寒真热之证以及使用 GC 的患者忌用。

第十一章

老年性肾脏病

随着社会经济的发展和医疗保健水平的提高,老年人口日益增加,自 1997 年起,我国已进入老龄化社会。老年人口随着年龄的增长,人体各器官组织会发生不同程度的退行性变化。肾脏作为维持内环境稳定的重要器官,其结构和功能也会发生退行性改变。为此,在人口老龄化日益进展的今天,重视老年肾脏病的防治,有效地防治老年肾脏疾病,延缓老年人肾功能的减退是迫切需要解决的问题。

一、老年肾脏的生理特点

随着年龄的增大,人体肾脏将产生形态和功能的变化。形态学的变化表现为肾脏体积缩小,肾实质尤其是肾皮质变薄,肾小球数目减少,肾小管基底膜增厚,肾小管萎缩,血管内皮增厚,肾小球出、入球动脉间瘘管形成。功能上的变化表现为肾血流量减少、肾小球滤过率降低,导致肾脏清除功能降低,肾小管浓缩稀释功能低下。故正常老年人 40 岁以后,肾小球的滤过率每年以 0.75~1.0ml/min 速率下降,到 90 岁时仅为年轻人的一半。但不会出现肾功能减退的临床表现。

二、老年肾脏病的临床特点

老年人的各脏器功能、机体的应激能力和维持内环境稳定的能力均较青壮年人低下;加之免疫功能降低和动脉硬化;肾小球滤过率降低,即使 Ccr 降低至正常的 35% 时,老年人的 Scr 仍在正常范围,不会出现肾功能减退的临床表现;肾小管浓缩稀释功能减退,表现为夜尿增多,尿比重降低,易发生水、电解质失衡等。这些使得老年肾脏病具有独特的表现。临床上以继发性肾小球疾病多见,如高血压肾病、糖尿病肾病、恶性肿瘤引起的肾损害等。在原发性肾小球疾病中,以肾病综合征发病者居多,并易出现肾功能的急剧减退。从病理学上看,膜性肾病最多见,其次为微小病变型肾病等,特别是老年患者常合并多脏器的疾病,如同时并存肺、心、脑、肾的病变,往往给治疗用药带来很多麻烦。

三、老年肾脏病常见病理类型

1. 膜性肾病　是老年原发性肾小球疾病最常见的类型,发病率为 25%~54%,自然病程为 15~20 年。据统计,在老年膜性肾病患者中,高血压、高凝和肾功能异常较成年人多见,水肿严重时老年人心血管病变、感染的发生率明显增加。治疗上应该严格把握 GC 和免疫抑制剂的适应证。单独或联合用药,仅能减少蛋白尿,而不能改变老年患者的长期肾功能恶化进程,且药物不良反应明显增多,因此,应尽量缩短 GC 和细胞毒药物的疗程,减少剂量,尤其是合并有糖尿病、骨质疏松的患者。因此,对于年龄大于 65 岁的老年人,一线治疗建议低剂量的泼尼松和 CTX,而 CsA、FK506 可作为标准治疗无效的替代选择。给予低蛋白饮食、ACEI 或 ARB、抗凝治疗、中药治疗以及对症治疗。

2. 微小病变型肾病　老年微小病变型肾病主要表现为肾病综合征,血尿不突出,有明显血尿者应注意肾静脉血栓或其他导致血尿的疾病。44% 患者合并高血压,特别是发生特发性急性肾衰竭者明显增多。与儿童患者相似,老年微小病变型肾病患者对 GC 也有良好的反应性,80%~90% 的患者可完全或部分缓解,但 GC 起效时间延迟。对 GC 抵抗的患者,70% 对 CTX 具有良好的疗效。但应注意药物的不良反应。

3. 糖尿病肾病　老年人糖尿病肾病患者的典型特征为肾小球基底膜增厚、系膜增生、K-W结节并伴有严重的血管病变。其临床表现是早期可出现尿微量白蛋白排出增加,逐渐发展为大量蛋白尿,肾病综合征常见于病程10年以上的糖尿病患者。部分患者以肾功能减退为主要表现。老年人糖尿病肾病的治疗需进行个体化评估。血糖控制应遵循个体化原则,若合并高血压、高脂血症时应控制血压、纠正血脂紊乱,减少心脑血管事件的发生。

4. 慢性肾脏病　是老年人常见的疾病,如高血压性肾损害、糖尿病肾损害、药物性肾损害等均易导致慢性肾脏病。老年慢性肾脏病患者临床表现与青年患者不同,病程较长,多隐匿起病,进展缓慢,症状不典型。或仅有夜尿增多、疲乏无力、腰酸腿软等;或为食欲不振、恶心、呕吐、贫血等;或在体检时发现肾功能异常、贫血等。往往出现肾小球滤过率下降,但Scr并不升高。因此,老年人Scr升高比年轻人更有意义,表明肾小球滤过率已明显降低。

四、老年慢性肾脏病的用药特点

由于老年人生理功能的变化,影响老年患者的药物代谢,因此在治疗用药上有其特殊性。

(一) 饮食疗法

老年肾脏病患者胃肠道消化、吸收功能低下,易合并营养不良,因此,饮食疗法在老年肾脏病的治疗上非常重要。其要点如下。

1. 老年人基础代谢率降低,热量需求相对减少(6 280~8 374kJ/d,即1 500~2 000kcal/d),但因经常合并营养不良,因此一般需要提供120~147kJ/(kg·d)热量。

2. 老年人氮质利用率降低,血清必需氨基酸、白蛋白水平低下,故蛋白质需求量增加。老年肾脏病患者蛋白质摄入量,在无肾衰竭时需1.0g/(kg·d);合并肾衰竭者只需0.6~0.8g/(kg·d)。以低脂奶、大豆等优质蛋白为宜。

3. 老年人常常合并低密度脂蛋白和胆固醇升高、高密度脂蛋白降低,因此老年肾脏病患者脂肪摄入以占总热量的 20% 为宜,不饱和脂肪酸:饱和脂肪酸应为 2:1,胆固醇摄入量应少于 300mg/d(合并高胆固醇血症者应少于 200mg/d)。

4. 老年人糖耐量降低,故老年肾脏病患者碳水化合物摄入量以占总热量的 60%~65% 为宜,并提倡进食富含纤维素的食物。

5. 老年肾脏病患者,应注意补充 B 族维生素和钙、铁、锌等矿物质。

(二) 降压治疗

老年肾脏病患者,尤其是高龄患者,常合并动脉硬化,血管顺应性下降,易于发生体位性低血压,并且血压日间波动较大。因此,治疗上的个体化是老年肾脏病患者降压治疗的主要原则。对 60 岁以上的肾病患者,有学者推荐 24 小时血压监控方法的监控目标为(105~140)/(60~85)mmHg。患者家中自测血压的控制目标为(110~150)/(60~90)mmHg。

降压药物的选择,应首选 ACEI 或 ARB、CCB,β 受体阻滞剂尽管有良好的降压和心脏保护作用,但其对肾脏有无保护作用尚无定论。

(三) 利尿药的使用

适当的利尿能改善水肿、协同降压,并增强 ACEI 疗效。但老年肾脏病患者,尤其高龄患者,由于肾集合管对抗利尿激素、心房钠尿肽的反应性低下,经常发生体液量不足,并易发生电解质紊乱。因此,应用利尿药时需特别注意电解质失衡和循环衰竭的发生。利尿药的使用应间断给予,避免长期应用。

(四) 肾功能不全的防治

老年肾脏病患者由于自身脏器功能低下、应激能力和维持内环境稳定能力均降低,加之高血压、糖尿病等对肾功能的影响,因而药物、感染、失水、低血压、手术等引起的急性肾衰竭较为多见。并且,发生肾衰竭后,神经精神症状、心功能不全等合并症也易于发生。因此,对老年肾衰竭患者应更加积极早期实施血液净化治疗。但与成人相比,预后较差。急性肾衰竭者难以恢复到原有的肾功能水平;慢性肾衰竭者实施血液净化治疗的年生存率低下。所以,治疗的目的是延缓肾功能的进展。

(五) 中医治疗

中医药在治疗老年肾脏病上具有重要的作用。中医认为肾虚是衰老的主要原因。脏腑虚弱、气血亏损与湿浊瘀血相互作用,是老年肾脏病发生、发展的重要病机。肺、脾、肾三脏虚损为病之本,湿热浊毒、瘀血阻络为病之标,故老年肾脏病属本虚标实之证。治疗时应在辨证论治的基础上,采取培补脾肾、益气活血、标本兼施的方法予以治疗。具体参见有关章节。

五、验案举隅

翟某,女,61 岁,家庭妇女,兰州市。初诊日期:2003 年 11 月 15 日。

患高血压 30 多年,Scr、BUN 升高已有 7~8 年,视力减退,卧床不起半年,一直未系统治疗,拒绝血液透析。就诊时倦怠无力,常卧床不起,少气懒言,食欲不振,恶心呕吐,怕冷,腰酸腿软,夜尿多,便秘。BP 162/90mmHg,面色㿠白无华,舌淡白,舌体胖大,边有齿痕,苔白厚,脉沉弦细。眼科检查为高血压眼底。彩超示:右肾 85mm×50mm,左肾 78mm×48mm。尿检示:尿蛋白(+)。Scr 586μmol/L,BUN 15.5mmol/L,血红蛋白 85.0g/L,红细胞比容 0.21g/L,Ccr 28ml/min。诊断:高血压肾病,CKD4 期。中医辨证分析:病位在脾、肾,病性属阳虚+湿浊+血瘀。辨证:脾肾阳虚,湿浊蕴结,脉络瘀阻。选方:真武汤加味。药用:制附子 15g(先煎),党参 30g,茯苓 15g,白芍 15g,炒白术 20g,陈皮 15g,清半夏 10g,生姜 15g,竹茹 10g,酒大黄 10g,红花 15g,煅牡蛎 50g。14剂。蛭龙通络胶囊,每次 6 粒,每日 3 次,冲服。配合西药降压、纠正贫血、补钙。

二诊(2003 年 11 月 29 日):恶心明显减轻,已不呕吐,能少量进食,大便通畅。舌脉同前。继以原方去半夏、竹茹。14 剂。

三诊(2003 年 12 月 14 日):精神食欲虽有增进,能起床喝热牛奶,但仍感疲乏,畏寒肢冷,夜尿减少。血压 138/80mmHg,面色㿠白无华,舌淡白,舌体胖大,边有齿痕,苔白稍厚,脉沉弦细。本证仍为脾肾阳虚,标证湿浊蕴结已明显消除,故仍宗真武汤加减。药用:黄芪 60g,当归 15g,制附子 30g(先煎),茯苓 15g,白芍 15g,炒白术 20g,干姜 15g,桂枝 10g,酒大黄 10g,红花 15g,煅牡蛎 50g(先煎)。14 剂。蛭龙通络胶囊,每次 6 粒,每日 3 次,冲服。西药同前。

四诊(2005 年 4 月 29 日):患者经上法调治 1 年半后,精神食欲俱增,体重也有增加,在家能为孙子做饭,搞卫生。尿检:尿蛋白(±~+)。Scr 258.5~325μmol/L,BUN 10~12.3mmol/L,血红蛋白 105.0g/L,红细胞比容 0.28L/L。因患者长期熬中药不便,改服补阳健肾胶囊+蛭龙通络胶囊,各 6 粒,每日 3 次,冲服。配合西药降压、纠正贫血、补钙,病情一直维持稳定。

随访(2011 年 1 月 24 日):家属来诉,患者一直很好,能操持家务,于 1 个月前因患肺炎抢救无效病故,时年 72 岁。

按语:高血压 30 多年,肾脏已萎缩,处于尿毒症期,因经济困难一直拒绝采取透析和使用促红细胞生成素治疗。经用真武汤加减治疗,配合西药降压、纠正贫血、补钙,病情一直维持稳定达 10 余年。在此期间患者虽然 Scr、BUN 一直未恢复正常,但精神、情绪状态、食欲很好,生活质量得到了明显改善,并能操持家务。笔者将其称为"带毒生存"。

第十二章

免疫抑制剂在肾脏病中的应用

第一节　糖皮质激素

糖皮质激素是治疗肾脏疾病的常用药物,可用于治疗肾病综合征、系统性血管炎相关性肾损害、过敏性紫癜性肾炎、新月体肾小球肾炎、自身免疫病(系统性红斑狼疮、类风湿关节炎、皮肌炎/肌炎、硬皮病等)累及肾脏以及肾移植排斥等。应用得当,疗效显著,若使用不当,后患无穷。因此,作为一名肾科医生必须严格掌握 GC 的适应证和禁忌证,正确合理地使用 GC,选择适合患者的 GC 种类、剂量和疗程,熟练掌握使用方法、药物的不良反应及其防治措施。

(一) GC 的药理作用

1. GC 治疗肾脏病的药理作用和作用机制

GC 治疗肾脏病主要是应用其抗免疫作用和抗炎作用。GC 能减轻感染、免疫反应所引起的各种炎症反应。在炎症急性期,可提高血管紧张性,降低毛细血管壁的通透性,减轻充血、细胞浸润、渗出和组织破坏;在炎症后期和慢性炎症时,可抑制成纤维细胞增生和肉芽肿形成,减少组织纤维化。GC 可通过多个环节抑制机体免疫功能。GC 抑制巨噬细胞吞噬、处理抗原和分泌 IL-1β、T 淋巴细胞增生、IL-2、IL-6 等多种细胞因子的表达、细胞毒性 T 淋巴细胞(cytotoxic T cell,Tc cell)活化及其细胞毒性作用;大剂量的 GC 可抑制 B 淋巴细胞增生及其转化为浆细胞的过程,从而抑制抗体的生成;干扰补体活化。此外,GC 可使胸腺、淋巴结和脾脏体积缩小、重量减轻,并促使循环中的淋巴细胞再分布至骨髓、肝脏和淋巴结等,使外周血淋巴细胞明显减少。

2. GC 抗炎、抗免疫作用的分子机制

GC 的药理作用主要是通过与细胞浆内 GC 受体结合,经复杂的信号转导,增加或减少靶基因的表达而完成的。GC 受体为存在于细胞质中的由 800 个氨基酸残基组成的多肽,与热休克蛋白 90(heat shock protein 90,SHP90)、热休克蛋白 70(heat shock protein 70,SHP70)及亲免疫蛋白结合呈非激活状态。GC 与细胞浆中的 GC 受体结合后,促使与 GC 受体结合的 SHP90、SHP70 及亲免疫蛋白解离,形成 GC-GC 受体复合物而进入细胞核后,结合于 DNA 启动子上的 GC 反应元件,调控各种细胞因子的表达,并掩盖转录因子激活蛋白-1(transcriptional factor activator protein-1,AP-1)的结合位点,减少 AP-1 的诱导作用,同时,与 AP-1 结合并抑制其活性,此外,与核因子 κB(nuclear factor,NF-κB)结合而阻碍其功能,并促进核因子抑制因子的合成,从而抑制 NF-κB 活性。

通过上述机制,GC 有以下作用:①下调 IL-1β、IL-2、IL-3、IL-5、IL-6、IL-8 和 TNF-α、IFN-γ、粒细胞-巨噬细胞集落刺激因子、细胞间黏附分子-1 及内皮白细胞黏附分子-1 的表达,增加 IL-1、IL-3 及粒细胞-巨噬细胞集落刺激因子 mRNA 降解;②促进 IL-4、IL-10 和转化生长因子 β 产生;③下调 IL-2 受体的表达;④上调脂皮素-1 表达,抑制磷脂酶 A2 活性,减少花生四烯酸释放,减少白三烯、前列腺素和血小板活化因子的合成;⑤诱导血管紧张素转化酶和中性内肽酶的产生,促进缓激肽的降解;⑥诱导血管内皮素的产生,抑制组胺和缓激肽等引起的血管通透性增高。此外,增加血管对儿茶酚胺的敏感性,收缩血管,大剂量使用时稳定溶酶体膜。因此,GC 具有明确的抗免疫、抗炎症作用。

3. GC 的体内代谢过程

GC 口服易吸收;水溶制剂可静脉滴注或肌内注射;混悬液肌内注射吸收缓慢,但疗效持久。吸收入血的 GC 90% 与血浆蛋白结合,其中的 80% 与 GC 结合球蛋白结合,即皮质类固醇结合球蛋白(corticosteroid-binding globulin,CBG),其余的与血浆白蛋白(albumin,ALB)结合。肾病综合征时由于 GC 结合球蛋白和白蛋白由尿中丢失而减少,可影响与 GC 的结合。GC 主要经肝脏转化和代谢。只有 C11β 基的 GC(氢化可的松和泼尼松龙)才具有活性,而 C11β 位为羟位、为酮基的 GC(可的松和泼尼松)需经肝脏转化为氢化可的松和泼尼松龙才能发挥作用。因此,肝脏功能不全者需使用氢化可的松和泼尼松龙,而不宜使用可的松和泼尼松。GC 的代谢产物主要由尿中排出。各种不同类型 GC 间的等效剂量(equivalent dose,ED)、抗炎活性(Anti-in-flammatory activity,AIA)、受体亲和力(receptor affinity,RA)、血浆半衰期(half life time,t1/2、血浆结合蛋白类型、药效维持时间(effective drug duration,EDD)及药理作用各有不同,如表 12-1-1。

近期,越来越多的研究发现糖皮质激素对肾脏足细胞有保护作用。足细胞损伤是肾脏疾病出现蛋白尿的重要环节。糖皮质激素保护足细胞的作用机制包括:调节足细胞形态、稳定细胞骨架蛋白结构、维持足细胞裂孔膜蛋白表达和抑制足细胞凋亡。

表 12-1-1　肾脏病常用 GC 的作用特点

类别	制剂	ED(mg)	AIA	RA	t1/2(h)	CBG/ALB	EDD(h)
短效	醋酸可的松	25	08	1	0.5	CBG、ALB	8~12
	氢化可的松	20	1	100	1.7~2.1	CBG、ALB	8~12
中效	泼尼松	1	4	5	2.9~4.1	CBG、ALB	18~36
	泼尼松龙	5	4	220	2.7~4.1	CBG、ALB	18~36
	甲泼尼龙	4	5	1 190	1.6~3.4	ALB	18~36
长效	地塞米松	0.75	27	710	4.1~5.4	ALB	36~54

（二）GC 的主要副作用

1. 感染

GC 可抑制炎症反应,使中性粒细胞增多、淋巴细胞减少,长期使用GC,尤其是大剂量使用时,易诱发或加重感染。除了细菌感染,病毒和真菌感染率也相应增加。

2. 骨骼和肌肉的副作用

超过生理剂量的 GC 能抑制成骨细胞增生,促进其凋亡,抑制新骨形成;抑制成骨细胞胶原生成并促进胶原分解,导致骨基质减少;促进破骨细胞分化;减少肠道对钙的吸收并促进钙在肾脏的排泄。因此,会引起骨质疏松,无菌性骨坏死,尤其是股骨头坏死,骨折发生率最高。

（三）GC 治疗肾脏病的使用方法

GC 的药效强弱,取决于 GC 与 GC 受体的结合率和持续时间。只有与 GC 受体结合的 GC 才能发挥药理作用,因此,可与全部 GC 受体结合的 GC 的剂量为其最大有效剂量,在此基础上追加用量并不能进一步提高疗效,这是由于血浆 GC 浓度与其受体亲和力之间存在着一定关系。因此,MP 1g 静脉滴注的疗效明显强于泼尼松 60mg/d,晨起顿服。同样道理,相同剂量的泼尼松分 3 次口服,其临床疗效也强于晨起顿服,但不良反应也增加。隔日顿服泼尼松的方法(即将每日服用量的 2 倍量,改为隔日顿服)虽然可以减轻药物不良反应,但其疗效也减弱。所以,单纯从 GC 使用方法与疗效的关系上看,大剂量 MP 冲击治疗疗效最强,泼尼松每日分次口服的疗效强于每日晨起顿服,隔日口服泼尼松的方法疗效最差。但疗效增强的同时,不良反应也同时增加。因此,在需大剂量、长时间使用 GC 治疗时,应权衡治疗效果与不良反应的比值,选择合适的 GC 使用方法,而不能片面追求疗效的强弱。一般来说,除急进性肾小球肾炎、狼疮性肾炎及肾脏病理上存在明显新月体形成、血管炎性病变和某些病理类型的肾小球肾炎宜选择 MP 冲击治疗方法外,对于原发性肾病综合征患者 GC 初始治疗阶段应选用每日清晨顿服的方法,维持治疗阶段同样如此;对于难治性肾病综合征患者,GC初始治疗阶段应选用每日清晨顿服的方法,但维持治疗阶段应选用隔日顿服的方法为好。因为难治性肾病综合征的维持治疗阶段疗程长,为减轻 GC 的不良反应,应采取隔日顿服的方法。

对于肾病综合征,GC 的主要作用是抗炎、抗免疫,而 GC 的糖代谢作用、水盐作用及对下丘脑-垂体-肾上腺皮质轴的抑制作用则是 GC 的最大不良反应。综合各种 GC 药理作用特点,除大剂量 MP 冲击疗法外,治疗肾病综合征时,以选用泼尼松龙为好。尤其是伴有肝功能不全者尤为适宜。但泼尼松龙价格较贵,一般选用泼尼松即可。

地塞米松虽然具有很强的抗炎作用,水盐作用又非常弱,有利于肾病综合征伴水肿的治疗,但地塞米松的糖代谢作用过强,尤其是对下丘脑-垂体-肾上腺皮质轴的抑制作用太强,因而一般不做常规选用。许多医生认为治疗肾病综合征时地塞米松疗效优于泼尼松,尤其在泼尼松治疗疗效不佳时改用地塞米松治疗后,可获得良好疗效。这是由于地塞米松的有效作用时间为 36~72 小时,而泼尼松仅为 12~36 小时。等效剂量的地塞米松和泼尼松每日顿服时,由于半衰期的差异,地塞米松与泼尼松相比,相当于增加了 1 倍药量,所以出现上述临床现象,并非是地塞米松疗效优于泼尼松。

(四) GC 治疗肾脏病的适应证

GC 是治疗肾脏疾病的常用药物,除糖尿病肾病等引起的肾病综合征外,其他原因所致的肾病综合征均可尝试应用 GC 治疗。但是由于导致肾病综合征的原发病不同,尤其是病理类型不同,GC 的临床疗效差别很大,并且 GC 治疗肾病综合征用药剂量较大、时间较长、不良反应较多,因此,应尽可能明确导致肾病综合征的原发病和病理类型,依据不同疾病和不同病理改变的特点,合理选择 GC 治疗方案。

据资料统计,微小病变引起的肾病综合征,儿童 95% 疗效良好,成人虽较儿童差,但完全缓解率仍有 80.4%,并有 10.1% 的病例部分缓解;系膜增生性肾小球肾炎缓解率约为 50.0%,部分缓解率为 27.5%;局灶节段性肾小球硬化的完全缓解率仅有 19.5%,部分缓解率为 24.3%;膜性肾病的完全缓解率为 24.6%,部分缓解率为 29.3%。由于不同病理类型的肾病综合征采用 GC 治疗的方案和是否合用细胞毒性药物治疗有所不同,所以成人的肾病综合征应实施肾脏病理检查,依据肾脏病理的特点选择合理的治疗方案。

(五) GC 治疗肾病综合征的具体方法

以往肾病综合征的免疫抑制治疗多以经验性治疗为主,药物的剂量、疗程带有较大的随意性。随着循证医学的发展,随机对照临床试验的增多,也出现了越来越多的指南与推荐。在临床实践中根据患者的临床表现、个体差异及病理改变选择比较成熟的治疗方案非常重要。切忌随意更改方案,但也不能机械地照搬方案,必要时需做相应调整。

KIDGO 指南建议:

1. 初始治疗阶段　成人泼尼松或泼尼松龙 1mg/(kg·d),儿童 60mg/(m^2·d),清晨顿服 6~8 周。未达到完全缓解的患者,可以应用至 12 周,但最长不宜超过 16 周。成人体重应按理想体重计算,我国成人理想体重(kg) = [身高(cm) − 150]×0.6+49。儿童体表面积(m^2) = 体重(kg)×0.035 + 0.1。但体重 30kg 以上者,则在基础体表面积(30kg)1.15m^2 基础上每增加 5kg,体表面积增加 0.1m^2,或通过查体重与体表面积折算表得出。为简化计算,2~13 岁儿童肾病综合征患者,GC 初始治疗阶段的剂量为 2~2.5mg/(kg·d),患儿年龄越小,单位体重的泼尼松用量越大。

正常人体内 GC 呈脉冲式分泌,在正常作息情况下,血浆 GC 浓度在清晨起床前后呈高峰期,以后逐渐下降,午夜至凌晨 2~3 点达最低点,以后又通过下丘脑-垂体-肾上腺皮质轴的调节,GC 浓度逐渐升高,至清晨再次达高峰,形成昼夜节律。在血浆 GC 浓度的高峰期,下丘脑-垂体-肾上腺皮质轴对外源性 GC 的反馈作用不敏感,此时服用 GC,能减少 GC 对下丘脑-垂体-肾上腺皮质轴的抑制作用,从而减少了不良反应。因此,治疗肾病综合征时 GC 应每日清晨顿服。虽然地塞米松具有更强的抗炎作用,但因其具有更强的水钠潴留以及节律性的不匹配,故不予以采用。

2. 减量治疗阶段 足量 GC 治疗缓解后应至少持续 2 周,或在缓解后的 6 个月内缓慢减量,具体方法是每周递减 5mg。总疗程至少 24 周。当 GC 减量至小剂量[泼尼松成人 0.5mg/(kg·d),儿童 1mg/(kg·d)]时,原发性肾病综合征(微小病变型肾病)可继续减量,但减量速度应减慢,可每 2 周递减原剂量的 10%。GC 所剩剂量越小,减量宜越慢,只有这样才能减少肾病综合征的复发;对难治性肾病综合征、狼疮性肾炎等,GC 剂量减至小剂量时,将 GC 的 2 日药量合并隔日清晨顿服,连续服用 6 个月后,再按上述方法进行减量。

3. 维持治疗阶段 经过 GC 减量治疗阶段后,即泼尼松成人 0.25mg/(kg·d),儿童 0.5mg/(kg·d)时,应根据患者的病情控制情况进行维持治疗。对 GC 治疗敏感、肾病综合征迅速缓解的患者,可每 4 周递减 2.5mg,直至减完。对难治性肾病综合征、狼疮性肾炎等 GC 剂量减至维持剂量时,连续服用 1 年后,再按上述方法进行减量。

(六) GC 配合中药应用的方法

中西医结合能提高 GC 治疗肾病综合征的临床疗效,并可减少 GC 不良反应的发生:在 GC 治疗肾病综合征的不同阶段,根据辨证论治的原则,配合相应的中药治疗,不仅可减轻 GC 不良反应,而且能提高肾病综合征患者的缓解率,减少复发。其具体治疗方案如下。

1. 大剂量 GC 初始治疗阶段 由于 GC 为燥热之品,大剂量长期服用会导致人体阴液亏损,产生阴虚火旺的证候,临床表现为兴奋失眠,潮热盗汗,五心烦热,食欲亢进,口干舌燥,满月脸,多毛痤疮,舌质暗红,脉弦数或细数。本阶段应采用滋阴降火法治疗,常用养阴健肾汤加减,药用:生地黄 30g,玄参 15g,牡丹皮 15g,地骨皮 15g,女贞子 15g,墨旱莲 15g,知母 15g,黄柏 10g,益母草 15g,地龙 15g,每日 1 剂。既能拮抗外源性 GC 对下丘脑-垂体-肾上腺皮质轴的抑制作用,减轻和减少 GC 所致的不良反应,又能提高肾病综合征患者对 GC 的敏感性,提高缓解率,减少复发。

2. GC 减量阶段　本阶段由于 GC 的减量,可出现不同程度的 GC 撤减综合征,患者常出现疲乏无力、腰膝酸软、头晕耳鸣、手足心热、口干咽燥、舌红少苔、脉细数等气阴两虚证,治宜益气养阴,活血通络,常用益气健肾汤加减,药用:黄芪 30~60g,太子参 15g,当归 15g,生地黄 20g,女贞子 15g,墨旱莲 15g,益母草 15g,莪术 15g,石韦 30g,每日 1 剂。经过 GC 减量阶段,阴虚火旺证候逐渐缓解,但由于"壮火食气",人体气阴的耗损非常严重,因此这一阶段重在益气养阴,既可防止出现 GC 撤减综合征,又可巩固疗效。方中重用黄芪,是由于黄芪具有提高血浆蛋白水平、改善血脂代谢紊乱、降低血液高凝状态、减少蛋白尿和降低 IL-6 的作用。黄芪与当归合用,可补气生血,还可减轻 CTX 对骨髓的抑制作用,升高白细胞。

3. GC 维持治疗阶段　本阶段 GC 量已接近人体生理剂量,不良反应较少,患者常表现出疲乏无力、腰膝酸痛、少气懒言、食欲欠佳、怕冷甚至畏寒肢冷、舌淡苔白、脉沉细等脾肾气虚(阳虚)证候。证型由气阴两虚证转变为脾肾气(阳)虚证,治疗上应温肾健脾,活血通络,常用补阳健肾汤加减,药用:黄芪 30g,当归 15g,锁阳 15g,淫羊藿 15g,菟丝子 10g,女贞子 10g,生山药 15g,炒苍术 15g,益母草 15g,莪术 15g,每日 1 剂。有助于调节机体免疫功能,巩固疗效,防止复发。笔者在应用补阳药时,多选用温而不燥之品,如锁阳、淫羊藿、菟丝子,以防大热大燥之品损耗刚刚恢复的肾阴。

(七) 应用 GC 时的注意事项

1. 肾病综合征患者有以下情况之一者往往使用 GC 的疗效不佳:①持续 Scr 升高,或 Scr>353.6μmol/L 者不宜使用 GC,因此时已达氮质血症期,肾脏有严重病变,间质也有纤维化,而 GC 对这些病变无效;②持续性高血压,或舒张压≥115mmHg;③SPI<0.2;④尿纤维蛋白降解产物 P 较高;⑤有较严重的镜下血尿;⑥年龄>45 岁,因为此时患者微小病变型肾病和早期系膜增生性肾炎的发生率较低,而膜性肾病的发生率较高;⑦病程超过 6 个月。

2. 肾病综合征患者有以下表现之一者,绝对禁忌使用 GC:①抗生素不能控制的细菌感染和真菌感染;②消化道溃疡;③精神病、角膜溃疡、骨质疏松;④充血性心力衰竭、糖尿病、活动性肺结核、孕妇。但对一些病情较重并有使用 GC 指征的患者,也可在严密监控不良反应情况下使用 GC。

第二节　细胞毒性药物

细胞毒性药物是一类通过影响细胞代谢,干扰细胞 DNA 合成、复制及蛋白质合成,抑制淋巴细胞增殖,调节机体免疫状态的药物。细胞毒性药物的应用提高了肾病综合征治疗的缓解率,减少了复发,改善了肾病综合征患者的预后,是目前治疗肾病综合征常用的、不可缺少的药物。

一、环磷酰胺

CTX 属于烷化剂,由于其对淋巴细胞增生有明显的抑制作用,对人体具有较强的免疫抑制作用,故可应用于肾病综合征的治疗。

(一)药理作用机制

CTX 本身无细胞毒性作用,进入体内后被肝脏微粒体细胞色素 P-450 代谢活化为 4-醛磷酰胺、氮芥和丙烯醛,后者进而代谢为磷酸酰胺氮芥。4-羟基 CTX 和磷酸酰胺氮芥进入靶细胞核,烷化细胞 DNA,使其发生交叉连接,从而抑制 DNA 的合成和复制,抑制细胞的分裂和增殖。CTX 可选择性地杀伤抗原敏感性小淋巴细胞,阻止其转化为淋巴母细胞,并杀伤骨髓中增殖的前淋巴细胞。CTX 对 B 淋巴细胞作用强于对 T 淋巴细胞的作用,对抑制性 T 淋巴细胞作用强于对细胞毒性 T 淋巴细胞的作用。CTX 能抑制 T 淋巴细胞依赖性和非 T 淋巴细胞依赖性的体液免疫反应,抑制迟发型变态反应,抑制宿主抗移植物反应和移植物抗宿主反应。

(二) 药代动力学

CTX 口服吸收完全,迅速分布至全身,少量可通过血脑屏障。CTX 本身不与血浆蛋白结合,但 50% 的代谢产物与血浆蛋白结合,静脉滴注后血浆半衰期为 4~6 小时,50%~70% 在 48 小时内由肾脏排出。用药 2~4 小时尿中药物浓度最高,可产生尿路刺激症状。其中丙烯醛具有膀胱毒性,可能是其导致出血性膀胱炎的主要原因。

(三) CTX 治疗肾病综合征的适应证

一般来说,凡是对 GC 抵抗、依赖、无效的肾病综合征患者和 GC 治疗缓解后反复发作的肾病综合征患者都适于用 CTX 治疗。就肾脏病理类型而言,反复发作和 GC 抵抗的微小病变型肾病、伴有肾功能恶化的膜性肾病、GC 依赖或 GC 抵抗的系膜增生性肾小球肾炎、新月体性肾小球肾炎,以及狼疮性肾炎等,均为 CTX 治疗的适应证。

(四) CTX 禁忌证

末梢血白细胞计数少于 4×10^9/L 时应慎用,少于 3×10^9/L 时禁用;合并肝功能减退患者、妊娠患者禁用;青春期患者剂量不宜过大。

(五) CTX 治疗肾病综合征的使用方法

1. CTX 口服　适用于 Ccr>10ml/min 的患者,成人起始剂量为 2~3mg/(kg·d),儿童为 2~4mg/(kg·d),分 2 次口服,持续 2~3 个月。

2. CTX 静脉滴注　剂量 0.75mg/m²,每 4 周 1 次或剂量减半每 2 周 1 次,累计总量不应超过 8.0g。

3. CTX 冲击疗法　CTX 10mg/(kg·d) 加入氯化钠注射液 100ml

中静脉滴注,连续 2 天,重症患者每 2 周 1 次,一般患者每月 1 次,累计总量不应超过 150mg/kg。以后每 3 个月 1 次,直至病情稳定 1 年。对难治性肾病综合征的疗效较口服为好。静脉滴注应注意水化,使用前后检查肝功能及血常规。

(六) CTX 不良反应及防治

1. **骨髓抑制** 末梢血白细胞在用药后 1~2 周降至最低,2~3 周后可恢复正常。并可伴有血小板减少,但程度较轻。如末梢血白细胞计数 $<3×10^9/L$,应暂停使用,待末梢血白细胞计数恢复至 $4×10^9/L$ 以上后,再继续应用。

2. **胃肠道反应** 大剂量 CTX 冲击治疗时常会出现食欲减退、恶心呕吐等消化道症状,可给予格拉司琼每次 1.0mg,每日 2 次,口服,或格拉司琼 30mg 加入 50ml 氯化钠注射液中静脉滴注,或服中药调理脾胃。

3. **泌尿道反应** 出血性膀胱炎和移行上皮癌是 CTX 治疗的严重并发症。出血性膀胱炎主要由其代谢产物丙烯醛刺激膀胱所致,表现为膀胱刺激症状、少尿、血尿及蛋白尿,故静脉冲击的患者应在用药前后静脉水化,同时静脉给予巯乙磺酸钠、美司钠等,以中和丙烯醛。CTX 致癌危险性呈剂量依赖性,因此治疗期间需要每月检测尿常规,治疗期间或停药后任何新发生的非肾小球性血尿均应行膀胱镜检查,除外膀胱肿瘤。

4. **恶性肿瘤** CTX 可使一些恶性肿瘤发病率增加 2~4 倍,风险与使用剂量相关,常见皮肤、骨髓恶性肿瘤。

5. **感染** CTX 可引起免疫抑制,增加患者感染机会,因此在使用 CTX 治疗期间,患者不宜广泛接触人群,特别是患有感冒的人群。中药制剂金水宝、贞芪扶正胶囊、玉屏风散,可起到一定的预防作用。

6. **其他** 脱发、口腔炎、中毒性肝炎、皮肤色素沉着、月经紊乱、无精子或精子减少及肺纤维化。

(七) 使用 CTX 注意事项

①用药 1 周后,每周查外周血白细胞 1 次,若总数 $<3×10^9/L$ 时应

停药;②本药不宜在下午 6 点后使用,以免代谢物在膀胱内潴留时间过长,引起出血性膀胱炎;③CTX 有促使血管升压素(抗利尿激素)分泌的作用,使肾脏尿液稀释功能减退,故使用本药时应定期检测尿比重和血清钠,必要时多喝水;④CTX 剂量<3mg/kg,疗程<90 天,累计量<150mg/kg 时,对睾丸产生精子能力的影响相对较小,纵使发生,也可恢复。

二、苯丁酸氮芥

苯丁酸氮芥亦属于烷化剂,其作用机制、不良反应与 CTX 相似,也有性腺毒性,但不同的是苯丁酸氮芥没有膀胱毒性,它所诱发的血液系统恶性肿瘤,特别是急性髓细胞白血病的发生率高于 CTX。

苯丁酸氮芥为口服给药,起始剂量为 $0.1 \sim 0.2$ mg/(kg·d),治疗过程中应根据不良反应和疗效尽量应用较低的剂量。最低有效剂量应将白细胞维持在 $3.0 \times 10^9 \sim 4.0 \times 10^9$/L。开始治疗时应每周监测血常规,稳定后每月监测血常规。

苯丁酸氮芥治疗系统性红斑狼疮、小血管炎和膜性肾病有一定疗效。但其具有的导致血液系统恶性肿瘤的危险,限制了它的临床应用。

三、硫唑嘌呤

硫唑嘌呤是 6-羟基嘌呤的前体,于 1957 年合成,1981 年获得美国食品药品监督管理局批准用于类风湿关节炎的治疗。目前主要用于急性淋巴细胞白血病的化疗、器官移植和狼疮性肾炎等部分免疫炎症疾病。

(一) 作用机制

硫唑嘌呤在细胞内可以迅速转换为其活性代谢产物 6-羟基嘌呤,是一种嘌呤类抗代谢物,能干扰嘌呤代谢的所有环节,抑制嘌呤核苷酸的合成,进而抑制细胞 DNA 和 RNA 及蛋白质的合成,导致细胞死亡;

发挥抑制 T 淋巴细胞、B 淋巴细胞及自然杀伤细胞的效应。同时可抑制细胞免疫和体液免疫反应。T 淋巴细胞较 B 淋巴细胞对本类药物更为敏感,但不同亚群 T 淋巴细胞敏感性有差别。

(二)药代动力学

硫唑嘌呤口服容易吸收,生物利用度为 45%,约 30% 与血浆蛋白结合。口服 1~3 小时后活性代谢产物硫唑嘌呤达到药物浓度峰值。半衰期 1~2 小时,用药 2~4 天方有明显效果。绝大多数硫唑嘌呤在肝酶作用下,以 6-硫尿酸形式从肾脏排出,约 10% 以原型从肝脏排泄。

(三)肾脏病中的应用

硫唑嘌呤主要用于急性淋巴细胞白血病的化疗,及肾移植排斥反应、类风湿关节炎、系统性红斑狼疮等多种自身免疫病的治疗。起始剂量 1.0mg/(kg·d),然后每 4 周增加 0.5mg/(kg·d),理想有效剂量为 2.5mg/(kg·d)。当患者 eGFR>50ml/(min·1.73m^2)者,不需要调整剂量;而 eGFR 在 10~50ml/(min·1.73m^2)之间则应用正常剂量的 75%;eGFR<10ml/(min·1.73m^2)者剂量减半。另外,药物剂量调整还应根据外周白细胞计数,当外周血白细胞<5×10^9/L 时应减量。硫唑嘌呤不应与烷化剂合用,否则可增加血液系统严重不良反应和增加恶性肿瘤发生的危险。

(四)不良反应

硫唑嘌呤一般耐受性好,主要的不良反应有骨髓抑制、胃肠道反应、肝功能损害、脱发,亦可发生皮疹,偶致肌肉萎缩。

四、吗替麦考酚酯

MMF 的药理作用与硫唑嘌呤相似,但具有高度的选择性,因而骨髓抑制及肝细胞损伤等不良反应少。作为免疫抑制剂在肾脏疾病中的应用日益广泛。为了更为合理、安全地使用 MMF,全国部分肾脏病专家于 2004 年 12 月 20 日在三亚将《吗替麦考酚酯在肾脏疾病中的应用——专家建议书》进行了第 3 次修订,会议达成了如下共识。

(一) MMF 药理作用

MMF 为嘌呤合成抑制药,口服吸收后在体内水解转化为活性代谢物霉酚酸,通过非竞争性抑制嘌呤合成途径中次黄嘌呤核苷酸脱氢酶的活性,阻断淋巴细胞内鸟嘌呤核苷酸的合成,使 DNA 合成受阻,从而抑制 T 淋巴细胞和 B 淋巴细胞的增殖反应,抑制 B 细胞抗体形成和细胞毒性 T 细胞的分化。

(二) MMF 适应证

1. 狼疮性肾炎 MMF 联合 GC 适用于狼疮性肾炎有肾脏活动性病变者,如弥漫增殖型狼疮性肾炎(Ⅳ型)和其他类型(Ⅲ型和Ⅴ型)中有活动性病变者,其中合并血管病变如血管炎者效果更好。MMF 用于狼疮性肾炎缓解期维持治疗,可有效防止疾病复发,长达 3 年,耐受性较好。

2. 原发性小血管炎肾损害 MMF 联合 GC 可以直接用于 ANCA 阳性的小血管炎病变,如局灶节段坏死性肾小球肾炎和免疫沉积型新月体性肾小球肾炎。还可用于经 CTX 诱导治疗后(如半年左右)缓解期的维持治疗。

3. 难治性肾病综合征 对难治性肾病综合征中微小病变和系膜增生性肾炎表现为 GC 依赖或 GC 抵抗者,MMF 联合 GC 有肯定疗效。可用于 CTX 等药物无效或有严重不良反应者。目前观察性研究资料显示,MMF 联合 GC 治疗难治性肾病综合征膜性肾病、局灶性节段性肾小球硬化症亦有疗效,但对后者不推荐单独使用。

4. IgA 肾病 ①IgA 肾病缓慢进展型(病理活动性病变为主,且程度较重,尿蛋白≥1g/d,肾功能有损害,出现高血压)及快速进展型(病理较多新月体及重度活动性病变、肾功能急剧恶化),MMF 可能有效。但需要更多的临床 RCT 研究加以证实。②IgA 肾病表现为肾病综合征(病理表现为系膜轻、中度增生为主),MMF 适应证同难治性肾病综合征。③IgA 肾病表现为单纯性血尿或蛋白尿(病理程度较轻,蛋白尿<0.5~1.0g/24h,肾功能正常,无高血压),不推荐使用 MMF。

(三)使用方法

成人推荐起始使用剂量为 1.5g/d(体重≥70kg 者推荐 2.0g/d;体重≤50kg 者推荐 1.0g/d),分 2 次服用。狼疮性肾炎、系统性小血管炎,治疗分诱导期治疗和维持期治疗。诱导期应尽可能使患者达到完全缓解。达到缓解后可根据患者具体情况,逐渐减少 MMF 及 GC 剂量,进入维持期治疗。诱导期,起始 MMF 剂量同上。GC 起始量一般为 0.8~1.0mg/(kg·d)。诱导期治疗一般为 6 个月。维持治疗期一般不少于 2 年或者更长。1 年后 MMF 维持剂量一般在 0.75~1.0g/d,而此时 GC 维持剂量一般不少于 10mg/d。

原发性肾病综合征治疗亦分起始期与维持期治疗。在达到临床缓解后,可根据患者具体情况,逐渐减少 MMF 及 GC 剂量,进入维持期治疗。肾病综合征起始期与维持期治疗时间,依据病理类型不同而有所区别。MMF 及 GC 剂量可参照狼疮性肾炎的治疗。MMF 使用应遵循个体化治疗原则。如无效时,可更换成其他免疫抑制剂。

(四)MMF 不良反应

MMF 的不良反应较 CTX 和 CsA 等其他免疫抑制剂为轻,其最大的优点是无明显肝脏和肾脏毒性,但仍有少数患者出现严重不良反应,用药过程中仍应密切观察。

1. 细菌感染　大剂量 MMF 治疗过程中可合并各种细菌感染,如肺炎、淋巴结炎、疖肿和丹毒。加用敏感抗生素可以控制感染者,可不停药,严重者应将 MMF 减量或停药。

2. 胃肠道症状　MMF 的药物代谢过程在肝肠循环,空腹服药可以提高药物利用度。但部分患者空腹服用可以出现恶心、呕吐、腹胀、腹泻、腹痛等,多在减量后好转,然后仍可逐渐加至原剂量服用。

3. 骨髓抑制　白细胞减少、贫血和血小板减少,通常症状较轻,一般用药 30~120 天发生,但停药后大部分病例即可得到缓解。当白细胞计数<3×10^9/L 时,MMF 应减半量,待白细胞计数恢复后,MMF 剂量可考虑恢复原量;如白细胞计数<2×10^9/L 则应停药。个别可出现贫血,减量后可恢复,但较快出现的严重贫血(如 2 周内下降 2g/dl)则应及时停药;如血小板降至 6.0×10^9/L,应及时停药。

4. 其他　个别患者可以出现一过性谷丙转氨酶升高,如不伴有黄疸,可继续用药观察,多数在 2~4 周恢复正常。

(五) MMF 应用注意事项

用药开始时应每 2 周监测血常规、肝功能。用药过程中如无不良反应出现,应每月定期检查血常规和肝功能。出现轻度异常时应至少每周检查 1 次,直至恢复正常后再改为每月 1 次。半年内无不良反应者,可每 3 个月检查 1 次。

MMF 一般需与 GC 合用,除非有 GC 禁忌证者可考虑单用 MMF,但单用 MMF 的疗效有待进一步的临床观察。GC 合用 MMF 时,其剂量有可能比单用 GC 稍小或减量稍快。MMF 不能与硫唑嘌呤合用。但MMF 停药后继用硫唑嘌呤是可行的(序贯治疗)。在临床上应避免在缺乏病理诊断或在非难治性肾病综合征时即将 MMF 作为第一线用药倾向。有肾功能损害时(肾小球滤过率<25ml/min),MMF 用量应减少,每日剂量不应超过 2g。

五、环孢素 A

CsA 是微生物(真菌)代谢产物类药物,目前已可人工合成。由 11种氨基酸组成,是一种强效、选择性高的免疫抑制剂。近年来已被广泛用于治疗难治性肾病综合征和其他肾脏疾病。与其他免疫抑制剂相比,CsA 的突出优点在于选择性地作用于 T 淋巴细胞,并不影响骨髓中的粒系和红系细胞。对部分传统免疫抑制剂治疗抵抗、依赖甚至无效的肾病综合征患者,CsA 仍然有效,CsA 是治疗原发性肾病综合征的二线药物。

1. CsA 作用机制　CsA 的作用机制分为免疫介导和非免疫介导两方面。CsA 的免疫抑制作用机制是,CsA 与 T 淋巴细胞膜上的高亲和力受体蛋白结合,并被动弥散通过细胞膜,在分子水平上干扰转录因子与 IL-2 助催化剂的结合,抑制 IL-2 mRNA 的转录,进而抑制 IL-2 的生成及其受体的表达,使细胞毒性 T 细胞的聚集作用减弱,从而减少其他细胞因子的产生与聚集,使炎症反应减轻或消失。其非免疫介导的机制为减少肾血流量,降低肾小球滤过压。

2. CsA 治疗肾病综合征的适应证　主要用于难治性肾病综合征患者和对 GC 有效而不良反应较大者。对儿童原发性肾病综合征或对 GC 有顾虑者也可作为一线药物。CsA 治疗原发性肾病综合征有一定疗效,但对于治疗前有 Scr 升高者或/和肾活检有明显间质小管病变者应慎用。对 CsA 过敏者及 1 岁儿童禁用。

(1)微小病变型肾病:对于难治性微小病变型肾病,应用 CsA 常有效,不良反应较少。GC 依赖者,使用 CsA 后大部分病例可取得完全或部分缓解。而对 GC 抵抗者也有部分取得部分或完全缓解。CsA 与泼尼松 0.5mg/(kg·d)合用,可显著提高缓解率。对接受 CsA 治疗的微小病变型肾病患者,应定期监测肾功能。长期使用 CsA 治疗(超过 1 年以上者),必要时可重复肾活检获得有无肾毒性的组织学证据。

(2)局灶节段性肾小球硬化:CsA 可治疗局灶节段性肾小球硬化导致的难治性肾病综合征。对 GC 依赖者,使用 CsA 疗效较好;对 GC 抵抗者,单用 CsA 则疗效较差。若与泼尼松 0.5mg/(kg·d)合用,可显著提高疗效。

(3)膜性肾病:膜性肾病是临床上治疗较困难的一组病例,CsA 是膜性肾病治疗的选择药物之一。可在其他药物无效时使用,也可作为膜性肾病治疗的初始药物。

(4)IgA 及非 IgA 系膜增生性肾小球肾炎:对于肾活检提示为组织

学病变轻微的 IgA 及非 IgA 系膜增生性肾小球肾炎,如果 GC 和 CTX 治疗失败,可使用 CsA 治疗。

(5)狼疮性肾炎的治疗:CsA 治疗狼疮性肾炎有效,Ⅲ、Ⅳ、Ⅴ型狼疮性肾炎患者,CsA 与泼尼松合用可显著减少蛋白尿。长期疗效及安全性有待严格的临床对照研究和随访。

3. CsA 用量和浓度监测

(1)CsA 治疗肾病综合征时,成人起始剂量一般为 4~5mg/(kg·d),儿童起始剂量为 150mg/(m² · d),最大剂量不超过 200mg/(m² · d)。治疗前 Scr 已不正常者,若认为需要使用时,起始剂量应为 2.5mg/(kg·d)或以下。使用 CsA 时,若 Scr 较基础值升高 30%,则应考虑减量,每次调整 0.5~1mg/(kg·d)。

(2)应综合考虑使用剂量与血药浓度 2 个参数,以指导剂量调整,成人 5mg/(kg·d),儿童 200mg/(m² · d)时,即使血药浓度低,增加 CsA 剂量也会增加毒性。CsA 血药浓度在正常范围内并不能排除发生肾毒性的可能。

(3)使用 CsA 时,应调整胆固醇在 6.5mmol/L 以下,胆固醇水平正常时,CsA 用量为 4~5mg/(kg·d),胆固醇在 7.8mmol/L 时,则很难达到有效组织浓度。

(4)CsA 治疗肾病综合征时疗程为 3~6 个月,少数患者可用小剂量［≤3mg/(kg·d)］CsA 长期维持。

4. 联合用药 由于单用 CsA 治疗后复发率高,临床常需联合用药。与 GC 或其他免疫抑制剂联合使用,可提高 CsA 临床疗效。

(1)与 GC 联合使用:即使是小剂量[泼尼松 0.5mg/(kg·d),成人 30mg/d]也可增加对治疗的敏感性。

(2)与其他免疫抑制剂联合使用:使用时要减少其他免疫抑制剂的剂量,严密观察不良反应。

(3)与他汀类药物合用:与小剂量他汀类药物合用是安全的,与

CCB 合用,会增加 CsA 浓度。但 CCB 虽可使 CsA 浓度升高,但不会增加 CsA 的肾毒性,且可减少 CsA 用量。

5. CsA 的不良反应

(1)肾脏不良反应:CsA 可引起肾小管间质及肾血管的结构和功能改变,导致肾间质纤维化、血管钙化、肾小球硬化等,即使 CsA 血清浓度正常也可发生上述改变,但这种功能性的肾毒性不会引起永久性的肾损害。

(2)肝脏不良反应:CsA 致肝损害的发生率为 5%~10%,多发生在用药 3 个月内。

(3)CsA 相关性高血压:使用 CsA 过程中,有 10%~14%患者可发生高血压。原无高血压者,使用 CsA 后血压升高超出正常范围,或是用 CsA 前,原降压药可控制的血压变为不可控制。一般加用降压药或调整降压药剂量后,CsA 导致的高血压可得到控制。

(4)其他不良反应:包括胃肠道不适及腹泻、高尿酸血症及痛风、血糖升高、痤疮、多毛、齿龈增生、震颤、感染等。

六、他克莫司(FK506)

FK506 是一种强效免疫抑制剂。1984 年日本学者从筑坡山土壤链霉菌属分离得到,其化学结构属 23 元大环内酯类结构,与 CsA 不同,但作用机制类似。本药的免疫抑制作用是 CsA 的 10~100 倍,肾毒性低于 CsA。目前已有不少研究证实治疗膜性肾病有效。

用法:成人每日 0.05~0.1mg/(kg·d),分 2 次空腹口服;儿童 0.3mg/(kg·d),分 2 次空腹口服。血药浓度 5~10ng/ml,维持缓解 3 个月后,减量至维持缓解的最低剂量。亦可与半剂量 GC 联合治疗膜性肾病。

不良反应:FK506 最为常见的不良反应是肾毒性、神经毒性和高血压。75%患者可出现肾功能不全。高血压常见。神经系统的不良反应包括头痛、震颤、睡眠障碍,但最为严重的属发生脑病导致昏迷。其他常见的不良反应还有胃肠道功能紊乱(食欲不振、恶心、呕吐、腹痛及腹泻等)、感染、肝损害、疲劳等。多数不良反应在药物减量或停药后恢复,但也可能造成永久性肾功能不全。

七、来氟米特

来氟米特是一种新型免疫抑制剂,属于异噁唑衍生物。已经成功用于类风湿关节炎、自身免疫病和器官移植。

(一)药理作用

本药是一种具有抗增殖活性的异噁唑类免疫抑制剂,其作用机制主要是抑制二氢乳清酸脱氢酶的活性,从而影响活化淋巴细胞的增生和嘧啶合成。

(二)适应证

目前主要用于治疗类风湿关节炎、狼疮性肾炎等自身免疫病。

(三)用法用量

狼疮性肾炎需联合 GC 治疗。来氟米特开始 3 天,0.8~1.0mg/(kg·d),以后 20~40mg/d 维持;泼尼松 0.8mg/(kg·d)(一般在 40~60mg/d),1 个月后改为 0.5mg/(kg·d),然后逐渐减量(每 2 周减 2.5~5mg),至维持量 5~10mg/d,疗程 6 个月。

(四)不良反应

主要有腹泻、瘙痒、可逆性谷丙转氨酶和谷草转氨酶升高、脱发、白细胞下降。

(五)注意事项

来氟米特可引起一过性谷丙转氨酶升高和白细胞下降。服药初始阶段应定期检查谷丙转氨酶和白细胞。有肝脏损害和明确的乙型肝炎或丙型肝炎的患者慎用。服药期间如果出现白细胞减少,调整减量或中断治疗的原则是:①白细胞计数大于 3.0×10^9/L,继续服药观察;

②白细胞计数在$(2.0\sim3.0)\times10^9/L$,减半量服药观察,多数患者可以恢复正常;③白细胞计数低于$3.0\times10^9/L$,中断服药;④白细胞低于$2.0\times10^9/L$,应停药观察。年龄小于18岁的患者,最好不要使用本品。

八、雷公藤多苷片

雷公藤多苷片系从卫矛科植物雷公藤去皮的根中所提取,具有较强的免疫抑制作用,而无 GC 的不良反应,能抑制丝裂原和同种异体抗原诱导的小鼠脾淋巴细胞的增殖反应、迟发型超敏反应、宿主抗移植物反应和移植物抗宿主反应。本药能抑制细胞免疫和体液免疫,减少淋巴细胞数量,抑制 IL-2 生成,并有较强的抗炎作用。

在肾脏病中主要用于自身免疫病,如类风湿关节炎、原发性和继发性肾病综合征、成人各型肾小球肾炎、狼疮性肾炎、过敏性紫癜肾炎。对银屑病、皮肌炎、贝赫切特综合征、变应性血管炎、异位性皮炎、自身免疫性肝炎等,自身免疫性白细胞及血小板减少也具有一定疗效。使用雷公藤多苷片治疗原发性肾病综合征国内已有大量报道,可使病情得到缓解,尤其是双倍剂量的雷公藤多苷片,治疗难治性肾病综合征取得了良好效果。也可用于治疗狼疮性肾炎,用法是:儿童 $1mg/(kg\cdot d)$,维持治疗 3 个月以上;成人 $2mg/(kg\cdot d)$,维持治疗 $4\sim8$ 周,以后改为 $1mg/(kg\cdot d)$,维持治疗 $6\sim12$ 个月。在双倍剂量雷公藤多苷片治疗期间,应注意肝功能和白细胞的监测。

本药的不良反应主要是月经紊乱,精子活力降低和数量减少。20%的患者可出现胃肠道反应,如食欲不振、恶心呕吐、腹痛腹泻等。多数患者服用雷公藤多苷片后会导致转氨酶、总胆红素、结合胆红素升高,一般停药后多可恢复。严重者可发生白细胞和血小板减少。

主要参考文献

［1］刘伏友,孙林.临床肾脏病学［M］.北京:人民卫生出版社,2019.

［2］王海燕.肾脏病学［M］.3版.北京:人民卫生出版社,2008.

［3］甘培尚,丁建文.刘宝厚肾脏病临证精要［M］.北京:人民军医出版社,2014.

［4］刘宝厚.杏林耕耘拾珍——病位病性辨证精要［M］.北京:人民卫生出版社,2017.

［5］刘宝厚,丁建文.病位病性辨治心法——内科常见病症诊治经验［M］.北京:人民卫生出版社,2019.

［6］刘宝厚.临床医学开展中西医结合的思路与方法［J］.中国中西医结合杂志,2013,33(9):1273-1275.

［7］刘宝厚.肾脏病中西医结合的思路与方法［J］.中国中西医结合肾病杂志,2008,9(3):189-191.

［8］刘宝厚.温肾健脾泄浊方治疗慢性肾衰竭的体会［J］.中国中西医结合肾病杂志,2016,17(1):1-3.